SÍNTOMAS

S U S

CAUSAS Y CURAS

CÓMO COMPRENDER Y TRATAR 265 PROBLEMAS COTIDIANOS DE SALUD

Por los editores de PREVENTION Magazine Health Books

Doug Dollemore
Marcia Holman
Brian Paul Kaufman
Laura Wallace-Smith

Joseph M. Wargo
Mark D. Wisniewski
Pat Wittig

Editado por Alice Feinstein

RODALE PRESS, EMMAUS, PENNSYLVANIA

ADVERTENCIA

Este libro está ideado sólo a manera de referencia, no como una guía médica o manual para autotratamiento. Si sospecha que tiene un problema médico, por favor busque ayuda médica competente. La información de este libro está diseñada para ayudarle a tomar decisiones sobre su salud. No pretende ser un sustituto para cualesquiera de los tratamientos prescritos por su médico.

Derechos reservados. Ninguna parte de esta publicación puede ser reproducida o transmitida por ningún medio electrónico ni mecánico, incluyendo fotocopiado, grabado o cualquier otro almacenaje de información, sin el permiso por escrito de la casa editora.

Prevention es marca registrada de Rodale Press, Inc.

EQUIPO EDITORIAL DE *PREVENTION* MAGAZINE HEALTH BOOKS

Compiladora: Alice Feinstein

Editores y escritores colaboradores: Dawn Horvath, Jeff Meade, Russell Wild

Diseño de cubierta e interiores: Vic Mazurkiewicz

Editor de originales: Lisa D. Andruscavage

Editor de producción: Jane Sherman

Jefe de investigación: Ann Gossy Yermish

Investigadores y verificadores: Susan E. Burdick, Carlotta B. Cuerdon, Christine Dreisbach, Deborah Pedron, Sally A. Reith, Sandra Salera-Lloyd, Anita Small, Bernadette Sukley

Equipo de apoyo: Roberta Mulliner, Julie Kehs, Mary Lou Stephen

Aviso

Este libro tiene la intención de servir sólo como referencia, no como guía médica o manual para aplicarse autotratamientos. Si usted sospecha que tiene un problema de salud, solicite ayuda médica competente. La información de esta obra tiene como propósito ayudarle a hacer selecciones con conocimiento de causa acerca de su salud; no pretende servir de sustituto de algún tratamiento prescrito por su doctor.

Se sugiere que el lector se remita al contenido y al índice al buscar algún padecimiento ya que algunos síntomas se incluyen en orden alfabético, ejemplo: AFTA, y otros bajo el padecimiento, ejemplo: PROBLEMAS DE SINUSITIS.

Contenido

CONTENIDO

CONTENIDO

CONTENIDO

CONTENIDO

Introducción

Cómo utilizar los síntomas para mejorar su salud

Cuando su cuerpo quiere avisarle que algo está mal, le envía un síntoma. A menudo los síntomas son dolorosos y poco gratos. ¿Quiere recibir el mensaje de su cuerpo? ¡Apuesto que lo hará!

La interpretación de dicho síntoma, es decir, la deducción de lo que su cuerpo está tratando de decirle, *es vital*. Cuando encuentra lo que causa ese síntoma, generalmente le permite corregir algo que su cuerpo está haciendo mal. Si no está comiendo correctamente o si no realiza suficiente ejercicio; si ha estado expuesto a algo que no es bueno para usted, su cuerpo se lo hará saber... enviándole uno o dos síntomas.

A veces es fácil decodificar el síntoma/mensaje que envía el cuerpo. Sencillamente su mensaje de "jaqueca" puede significar algo como: "Hablando de la bebida que tomaste anoche antes de acostarte... Si *tienes* que consumir alcohol antes de dormir (y yo preferiría que no lo hicieras) ¿serías tan amable de tomar otra cosa y no vino tinto?" A veces *no* es tan sencillo recibir el mensaje y la ciencia médica sólo puede ofrecer varias posibilidades y sugerencias.

De eso trata este libro: deducir lo que su síntoma intenta decirle, y después: encontrar todo lo que puede usted hacer al respecto.

Síntomas: sus causas y curas es fácil de usar. Los síntomas se enlistan por orden alfabético, de la A a la Z, con términos comunes en vez de usar términos médicos. De esa forma no tendrá que saber a qué se refieren los doctores con edema por retención. Sólo busque "Retención de líquidos". Sabemos que las personas en ocasiones tienen diferentes nombres para las cosas, así que si no encuentra lo que busca en el primer intento, vea el Índice al final del libro.

Deseamos que los síntomas/mensajes de su cuerpo sean pocos, que pueda "leerlos" bien y que los utilice para encontrar su camino hacia la buena salud.

Alice Feinstein
Compiladora

A

Aftas

- La primera afta o cualquiera subsecuente se acompaña por fiebre, ganglios inflamados o síntomas de gripe.
- Tiene cuatro o más erupciones en un año.
- El dolor interfiere con su alimentación o su vida diaria.

LO QUE SU SÍNTOMA LE DICE

*U*n afta suena tan benigno, como un pequeño inconveniente que podemos sobrellevar con un quejido. Probablemente la considere usted como un inocuo fastidio que no molestará a nadie y que desaparecerá muy pronto.

La molestia se irá, pero está lejos de ser inocua. Lo que llamamos aftas o fuegos son, de hecho, lesiones bucales altamente infecciosas, que afectan a casi un tercio de los estadounidenses.

Las aftas por lo general son causadas por el virus herpes simple tipo I, una variante virtualmente indistinguible de la cepa herpes simple tipo II, que normalmente afecta los genitales, de acuerdo con el doctor Eric Z. Shapira, del consejo nacional de la Academia de Odontología General y dentista en práctica privada en Half Moon Bay, California. Una vez que se adquiere el virus, lo tendrá toda la vida y cualquier erupción subsecuente aparecerá justo en la misma mancha, nos dice.

Hay una variedad de factores psicológicos y ambientales que pueden ayudar a que un afta reaparezca, incluyendo comida condimentada, luz solar, ciclos menstruales, días lluviosos, estrés y fiebre.

Las infecciones por aftas son muy comunes. Se adquiere una mediante el contacto con personas que ya tienen el virus, ya sea por besarlas o tocarlas donde tengan una lesión abierta y activa. Cerca de 40% de las personas con aftas bucales, también tienen la cepa del virus que generalmente afecta los genitales, de acuerdo con la doctora JoAnne Allen, dentista con práctica privada en

1

Albuquerque. Y cerca de 60% del virus de herpes que se encuentra en los genitales viene de la cepa tipo I, que con frecuencia se encuentra en la boca.

Al contrario de las úlceras, que afectan las partes carnosas por dentro de la boca, las aftas casi siempre hacen erupción en o cerca de los labios, dice la doctora D'Anne Kleinsmith, dermatóloga con práctica privada en West Bloomfield, Michigan. Aunque aparecen con menor frecuencia dentro de la boca, pueden atacar las partes que no se mueven, como las encías y el paladar y ocasionalmente las ventanas de la nariz, los dedos y hasta los párpados.

La primera vez que sale un afta quizá sea la más dolorosa, dice la doctora Kleinsmith. Quizás haya tenido fiebre y se haya sentido agripado. En las erupciones subsecuentes notará una sensación de picazón e hipersensibilidad de 36 a 48 horas antes de que aparezca el afta. Por lo regular aparecen en grupo varias lesiones redondas, rojas, con pus, que forman eventualmente una gran lesión que arde y se hincha hasta que se abre, forma una costra amarilla y se desvanece sin dejar cicatriz, todo en un lapso de una semana a diez días.

Después de la primera, las erupciones subsecuentes inevitable e imprevisiblemente se presentan cada varios meses, a veces por capricho, a veces por factores como estrés, fatiga, enfermedad o clima frío. "No hay forma de predecir cuándo o con cuánta frecuencia brotarán (dice el doctor Shapira). Depende de la persona."

ALIVIO DEL SÍNTOMA

Cuando aparecen las aftas, esto es lo que hay que hacer.

Guárdeselas para usted. La lesión abierta es muy infecciosa, previene la doctora Allen. Sea cuidadoso: si la palpa, después no toque nada. Esto significa no besar y no tener sexo oral hasta que el afta desaparezca; no comparta toallas, cepillos de dientes ni vasos.

"Como se puede transmitir tan fácilmente a otras membranas mucosas (dice), después de palpar el afta no se frote los ojos, la nariz o los genitales. Si llega a sus ojos puede causarle ceguera." (Esto es muy raro, pero posible.) También puede transferir el virus y las aftas dondequiera que haya una herida abierta, como en un dedo cortado, agrega el doctor Shapira.

Espere la costra. Después de que se forme la costra todavía puede transmitir el virus a alguien más o a otra parte de su cuerpo. "Yo esperaría una semana o dos después de que se caiga la costra, antes de volver a besar o tener otro contacto", dice el doctor Shapira.

Pida aciclovir. Sólo se usa un medicamento por prescripción, aciclovir, para tratar todas las cepas de herpes, ya sea en la boca o los genitales, de acuerdo con el doctor Shapira. Él recomienda un acercamiento por dos flancos: aplicar ungüento de aciclovir en el área en cuanto sienta que viene un afta, y tomar la presentación en píldoras por vía oral.

El aciclovir previene que el virus se reproduzca, dice el doctor Shapira, y debería prevenir la formación del afta si lo realiza oportunamente. Si aparecen una o dos pequeñas ampollas, tal vez sólo duren unos cuantos días, afirma. Sin la medicina se podría producir una lesión con costra que tarda dos semanas en sanar. Por lo regular, el dolor cede en 24 horas, concluye.

Un anestésico podría aliviar el dolor. Puede emplear los ungüentos que no requieren de receta médica que contienen benzocaína, aplicando directamente sobre el afta de herpes para adormecerla y así comer cómodamente, dice el doctor Allen, pero no acelerarán la recuperación.

Modere su dieta. Los alimentos condimentados o ácidos agravarán el afta y producirán mucho dolor, dice el doctor Shapira. Así que modérese con los jitomates, chiles y jugo de naranja.

Véase también Úlceras en la boca.

Agruras

CUÁNDO CONSULTAR A SU MÉDICO

- Sufre de agruras persistentes.
- Sufre de dolor súbito y grave en el pecho, trátelo como una emergencia médica y consiga ayuda de inmediato.

LO QUE SU SÍNTOMA LE DICE

A pesar de sus fieras bravatas, las agruras generalmente no constituyen más que una falsa alarma. Esto se debe a que la mayoría sólo consisten en unas cuantas cucharadas de ácido estomacal que regresan por su esófago.

3

Desde luego, las agruras no son una gran preocupación, en tanto *sean* agruras y no un ataque cardiaco.

"Puedo decirles cómo muchas personas llegan a urgencias hospitalarias creyendo que tienen agruras fuertes, cuando lo que tienen realmente es un ataque cardiaco", dice el doctor Jorge Herrera, profesor asistente de medicina en el Colegio de Medicina de la Universidad de Alabama del Sur y miembro de la Asociación Americana de Gastroenterología y el Colegio Americano de Gastroenterología. "Si parece que usted tiene un dolor en el pecho o un dolor no similar al de cualquier agrura que haya tenido antes, *podría* ser un ataque cardiaco, especialmente si está experimentando otros síntomas, como respiración agitada, dolor en su brazo izquierdo o sudoración."

Pero con mayor frecuencia su dolor no será porque su corazón necesita oxígeno. Es porque su esófago (el tubo alimentario que conduce al estómago) está siendo cubierto con ácido. ¿Cómo llegó ahí ese ácido? Hay una "puertecita" entre su esófago y su estómago. Esa puerta se llama esfínter esofágico bajo y se abre para dejar pasar la comida y se cierra para que permanezca ahí. A veces se vuelve a abrir y el ácido se escapa.

Hay muchos otros factores diferentes que reabren la puerta. Hay comida que no va de acuerdo con usted (los cítricos, menta, chocolate y alimentos grasos y condimentados encabezan la lista). O sólo si comió en demasía determinado alimento. (De hecho, las personas con sobrepeso están más propensas a las agruras que los más delgados, probablemente porque comen de más.) La cafeína, el alcohol y el tabaco son causas comunes. Algunos medicamentos pueden provocar incomodidad cuando se toman con alimentos. Y algunos, como la aspirina, simplemente son agresivos para el estómago. Aun el usar un cinturón muy apretado puede forzar el regreso del ácido estomacal. Las agruras también son una queja muy común entre las mujeres embarazadas.

Si sus agruras son persistentes y no puede relacionarlas con nada de lo que está poniendo en su boca, podrían ser el síntoma de una úlcera. O podrían ser el resultado de una hernia hiatal, que es una pequeña porción del estómago que se desliza a través de una abertura en el diafragma, dice el doctor Andrew H. Soll, profesor de medicina y director del programa afiliado de capacitación en gastroenterología en la Universidad de California en Los Angeles y jefe de gastroenterología en la Administración del Hospital de Veteranos.

ALIVIO DEL SÍNTOMA

Si tiene cualquier indicio de que lo que experimenta es algo más que agruras, busque ayuda médica de inmediato. También si al tomar un antiácido de su botiquín no se calma el ardor dentro de los 15 minutos subsecuentes, debe hacer cita con su médico para una revisión.

También debe ver a un médico si su agrura es crónica o si su estómago está tan sensible que se siente enfermo con cualquier cosa que coma. Él evaluará la posibilidad de la úlcera o la hernia hiatal. Ambas pueden tratarse con medicamentos, aunque algunas veces requieren de cirugía. (Para mayor información sobre úlceras, vea la página 200 sobre Estómago con dolor.)

Pero si resulta obvio que lo que tuvo fueron agruras y las tiene de nuevo, esto es lo que puede usted hacer.

Tome un antiácido. Muchos de los antiácidos contienen químicos que absorben rápidamente el exceso de ácido en el estómago y desvanecen un caso de agruras, dice el doctor Herrera.

Tome un vaso de leche. El alivio está tan próximo como su refrigerador. Si bebe de 90 a 120 ml de leche descremada, neutralizará temporalmente la acidez estomacal, dice el doctor Herrera. Si no tiene leche, inténtelo con un vaso de agua. Podría lavar temporalmente el ácido de su esófago, dice.

Vigile sus medicamentos. Algunas medicinas pueden elevar la producción de ácido de su estómago, dice el doctor Soll. Éstas incluyen aspirina, otros analgésicos y antiinflamatorios no esteroideos, algunos medicamentos para el corazón y la presión sanguínea y otros para el asma. "No es probable que el medicamento sólo le dé agruras", dice el doctor Herrera. "Pero si ya está sufriendo de agruras ocasionales, sus medicamentos pueden provocarle ataques frecuentes."

Si está sufriendo de agruras recurrentes, haga una lista de todas las prescripciones y medicamentos de botiquín que está tomando y muéstresela a su médico. Tal vez él pueda sugerirle algunas alternativas.

Pise esas colillas. El encender cigarrillos aumenta la producción de ácido del estómago y debilita el músculo situado al final del esófago que se supone previene que salga el ácido estomacal, dice el doctor Herrera.

Reúna a los sospechosos usuales. ¿Necesita otra razón para evitar las grasas y el alcohol? Ya sea que trabajen juntos o de manera independiente, los miembros de este riesgo doble a la salud pueden debilitar los músculos que abren y cierran el estómago, dice el doctor Wendell Clarkston, profesor asistente y director del Programa de Capacitación a Miembros en Gastroenterología y Hepatología en la Escuela de Medicina de la Universidad de San Luis. "Si quiere sufrir realmente, coma una *pizza* con doble queso, un par de cervezas y unas cuantas mentas."

Pierda un poco de peso. La presión por el exceso de peso puede empujar el ácido estomacal hacia donde no pertenece, dice el doctor Soll.

Siéntese derecho. Cuando se recuesta un poco después de haber comido, el ácido del estómago tiene la posibilidad de pasar a su esófago y de atacar las terminaciones nerviosas cercanas, causando dolor, dice el doctor Clarkston.

Sosténgase hacia arriba. El comer justo antes de acostarse nunca ha sido una buena idea, pero si no puede hacer algo al respecto, puede evitar molestias estomacales si eleva la cabecera de su cama como 15 cm, o con un par de ladrillos o bloques de madera. La gravedad ayudará a prevenir que el ácido estomacal pase al esófago, dice el doctor Clarkston. Ésta es una técnica especialmente útil para las mujeres en la última etapa del embarazo.

Por cierto, si usa una almohada extra *no funcionará*. Hará que usted se doble hacia la mitad e incremente la presión sobre su esfínter.

Aflójelos. Como la ropa ajustada a la piel y los cinturones muy apretados también pueden impulsar el ácido del estómago hacia el esófago, debe evitar esos atuendos tan ajustados, dice el doctor Clarkston.

Alucinaciones

CUÁNDO CONSULTAR A SU MÉDICO

- Si sufre de alguna alucinación, cuando está despertando o cuando se va a quedar dormido, debe notificarlo a su médico.

LO QUE SU SÍNTOMA LE DICE

*L*as historias sobre las personas que han visto a Elvis Presley en tiendas no lo perturban, pero cuando su vecina le dice que vio la imagen de un personaje infantil de 90 metros de alto caminando por la calle, usted le pediría con toda educación que se aleje de su vista.

Una alucinación puede variar, desde un relámpago de luz o color, hasta la visión clara de personas, animales o de plantas.

Por lo general, las alucinaciones son una señal de advertencia importante de que una persona puede tener un problema de salud mental. Ver cosas podría ser un síntoma de esquizofrenia, depresión aguda o angustia. Las alucinaciones también pueden tener causas físicas, como abuso de alcohol y drogas, un efecto colateral de un medicamento, enfermedad de Alzheimer, cataratas, glaucoma, migrañas, deshidratación o fatiga extrema, fiebre alta, fallas en el riñón o tumores cerebrales.

ALIVIO DEL SÍNTOMA

"*L*as únicas veces en que las alucinaciones son normales es cuando uno está por quedarse dormido o justo al estar despertando", dice la doctora Betsy Comstock, profesora de psiquiatría en el Colegio Baylor de Medicina en Houston. "Por ejemplo, al estar despertando usted podría ver un traje en su armario y pensar que hay un hombre ahí. Eso es muy común y no debe acudir al médico por ello. Pero si en cualquier otro momento ve algo que no está ahí, debería acudir con su doctor." Aunque las alucinaciones sean un síntoma de tantas alteraciones serias, su doctor puede sugerirle un remedio sencillo una vez que complete un examen médico minucioso. Usted puede hacer algo para ayudar a su médico a determinar lo que está mal.

Verifique sus medicamentos. Muchos sabemos que las drogas ilegales como la marihuana y el LSD pueden causar alucinaciones. Pero también hay algunos medicamentos por prescripción y de los que no requieren de receta, incluyendo antihistamínicos, anticonvulsivos, antidepresivos, antibióticos, tranquilizantes, esteroides y medicamentos para el dolor y cardiovasculares. Prepare una lista de todos los medicamentos que está tomando normalmente, incluyendo los que no requieren de receta y pregunte a su médico si debe realizar algún cambio.

Amamantar (Problemas para)

CUÁNDO CONSULTAR A SU MÉDICO

- Su pecho está enrojecido, caliente e irritado por más de 24 horas y tiene fiebre, escalofríos y malestar general como si tuviera gripe.
- No está produciendo leche después de una semana de haber dado a luz.

LO QUE SU SÍNTOMA LE DICE

*A*mamantar a un bebé no es siempre algo sencillo, sobre todo en la primera semana después del alumbramiento. "El amamantamiento requiere de habilidades que las madres han aprendido tradicionalmente observando a otras madres", dice la doctora Ruth Lawrence, profesora de pediatría, ginecología y obstetricia en la Escuela de Medicina de la Universidad de Rochester en Nueva York. "El problema es que muchas de las madres de hoy no pueden presenciar el amamantamiento para aprender la técnica correcta."

Como resultado, nos dice, una madre quizá no sepa cómo acomodar de manera adecuada a su bebé para darle el pecho. Si lo sostiene en un ángulo incorrecto, el bebé no puede succionar el pezón correctamente y los pezones empiezan a irritarse.

Mientras la madre no comprenda las necesidades del bebé y las propias, sus pechos quizá no se vacíen lo suficiente cada vez. Esto puede ocasionar que la leche se regrese, creando nódulos dolorosos y pezones irritados. Un conducto obstruido con leche puede infectarse, ocasionando el trastorno conocido como mastitis. Usted sabrá que tiene mastitis si, además de tener el pecho irritado y enrojecido, se siente con fiebre y adolorida, como si tuviera gripe.

Sin embargo, la técnica de crianza no es sólo la única fuente del problema. También el estrés y la fatiga pueden interferir con el flujo de leche.

ALIVIO DEL SÍNTOMA

*M*uchos problemas de amamantamiento pueden aliviarse con un poco de maña.

Trate con un poco de crema. Una crema para el pecho que no requiere de receta médica, como Massé, ayuda a aliviar los pezones irritados y agrietados sin dañar al bebé, dice Betty Crase, directora de información científica de la Liga Internacional de la Leche, en Chicago.

Caliente sus pechos. Si los pechos se sienten llenos e irritados, quizá tenga un conducto de leche obstruido. Haga que todo se mueva otra vez colocándose sobre una palangana con agua caliente y sumergiendo ambos senos por cinco minutos, dice la doctora Lawrence. O cúbralos con un lienzo caliente y húmedo para propiciar el flujo de leche.

Use ropa interior adecuada. "Cualquier cosa que presione los conductos de la leche y que interfiera con el flujo puede causar obstrucción y una posible infección", dice la doctora Karen Ogle, profesora asociada de medicina familiar en la Universidad del Estado de Michigan, en Lansing. Asegúrese de que el sujetador le quede bien y procure no dormir mucho tiempo boca abajo, agrega.

Use su propia leche. Suavice y fortalezca los pezones hipersensibles entre cada comida del bebé aplicándose una capa delgada de leche de su pecho, permitiendo que se seque antes de cubrirse. La leche materna tiene propiedades curativas, dice la doctora Lawrence. Para acelerar el secado, use una secadora a baja velocidad.

Tome D y R. El Descanso y el Relajamiento son absolutamente esenciales para que la leche fluya, dice la doctora Lawrence. Los necesita para resistir y contraatacar el estrés. Permita que alguien más atienda al bebé de vez en cuando. Deje que papá lo arrulle o le dé un biberón con leche materna mientras toma una siesta. Mientras esté amamantando o sacándose la leche descuelgue el teléfono y evite otras distracciones, nos dice.

Tome un antibiótico. Si se siente con malestar general y afiebrada, consulte de inmediato a su médico. Si tiene mastitis infecciosa, su médico le prescribirá un antibiótico. Todavía podrá amamantar, ya que es el tejido del seno y no la leche lo que está infectado, dice la doctora Ogle. El antibiótico que pasa hacia la leche probablemente esté bien para el bebé, agrega, pero debe verificar con el doctor para asegurarse. Pregunte a su médico si puede tomar aspirina para aliviar las molestias en tanto actúa el antibiótico.

Pida apoyo. Si tiene muchos problemas para amamantar y nunca ha estado cerca de otra mujer que amamante, quizá alguien pudiera ayudarla a revisar la técnica. Pida a su médico que le recomiende con alguna persona que le pueda mostrar los trucos. Hay grupos de apoyo para mujeres que amamantan, como la Liga de la Leche, que pueden brindarle información detallada y contestar cualquier pregunta que pueda tener.

9

PREPARÁNDOSE PARA UN BUEN COMIENZO

El aprendizaje de técnicas adecuadas de amamantamiento antes de poner a su bebé al pecho le ayudará mucho a prevenir problemas. A continuación algunas cosas ante las que la madre debe estar alerta.

Mantenga al bebé cerca de usted después de que nazca. Según un estudio sueco, cuando los recién nacidos son retirados de la madre para medirlos y pesarlos durante los primeros 20 minutos después del nacimiento, no sujetan el pecho tan bien como los bebés que descansan desnudos sobre el abdomen de su mamá durante una hora. "No dude en informar al equipo que atiende el parto que desea conservar a su bebé sobre su abdomen durante un rato después del nacimiento", dice la doctora Lawrence.

Adopte la postura adecuada para amamantar. El bebé deberá estar viendo hacia el seno, con su barriguita tocando la suya, dice la doctora Lawrence. Haga una V con sus dedos alrededor del pezón para sacarlo ligeramente. (Si los pechos están tan llenos que el pezón se aplanó, extraiga un poco de leche manualmente para suavizarlo.) Mueva la mejilla del bebé para que abra la boca, luego meta con rapidez el pezón entero y a unos milímetros de la aréola (área oscura alrededor del pezón) en su boca.

Hágalo fácilmente. Cuando el bebé terminó de alimentarse, inserte un dedo en la esquina de su boca. Esto romperá la succión de la boca del bebé alrededor del pezón y previene irritaciones.

Confíe en las señales de su bebé. En uno o dos días después del nacimiento, la leche materna "bajará" naturalmente hacia los pechos y sustituirá las secreciones amarillentas iniciales. Como regla, use ambos pechos durante la alimentación y deje que su bebé succione mucho o poco, lo que él quiera. "No se preocupe porque se esté alimentando poco (dice la doctora Lawrence). La preocupación puede reducir la leche. El amamantamiento es un fenómeno que guía el bebé. El pecho prepara lo que toma el bebé. Si diario tiene seis pañales mojados durante las primeras semanas y el bebé está ganando peso, quiere decir que está teniendo leche suficiente."

Inténtelo de lado. El amamantar en varias posiciones, como recostarse sobre su costado con el bebé sobre la cama, le ayuda a distribuir la tensión sobre los pezones y alivia la irritación, concluye Crase.

Ampollas

CUÁNDO CONSULTAR A SU MÉDICO

- Acaba de empezar a tomar un nuevo medicamento (aun cuando sea alguno que tomó anteriormente sin problemas).
- Ya es mayor o tiene diabetes y de pronto tiene ampollas en sus pies o tobillos.
- Sus ampollas no empiezan a sanar después de uno o dos días, o tienen pus, están rojas, calientes o son dolorosas.
- Tiene una ampolla de más de 5 cm de diámetro.
- Tiene ampollas dolorosas alrededor de la boca.
- No sabe lo que está causando las ampollas.

LO QUE SU SÍNTOMA LE DICE

Si pasa un día bajo el sol, o caminando con botas nuevas o remando en canoa. Déle la bienvenida a las ampollas.

Las cosas como zapatos rígidos o remar, si no está acostumbrado, pueden causarle ampollas por fricción. Las ampollas por quemadura de sol son inevitables si la piel se expone suficiente tiempo al sol sin protección.

Las causas de la mayor parte de las ampollas son obvias, dice el doctor Guy F. Webster, profesor asistente de dermatología y director del Centro de Farmacología Cutánea en la Universidad Thomas Jefferson en Filadelfia. "Aunque hay otras causas que son un poco más oscuras", dice. Por ejemplo, las reacciones a medicamentos, incluyendo algunos antibióticos, diuréticos y analgésicos, pueden ocasionar ampollas en cualquier parte o en todo el cuerpo.

También hay padecimientos infecciosos que ocasionan ampollas, que varían en gravedad desde pie de atleta o un herpes (ampollas por fiebre) a ampollas extensas por herpes (varicela en adultos).

Finalmente, el contacto con sustancias a las que es alérgico, como a la hiedra venenosa, puede producirle ampollas en áreas extensas.

11

Sin importar la causa, todas las ampollas se parecen: "Son separaciones de la capa exterior de la piel de la parte interior", explica la doctora Ellen Cohen-Sobel, profesora asociada de ortopedia podiátrica en el Colegio de Medicina Podiátrica de Nueva York, en la ciudad de Nueva York. El líquido entre las capas separadas forma una pequeña bolsa de agua.

ALIVIO DEL SÍNTOMA

*E*l tratamiento de una ampolla dependerá mucho de cuántas sean y de cuál es la causa. Éstas son algunas cosas para estar prevenidos.

Déjela como está, si es posible. Las ampollas intactas están mejor si no se les toca. "Al *no* reventar una ampolla, la piel que está debajo puede sanar en un ambiente confortable. Y si está bañada por fluidos corporales, mejor", dice el doctor Webster.

"Si usted va paseando y le sale una gran ampolla en el camino, quizá podría hacer una excepción y drenarla", sugiere el doctor Jerold Z. Kaplan, director médico del Centro de Quemaduras Alta Bates, en Berkeley, California. Un médico lo hace drenando el líquido con una jeringa estéril, explica el doctor Kaplan. "Para hacerlo usted mismo, sostenga una aguja bajo una flama o use alcohol para esterilizarla. Después haga una perforación con cuidado cerca de la orilla de la ampolla, empuje el líquido hacia afuera y cubra con un apósito de gasa. No retire la piel de la ampolla", indica. (Podría ser una buena idea incluir un par de agujas en su botiquín de primeros auxilios.)

Arregle la parte superior. "Si una ampolla ya está abierta, coloque la piel nuevamente en su lugar, para que su propia piel proteja la parte lesionada", comenta el doctor Mark D. Sussman, de Wheaton, Maryland, podiatra y coautor de varios libros sobre el cuidado de los pies, incluyendo *The Family Foot-Care Book*. Después cubra con crema antiséptica para primeros auxilios y ponga un apósito de gasa, no de plástico. Las farmacias y algunas tiendas de deportes tienen productos especiales para cubrir ampollas.

Aléjese de la presión. La mejor forma de aliviar la presión en las ampollas de los pies es poniendo alrededor almohadillas con fieltro o espuma adhesiva, que se venden en farmacias. También pueden servir las que venden para callos y que no contienen medicamentos, dice el doctor Sussman. Cubra el área y cambie de zapatos para eliminar la fuente de fricción. Asegúrese que haya una pequeña área de piel sin ampolla alrededor de la almohadilla, para que no lastime una de las orillas de la ampolla.

Proteja las pequeñas. Proteja las ampollas pequeñas y rotas con algo antiadherente, como gasa con vaselina, sugiere el doctor Kaplan. Después cubra la gasa con vaselina con un vendaje de gasa simple. Puede cubrir pequeñas ampollas rotas, como las que ocasiona el sol, con Preparación H, dice el doctor Kaplan. "No es un uso aprobado por la FDA, pero ayudará a que sanen."

Resuelva el misterio de las ampollas. Las ampollas derivadas del uso de medicamentos o padecimientos infecciosos deben ser vistas por un médico. (De hecho, muestre al médico cualquier ampolla de la que no sepa cómo empezó o que no desaparezca en una semana.) El tratamiento puede incluir cambio de medicamentos o un antibiótico para eliminar la infección.

Véanse también Aftas; Pies con comezón; Salpullido.

Ano con comezón

CUÁNDO CONSULTAR A SU MÉDICO

- Siente una bolita en el área rectal.
- Tiene diabetes.
- Está tomando esteroides.
- Sus niños se quejan de comezón anal.

LO QUE SU SÍNTOMA LE DICE

*D*e todos los lugares para tener comezón, su ano es probablemente uno de los más embarazosos. Enfréntelo, es casi imposible verse digno mientras se rasca el trasero. Sin importar cuán solemne o romántico sea el momento, es difícil ignorar la urgente súplica de atención inmediata.

La comezón en el ano generalmente es signo de que hay materia fecal o secreciones del cuerpo que irritan las terminaciones nerviosas en el ano. Sin embargo, las causas son numerosas y puede ser eludible encontrar una razón específica, dicen los doctores.

13

Lo más probable es que hemorroides, lombrices, fisuras (grietas en la piel que rodea al ano), verrugas en el ano o reacciones alérgicas al papel higiénico o a alimentos, sean los responsables de su dilema. La comezón en el ano también puede ser causada por una infección por hongos, que es particularmente común entre personas con diabetes y puede ser uno de los primeros signos de la enfermedad. En algunos casos raros la comezón anal es un signo de algún absceso, pólipo o una enfermedad de transmisión sexual.

ALIVIO DEL SÍNTOMA

"Yo prevengo sobre el uso de las cremas y ungüentos que no requieren de receta para tratar la comezón anal. Pueden hacer más daño que bien y, francamente, hay formas más sencillas de tratarla", dice el doctor Bruce Orkin, profesor asistente especialista en cirugía de colon y recto en la Escuela de Medicina y Ciencias de la Salud de la Universidad George Washington, en Washington, D.C. Hay unas cuantas sugerencias de cómo hacer desaparecer de su vida esa tormentosa picazón.

Evite frutas cítricas y alimentos condimentados. Los doctores no saben por qué, pero los cítricos como naranjas, toronjas y mandarinas y los alimentos condimentados como curry y chiles, pueden causar que algunas personas desarrollen secreciones irritantes en el ano, dice el doctor Juan Nogueras, cirujano de colon y recto en la Clínica Cleveland-Florida en Fort Lauderdale. Simplemente con eliminarlos de su dieta podría resolver el problema, dice.

Disminuya la cantidad de café que bebe. Los granos de café contienen aceites que usted no puede digerir. Los aceites irritan la piel que circunda el ano cuando el cuerpo los excreta. Limitarse a beber sólo una o dos tazas de 180 ml al día, puede ser suficiente para prevenir o aliviar la comezón anal, dice el doctor Scott Goldstein, cirujano de colon y recto en el Hospital de la Universidad Thomas Jefferson en Filadelfia.

Dome al rebelde con una gasa. Coloque una tira fina de gasa o de algodón en la abertura anal para absorber el exceso de sudor y moco, y para prevenir salpullidos y comezón, dice el doctor Orkin.

Use ropa interior tipo *boxer*. La ropa interior holgada hecha con algodón es mejor elección que la de nailon o poliéster, porque absorbe mejor la humedad y permite el paso del aire, manteniendo seco el trasero, dice el doctor Orkin.

Contra las lombrices. Las lombrices generalmente infectan a los niños pequeños, pero otros miembros de la familia pueden atraer la atención indeseable de éstas, que salen por la noche y causan una comezón anal infernal. Su médico puede prescribirle un desparasitante oral para aliviar el problema, pero también deben lavar concienzudamente la ropa de cama con agua caliente, para prevenir la recurrencia.

Verifique sus medicamentos. Algunos fármacos pueden causar comezón anal. Por ejemplo, los antibióticos a menudo destruyen la bacteria inofensiva en el ano que combate las infecciones por levaduras. Pregunte a su médico si los medicamentos pueden estar causándole el problema.

Desvanezca la comezón. Si usa una secadora de pelo en baja velocidad durante 20 o 30 segundos después de bañarse o de nadar, es una buena forma de secar con cuidado y prevenir la comezón. Cuídese de que su piel se queme, o de que el secador esté muy caliente o muy cerca.

Desnúdese al sol. "La luz solar ultravioleta puede ayudar a prevenir y aliviar la comezón y otras irritaciones en el área anal y secar la piel. Los baños de sol con la piel desnuda es una buena forma de llevar un poco de esa luz a las áreas posteriores que normalmente se quedan en la oscuridad", dice el doctor Eric G. Anderson, un médico familiar en La Jolla, California. Al igual que con todas las formas modestas de exposición al sol, siempre debe aplicar un filtro solar a la piel expuesta e incrementar gradualmente el tiempo de exposición al sol.

No se preocupe. Aunque usted no lo crea, si está ansioso o está bajo mucha presión, puede provocar comezón en su ano. Alivie la tensión con yoga, relajación progresiva o ejercicio, lo que podría terminar con los rasquidos.

Lave, no talle. La buena higiene es crucial para prevenir la comezón anal. Si es posible, después de cada evacuación lave su ano con un lienzo suave mojado en agua tibia y jabón suave. Enjuague y seque; no frote.

Elija el papel más sencillo. "Debería usar el papel higiénico suave, de dos hojas y evitar el más adornado (dice el doctor Goldstein). Usted no quiere nada con perfumes que puedan irritarle la piel."

15

Ano con dolor

CUÁNDO CONSULTAR A SU MÉDICO

- Está sangrando por el recto.
- Su ano se siente inflamado.
- El dolor persiste por más de dos o tres días.
- Tiene fiebre.
- Tiene cambios en los hábitos de evacuación, como estreñimiento o diarrea.

LO QUE SU SÍNTOMA LE DICE

Algo intermedio a estar mirando una repetición de "La Isla de Gilligan" y quedar marcado por un atizador caliente es un tormento llamado dolor en el ano.

El dolor en el ano puede significar que simplemente tiene un moretón por una caída o que en una hemorroide se coaguló la sangre. Las fisuras (grietas en la piel que rodea el ano) son otra causa común de dolor. "Las fisuras son como las aftas, sólo que más dolorosas", explica el doctor Robert Gilsdorf, cirujano general en Phoenix.

Además, algunas personas tienen espasmos ocasionales en el recto. Estos espasmos, llamados proctalgia fugax, generalmente se presentan por la noche. Son comunes entre los adolescentes y tienden a apaciguarse a medida que la persona crece, dice el doctor James Harig, profesor asociado de Medicina en el Departamento de Padecimientos Digestivos y Hepáticos del Colegio de Medicina de la Universidad de Illinois, en Chicago.

Desde el punto de vista más serio, el dolor anal puede ser un signo de que hay un absceso, un padecimiento de transmisión sexual o que el recto se está deslizando de su posición normal, un trastorno que con frecuencia afecta a las mujeres mayores que tuvieron varios hijos.

16

Alivio del síntoma

*A*fortunadamente, hay varias formas sencillas para tener alivio rápido del dolor del ano.

Tome un baño de asiento. Al tomar un baño de asiento, con 10 cm de agua a temperatura de 42° a 47°C (110 a 115°F), dos o tres veces al día, puede aliviar mucho su dolor. (El agua debe estar muy caliente, pero que no queme al tocarla.) Una alternativa es cubrir el área con toallas remojadas en agua caliente.

Adormézcalo. El aplicar algunos medicamentos que no requieren receta médica, que contengan benzocaína o dibucaína en el área más sensible, puede quitar lo agudo del dolor, dice el doctor Harig.

No olvide el agua. Beber de seis a ocho vasos de agua por día es una obligación si quiere prevenir el estreñimiento y el dolor anal. "Si no pone suficiente agua en su sistema, sus evacuaciones pueden endurecerse como una esponja fuera del fregadero", dice el doctor Bruce Orkin, profesor asistente, especialista en cirugía rectal y de colon en la Escuela de Medicina y Ciencias de la Salud de la Universidad George Washington, en Washington, D.C. Se requiere de un mayor esfuerzo para sacar del cuerpo heces duras y ese esfuerzo adicional aumenta las posibilidades para que desarrolle una fisura dolorosa o hemorroides.

Coma alimentos ricos en fibra. Los médicos recomiendan añadir más frutas crudas, vegetales de hojas, panes de granos integrales y cereales para incrementar la cantidad de fibra en la dieta. La fibra aumenta el volumen, suaviza las heces y reduce la presión sobre los vasos sanguíneos durante los movimientos intestinales.

Intente con laxantes. Cuando tenga problemas con la regularidad, los médicos recomiendan laxantes que aumentan el volumen, que contienen semillas de *psyllium* para suavizar las heces y facilitar su evacuación del organismo. Las evacuaciones fáciles disminuyen sus posibilidades de desarrollar síntomas dolorosos.

K de Kegel. Los ejercicios Kegel generalmente se usan para controlar ciertos tipos de incontinencia, pero también pueden ayudar a fortalecer los músculos anales y prevenir las dolorosas hemorroides, dice el doctor Gilsdorf. Los Kegel trabajan sobre el grupo de músculos que parecen estar como cabestrillo, que van del hueso púbico al frente del ano y hacia la vértebra caudal. Al contraer esos músculos no sólo se corta el flujo urinario, sino que se mantienen los músculos rectales en tono. Aunque puede variar en su condición, un típico

17

régimen Kegel podría incluir 20 contracciones de esos músculos, de diez segundos cada una, cuatro veces por día. Pregunte a su médico si los Kegel le convienen.

Nade como delfín. El ejercicio es una forma importante de ayudar a mantener la regularidad de los movimientos intestinales. Sin embargo, cuando experimente dolor anal, debe evitar ejercicios como levantar cosas pesadas que ponen en tensión los músculos anales. "La natación es buena porque es un ejercicio en el que no se carga. El tenis y el frontón también son buenos (dice el doctor Harig). Pero usted debe evitar ponerse en cuclillas o hacer algo que aumente la presión en el área anal."

Ano con sangrado

CUÁNDO CONSULTAR A SU MÉDICO

- La sangre es de color rojo oscuro o marrón.
- El sangrado se presenta entre movimientos intestinales.
- Tiene heces como alquitrán, negras o de color óxido.
- Tiene más de 50 años.
- En su familia hay antecedentes de cáncer de colon o de recto.

LO QUE SU SÍNTOMA LE DICE

*E*n la mayor parte de los casos, la sangre rojo brillante que sale por el ano es más una alarma de coche, que una sirena de emergencia. Aunque el sangrado por el ano es algo que siempre debe informar a su médico, generalmente sólo se trata de una forma colorida y un tanto dramática de que su cuerpo le dice que tiene una hemorroide.

Justo dentro del ano hay una colección de vasos sanguíneos que actúan como cojines inflables y forman un sello que ayuda a prevenir que las heces, los gases y el moco salgan de su recto. Pero si alguno de estos vasos se inflama o se sale de su posición normal en la pared rectal, generalmente por el esfuerzo intenso durante una evacuación, se convierte en hemorroide. Además de dar comezón o picazón, las hemorroides también sangran.

El sangrado también puede ser un signo de fisuras (grietas en la piel que rodea al ano), colitis ulcerativa o pólipos. La sangre que sale por su ano también puede venir de más arriba, del tubo digestivo. Por eso es importante notificar al médico sobre cualquier clase de sangrado por el ano.

"El 99% de las veces, son sólo hemorroides, pero pueden ser algo serio. Por desgracia, la persona promedio no puede decir qué clase de sangrado es serio, y cuál no", dice Scott Goldstein, cirujano de recto y colon en el Hospital de la Universidad Thomas Jefferson en Filadelfia.

ALIVIO DEL SÍNTOMA

Si el sangrado es rojo brillante y ocurre justo después de una evacuación y ha tenido hemorroides antes, hay muchos factores que usted puede tratar de controlar, dice el doctor James Harig, profesor asociado de medicina en el Departamento de Padecimientos Digestivos y Hepáticos en el Colegio de Medicina de la Universidad de Illinois, en Chicago. Pero de todas formas debe notificarlo a su médico, aun cuando con estos remedios sencillos se detenga el sangrado.

Traiga su propio rollo. "Les digo a mis pacientes que usen papel higiénico sencillo, de dos hojas, aunque esto signifique que lleven su propio rollo al trabajo, dice el doctor Harig. Algunas personas usan clases muy baratas de papel higiénico y se tallan al punto de sangrar. Siempre debe usar papel suave y limpiar con cuidado. No se talle."

Córtese las uñas. Las uñas bien manicuradas pueden estar muy a la moda, pero las uñas largas pueden ser peligrosas. "En una ocasión me llamaron a la sala de emergencia porque una mujer sangraba copiosamente", dice el doctor Juan Nogueras, cirujano de colon y recto en la Clínica Florida-Cleveland en Fort Lauderdale. "Resultó que accidentalmente tocó una hemorroide con una uña larga al limpiarse."

Vaselina es la palabra. Intente embadurnar el ano con una capa de jalea de petrolato (vaselina) antes de una evacuación, sugiere el doctor Harig. Puede ayudar a facilitar el paso de las heces.

Observe lo que come. Mastique la comida cuidadosamente y considere que lo que entra tiene que salir, aunque no lo digiera. "No sucede con mucha frecuencia, pero si una persona se traga un huesecillo, éste puede causarle cortaduras, lágrimas y sangrados cuando pase por el ano", dice el doctor Philip

19

Jaffe, profesor asistente de gastroenterología en el Colegio de Medicina de la Universidad de Arizona, en Tucson.

Agua, agua en todos lados. Beba seis a ocho vasos de agua diariamente. El agua ayuda a mantener flexibles las heces para que se deslicen fuera de su cuerpo con el mínimo esfuerzo. Mientras más se tenga que esforzar, mayor será la posibilidad de que tenga un sangrado anal, dice el doctor Nogueras.

Aumente el volumen con la fibra. Los alimentos fibrosos como frutas, vegetales, frijoles y cereales de grano entero aumentan el volumen de las heces y, como el agua, disminuyen la cantidad de esfuerzo que se requiere durante una evacuación. Además, esto disminuye la presión sobre los vasos sanguíneos y ayuda a prevenir el sangrado.

Véase también Evacuar (Realizar gran esfuerzo para).

Ano inflamado

CUÁNDO CONSULTAR A SU MÉDICO

- Está sangrando por el ano.
- Tiene un dolor severo.
- Tiene fiebre.
- La inflamación no es dolorosa, pero ha persistido y gradualmente ha aumentado durante las últimas dos semanas.

LO QUE SU SÍNTOMA LE DICE

*P*ocas cosas pueden desanimar al más pintado tanto como la hinchazón anal. Sin lugar a dudas, es realmente difícil bailar rumba cuando su trasero se siente tan grande como un nabo.

La inflamación anal generalmente es causada por una hemorroide obstruida con un coágulo de sangre. "Ese bebé no es sutil. Generalmente es una bola y puede ser dolorosa", dice el doctor James Harig, profesor asociado de medicina en el Departamento de Padecimientos Digestivos y Hepáticos en el Colegio de Medicina de la Universidad de Illinois, en Chicago.

La inflamación también puede ser un signo de que tiene fisuras (grietas en la piel que rodea al ano), un quiste, un absceso o hasta un padecimiento de transmisión sexual.

ALIVIO DEL SÍNTOMA

En muchos casos la inflamación anal cederá lentamente en dos o tres días. Pero hay algunas cosas que puede hacer para acelerar el proceso o para prevenir que suceda, en primer término.

Mezcle una poción. Remoje un lienzo en cantidades iguales de glicerina y hamamelis y aplíquelo en el área inflamada por una hora aproximadamente, dice el doctor Eugene Sullivan, cirujano de colon y recto en Portland, Oregon. La glicerina ayudará a aliviar la hinchazón y el hamamelis, un astringente con efecto de fruncido, aliviará la piel. Ambos puede comprarlos en la farmacia sin necesidad de receta médica.

Enfríelo. "A veces el hielo es la solución", dice el doctor Sullivan. "El hielo es bueno para la hinchazón aguda que surge repentinamente. El calor es mejor para la hinchazón crónica. Algunos de mis pacientes ponen hielo machacado en un guante de hule y así lo aplican. Pero una mujer sólo saca del congelador una bolsa de verduras y se sienta sobre ella."

Siéntese y alívielo. Remojarlo en un baño de asiento, con 10 a 15 cm de agua caliente a 42° a 47°C, durante 15 minutos dos o tres veces al día, también puede ayudar a reducir la inflamación. Descanse sus piernas en los costados de la tina para permitir que el agua llegue al área afectada.

Cuente con hidrocortisona. Las cremas y ungüentos con hidrocortisona que no requieren de receta médica pueden ayudar a desinflamar. "La hidrocortisona es segura y útil para los pacientes que la usan adecuadamente", dice el doctor Eric G. Anderson, médico familiar en La Jolla, California. Sin embargo, no necesita de una gran cantidad de hidrocortisona para realizar el trabajo.

"Debe tratar de obtener un producto que tenga la menor dosis de hidrocortisona disponible y usarlo como se indica", aconseja el doctor Anderson.

Deje las revistas en la sala. El estar sentado en el w.c. leyendo su revista o periódico favorito puede ser una gran diversión, pero también ejerce un esfuerzo indeseable sobre los músculos anales y lo deja vulnerable a la incomodidad que causa la hinchazón.

21

"Si el baño es el único lugar en su casa donde puede sentirse aislado y le gusta leer ahí, asegúrese de bajar la tapa del asiento del w.c. y úselo como silla", dice el doctor Bruce Ordin, profesor asistente de cirugía rectal y de colon en la Escuela de Medicina y Ciencias de la Salud en la Universidad George Washington, en Washington, D.C.

Llénese con fibra. El esfuerzo excesivo durante una evacuación puede causar inflamación. Los doctores recomiendan comer regularmente comidas altas en fibra, como frijoles, frutas frescas, vegetales de hoja y panes y cereales de grano entero, que pueden ayudar a suavizar las heces y apresuran su paso al través del tubo digestivo.

Ansiedad

CUÁNDO CONSULTAR A SU MÉDICO

- Usted se encuentra evitando situaciones, lugares o personas para no sentirse ansioso.
- Tiene síntomas crónicos, como tensión, jaquecas, dolores musculares, problemas intestinales, falta de aire, molestias en el pecho, problemas estomacales o mareos.
- Tiene ataques de pánico (periodos cortos, inexplicables, de miedo o incomodidad intensos).

LO QUE SU SÍNTOMA LE DICE

¿Cómo sería posible que usted se preparara para una prueba, confrontara un plazo o se preparara psicológicamente para un evento muy importante, sin al menos sentir un poco de revoloteo en el estómago? "Algún nivel de ansiedad probablemente es saludable", dice el doctor Jack Maser, psiquiatra que trabaja con los Institutos Nacionales de Salud Mental en Estados Unidos. "Lo motiva a levantarse a hacer algo."

Pero cuando el revoloteo se siente más como una tormenta y usted está atrapado en un ciclo de temores que no ceden con facilidad, su ansiedad se ha vuelto un problema.

ALIVIO DEL SÍNTOMA

*E*sa tormenta *puede* convertirse nuevamente en un ligero revoloteo. Hay una variedad de terapias, de acercamientos prácticos y tratamientos médicos para ayudar a controlar la ansiedad.

Póngase en movimiento. Ventile su ansiedad caminando. Un programa diario de ejercicio de cuando menos media hora le ayudará, dice el doctor Bernard Vittone, psiquiatra y director del Centro Nacional para el Tratamiento de Fobias, Ansiedad y Depresión en Washington, D.C.

Prepare el suyo decafeinado. Cuando está ansioso, si bebe cafeína, es como arrojar gasolina al fuego, dice el doctor Vittone.

Cierre la botella. Aunque parezca que el alcohol lo tranquiliza al principio, al día siguiente se sentirá mucho más ansioso, por el efecto de irritación que tiene la resaca o cruda del alcohol sobre el cerebro, dice el doctor Vittone.

Respire tranquilamente. La hiperventilación o sobrerrespiración es la primera sospechosa en la ansiedad y puede dejarlo mareado, ansioso y deprimido, dice el doctor Herbert Fensterheim, profesor clínico de psicología en psiquiatría en el Colegio Médico de Cornell en la ciudad de Nueva York.

"La principal dificultad no es respirar rápido, sino respirar con la parte superior del pecho más que con el diafragma", dice el doctor Fensterheim. La respiración más profunda puede ayudarle a relajarse, dice. Para hacerlo, recuéstese y coloque una mano sobre su pecho y otra sobre su abdomen. Respire por la nariz y deje que sólo la mano que está sobre el abdomen se eleve y descienda. Practicar un ejercicio de respiración profunda como éste, le ayudará a controlar su respiración cuando su nivel de ansiedad se dispare, dice el doctor Fensterheim. De hecho, el enfocarse sobre la respiración puede ayudarle a enfrentarse con la ansiedad, dice.

Siéntese en la silla de las preocupaciones. Una causa común de ansiedad es la de permitir sentirse rebasado por sus preocupaciones, dice el doctor Vittone. En vez de preocuparse inútilmente durante todo el día, él sugiere separar 30 minutos al día para sentarse y no hacer nada más que preocuparse. Cuando empiece la ansiedad durante el día, dígase usted mismo: "Me preocuparé de ello después, durante mi tiempo de preocupaciones."

REMEDIOS RÁPIDOS PARA MOMENTOS DE ANSIEDAD

La doctora Ruth Knowles Grainger, enfermera avanzada titulada y directora clínica del Instituto de Investigación de Terapia en Miami, Florida, ofrece estos consejos para aliviar la ansiedad.

Mire hacia arriba. La investigación muestra que nuestros sentimientos se intensifican cuando miramos hacia abajo. Revise el techo.

Respire con calma. Reduzca su respiración, exhale a profundidad y mentalmente añada una palabra de alivio a cada exhalación, como "Calma... calma... calma."

Deje la rigidez. Los hombros elevados y la tensión van de la mano. Baje sus hombros para aliviar la tensión.

Reduzca la velocidad de sus pensamientos. Piense lentamente oraciones completas, cuando los pensamientos ansiosos surjan con rapidez.

Altere su voz. Si suaviza su voz, la baja y habla lentamente, llevará calma y control a otros y a usted mismo.

Mueva su cuerpo. Corra en el lugar o baile por unos momentos cuando sienta que aumenta su nivel de ansiedad.

Deje que su cara lo arregle. Cuando relaja la frente y curva hacia arriba las comisuras labiales, puede engañar al cerebro para sentirse mejor.

Sea como una mosca en la pared. Cambie su perspectiva al imaginarse observando a una persona tensa y ansiosa (usted) desde otro ángulo, como el techo o el otro extremo de la habitación.

CUANDO LA ANSIEDAD NO QUIERE CEDER

¿Ya trató todo y persiste el malestar? Quizá quiera hablar con su médico sobre un tratamiento contra la ansiedad, o pedirle que lo refiera con un terapista.

Intente la terapia del pensamiento. Su doctor podría recomendarle que visite a un terapista cognitivo. Estos expertos en ansiedad pueden ayudarle a cambiar los pensamientos que pueden estar detonando su ansiedad.

"No hay nada misterioso, mágico o atemorizante sobre las terapias", dice Jerilyn Ross, psicoterapeuta y directora del Centro Ross para Ansiedad y Desórdenes Relacionados en Washington, D.C. "Se le enseñarán varios ejercicios y técnicas para ayudarle a comprender y afrontar lo que lo mantiene bloqueado."

Encuentre ayuda en la farmacia. Su doctor puede prescribir medicamentos a corto plazo o para uso ocasional. Las drogas efectivas incluyen benzodiacepinas, antidepresivos tricíclicos e inhibidores de la monoaminooxidasa. Hay restricciones en la dieta al usarlos, así que asegúrese de pedir a su médico la lista de alimentos a evitar.

¿Y SI ES UN ATAQUE DE PÁNICO?

Un ataque de pánico es ansiedad desmedida. Algunas personas propensas a la ansiedad pueden sufrir periodos cortos y súbitos de incomodidad o miedo intensos. Los síntomas pueden incluir dificultad al respirar, mareos o desvanecimiento, temblores, palpitaciones o taquicardia, sudoración, sofocamiento molestias estomacales, entumecimiento o picazón, escalofríos, dolor en el pecho o incomodidad y miedo de morir o enloquecer.

Los ataques de pánico son un problema que debería discutir con su médico. Sin embargo, hay unas cuantas cosas que puede tratar usted mismo. El doctor Vittone ofrece estos seis pasos.

1. Convénzase de que el ataque pasará, generalmente en cinco o diez minutos.
2. Recuérdese, aun cuando esté aterrado, que nadie se ha muerto ni ha enloquecido por un ataque de pánico. Dígase "Esto *pasará*".
3. Maneje sus sentimientos diciéndose, "son sólo sentimientos". Permítase experimentar el hecho de tener problemas para respirar y sólo hágalo lentamente. *Está* recibiendo suficiente oxígeno.
4. Cada minuto o dos califique su ansiedad en una escala de uno a diez. Encontrará que aunque los niveles fluctúan, la ansiedad disminuye gradualmente.
5. Haga diez respiraciones diafragmáticas, lentas y profundas. Verifique otra vez su nivel de ansiedad.
6. Enfóquese sobre las cosas físicas de su alrededor. Describa mentalmente sus ropas, sonidos, olores. Manténgase en el presente y lleve su atención del interior de su cuerpo hacia el exterior.

Repita estos pasos hasta que ceda el pánico.

Antojos de comida

- Los antojos de comida dominan su pensamiento; está tan obsesionado que la satisfacción de sus antojos interfiere en su vida normal.
- *Usted* piensa que sus antojos son un problema.

LO QUE SU SÍNTOMA LE DICE

¿*S*e terminó las galletas con chocolate mientras veía el último programa? ¿O quizás empezó a comer de una bolsa grande de papas fritas... hasta que se las comió todas?

Todos sabemos qué se siente tener un gusto tan intenso por determinado alimento, que debe ser satisfecho de *inmediato*. Pero si se convierte en una rutina se trata de algo más. En otras palabras, hay antojos de alimentos que son pequeños caprichos. Y hay antojos de alimentos que van más allá de lo normal y son una señal de que no todo está bien en el cuerpo y la mente.

No es de sorprender que la mayoría de los alimentos que se antojan frecuentemente sean altos en azúcar y grasas. "Las personas desean esos alimentos no por cualquier valor nutritivo, sino porque son fáciles de consumir y satisfacen de inmediato sus `necesidades'", añade el doctor David Levitsky, profesor de nutrición y psicología en la Universidad Cornell en Ithaca, Nueva York. Y ¿qué podrían ser esas "necesidades"? En ocasiones su origen es parcialmente psicológico. Los posibles culpables de la necesidad inducida incluyen depresión, estrés y desorden afectivo de temporada (SAD, por sus siglas en inglés, *Seasonal affective disorder*). Las personas que tienen SAD responden a la disminución de la exposición a la luz durante los meses de invierno y volviéndose irritables y deprimidas.

En tanto que los antojos pueden reflejar el estado de su mente, también pueden indicar que su cuerpo está experimentando un cambio que amerita atención médica. Por ejemplo, las personas con diabetes a menudo tienen antojo de carbohidratos, explica el doctor Levitsky. Y algunas deficiencias nutricionales, como la falta de hierro, pueden producir antojos.

Algunas personas son más susceptibles a los antojos de comida que otras. Las personas que están combatiendo desórdenes alimentarios son particularmente vulnerables, de acuerdo con el doctor Adam Drewnowski, profesor y director del Programa de Nutrición Humana de la Escuela de Salud Pública de la Universidad de Michigan en Ann Arbor.

Y es mucho más probable que las mujeres decidan que simplemente *tienen* que comer ciertas cosas, a que lo hagan los hombres. Las mujeres que experimentan el síndrome premenstrual describen gustos irracionales por algunos alimentos, con predominio del chocolate antes de que inicie su periodo. Estos antojos pueden atribuirse a cambios mensuales en la sensibilidad del gusto, dice el doctor Robin Kanarek, profesor de psicología y psicología fisiológica en la Universidad Tufts de Medford, Massachusetts.

¿Y qué hay de los antojos inducidos por el embarazo, como los pepinillos y las fresas con crema? Como la náusea acompaña a menudo el inicio del embarazo, explica el doctor Levitsky, el sistema digestivo de la mujer sólo tolerará algunos alimentos. Es probable que busque las cosas en las que encuentra alivio o que le son reconfortantes.

ALIVIO DEL SÍNTOMA

En la mayor parte de los casos los antojos por ciertos alimentos son temporales y desaparecerán. Pero si usted necesita un alto al desenfreno alimenticio, aquí hay algunas cosas que debe tener en cuenta.

Ejercite sus opciones. Los antojos pueden atacarlo cuando está aburrido o deprimido, así que manténgase ocupado. Encuentre un pasatiempo, lea un buen libro o, mejor aún, haga ejercicio. No sólo alejará su mente de la comida, sino que también ¡quemará calorías indeseables! (Para otras formas de tratar la depresión, vea la página 132.)

Coma con regularidad y tome un multivitamínico. Trate de comer en forma balanceada y regularmente. Si está a dieta, no se deje llegar al punto de estar tan hambriento que se podría comer cualquier cosa, porque lo hará. Ya sea que esté a dieta o no, un suplemento diario multivitamínico le ayudará a asegurar que obtiene todas las vitaminas y minerales que necesita. Las vitaminas B son especialmente importantes para controlar los antojos, dice el doctor Levitsky.

Registre el flujo de su síndrome premenstrual. Lleve registro de sus antojos durante varios meses para ver si hay algún patrón, dice el doctor Kanarek. Saber que la razón real por la que desea la barra de chocolate es porque iniciará su periodo en dos días, puede ayudarle a entender sus antojos.

Sea humano. El sucumbir a un antojo ocasional significa que es humano. La negación perpetua sólo lo pondrá de mal humor y hará que coma más a largo plazo, advierte el doctor Levitsky. Si su antojo por un helado de chocolate es algo muy raro, adelante, sea indulgente.

Vea la luz. Si piensa que está sufriendo de SAD, su doctor podría prescribirle terapia de luz. La exposición controlada a la luz podría alejar los decaimientos alimentarios del invierno, dice la doctora Laurie Humphries, profesora de psiquiatría en el Centro Médico Chandler de la Universidad de Kentucky, en Lexington.

Pida ayuda. Si cree que sus antojos están fuera de control comente con su médico sobre una asesoría médica profesional. Si hay antecedentes familiares de diabetes o hipertensión, haga que su médico pruebe su presión sanguínea y niveles de glucosa. Mantener estas difíciles condiciones bajo control le ayudará a eliminar antojos de comida.

Apetito (Pérdida del)

CUÁNDO CONSULTAR A SU MÉDICO

- Si su pérdida del apetito dura más de dos semanas.
- Si está experimentando también fatiga frecuente, cambio en el gusto, sensibilidad o dolor en cualquier parte del cuerpo.

LO QUE EL SÍNTOMA LE DICE

Si usted es como la mayoría de las personas, la pérdida ocasional del apetito es una oportunidad bienvenida para reducir calorías. (Las fantasías de volver a entrar en los pantalones del año pasado bailan en su cabeza.) Pero cuando los días se vuelven semanas y las golosinas que normalmente lo tentaban siguen sin antojársele, podría haber un motivo de preocupación.

La subalimentación o la pérdida del apetito es un síntoma común que puede señalar cualquier número de trastornos, muchos de los cuales no tienen importancia.

Casi cualquier infección puede causar pérdida del apetito, de acuerdo con el doctor Donald S. Robertson, director médico del Centro Nutricional Bariátrico Sudoccidental en Scottsdale, Arizona, y coautor de *The Snowbird Diet*. Un resfriado o el virus de la gripe pueden ser responsables, por ejemplo. También podría ser algo más serio como tuberculosis, baja función tiroidea, padecimientos del corazón, o pulmones, o problemas en el hígado.

"Desafortunadamente uno de los primeros signos de alerta más comunes en el cáncer es la pérdida del apetito, acompañada generalmente por cambios en el sentido del gusto", dice el doctor Robin Kanarek, profesor de psicología y psicología fisiológica en la Universidad Tufts en Medford, Massachusetts.

"La pérdida del apetito es la defensa del cuerpo contra la ingestión de cualquier cosa que pudiera hacer más lento el proceso de curación", explica el doctor David Levitsky, profesor de nutrición y psicología en la Universidad Cornell en Ithaca, Nueva York.

Sin embargo, un padecimiento no es lo único que puede empañar el apetito. A veces lo que usted pone en su cuerpo a propósito, como medicamentos prescritos, pueden causar problemas, de acuerdo con el doctor G. Michael Steelman, vicepresidente de la Sociedad Americana de Médicos Bariatras, quien ejerce en privado en la ciudad de Oklahoma. Los antibióticos como la eritromicina inhiben las papilas gustativas y hacen más lento el transporte de comida al través de los intestinos, prolongando la sensación de saciedad después de haber comido, explica. Y las anfetaminas, que una vez se prescribieron normalmente para perder peso, amortiguan las punzadas del hambre, dice el doctor Robertson.

Los analgésicos y los medicamentos antiartritis pueden irritar el estómago, produciendo náusea y aversión a la comida. El digital (un medicamento para el corazón) y los diuréticos (que se toman para combatir la retención de líquidos y bajar la presión sanguínea alta [hipertensión] también pueden empañar el deseo de comer.

Algunas veces lo que no *se* puso en la boca puede causarle problemas. Las deficiencias nutricionales pueden agotar la vitalidad en un apetito que de otra forma sería saludable, dice el doctor Steelman. Las personas mayores en particular pueden sufrir de una ingesta inadecuada de zinc, una deficiencia que puede dejar morir las papilas gustativas.

El envejecimiento por sí mismo ocasiona baja del apetito. En las personas mayores el metabolismo es más lento, disminuye la masa muscular y las dolencias impiden la actividad, explica el doctor Steelman. Además de todo esto, las sensaciones del gusto disminuyen y las secreciones del estómago no fluyen como solían hacerlo. Todo contribuye a la pérdida del apetito.

Y a veces las cosas que están sucediendo en su vida afectan su apetito. "Si recientemente inició un nuevo programa de ejercicios, podría experimentar pérdida del apetito, mientras su cuerpo se ajusta a sus nuevas demandas", dice el doctor Levitsky.

La salud psicológica, en general, juega un papel importante en su apetito. A la larga el estrés puede enviarlo al refrigerador a buscar el consuelo reconfortante de la comida, dice el doctor Steelman. Pero la presión a corto plazo generalmente reduce el apetito. La depresión quita a las personas su deseo de comer.

Y la anorexia nerviosa es un desorden que fuerza a las personas, generalmente a las mujeres jóvenes, a negar por completo su necesidad de comer. "Están obsesionadas con la comida, pero temen comer por miedo a engordar, dice el doctor Steelman. Para ellas es más fácil no comer, que comer racionalmente."

ALIVIO DEL SÍNTOMA

Una pérdida momentánea del apetito no es razón para preocuparse. Pero si no puede recordar la última vez que tuvo ganas de comer, quizá desee restablecer sus hábitos normales de alimentación. Aquí hay algunos aspectos a considerar.

Conozca qué es lo normal. ¿Qué *es* exactamente un apetito saludable? "Es el nivel de alimentación que mantiene el peso normal del cuerpo", dice el doctor Kanarek.

"Si usted tiene un apetito saludable, consume alimentos variados. Un apetito de ninguna otra cosa más que bistec, no es un apetito saludable", añade el doctor Adam Drewnowski, profesor y director del Programa de Nutrición Humana en la Escuela de Salud Pública de la Universidad de Michigan en Ann Arbor.

"Si usted debe *forzarse* constantemente a comer, no es buena señal", concluye el doctor Levitsky.

Las vitaminas pueden revitalizarlo. Un suplemento multivitamínico y mineral parece ayudar a estimular un apetito necio, dice el doctor Steelman. Y los nutrientes adicionales no pueden lastimarlo si su subalimentación le ha causado desnutrición. Las personas mayores a veces pueden revivir su deseo de comer tomando suplementos de zinc, dice el doctor Steelman. Pregunte a su médico si sería adecuado para usted tomar un suplemento de zinc.

Revise sus medicamentos. Pregunte a su médico sobre todos los medicamentos que toma normalmente, tanto los prescritos como los que no requieren de prescripción médica. Quizás él pueda sustituirlos por algunos que no interfieran con su apetito, dice el doctor Steelman.

Coma lo que usted quiera. Si la comida ha perdido su atractivo, intente cambiar su dieta. Determine qué alimentos son apetitosos y concéntrese en comerlos. Si quiere helado, sea indulgente y pida su sabor favorito. "No abogo por una dieta poco saludable, pero si el helado es la única forma de conseguir que ingiera las calorías necesarias, entonces, por todos los medios, siga adelante, dice el doctor Drewnowski. El truco está en aumentar el rango de placer."

Disminuya sus hábitos alimentarios. Ingiera porciones de comida más pequeñas y más frecuentes, sugiere el doctor Kanarek. Su estómago aceptará cantidades más pequeñas de alimentos con más rapidez, explica.

Beba suficiente agua. Si empezó un programa nuevo de ejercicios, su nutriente principal es el agua. La deshidratación puede causar pérdida del apetito, aconseja el doctor Levitski. Beba un vaso con agua antes de hacer ejercicio y otro inmediatamente después. Además, asegúrese de beber de seis a ocho vasos de 240 ml de agua al día.

Consulte sobre su apetito. Si no regresa su apetito perdido después de dos semanas, visite a su médico para que lo revise. Los problemas físicos deben ser diagnosticados antes de iniciar cualquier tratamiento. Podría encontrar que todo lo que necesita es un tratamiento de antibióticos para eliminar una infección de menor grado.

Recupere la salud mental. Si está deprimido, podrían prescribirle medicamentos antidepresivos para estimular su apetito. Al regresar su salud mental a la normalidad, se verá deseando comer nuevamente, dice el doctor Kanarek. (Para otros consejos sobre cómo tratar con la depresión, vea la página 132.)

Permita que le ayuden los profesionales. La anorexia nerviosa generalmente no permite remedios de autoayuda y la mayor parte de las personas con este desorden requieren de hospitalización. "Es difícil de tratar (dice el doctor Steelman). Se requiere de una intensa terapia desde un punto de vista psicológico y nutricional." Puede ser necesaria la alimentación forzosa, por vía intravenosa o por tubo gástrico.

Articulaciones (Dolor en las)

CUÁNDO CONSULTAR A SU MÉDICO

- Su dolor es agudo o inexplicable.
- El dolor persiste durante más de una semana.
- La articulación está roja, caliente o hinchada, así como con dolor.
- No siente alivio al usar aspirina, compresas de hielo o de calor.
- Recientemente se lastimó la articulación, en especial con un golpe seco.

LO QUE SU SÍNTOMA LE DICE

Sus articulaciones generalmente le sirven sin esfuerzo, se deslizan como las partes de una máquina maravillosa a través de todos los movimientos del día. De pronto, una de esas partes vitales empieza a doler. ¿Qué está sucediendo?

Podrían ser cientos de cosas, dice el doctor Robert Thoburn, profesor clínico asociado de reumatología en la Universidad de Florida en Gainesville. Pero aunque el dolor articular tiene muchas causas posibles, los principales contendientes son la artritis, el reumatismo o una lesión.

Hay más de 100 clases de artritis, incluyendo gota y artritis reumatoide. Pero el tipo que con más frecuencia causa dolor articular es la osteoartritis, que a veces se le llama padecimiento del deterioro.

La osteoartritis es el resultado de una serie de pequeñas lesiones que ocurren durante un periodo largo. Los años de trabajo duro y el uso continuo (como escribir a máquina constantemente o el uso incesante en algún deporte, como el *swing* en el golf o el servicio en el tenis) puede causar pequeñas fracturas en el cartílago de la articulación y el hueso que queda por debajo y la articulación empiezan a deteriorarse. (Aunque parezca raro, *la falta de uso* por no hacer ejercicio también puede causar el problema.)

El reumatismo es el término médico para la inflamación de los músculos, tendones, ligamentos y bursas (pequeñísimos bultos) que rodean la parte ósea de la articulación. Esta clase de dolor, mejor conocida como bursitis o tendinitis, también resulta por un deterioro a causa de la edad, o por el uso continuo.

Una lesión sencilla en la articulación, como un golpe seco o una torcedura, también puede causar dolor articular, como lo puede hacer un ligamento o un cartílago desgarrados. En ocasiones el dolor que siente puede estar originado en alguna otra parte. Una rodilla sana podría doler por artritis en la cadera, por ejemplo; o la inflamación en la muñeca por el síndrome del túnel del carpo podría causar dolor en el hombro.

La artritis puede reptar como hiedra por su árbol familiar. ¿Puede doblar su mano y tocar la muñeca con el pulgar como el tío Eduardo? Si puede, podría haber heredado articulaciones inusualmente móviles. En tanto se ejercitan en clases de yoga, las articulaciones hipermóviles tienden a desgarrarse y a convertirse en artríticas antes de lo normal porque sus ligamentos y tendones tienen problemas para sujetar adecuadamente la articulación.

Otras causas de dolor articular pueden ser una infección viral o bacteriana, un problema del sistema nervioso u hormonal, o rara vez, algunos tipos de cáncer.

ALIVIO DEL SÍNTOMA

*E*l acercamiento más importante hacia el dolor articular es trabajar con su médico para lograr un diagnóstico correcto, descartando otros problemas médicos serios o infecciones, dice el doctor Bill Arnold, reumatólogo y consejero del Departamento de Medicina en el Hospital General Luterano en Park Ridge, Illinois.

Si su dolor resulta de la osteoartritis, que es la causa más común del dolor articular, su doctor le prescribirá medicamentos específicos, inyecciones o ejercicio.

Si su médico dice que tiene gota o artritis reumatoide, recibirá tratamiento para la inflamación (calor e hinchazón) en las articulaciones, así como para el dolor.

Pero sin importar la causa de su dolor, hay mucho que puede hacer para aliviarlo.

Prenda el calor. "Mientras más crónico sea su dolor, mejor será el calor, dice el doctor Arnold. El calor ayuda a relajar los músculos alrededor de la articulación." El calor húmedo es particularmente efectivo, afirma. Tome una toalla mojada, póngala en la secadora, pero retírela cuando todavía está mojada y caliente. Colóquela alrededor de la articulación y ponga una toalla seca por encima, para conservar el calor. O puede usar un cojín húmedo eléctrico, envolviéndolo alrededor de la articulación afectada durante 20 o 30 minutos.

Póngale hielo. Si está sufriendo de una herida reciente o un dolor que acaba de aparecer, use frío en lugar de calor, recomienda el doctor Arnold. "Mientras más pronto ponga hielo, mejor estará. Por eso los lanzadores de béisbol lo tienen en la trinchera", dice. La recomendación del doctor Arnold para una compresa de hielo es: "Compre una bolsa de 0.5 a 2.0 kg de chícharos o granos de elote congelados y póngala alrededor de la articulación adolorida. Con eso tiene una compresa de hielo. Y tiene qué cenar." Puede dejar la compresa fría 20 minutos cada vez.

Descanse lo que le duele. Si tiene dolor sólo en una articulación o en un área, como la rodilla o el cuello, use un tirante o un soporte para descansarlo, dice el doctor Arnold. Si son muchas articulaciones, planee 15 minutos de descanso por cada hora que esté despierto. Para diez horas de actividad necesitará una o dos horas de descanso. "Sólo ponga sus pies hacia arriba y relájese", aconseja. (Vea los incisos sobre dolores en articulaciones específicas para mayor información.)

Mezcle las medicinas. Los analgésicos que no requieren de receta médica aliviarán el dolor de la artritis, dice el doctor Arnold. Pero tenga cuidado con el uso de drogas antiinflamatorias como aspirina e ibuprofeno, que pueden aumentar el riesgo de una úlcera. El doctor Arnold sugiere esta solución: Digamos que usted sabe ya que si toma cuatro tabletas de aspirina al día, se alivia el dolor. En vez de tomar cuatro aspirinas diarias, tome dos aspirinas y dos tabletas de acetaminofén. Esto reducirá la cantidad de medicinas con antiinflamatorios que entran e irritan su estómago. El acetaminofén no le ayudará con la inflamación, pero es un analgésico efectivo fácil de tolerar por el estómago, explica el doctor Arnold.

Explore su capacidad de movimiento. Para problemas del tejido suave alrededor de la rodilla, como bursitis y tendinitis, el permanecer flexible prevendrá que esos tejidos se tensen y lastimen aún más, explica la terapista física Kathleen Haralson de la Escuela de Medicina de la Universidad Washington en San Louis.

Cada articulación tiene su propia capacidad de movimiento, explica, y cada individuo tiene que encontrar la línea entre el uso excesivo y mantenerse flexible. "Escuche a su cuerpo. No se sobreesfuerce, sólo trate de ejercitarse en su nivel de movimiento varias veces al día, dependiendo de lo doloroso que resulte." Por ejemplo, si tiene un hombro dolorido, levante el brazo sobre su cabeza hasta que duela sólo un poquito. "Necesita mover las partes dolorosas del cuerpo lo más que pueda, pero sin forzarlas. Esto es lo que la fisioterapia haría con usted."

Ponga en movimiento todo su cuerpo. Las personas sienten menos dolor en sus articulaciones cuando se ejercitan regularmente en una intensidad baja o moderada, dice Haralson. Para ello, lo máximo es nadar o caminar en agua. "El estar sumergido en agua hasta la cadera y caminar rápidamente a toda su capacidad es maravilloso", afirma. Las bicicletas estacionarias, las bandas y los bailes aeróbicos de bajo impacto también son una buena elección.

Si su situación lo mantiene atado a una silla, también puede tener una buena condición, dice Haralson. Sentado en una silla, ponga un poco de música moderada a rápida y marche con los brazos hasta que sude, sugiere.

Obtenga un poco de ayuda. "Para las personas con artritis o reumatismo, hay dispositivos que pueden hacer su vida un poco menos dolorosa, especialmente para vestirse y en actividades de higiene y cocina, dice Haralson. Esos dispositivos incluyen jaladores de cierres, botoneras, calzadores de mango largo, peines con mango largo, agujetas elásticas o ajustadores con Velcro. También sugiere usar algo para quitar su peso de la articulación dolorida, como un bastón, una muleta o una andadera.

Trate los antidepresivos como antidolor. Su médico podría prescribirle analgésicos tricíclicos, conocidos también como antidepresivos tricíclicos, para el dolor musculoesquelético. Estas medicinas pueden ser muy útiles para el insomnio y la fatiga que a menudo acompañan el reumatismo, dice el doctor Sidney Block, reumatólogo con práctica privada en Bangor, Maine. Ellos la han prescrito en dosis menores que las usadas para depresión y no causa adicción. "Alivian el dolor, ayudan a promover un buen patrón de sueño y se pueden usar para problemas de dolor a largo plazo," dice el doctor Block.

Póngase en forma con un fisioterapeuta. Pregunte a su médico sobre una prescripción para terapia física, sugiere el doctor William Loomis, médico osteópata en Spokane, Washington, quien también es presidente de la Asociación Americana de Ortopedia. Los terapistas físicos tratan los músculos y los ligamentos adyacentes a la articulación al mejorar el riesgo sanguíneo hacia la articulación, lo que promueve el alivio. Puede ayudarlo con ejercicios en su posibilidad de movimiento y también aplicar técnicas de curación como ondas de ultrasonido, que van con mayor profundidad a los tejidos dañados, que cualquier técnica casera de autoayuda, concluye el doctor Loomis.

Véanse también Articulaciones inflamadas; Articulaciones hinchadas.

Articulaciones hinchadas

CUÁNDO CONSULTAR A SU MÉDICO

- La hinchazón dura más de siete días.
- La articulación está roja, caliente e hinchada.
- También tiene fiebre o escalofríos.
- Se le diagnosticó ya artritis, pero esta hinchazón es nueva o diferente de las que había tenido hasta ahora.
- Si la articulación ha sido perforada, vea a su médico *inmediatamente*.

LO QUE SU SÍNTOMA LE DICE

¿Se ha esforzando mucho últimamente? Quizá sobrevivió a una faena aeróbica de limpieza de hogar, sólo para darse cuenta de que tiene un codo o la muñeca inflamada. O tal vez se torció la rodilla durante la gesta heroica de atrapar la pelota en el día de campo de la compañía.

Ahora, en vez de que la articulación se sienta firme, como de costumbre, está suave e hinchada. La articulación recién lesionada se hincha por una pequeña cantidad de sangrado interno que estira la piel y los tejidos circundantes.

Sin embargo, hay otras cosas además de las lesiones recientes que pueden causar hinchazón en las articulaciones. Una lesión vieja puede empezar a hincharse con fluidos que provienen de la articulación. (En algunas personas, una articulación previamente lesionada actúa incluso como termómetro, pues se hincha en respuesta a los cambios de clima.)

La artritis es otra causa común de hinchazón en las articulaciones. Cuando usted tiene una articulación hinchada (y a veces dolorosa) en cualquier parte del cuerpo durante más de seis semanas, probablemente sea artritis. (También se puede desarrollar artritis sin que haya hinchazón visible.)

Cuando una articulación no sólo está hinchada, sino roja o caliente al tacto, está inflamada. Una bacteria, virus u hongos (todos ellos pueden introducirse por una rotura en la piel) pueden estar atacando la articulación, causando infección. Aun sin infección, sin embargo, la artritis o una lesión pueden inflamar una articulación.

ALIVIO DEL SÍNTOMA

Cuando se lesione una articulación tenga esto en mente: si el dolor empieza a disminuir y siente que la fuerza empieza a regresar a la articulación en el lapso de 24 horas, está empezando a componerse. Mientras tanto, éstas son algunas formas en que puede ayudar a su articulación hinchada a regresar a su tamaño normal.

Enfríela. La primera arma contra la hinchazón es el hielo, dice la doctora Robin Dore, reumatóloga con práctica privada en Anaheim, California. "Cubra el hielo con una bolsa plástica o una toalla y aplíquelo 15 a 20 minutos, tres veces por día", sugiere.

Estabilícela. Puede inmovilizar un dedo hinchado con un palo de paleta, dice la doctora Dore. "Ponga una punta del palo en la punta del dedo, la otra en la palma de su mano y envuelva alrededor con cinta adhesiva", explica.

Para un dedo del pie hinchado, use el dedo adyacente como tablilla. Simplemente envuelva con la cinta alrededor del dedo hinchado y el dedo inmediato a él, dice la doctora Dore.

Una precaución sobre el entablillado proviene del doctor Sidney Block, reumatólogo con práctica privada en Bangor, Maine. "Un día o dos es lo más que puede estar entablillado sin consultar a su médico", dice. Si entablilla demasiado tiempo puede terminar con una articulación extremadamente rígida, que se llama contractura de flexión.

CUANDO LA ARTRITIS CAUSA LA HINCHAZÓN

Si usted tiene artritis no es preciso informar cada episodio de hinchazón a su médico, dice el doctor Block. A menos que el dolor o la hinchazón sean poco usuales o particularmente graves, o acompañadas por fiebre, sólo menciónelo en su cita. Entre citas, he aquí la manera para tratar la hinchazón.

Caliéntela. Si tiene una historia de hinchazón artrítica, las compresas calientes son más efectivas que las frías, dice el doctor Block. Reserve el hielo para las heridas.

Alcance su nivel. Los ejercicios con movimientos suaves ayudan a que sus articulaciones funcionen. Mueva la articulación con cuidado en cada dirección tanto como pueda. Mantenga el movimiento pero no exagere. Asegúrese de tener la autorización de su médico antes de empezar.

Los ejercicios con un determinado grado de movimiento ayudan a estimular los músculos para que bombeen los desechos producidos por la inflamación y así eliminarlos de la articulación hacia el sistema linfático para que se los lleve, explica el doctor William Loomis, osteópata en Spokane, Washington, y presidente de la Asociación Americana de Ortopedia.

Pregunte por las ondas de sonido. Si persiste la hinchazón, su médico podría referirlo a terapia física para un tratamiento con ultrasonido, sugiere el doctor Loomis. Las ondas de ultrasonido penetran sin dolor hacia los tejidos hinchados que rodean la articulación, mejoran la irrigación de sangre a la articulación y promueven que sane.

TRATE LAS INFECCIONES CON CUIDADO

Si una infección está causando la hinchazón, su doctor le tratará con los antibióticos apropiados. Esto es lo que debe tener en mente para el tratamiento en casa.

Evite el hielo. Use calor húmedo en vez de compresas frías en una articulación infectada, dice la doctora Dore. El hielo causará que se contraigan los vasos sanguíneos y mantendrán la infección en su lugar. El calor dilatará los vasos, para que los glóbulos blancos, la defensa inmunológica del cuerpo contra la infección, puedan alcanzar el área. Algunas infecciones incluso pueden drenar por la superficie de la piel cuando se aplica calor húmedo, afirma. Envuelva la articulación durante 20 minutos en una toalla mojada en agua caliente y exprimida.

Véanse también Articulaciones inflamadas; Articulaciones (Dolor en las); Articulaciones rígidas.

Articulaciones inflamadas

CUÁNDO CONSULTAR A SU MÉDICO

- Su articulación está caliente, roja, hinchada y extremadamente dolorosa y usted no conoce la causa.
- La inflamación no responde a medicamentos que no requieren receta, como aspirina o ibuprofeno.

LO QUE SU SÍNTOMA LE DICE

*U*na de las articulaciones siente como si tuviera un calentador eléctrico por dentro y que alguien lo dejara encendido al máximo. Está caliente, está roja y quema.

Obviamente no hay un calentador, pero tal vez haya artritis, la causa más común y probable de inflamación de articulaciones. El tipo más frecuente de artritis es la osteoartritis, que produce pequeños desarrollos llamados espolones en la parte ósea de la articulación. Estos espolones se incrustan en los músculos de alrededor, en los tendones y ligamentos, causando irritación e inflamación.

La gota es otra forma de artritis y sus ataques con inflamación en un lugar exacto, frecuentemente confinado al dedo gordo del pie, pueden durar hasta una semana. La inflamación proviene de cristales de ácido úrico que se incrustan en la articulación como astillas de vidrio. Usted padece gota porque su cuerpo no puede metabolizar una proteína llamada purina y el exceso forma el ácido úrico. En algunos casos se hereda la gota; en otros, es un efecto colateral de un medicamento.

Un tercer tipo de artritis (y mucho menos común) que produce inflamación en las articulaciones es la artritis reumatoide. Éste es un padecimiento de los

39

que los científicos llaman autoinmunes, en el que el sistema inmunológico trata al cuerpo como una infección y lo ataca. En este caso, la parte del cuerpo que es atacada son las articulaciones. El lupus es otro padecimiento autoinmune que puede causar inflamación de las articulaciones.

Pero una infección *real* también puede inflamar las articulaciones. Por ejemplo, la enfermedad de Lyme, una infección bacteriana que se propaga por la mordida de una garrapata de venado, puede inflamar una o varias articulaciones. (Generalmente elige la rodilla.)

Hay dos causas menos probables de inflamación articular, que son una clase de reumatismo llamada *polimialgia reumática* y una forma de artritis llamada *espondilitis anquilosante*.

Y desde luego, si alguien le patea en la rodilla (o si se lastima cualquier articulación) se va a inflamar. (Hasta una lesión *antigua* puede actuar y causar inflamación.)

ALIVIO DEL SÍNTOMA

*L*a mitad de la batalla para aliviar una articulación inflamada es la detección de la causa. Las inflamaciones causadas por una lesión generalmente son obvias: se cayó usted sobre su codo, o se golpea la rodilla y ve estrellas.

Además, el diagnóstico es oscuro y usted debe ver a su doctor para que él averigüe qué está mal. Puede usar una aguja para tomar una muestra del líquido en la articulación inflamada. El líquido podría contener sangre de una lesión reciente, bacterias de una infección, cristales de ácido úrico o suero, una sustancia que muestra que la inflamación proviene de una antigua lesión que está en actividad.

AYUDA PARA LA INFLAMACIÓN POR ARTRITIS

La artritis es un problema médico serio y debería trabajar con su médico para crear un programa total de estrategias para enfrentarla y controlar el dolor. Aquí hay algunas sugerencias útiles.

Véndese las articulaciones inflamadas. Un vendaje o una tablilla con venda elástica puede ayudar a mantener estable una articulación inflamada y dolorosa, dice la doctora Robin Dore, reumatóloga en práctica privada en Anaheim, California. Pida a su doctor que le muestre cómo vendar o entablillar y pregúntele cuánto tiempo debe usarlo sin removerlo.

Deje que los trastes reposen. "Si tiene artritis reumatoide, guarde los platos de la cena para la mañana siguiente", sugiere el doctor Bill Arnold, reumatólogo y consejero del Departamento de Medicina en el Hospital General Luterano en Park Ridge, Illinois. "Muchas personas con las manos doloridas adoran lavar los platos por la mañana, porque el agua caliente se siente muy bien." (Más consejos para tratar con articulaciones rígidas, dolorosas e inflamadas en los dedos, en Dedos con deformidad, en la página 120.)

Sea preciso con su prescripción. La artritis reumatoide generalmente responde bien a la combinación de metotrexato (un medicamento poderoso que ayuda a disminuir la destrucción de la articulación) y antiinflamatorios no esteroideos (NSAID), indica el doctor Robert Thoburn, profesor clínico asociado de reumatología en la Universidad de Florida en Gainesville. "Sin embargo, los NSAID tienen un gran potencial para provocar úlceras estomacales, así que asegúrese de seguir exactamente su prescripción." Si está incapacitado por el dolor, su médico podría prescribir un medicamento esteroideo que le dé alivio rápido hasta que el metotrexato empiece a surtir efecto.

CÓMO AHUYENTAR EL DOLOR DE LA GOTA

Hay varias cosas que puede hacer para aliviar la dolorosa inflamación de un ataque agudo de gota.

Espere un poco. Eleve la articulación afectada y descanse lo más posible, recomienda el doctor Edward Lally, jefe de reumatología en la Universidad Brown y el Hospital General Roger Williams en Providence, Rhode Island. El ataque de gota generalmente dura nada más de cuatro a siete días.

Lave el ácido. "Beba mucha agua para lavar el ácido úrico fuera de su sistema y ayudarle a prevenir las piedras de ácido úrico en el riñón", aconseja la doctora Dore.

Use medicinas a corto plazo. Las armas farmacéuticas de elección para combatir la gota son drogas antiinflamatorias, dice el doctor Lally. Se prescriben normalmente para uso a corto plazo: la duración de un ataque típico. Para tratar el dolor, al igual que la inflamación, el doctor prescribe a veces Naproxen, Indocin o Voltaren. La medicina que se usa más a menudo es la colchicina y es muy efectiva. Si el ataque es particularmente grave, su médico podría prescribirle inyecciones o tabletas de antiinflamatorios esteroideos, como la cortisona

Revise los otros medicamentos. Los medicamentos que está usted tomando para otros problemas pueden detonar un ataque de gota, dice el doctor Lally.

Algunos diuréticos, por ejemplo, pueden causar que su cuerpo retenga ácido úrico. Pida a su doctor que verifique sus prescripciones y las medicinas que no requieren prescripción, para ver si conviene algún cambio.

Evite las purinas. En la mayor parte de los casos, la gota puede controlarse con medicamentos. Sin embargo, podría ser útil para aquellos con niveles altos de ácido úrico que eviten alimentos ricos en purinas, como vísceras, salsas y algunos pescados, como anchoas, sardinas, etcétera. Éstos son sólo algunos de los causantes de un ataque. Para mayor protección a la purina, pida a su médico una medicina llamada allopurinol, que disminuye los valores de ácido úrico.

CÓMO TRATAR OTROS TIPOS DE INFLAMACIÓN

La enfermedad de Lyme se cura con antibioticoterapia intravenosa, dice el doctor Leonard Sigal, jefe de reumatología en la Universidad de Medicina y Odontología de la Escuela Médica Robert Wood Johnson de New Jersey, en New Brunswick. Puede recibir el tratamiento de tres a cuatro semanas en casa.

La polimialgia es curable con medicamentos esteroideos. Quizá tenga que tomarlos de tres a cinco años, pero realizan su trabajo, dice el doctor Herbert Kaplan reumatólogo en la Clínica de Artritis de Denver.

Las condiciones de articulaciones inflamadas más serias, como artritis reumatoide, espondilitis anquilosante y lupus, requieren de tratamiento médico continuo. Su médico podría prescribir medicamentos específicos y ejercicios apropiados, dice la doctora Dore.

Véanse también Articulaciones (Dolor en las); Articulaciones rígidas; Articulaciones hinchadas.

Articulaciones que crujen

CUÁNDO CONSULTAR A SU MÉDICO

- Los sonidos provocados por la rotura empiezan después de una caída o golpe en la articulación.

LO QUE SU SÍNTOMA LE DICE

Nada. Bueno, eso no es necesariamente cierto, pero a menos que haya tenido una lesión, si sus rodillas crujen no es motivo de preocupación. Puede haber *razones* por las cuales sus rodillas hacen cric y crac, pero ese no es necesariamente un signo de que algo ande mal.

La causa más común es que un tendón roce contra otro tendón o ligamento, dice la doctora Robin Dore, reumatóloga con práctica privada en Anaheim, California. Cuando se es joven y se sigue creciendo, los ligamentos, tendones y huesos pueden crecer en diferente proporción, por eso su hijo adolescente puede sonar como una pequeña sección de percusiones de vez en cuando. A medida que crezca y el cartílago alrededor de su articulación se adelgace, los ligamentos y tendones truenan porque se frotan uno contra el otro, explica la doctora Dore.

Si tiene doble articulación, tiene una razón ligeramente más interesante para el crujido: sus ligamentos y tendones son más largos y elásticos que lo normal, así que las articulaciones se mueven más lejos y por eso deberían crujir con más frecuencia. De todas formas, la mayor parte de las personas crecen con doble articulación hasta la mitad o el final de la década de sus veinte, dice la doctora Dore.

Aparte del roce de un ligamento o un tendón, la otra causa conocida para ese crujido es una burbuja de nitrógeno que repentinamente se despresuriza en los tejidos de la articulación cuando usted se mueve. Es como un pequeño caso de calambres dentro de su articulación, dice el doctor Kent Pomeroy, psiquiatra en Scottsdale, Arizona.

ALIVIO DEL SÍNTOMA

Si una articulación lastimada empieza a tocar música, el doctor probablemente necesitará una radiografía para descartar la posibilidad de una fractura. De otra forma, no hay nada que necesite arreglarse. Relájese: sólo tiene articulaciones ruidosas.

Articulaciones rígidas

CUÁNDO CONSULTAR A SU MÉDICO

- La rigidez de su articulación dura más de seis semanas.
- La rigidez es posterior a un golpe en la articulación.
- La rigidez en su articulación es peor en la mañana y mejora conforme va transcurriendo el día.

LO QUE SU SÍNTOMA LE DICE

Ya sea que las considere como simples bisagras o como un prodigio, sus articulaciones le permiten todas las maravillas del movimiento. Pero a veces una articulación se pone rígida y agacharse por el periódico, alcanzar una rosa, girar en la silla, sostener una taza o hasta salir a la saludable caminata, se vuelven retos muy incómodos.

La mayor parte del tiempo, la rigidez de las articulaciones se relaciona con los cambios normales de la edad y no es un síntoma de que la artritis esté a la vuelta de la esquina. Los ligamentos y tendones que ayudan al funcionamiento de las articulaciones pueden estrecharse después de años de uso y quedan con menos estabilidad y más propensas a "usar y desgarrar". A medida que una persona envejece, la membrana lubricante que normalmente permite que cada articulación se deslice con suavidad con el movimiento, puede secarse y contraerse, constriñendo los movimientos articulares.

Si una articulación le ha estado lastimando, entonces se vuelve rígida y se siente "desvencijada", su cuerpo puede estar haciendo su propio entablillado para proteger la articulación de una lesión mayor. Los músculos que rodean la articulación se contraen para prevenir que la articulación se mueva, y esos espasmos contribuyen a la rigidez.

Puede notar la rigidez más cuando se acaba de levantar por la mañana y sentir que se va aflojando durante el día. Junto con la rigidez puede tener

44

hinchazón, aunque ésta es más factible cuando la rigidez fue ocasionada por una lesión.

Si ha estado en cama, estuvo enyesado o pasó el invierno sobre el sillón observando el televisor, sus articulaciones pueden sentirse congeladas y rígidas simplemente por la falta de ejercicio.

Una herida ya olvidada puede causar que una articulación se ponga rígida años después. Una nueva lesión o un episodio de sobreutilización (¿es su brazo para el boliche?) puede originar la rigidez.

Es extraño que algunos desórdenes neurológicos o musculares sean parte del problema, aunque estos trastornos serían señalados por otros síntomas más notorios.

ALIVIO DEL SÍNTOMA

Si la rigidez en sus articulaciones es grave o persistente, deseará ver al doctor para obtener un diagnóstico, pero sin importar cuál sea la causa, aquí hay algunos consejos básicos que ayudarán a aflojar la rigidez.

Relájese con calor húmedo. Ponga una toalla mojada en la secadora; retírela cuando todavía esté húmeda pero caliente, recomienda el doctor Bill Arnold, reumatólogo y consejero del Departamento de Medicina en el Hospital General Luterano en Park Ridge, Illinois. Para aliviar esos músculos sólo envuelva la toalla húmeda caliente alrededor de la articulación afectada y déjela por 20 minutos más o menos. Quizá quiera colocar una toalla seca encima para mantener el calor. O puede usar una almohadilla de calor húmedo.

Adelántese a la rigidez. Si ha estado sintiendo la rigidez durante un tiempo y sabe que es peor por la mañana, anticípese a la rigidez con medicamentos que no requieren de receta médica, sugiere el doctor Arnold. "Puede despertarse alrededor de las 5 a.m. y tomar Advil o Nuprin con un vaso de leche; para las 8 de la mañana, cuando se levante, se sentirá mejor (afirma). O intente tomar dos tabletas la noche anterior y es posible que el efecto le dure hasta la mañana."

Esas medicinas le ayudarán a reducir el dolor en las articulaciones también, dice el doctor Arnold. El uso continuo de antiinflamatorios puede ocasionar problemas estomacales; ingerirlos con leche puede ayudar a reducirlos.

Manténgala en movimiento. Puede oponerse a la rigidez con ejercicios suaves en su capacidad de movimiento para ayudar a su articulación a permanecer flexible, aconseja Kathleen Haralson, fisioterapeuta en la Escuela de Medicina de la Universidad de Washington en San Luis.

Una pequeña variante en la capacidad de movimiento de persona a persona es perfectamente normal, dice Haralson. Las personas con articulaciones extremadamente móviles tienen más capacidad de movimiento y los fisicoculturistas pueden presentar menos.

"Lo que sea normal para usted, no deseará perderlo (enfatiza). No lo estire de más, mueva la articulación con cuidado lo más que pueda, varias veces al día."

El ejercicio regular es una buena práctica para todo el cuerpo y para que sus articulaciones se mantengan flexibles. Ejercítese con una caminata de 20 minutos, al menos tres veces por semana.

Véanse también Articulaciones inflamadas; Articulaciones (Dolor en las); Articulaciones hinchadas.

Ataques

CUÁNDO CONSULTAR A SU MÉDICO

- Las personas le dicen que perdió usted el conocimiento.
- Se siente desorientado y confuso.
- Perdió control de su vejiga o su intestino.
- Las personas le dicen que tuvo una convulsión.
- Las personas le dicen que tuvo un comportamiento anormal durante algunos minutos.

LO QUE SU SÍNTOMA LE DICE

Usted podría esperar que una persona que sufre un ataque pierda el conocimiento, caiga al piso, eche espuma por la boca y tuerza los brazos y piernas en una convulsión incontrolable. Pero no todos los ataques son así.

"Hay muchas clases de ataques, algunos tan pequeños como quedarse en blanco por unos cuantos segundos y otros tan grandes como tener una convulsión por varios minutos", explica el doctor Paul Gross, neurólogo en la Clínica Lahey en Burlington, Massachusetts.

Un ataque es un signo de que las células nerviosas de su cerebro están descargando una cantidad excesiva de impulsos eléctricos. La abundancia de impulsos momentáneamente interrumpe la actividad cerebral normal. El efecto es similar al de una sobrecarga en la energía eléctrica de su hogar. En su casa, esa sobrecarga eléctrica hace que se bote el fusible y se apaguen las luces. Cuando una sobrecarga sucede en su cerebro, usted puede perder la conciencia, perder el control de sus músculos o tener un comportamiento extraño.

Un ataque puede ser causado por infecciones como meningitis o encefalitis, parásitos como la tenia solitaria, fiebre elevada, abuso de drogas y alcohol, lesiones en la cabeza, enfermedad de Alzheimer, epilepsia, golpes o un tumor. Pero a menudo no hay una causa conocida, establecen los médicos.

ALIVIO DEL SÍNTOMA

"Cerca del 60 al 80% de los ataques son tratables con los medicamentos antiepilépticos y no son incapacitantes", sostiene el doctor John Marler, neurólogo de los Institutos Nacionales de Desórdenes Neurológicos en Bethesda, Maryland. Pero en ocasiones un ataque puede ser un signo de problemas serios en su cerebro y siempre deberá ser discutido con su médico lo antes posible.

Como hay muy pocos signos de advertencia, los médicos pueden hacer muy poco para prevenir el primer ataque, pero una vez que ocurre el ataque inicial, hay formas de que usted y su médico prevengan otros. A continuación mencionamos algunos de los mejores métodos.

Tenga suficiente Zzz. La falta de sueño puede ocasionar un ataque en una persona que tiene epilepsia, dice el doctor Gross. Trate de dormir cuando menos de seis a ocho horas cada noche.

Evite el alcohol. El alcohol tiene un efecto químico sobre el cerebro que puede detonar los ataques. "Lo más seguro es no beber. Pero si lo hace, no beba en exceso", previene el doctor Robert Slater, profesor asistente de clínica neurológica en la Escuela de Medicina de la Universidad de Pensilvania en Filadelfia. "Yo le digo a la mayoría de mis pacientes que probablemente puedan tomar una o dos copas en una fiesta sin demasiados problemas. Con otra copa es muy probable que tengan un problema."

Tome su medicina. "En estos momentos tenemos excelentes medicamentos antiepilépticos, como la fenitoína, que si se toma con constancia prevendrá

47

los ataques en la mayoría de los casos", afirma el doctor C. Conrad Carter, profesor clínico de neurología en la Universidad de Ciencias de la Salud de Oregon, en Portland. Pero no deje de tomar el medicamento sin consultar a su médico, porque si ha estado en tratamiento durante varios meses, pueden presentarse de nuevo los ataques si deja de tomar la medicina repentinamente.

Deje que otros manejen. Una vez que haya tenido un ataque, aun uno, no debe manejar un automóvil hasta que su médico lo autorice. Las leyes varían, pero en la mayor parte de los estados de la Unión Americana el médico debe informar sobre su ataque al departamento estatal de vehículos automotores. Sin importar la legislación en su localidad, usted debe tomar precauciones para asegurarse que no es un peligro para usted mismo, ni para los demás.

No se acerque al agua. Puede ser peligroso nadar solo si ha tenido un ataque, porque podría ahogarse si vuelve a suceder. "Conozco a personas que se han ahogado en su propia tina durante un ataque", ilustra el doctor Paul B. Pritchard III, jefe del *staff* y profesor clínico de neurología en el Colegio de Medicina de la Universidad Médica de Carolina del Sur en Charleston. Nade siempre con un compañero y asegúrese de que alguien puede ayudarlo cuando se bañe, si lo llega a necesitar.

CÓMO AYUDAR

La mayoría de los ataques duran menos de tres minutos, que pueden parecer como una eternidad si está observando cómo se convulsiona una persona. Estas son algunas formas de ayuda en esos momentos cruciales.

Primero, no lo dañe. La persona que tiene un ataque generalmente caerá al suelo. Si tiene tiempo, trate de amortiguar la caída. Después de que esté en el suelo, despeje el área de objetos como sillas y mesas. Ponga una toalla, saco o hasta las manos de usted bajo la cabeza para prevenir un golpe. Extienda la cabeza hacia atrás para estirar el cuello. Esto ayudará a que la persona respire.

Deje la lengua sola. No es buena idea intentar colocar un palo u otro objeto en la boca de una persona que tiene convulsiones. Muchas personas tienen la noción falsa de que eso ayuda a que el afectado respire o no se dañe. Es un error, dice del doctor Carter. "Cuando una persona tiene una convulsión, los músculos de la quijada tienen un espasmo y se contraen, forzando a poner los dientes juntos. Así que si pone su dedo ahí se va a llevar una gran mordida; si inserta un objeto en la boca, es probable que lo rompa con los dientes. Es mejor dejar que la naturaleza siga su curso (explica). Es cierto que puede ser atemorizante ver salir sangre de la boca de alguien, pero recuerde que la lengua sanará, los dientes no."

Use la posición de recuperación. Después de pasado el ataque, ruede con cuidado a la persona sobre su lado izquierdo. Eso permitirá que las secreciones de la boca fluyan, en vez de regresarse e ir hacia los pulmones.

Audición de voces

CUÁNDO CONSULTAR A SU MÉDICO

- Vea a su médico siempre que escuche voces imaginarias.

LO QUE SU SÍNTOMA LE DICE

*T*odos hablamos con nosotros mismos. Si usted tira un plato de comida en una fiesta, quizá piense para sí, "qué tonto soy". Pero sabe que tiene un problema médico si una voz misteriosa responde en su cabeza "sí, lo eres".

"La audición de voces puede ser un síntoma serio de psicosis o deterioro neurológico. No debe ser tomado a la ligera", advierte el doctor Paul Fink, consejero en psiquiatría en el Centro Médico Albert Einstein en Filadelfia.

Algunos médicos sospechan que las voces imaginarias son, de hecho, los pensamientos más íntimos de una persona, quien por alguna razón desarrolla un patrón distinto que la persona identifica como una voz o voces separadas. "Cuando las personas con enfermedades mentales serias escuchan voces, creen que las voces son reales. Le dirán: `Hay una voz que me dice que debo matarme' o `hay un hombre diciéndome que mate a mi madre' (explica el doctor Fink). No piensan que sea una alucinación, creen que deben hacer lo que dice la voz."

Con mayor frecuencia la audición de voces es un síntoma de esquizofrenia, una seria enfermedad mental que generalmente aparece en los primeros años de la madurez. Pero también puede ser un signo de manía, de enfermedad de

Alzheimer, depresión o abuso de drogas o alcohol. Por otra parte, podría ser algo tan simple como un aparato auditivo defectuoso o el efecto secundario de un medicamento.

Algunas personas, en especial cuando están profundamente deprimidas o sólo al quedarse dormidas, pueden escuchar voces llamándolas por su nombre. Los médicos aún no saben lo que ocasiona ese fenómeno, pero lo consideran inofensivo.

"Me sucedió sólo una vez en mi vida adulta", dice la doctora Betsy Comstock, profesora de psiquiatría en el Colegio de Medicina Baylor, en Houston. "Iba caminando por la calle de compras, cuando pensé escuchar a mi madre llamándome y nadie me llamaba como lo hacía ella. Muchas personas han tenido esa experiencia, pero no consideramos que sea causa de alarma."

ALIVIO DEL SÍNTOMA

Si escucha voces regularmente debe consultar a un médico lo antes posible, aconseja el doctor Fink. Después de un examen médico completo, su médico podrá determinar si requiere ver un psiquiatra, quien tal vez prescriba medicamentos antipsicóticos o antidepresivos. Por otra parte, su médico podría ayudarle a domar las voces en su cabeza con unos cuantos remedios sencillos.

Evalúe sus medicamentos no psiquiátricos. El escuchar voces puede ser un efecto secundario de algunos medicamentos, incluyendo anticonvulsivos. Haga una lista de todos los medicamentos que está tomando actualmente, por prescripción y de los que no requieren receta; pregunte a su médico si cualquiera de estos medicamentos solos o en combinación podrían estar causando su problema.

Sintonícelo. Aunque es muy raro, los médicos han encontrado que algunas personas que usan aparato para escuchar y que informaron sobre la audición de voces, de hecho estaban recibiendo transmisiones de estaciones cercanas de radio, a través de sus aparatos. Si usted usa un aparato auditivo y cree escuchar voces, pida a su audiólogo que revise su aparato para ver si funciona adecuadamente.

Audición (Pérdida de la)

CUÁNDO CONSULTAR A SU MÉDICO

● Cualquier pérdida auditiva debe ser notificada a su médico.

LO QUE SU SÍNTOMA LE DICE

Cuando se trata de predecir la edad de alguien, quizás acierte si verifica su audición, en vez de contarle las canas. Esto es porque para los 60 años casi todos sufren de alguna pérdida auditiva y, después de los 70, continúan perdiendo la audición en forma constante.

Sin embargo, cuando menos hay un factor que asegura la pérdida auditiva mucho *antes* de que se presenten los problemas de la edad. Y es la exposición continua al ruido.

"El daño por ruido se produce tanto por la intensidad del sonido, como por la duración de la exposición", explica el doctor Charles P. Kimmelman, profesor de otolaringología en el Hospital de Ojo, Oído y Garganta de Manhattan. Pero como el efecto del daño por ruido es acumulativo, la pérdida de la audición por ruido "*se agrega* a la pérdida auditiva que tendrá por la edad".

De hecho, la exposición repetida a ruidos de altos decibeles, como motores de *jet*, disparos de pistola, o música *rap*, de hecho mata las terminaciones nerviosas en los tímpanos que ayudan a oír, dice.

No es de sorprender que la rotura de tímpano también cause una pérdida temporal de la audición, ilustra el doctor Clough Shelton, profesor clínico asociado de otolaringología en la Universidad de California, en Los Angeles, y miembro del Instituto del Oído en la Universidad del Sur de California. Varios factores pueden romper el tímpano, incluyendo infecciones graves y los deportes que pueden causar cambios de presión en el oído, como clavadismo, paracaidismo y levantamiento de pesas.

51

Algunos padecimientos también pueden causar pérdida auditiva. Entre ellos están la artritis reumatoide, la sífilis, la enfermedad de Menière y la otosclerosis. La enfermedad de Menière es un padecimiento un poco raro que ataca el oído interno, causando mareo y tinnitus (zumbido en el oído). La otosclerosis afecta a muchos adultos jóvenes y al doble de mujeres que de hombres; es un padecimiento que causa el desarrollo de calcio en el oído interno. Las personas que padecen otosclerosis pueden sentir como si un oído estuviera tapado o como si estuvieran escuchando al mundo desde el interior de un barril.

Algunos antibióticos particularmente poderosos, llamados aminoglicósidos, pueden ocasionar pérdida auditiva en algunas personas.

No toda pérdida auditiva es irreversible. De hecho, en algunos casos la cura es deliciosamente simple. A veces la pérdida auditiva repentina en los niños se debe a que tienen algo dentro. Eso puede ser un poco de chicle o papel.

Otros culpables de pérdida de audición son el oído de nadador, la obstrucción de cerumen y la otitis media, una inflamación infantil común en el oído medio, resultante en acumulación de líquido por detrás del tímpano.

Alivio del síntoma

*D*ebido a la gran variedad de problemas de salud que pueden causar pérdida auditiva, es buena idea consultar a su médico para tener el diagnóstico y el tratamiento adecuados. Por ejemplo, un tratamiento de antibióticos puede limpiar la infección causante del problema. He aquí otras posibilidades.

Hágase un examen. Si tiene una ligera sospecha de que un niño pueda ser duro de oído, haga cita con el pediatra. La detección y corrección tempranas pueden ayudar a prevenir problemas de aprendizaje en los niños, recomienda el doctor David Marty, otolaringólogo de Jefferson, Missouri, autor de *The Ear Book.* "Quizás un niño no vaya bien en la escuela, o un pequeño que va bien empiece a traer malas calificaciones; eso no es necesariamente señal de un desorden de comportamiento", explica el doctor Marty. Simplemente podría significar que el niño no está escuchando lo que dice el maestro, explica. Por tanto, el tratamiento de la pérdida auditiva mejora el desempeño académico del niño.

Sintonice un aparato auditivo. Cuando la conversación normal se le hace difícil de comprender, podría ser tiempo de usar un aparato auditivo, dice el doctor Kimmelman. Pero la pregunta real es cuánto desea pagar. "Vienen en todos los tipos, desde compactos hasta limusinas, generalmente desde unos cuantos cientos de dólares hasta cerca de 2,000", ilustra. Hasta el aparato más barato hará un buen trabajo amplificando el sonido. Pero gastando un poco más obtendrá mejor construcción, mayor fidelidad y, en algunos casos, la posibilidad de eliminar el ruido de fondo, dice el doctor Kimmelman. Por ley no necesita ver al doctor para comprar un aparato auditivo, pero puede ser una buena idea. "La forma correcta de hacerlo es ver a un especialista en oído que pueda revisar el historial del problema y asegurarse de que se tiene el diagnóstico apropiado, de tal forma que no haya problemas médicos graves ocultos", sostiene el doctor Kimmelman.

Consiga una ayuda electrónica. Si tiene problemas para escuchar su radio o televisor, considere un equipo de audífonos, dice el doctor Kimmelman.

Considere la cirugía. Si tiene otosclerosis, una operación llamada estapedectomía puede ser una opción, dice el doctor Marty. "El médico removerá un huesecillo en el oído interno y generalmente lo sustituirá con una prótesis de alambre de acero inoxidable o alguna clase de prótesis de tubo de plástico que le permita oír."

Proteja sus oídos. El uso de tapones cuando trabaja en el taller o participa en pasatiempos que generan ruido, puede parecer inconveniente; pero también lo es la sordera. Los tapones auditivos pueden ser efectivos para proteger sus oídos si con frecuencia usa un compresor de gas, sierra de cadena o un vehículo para nieve. Estas actividades son potencialmente dañinas para los oídos, dice el doctor Jack Vernon, profesor de otolaringología y director del Centro de Investigación Auditiva de Oregon en el Centro de Ciencias de la Salud de Oregon, en Portland.

Pero lo mejor puede ser evitar algunas actividades, como conciertos ruidosos. Un concierto de rock en promedio genera 140 decibeles de ruido, casi tanto como el motor de un *jet*. "Las personas que van a estos eventos se arrepentirán si ya son mayores, porque se están exponiendo demasiado y ya hay daño", concluye el doctor Kimmelman.

Retire el cerumen... cuidadosamente. Resista la urgencia de ir tras un tapón de cerumen con un cotonete. Corre el riesgo de perforar el tímpano. (Para ver consejos sobre formas seguras para retirar cerumen, vea la página 387.)

53

B

Boca seca

- Tiene que beber líquidos con frecuencia para aliviar la sed y el sentimiento de sequedad en su boca.
- La sequedad interfiere para comer o hablar.

LO QUE SU SÍNTOMA LE DICE

*S*i tiene la boca seca (los médicos lo llaman xerostomia), sus glándulas salivales parecen tan improductivas como el lecho de un arroyo seco. La boca seca no es un inconveniente menor, dice el doctor Michael W. Dodds, quien tiene un posgrado en cirugía dental y es profesor asistente en el Departamento de Odontología Comunitaria en el Centro de Ciencias de la Salud de la Universidad de Texas, en San Antonio. "Con una boca árida crónicamente se vuelve difícil hablar, masticar, tragar y saborear. Todas estas cosas por lo general hacen bastante incómoda la vida."

La saliva es esencial también para prevenir el deterioro dental y enfermedades de las encías. "Una boca seca acelera el deterioro dental dramáticamente, en sólo un periodo de meses", agrega el doctor Dodds. Normalmente la saliva, antibacterial alta en álcalis, neutraliza los ácidos corrosivos de la placa que se come sus dientes. Las concentraciones altas de calcio y fosfato en la saliva quizá también reparan las etapas más tempranas de deterioro dental.

"Si no se cepilla y usa seda dental, se le formará placa. Y si su higiene no es lo que debiera terminará con gingivitis, o algo peor", afirma el doctor Eric Z. Shapira, del consejo nacional de la Academia de Odontología General y dentista en práctica privada en Half Moon Bay, California. (La gingivitis es la primera etapa de un padecimiento de encías que, si no se trata, puede ocasionar la pérdida de los dientes.)

La causa primaria de boca seca es el uso de medicamentos, dice el doctor Dodds. De hecho, la xerostomia es un efecto secundario común en 400 medicamentos, incluyendo antihistamínicos, descongestionantes y antidepresivos. Muchos diuréticos y medicamentos para contrarrestar la hipertensión y espasmos musculares, también pueden secar la boca. Hasta los antihistamínicos y descongestionantes que no requieren de prescripción médica pueden aspirar la saliva de su boca, agrega el doctor Shapira.

El tener la nariz tapada puede secar la boca. "Las personas que respiran por la boca por alergias, adenoides o lo que sea, también experimentan sequedad en la boca", dice el doctor Shapira. Hay un número de deficiencias vitamínicas, particularmente de riboflavina o vitamina A, que pueden secar también la boca.

La producción de saliva puede disminuir con la edad, lo que provoca quejas de sentir la boca polvosa. Los diabéticos que no pueden controlar su nivel de azúcar a menudo están sedientos porque disminuye la secreción de saliva causada por la frecuencia al orinar. Las personas con síndrome de Sjögren, un padecimiento parecido a la artritis reumatoide que afecta principalmente a las mujeres después de la menopausia, también tienen la boca seca. La terapia con radiaciones para cáncer de cabeza o cuello puede destruir las glándulas salivales si no se las protege.

ALIVIO DEL SÍNTOMA

La mayor parte de los tratamientos para boca seca requieren de mucha masticación, comenta el doctor Dodds. "Mientras más mastique, más saliva produce. La masticación estimula las glándulas salivales, es como ejercitar un músculo. Si no las usa, es como si se desvanecieran." Pero esos remedios suponen que tiene glándulas salivales funcionales. Si las glándulas no funcionan, la masticación tampoco.

Mastique un cubo. La masticación de un cubo de hielo no sólo humedecerá su boca, dice el doctor Timothy Durham, director de odontología general para adultos en el Centro Médico de la Universidad de Nebraska, en Omaha. También requiere de la acción maxilar necesaria para hacer trabajar las glándulas salivales.

¡Compre chicle! La masticación de goma de mascar libre de azúcar es una forma de estimular la saliva en cualquier lugar y en cualquier momento. "La combinación de la acción mandibular y la dulzura del chicle actúa para incrementar el flujo de saliva, explica el doctor Dodds. Pero tengo que recalcar que sea libre de azúcar, porque los chicles con azúcar promueven el deterioro de los dientes."

En los estudios que ha conducido, el doctor Dodds encontró que el flujo de saliva de las personas se incrementa considerablemente si mastican chicle durante diez minutos cada hora. "Para muchas personas quizá no tenga que ser tanto tiempo, pero otros tal vez tengan que estar mascando todo el tiempo."

Presione sus labios, lengua y dientes. Si no le gusta mascar goma, trate de chupar un hueso grande de fruta, sugiere el doctor Dodds. "La presencia de algo en la boca parece ayudar a las personas a producir más saliva," dice. Los dulces duros convencionales y las mentas para el aliento producen el mismo resultado. Sólo asegúrese de que sean libres de azúcar.

Tome varios sorbos. Beba toda el agua que quiera y pásela por su boca y a través de los dientes, dice el doctor Durham.

No beba su comida. Las dietas líquidas se están convirtiendo cada vez más en una causa frecuente de boca seca, agrega el doctor Dodds. Por el contrario de lo que pudiera pensar, una comida en una malteada "retardará la producción de saliva, porque mastica con menor frecuencia. Quienes siguen las dietas a base de líquidos sustitutos de la comida, pueden notar que la producción de saliva disminuye después de un par de semanas."

Llénese con fibra. Las dietas altas en fibra y volumen también parecen estimular las glándulas salivales, agrega el doctor Dodds. La razón parece provenir de la masticación, pues los alimentos altos en fibras requieren de roer y rasgar más.

Humecte con un multivitamínico. Las deficiencias vitamínicas podrían estar robando la humedad de su boca, dice el doctor Shapira. La falta de riboflavina o vitamina A puede causar sequedad de boca, así como la anemia perniciosa por la deficiencia de vitamina B_{12}. Inténtelo con un suplemento polivitamínico diario.

Falsifíquela. El médico puede prescribir saliva artificial para comodidad y lubricación de quienes tienen resequedad crónica en la boca y poca o nula actividad de las glándulas salivales, concluye el doctor Dodds. El gel contiene las mismas enzimas y minerales que la saliva real, pero permanece en la boca por corto tiempo, así que debe usarla con frecuencia.

Boca con ardor

- La sensación de ardor se acompaña de una llaga o decoloración de la lengua, mejillas o encías.
- El ardor parece estar localizado cerca, encima o debajo de la dentadura postiza o es parcial, o bien sobre la lengua.
- La sensación de ardor continúa por más de una semana.

LO QUE SU SÍNTOMA LE DICE

*S*i muerde un chile jalapeño tendrá la idea de lo que es tener ardor en la boca, o al menos una de las variantes. A veces no se siente como fuego. Algunas personas dicen que sienten como si un cuchillo caliente les fuera clavado en sus bocas. Otros dicen como si sus bocas, lenguas o encías se encogieran y secaran como cueros mojados que se ponen a secar bajo el sol del desierto. Otros lo describen como una sensación abrasiva, como de lija.

Como quiera que se sienta, usted sabrá que lo tiene y probablemente estará frustrado porque ninguno de los médicos que ha visto saben qué hacer al respecto. Y si usted es como muchas personas que tienen esta sensación irritante, *ha visto* a varios doctores para ello.

"Las personas que vienen a verme con ardor en la boca, generalmente tienen ya un patrón complejo de visitas a médicos, dentistas, nutriólogos y psiquiatras", dice el doctor Louis M. Abbey, profesor de patología oral en el Colegio Médico de la Escuela de Odontología de la Universidad Commonwealth Virginia, en Richmond. "Cuando no se encuentra una causa física, a menudo se les dice que todo está en sus mentes o que están neuróticos. Y algunos de ellos realmente están al borde de la neurosis por el dolor y el estrés al no encontrar una razón o cura para el ardor."

Para todas las personas con ardor en la boca, excepto el 5%, no se encuentra una causa, dice el doctor Abbey. La mayoría son mujeres que están en la menopausia o cercanas a ella, en buena condición física, mental y dental. "Las zonas de ardor en sus bocas varían y generalmente no hay una lesión que se pueda ver, pero estoy convencido de que la mayoría tiene una queja real."

Una infección bucal como la candidiasis puede causar ardor en la boca, de acuerdo con el doctor Gregg Settle, investigador asociado en el departamento de otolaringología/cirugía de cabeza y cuello en la Escuela de Medicina de la Universidad de Pensilvania, en Filadelfia. Lo mismo sucede con la diabetes no controlada, sensibilidad a varios alimentos, deficiencias nutricionales y falta de saliva. Las dentaduras postizas que no ajustan bien o la alergia al material con que están hechas también puede producir ardor en la boca.

ALIVIO DEL SÍNTOMA

Muchos médicos pueden examinar a un individuo por sólo una causa probable de ardor en la boca, dice el doctor Settle. "Cualquier intento de seguir un tratamiento que excluya a los otros, es poco probable que tenga éxito (afirma). Sospecho que el ardor en la boca es provocado por muchas cosas diferentes que convergen hacia el síntoma final." A veces la terapia que se enfoca sobre una causa tiene éxito, otras no. Mientras tanto, presentamos algunas cosas que usted puede hacer para apagar el fuego.

Mójese. La resequedad extrema de la boca puede provocar la sensación de quemadura, de acuerdo con el doctor Michael W. Dodds, quien tiene un posgrado en cirugía dental y es profesor asistente en el Departamento de Odontología Comunitaria en el Centro de Ciencias de la Salud de la Universidad de Texas, en San Antonio. Algunos medicamentos, enfermedad, edad, radioterapia pueden agotar la fuerza de las glándulas salivales. (*Véase* Boca seca, en el síntoma anterior, para conocer remedios para humedecer su boca.)

Pregunte por las hormonas. Muchas mujeres que tienen ardor en la boca están cercanas a la menopausia o están pasando por ella. Por esta razón muchos doctores han experimentado con terapia de reemplazo de estrógeno para aliviar el síntoma. Hay resultados mezclados, dice el doctor Settle. Pregunte a su médico si este tratamiento es adecuado para usted.

La dieta puede lograrlo. La sensibilidad a los alimentos o una alergia puede encender su boca, dice el doctor Abbey. "Revise toda su dieta: alimentos nuevos o poco usuales, medicamentos nuevos, nuevas bebidas, pasta dental nueva, goma de mascar nueva." Si recientemente empezó a consumir un alimento o producto nuevo, trate de eliminarlo para ver si eso ayuda, le aconseja.

Apague las llamas con vitamina B. "Virtualmente la deficiencia de cualquier vitamina del complejo B o anemia por deficiencia de hierro puede estar causando el ardor", dice el doctor Abbey. (Esto es poco frecuente en Estados Unidos.) Intente tomar un polivitamínico diariamente para ver si ayuda.

Boca (Lesiones en la)

CUÁNDO CONSULTAR A SU MÉDICO

- Consulte a su médico siempre que desarrolle una lesión sin explicación o una mancha decolorada en la boca, dolorosa o no.

LO QUE SU SÍNTOMA LE DICE

Casi cualquier cosa que funcione mal en su cuerpo puede causarle úlceras en la boca.

"Noventa y ocho por ciento de los padecimientos pueden diagnosticarse por lesiones en la boca", dice el doctor Eric Z. Shapira, asesor del consejo nacional de la Academia de Odontología General y dentista con práctica privada en Half Moon Bay, California. "Hasta la varicela y el sarampión incluyen úlceras en la boca como síntoma."

Si nota una sustancia blanca espesa que cubre su boca, tejidos o lengua, quizá tenga una infección por levaduras llamada candidiasis bucal. Es especialmente probable si la capa ha estado ahí un tiempo y tiene un sabor a levadura en la boca, de acuerdo con el doctor Louis M. Abbey, profesor de patología bucal en el Colegio Médico de la Escuela de Odontología de la Universidad Commonwealth de Virginia, en Richmond. Unas cuantas cepas de cándida pueden crear úlceras rojas, en vez de blancas.

Además de los padecimientos hay algunas otras causas frecuentes de las lesiones en la boca. A menudo quienes usan dentaduras postizas tienen lesiones en las encías y cualquier otro lugar de sus bocas, agrega el doctor

59

Shapira. El ajuste inadecuado o la falta de higiene generalmente son los culpables y las aftas, que generalmente son indoloras, pueden persistir por mucho tiempo.

Las deficiencias de vitamina B (en especial de riboflavina) pueden causar pequeñas lesiones en las comisuras de los labios, de acuerdo con el doctor Shapira.

La aspirina también puede causar problemas. Esa pequeña pildorita blanca que puede ser un salvavidas para aliviar dolores cuando usted la traga, puede desatar el infierno en su boca si la coloca sobre un diente dolorido.

"Las personas vienen a mí con esas lesiones enormes en sus bocas y les pregunto qué sucedió. Ellos contestan tuve dolor en un diente y le puse una aspirina encima'. Bueno, sucede que la aspirina es un ácido que quema e irrita el tejido."

La masticación de tabaco o rapé por un tiempo prolongado puede alterar sus encías, mejillas o el interior de sus labios a un color blancuzco, de acuerdo con el doctor Paul A. Stephens, dentista con práctica privada en Gary, Indiana, y presidente de la Academia de Odontología General. La decoloración, llamada leucoplaquia, puede ser precursora de cáncer. Fumar puede causar una decoloración similar.

Desde luego, las lesiones en la boca pueden provenir de problemas menores, como morderse la mejilla o la lengua, o por un afta.

ALIVIO DEL SÍNTOMA

*L*o que no le duele ahora puede lastimarle después si no hace que el médico o el dentista lo examine, dice el doctor Shapira. Una lesión indolora en la boca puede ser precursora de cáncer bucal. "Haga que la revisen."

Escupa lo que mastica. La leucoplaquia ocasionada por masticar tabaco debería quitarse, recomienda el doctor Stephens, si se suspende el hábito de mascarlo. Lo mismo sucede con la decoloración por fumar, cuando deja dicho hábito. Si el color blanquecino permanece después de haber dejado el tabaco, consulte a su médico.

Siga la prescripción. Para sanar la infección por candidiasis, los doctores pueden prescribir nistatina u otros medicamentos, dice el doctor Abbey. Asegúrese de seguir las instrucciones de su médico en la forma de tomarlos, o pregúntele si no está seguro.

Trace una línea recta hacia la sección de las vitaminas. Un suplemento polivitamínico balanceado que contenga las vitaminas C y del complejo B pueden ayudar a aliviar las úlceras, dice el doctor Shapira. Pregunte a su médico si ese suplemento diario es adecuado para usted.

Trague la aspirina, no la chupe. La aspirina funciona mejor en el torrente sanguíneo que cuando se aplica tópicamente, indica el doctor Shapira.

Haga que le ajusten la dentadura. Como los dientes falsos mal ajustados pueden causar lesiones en la boca, haga que su dentista revise el ajuste al menos una vez al año, finaliza el doctor Shapira. Si gana o pierde peso, su dentadura podría dejar de ajustar adecuadamente, porque el tejido puede expandirse o encogerse.

Véanse también Aftas y Úlceras en la boca.

Bochornos

CUÁNDO CONSULTAR A SU MÉDICO

- Sus bochornos son tan severos o frecuentes que se convierten en fatiga, depresión o cambios de humor, o bien interrumpen su sueño.

LO QUE SU SÍNTOMA LE DICE

Muchas mujeres pasan por la menopausia sin problemas y experimentan sólo síntomas menores. Sus bochornos pueden requerir sólo de abanicarse con discreción de vez en cuando. Sin embargo, para otras mujeres estos episodios pueden parecer más como un encuentro cercano con un horno.

Ya sea que sus propios bochornos sean como un flujo delicado o como llamas crepitantes, son normales. Los bochornos son la reacción del cuerpo a la disminución en el suplemento de estrógeno, que ocurre naturalmente cuando las mujeres se acercan a la menopausia.

No todas las mujeres experimentan bochornos, pero más de la mitad sí. En algunas, la producción de estrógenos disminuye gradualmente produciendo

61

pocos bochornos. Pero para otras, los ovarios interrumpen la producción de estrógenos abruptamente. O también la producción de estrógenos puede detenerse e iniciar unas cuantas veces más antes de cesar. "Para estas mujeres, los bochornos son como un paseo por la montaña rusa", dice el doctor Brian Walsh, profesor asistente de ginecobstetricia y biología reproductiva en la Escuela Médica de Harvard y director de la Unidad de Menopausia en Brigham y el Hospital de la Mujer, en Boston.

Si está sufriendo bochornos, reconocerá esta descripción de la doctora Veronica Ravnikar, profesora de obstetricia y ginecología, y directora de la Unidad de Endocrinología, Reproducción e Infertilidad en el Centro Médico de la Universidad de Massachusetts, en Boston:

"Primero, quizá tenga un aura; un sentimiento de que algo extraño se aproxima. Después su temperatura interna disminuirá en forma abrupta. En respuesta, su piel sudará para liberar calor y equilibrarse con la baja en la temperatura interna.

"Puede tener un bochorno tras otro. Muchos ocurren en la noche, y cuando se despierte será como una caída vertical. Entonces se sentirá caliente y sudorosa. Finalmente se sentirá tan fría que tendrá ganas de reconfortarse para sentirse caliente. El sueño se interrumpe constantemente."

ALIVIO DEL SÍNTOMA

*H*ay mucho que puede hacer para bajar el calor en esos bochornos.

Resuélvalo con soya. Hay una gran diferencia en la proporción de bochornos y síntomas menopáusicos entre las culturas. Un estudio mostró que más de 50% de las mujeres estadounidenses y del occidente de Europa reportaron síntomas menopáusicos, en tanto que en Japón sólo era de 9 a 10%.

En un estudio realizado por investigadores estadounidenses, finlandeses y japoneses se destacan los productos de soya como un posible tratamiento para los síntomas menopáusicos, dice el doctor Barry Goldin, bioquímico y profesor asociado de salud pública en la Escuela de Medicina de la Universidad Tufts en Boston. Las mujeres japonesas comen mucha más soya que las mujeres occidentales, informa, y los productos de soya contienen un compuesto estrogénico que puede servir como remedio para los bochornos.

Intente añadir frijoles de soya, tofu, miso y otros productos de soya a su dieta, sugiere el doctor Goldin. Un beneficio adicional es que estos productos son bajos en grasas.

Pida ayuda para los malos hábitos. Los médicos han notado que las fumadoras y quienes beben mucho tienen más dificultades con los bochornos que quienes no lo hacen, dice la doctora Ravnikar. Hable con su médico para pedir apoyo y combatir esos malos hábitos.

Córtele al café. El beber más de unas cuantas tazas de café al día quizá propicie los bochornos, indica la doctora Ravnikar. "No beba cantidades excesivas de café", aconseja. Cualquier clase de estimulante químico, como la cafeína, puede elevar ligeramente la presión sanguínea y el ritmo cardiaco y ocasionar un bochorno.

Respire para que se alejen. Un estudio reciente ha mostrado que las mujeres entrenadas en ejercicios de respiración lenta y profunda, pudieron reducir sus bochornos en un 50%. Las mujeres que participaron en el estudio recibieron ocho sesiones de una hora de tratamiento cada semana. Pida a su médico que la refiera con un experto en técnicas de relajación por respiración profunda. (Muchos instructores experimentados en yoga pueden dar esta clase de entrenamiento.)

Enfríese con sentido común. Cualquier cosa que la haga sentir más fresca y confortable es una respuesta apropiada a los bochornos, dice la doctora June Lavalleur, directora de la división de ginecología general en la Clínica y Hospital de la Universidad de Minnesota, en Minneapolis.

"Use ropa de algodón, que le hace sentir más fresca porque no se adhiere a su piel", sugiere.

¿Más ayuda? Lleve un abanico con usted para usarlo cuando lo requiera y vista en capas, para que pueda quitarse o añadir alguna prenda, sugiere la doctora Lane Mercer, jefa de ginecología de la Escuela Médica de la Universidad del Noroeste en Chicago.

Alivie los bochornos con estrógenos. Si los bochornos persisten, deseará discutir la terapia de reemplazo hormonal con su médico. Aunque no es apropiada para todas, no hay duda de que alivia la miseria de los bochornos.

"El estrógeno viene en píldoras, en parches transdérmicos, cremas vaginales y en píldoras que se implantan quirúrgicamente bajo la piel del abdomen", dice la doctora Lavalleur.

Para las mujeres que requieren de alivio médico pero no pueden tomar estrógeno por un proceso actual o pasado de cáncer de pecho, la prescripción de clonidina, medicamento para la presión sanguínea, también puede servir de alivio, dice la doctora Lavalleur.

Véase también Rubor.

63

Brazo (Dolor en el)

CUÁNDO CONSULTAR A SU MÉDICO

- Su brazo le ha estado doliendo por más de dos días.
- El dolor empeora con el trabajo o el ejercicio.
- Pierde sensibilidad en el brazo o la mano afectados.
- El brazo parece deforme o hinchado.
- No puede mover o estirar el brazo.
- El dolor del brazo se acompaña de dolor en el pecho o falta de aliento y puede ser un signo de ataque cardiaco. Trátelo como una emergencia médica.

LO QUE SU SÍNTOMA LE DICE

*E*l brazo es una herramienta sorprendentemente adaptable. Lo usa para todo, desde tirar pelotas a las bolsas de los víveres hasta para saludar o despedirse. Pero como cualquier herramienta, no resiste demasiado abuso.

Las causas del dolor en el brazo son numerosas, pero con mayor frecuencia pueden reducirse a una sola: fatiga muscular. Lo que hoy se siente dolorido y cansado, mañana puede sentirse bien; no hay problema. Pero si el dolor viene y va y vuelve a regresar sin una causa obvia, podría ser artritis.

Si su dolor empieza furtivamente y haraganea como un pariente irritante, podría tener un hueso roto en el brazo o el antebrazo. Quizá piense que la rotura de los huesos siempre es evidente, pero es posible experimentar una fractura sin darse cuenta. Podría pegarse en el brazo o caer, por ejemplo, y no sentir el dolor hasta que aumente su nivel de actividad o ponga tensión sobre el área rota.

También es posible que las lesiones en la muñeca causen dolor considerable en su antebrazo. Entre las más comunes están las llamadas lesiones de repetición, cuyas causas podrían ser escribir en máquina, martillar o serruchar. "El dolor empeora y empeora a medida que transcurre la semana porque el brazo

64

no ha descansado", dice el doctor Tee Guidotti, profesor de medicina ocupacional en la Universidad de Alberta en Edmonton, Alberta. "Eventualmente la presión sobre los tejidos excede la habilidad del brazo para recuperarse." Aun cuando la lesión afecte principalmente a la muñeca, el dolor puede subir hasta el codo.

Es difícil lastimar el antebrazo porque sus músculos lo protegen. Sin embargo, una de las causas comunes del dolor de brazo que afecta al antebrazo directamente es la tendinitis bicipital, en la que un tendón cercano al hombro se desgarra o desgasta, desencadenando el dolor en el bíceps del antebrazo.

El dolor de cualquier otra parte del cuerpo puede referirse al antebrazo. Por ejemplo, el levantar algo pesado puede inflamar los tendones en los hombros, lo que se reflejará como dolor en el antebrazo.

El dolor agudo que irradia al brazo izquierdo es la clásica señal del ataque cardiaco. Puede ir acompañado por náusea, falta de aliento o dolor en el pecho, pero en ocasiones el dolor en el brazo izquierdo es el *único* síntoma.

ALIVIO DEL SÍNTOMA

*E*l tratamiento para el dolor del brazo depende de la parte que haya resultado lastimada y qué tan grave sea la lesión. Pero éstas son algunas reglas.

Hágalo fácil: Si su dolor no es agudo y no hay deformidades obvias, los doctores recomiendan empezar con el tratamiento más conservador de todos: descanso. Déle un descanso a su brazo durante algunos días.

Lento pero constante: Si no es posible el descanso total, si debe usar esos molestos brazos para trabajar, disminuya la actividad a la mitad. Divida la tarea y tome descansos frecuentes. "Es razonable llevar a las personas al punto en que puedan continuar su actividad en el nivel que no experimenten dolor", afirma el doctor Andrew Tucker, médico familiar especialista en medicina del deporte en la Fundación Clínica Cleveland, en Ohio. "Pero no es sabio trabajar o jugar a pesar de padecer un dolor significativo. El dolor es un signo de alerta."

Manténgalos en alto. Levante el brazo al nivel de su pecho durante los periodos de descanso. Por ejemplo, si está sentado en un sillón, coloque el brazo en alto sobre varios almohadones.

Enfríelo. Intente correr un cubo de hielo hacia adelante y hacia atrás sobre el área dolorida hasta que la piel se adormezca al tacto, por no más de cuatro minutos, aconseja Steven Bogard, fisioterapeuta en el Centro de Manos de la Clínica Mayo en Rochester, Minnesota. Verifique la piel para asegurarse que no se ponga blanca o azul. O use una bolsa con hielo envuelta en una toalla húmeda y manténgala en el sitio durante 20 minutos. Verifique la piel cada 10 minutos.

Tome medicamentos. Tome un analgésico que no requiere de receta médica y siga las indicaciones del paquete, concluye Bogard.

Levante el teléfono. Si trata estos consejos y el dolor persiste, llame al médico. Un tratamiento mayor puede incluir inyecciones de cortisona para reducir la hinchazón de los tejidos, tablillas ligeras y en casos extremos, cirugía para corregir la alteración.

Cabello (Cambios en el)

LO QUE SU SÍNTOMA LE DICE

¿Su cabello encaneció virtualmente de la noche a la mañana? Bueno, su cabeza puede verse como un estropajo de algodón por toda la presión a la que ha estado sujeto: el nuevo matrimonio, esas facturas, ¡este trabajo!

Pero casi todas las canas vienen ya con usted. La transformación surge cuando el estrés literalmente asusta a algunos de sus cabellos *oscuros* de su cabeza causando que se caiga, dice el doctor Allan Kayne, quien ejerce en privado en el Centro Médico Virginia Mason y es profesor asistente clínico de medicina en la Universidad de Washington, en Seattle. Afortunadamente, la mayoría de las personas que experimentan esto ven que su cabello vuelve a crecer eventualmente, añade.

Aunque el cambio repentino a blanco ciertamente es dramático, por ningún medio es el único cambio que puede ocurrir a su cabello. Por fortuna, la mayor parte de los cambios en el cabello son parte de un proceso natural. El cabello empieza a volverse gris lentamente en muchas personas, durante la década de sus treinta o cuarenta años.

Otros cambios en el cabello pueden ser causados por químicos. Nadar en albercas muy cloradas vuelve verde el pelo rubio. El agua de pozo y el hierro en el agua tienen su magia, transformando a veces pueblos enteros en pelirrojos, dice el doctor David Cannell, vicepresidente corporativo de tecnología en Redken, en Los Ángeles.

El pelo lacio, sin vida, a veces es un indicio de deficiencias alimenticias, pero por lo regular se debe a que el cabello que ya tenía un diámetro muy pequeño se cubre con aceite. "El cabello fino generalmente no tiene mucho cuerpo, para empezar (afirma el doctor Cannell). Así que cuando lo cubre con aceite, tiende a tener peso hacia abajo y a alaciarse."

La falta de proteína, aunque no es un problema para los bien alimentados, puede forzar al cabello hacia una fase de reposo que desemboque en la pérdida de pelo.

Y también hay cambios en el cabello como orzuela y resequedad, que con frecuencia son causadas por disparates al acicalarse, como el uso excesivo de secadoras de pelo, tubos calientes y agentes químicos.

ALIVIO DEL SÍNTOMA

*A*ntes de que los cambios en el cabello cambien su peinado en el desastre del día, intente estos consejos para el cuidado del cabello.

Alimente su cabello. Tomen nota los dietistas yo-yo: las dietas de hambre pueden adelgazar el pelo. De hecho, en los países pobres es común la pérdida de pelo por deficiencias proteicas, dice el doctor Cannell. "Si usted obtiene una cantidad pequeña de proteínas en su dieta, el cabello se vuelve superfluo y así verá que la fibra del cabello se adelgaza, marchita y disminuye a medida que el folículo se atrofia. Sin embargo, con frecuencia la dieta occidental es suficiente en términos de vitaminas, minerales y proteínas para el desarrollo del cabello."

Maneje el estrés. No pierda el color de su pelo con demasiado estrés. Manéjelo dando caminatas, usando una técnica de relajación, hablando con amigos o saliendo de minivacaciones, antes de que la situación quede fuera de control (y usted sin cabello oscuro).

TRUCOS DEL SALÓN DE BELLEZA

El cuidado creativo del cabello también puede mantener al mínimo los cambios. Pruebe estos consejos.

Bloquee el cloro de la alberca con un acondicionador. Antes de echarse el clavado aplique un poco de acondicionador cremoso en el cabello. "Si vierte un poco en el cabello antes de nadar, pondrá una barrera entre su pelo y los químicos del agua", sugiere el doctor Cannell. Así es menos probable que el pelo rubio se ponga verde, dice.

Intente con un champú especial. Una vez a la semana use el champú que le ayude a remover la acumulación de productos para el cabello, aconseja el doctor Cannel. Muchos productos para el cuidado del cabello en la actualidad contienen ingredientes que pueden acumularse y causar cambios indeseables en el color del pelo. "Los champúes regulares generalmente no tienen una buena capacidad para remover minerales", afirma. Hay productos en el mercado que se aplican al pelo y se dejan de cinco a diez minutos con el sólo propósito de remover acumulación, dice.

Lave el exceso de aceite. Si su pelo está débil, no se lamente: quizá no se está lavando lo suficiente con champú, opina el doctor Cannell. "El champú tiende a hacer el pelo más pleno y esponjoso. También hay muchos acondicionadores con proteínas para dar cuerpo al pelo y que hacen sentir como si hubiera más cabello."

Termine con la orzuela. Si usted despunta su cabello con regularidad y evita que el pelo se caliente demasiado (con el manejo adecuado de la secadora) puede prevenir la orzuela, dice Ron Renee, presidente de la Asociación Internacional de Esteticistas, en Dallas. Algo que también es importante: use el champú diario y el acondicionador adecuados. Para mejores resultados, ambos deben tener un pH entre 4.5 y 5.5 (o ácido). Puede verificar el nivel de pH de su champú pidiendo tiras reactivas de papel de nitrosina en su farmacia, finaliza Renee. Si moja la tira con su champú o acondicionador cambiará de color, indicando el nivel de pH.

Cabello (Pérdida de)

LO QUE SU SÍNTOMA LE DICE

*P*ara empezar, su peluquero empieza a cobrarle la mitad por un corte. Después, su esposa desarrolla el extraño hábito de lamer sus palmas y acomodar los cabellos descarriados de usted. Finalmente, se encuentra usted mismo haciendo comentarios sarcásticos sobre el peinado de los animadores y periodistas en el noticiario, como el señor Peluquín. Es tiempo de encarar los hechos tal como son: usted probablemente es como uno de los 50 millones de estadounidenses que sufren de calvicie varonil o (tomen nota las mujeres) femenil; es la forma más común de pérdida de pelo.

He aquí la mejor forma de saberlo con seguridad: la mayoría de las personas pierden de 50 a 150 cabellos por día. Si usted es un hombre que está perdiendo el doble que el máximo en el patrón normal (y lo único que crece en su lugar parece salido en un durazno) es un candidato probable. Sin embargo, el

69

patrón de calvicie femenil no parece estar limitado a un área en particular, informa el doctor Larry E. Millikan, consejero del Departamento de Dermatología en el Centro Médico de la Universidad Tulane, en Nueva Orleans.

Si ha desarrollado una o más áreas de calvicie en forma de moneda sobre su cabeza, podría haber desarrollado *alopecia areta,* una condición misteriosa que al parecer es causada por alergias del propio cabello, indica el doctor Ronald C. Savin, profesor clínico de dermatología en la Escuela de Medicina de la Universidad de Yale. A menudo este trastorno es temporal.

Algo menos misterioso: la pérdida temporal del cabello en las mujeres que acaban de tener un hijo. Las hormonas aparentemente hacen más lenta la pérdida natural del cabello durante el embarazo, pero en cuanto pasa se pone al corriente, dice el doctor Savin. Se resuelve dentro de los diez primeros meses después de dar a luz.

La mala nutrición, los tratamientos médicos y con fármacos, como las medicinas antigota, antiartritis y los antidepresivos, quizá también agreguen una presión más a sus tensiones. Entre los peores: terapia con radiaciones o quimioterapia por cáncer, dice el doctor Robert Richards, de Toronto, vocero de la Academia Americana de Dermatólogos.

ALIVIO DEL SÍNTOMA

*S*i está tratando de conservar su cabello, considere estos consejos.

Alimente su cuero cabelludo. No convertirá el desierto en un bosque, pero la buena nutrición, como proteínas de calidad y hierro, *sí* parecen jugar al menos un papel discreto en la prevención de la pérdida de pelo.

De hecho, las dietas agresivas (200 a 400 calorías diarias) pueden provocar temporalmente la pérdida sustancial de cabello, añade el doctor Savin. Las buenas fuentes de proteína, además bajas en grasa, son la carne magra de pollo y res así como los frijoles. Tome suficiente hierro de la carne de res magra y cereales enriquecidos, o incluso un buen suplemento. De hecho, demasiada vitamina A puede causar pérdida del cabello.

TRUCOS EN EL COMERCIO DEL CABELLO

Si el crecimiento de cabello nuevo no es la opción, y generalmente no lo es, la única alternativa es hacer lo más posible con lo que tiene.

Discútalo con su peinador. Como el patrón de calvicie femenil se caracteriza por el pelo ralo y delgado por todo el cuero cabelludo, el estilo adecuado puede ayudar a ocultar la pérdida de cabello en las mujeres. Los hombres también pueden beneficiarse. "Los estilos apropiados y los métodos para acicalarse pueden hacer que el cabello se vea mucho más grueso, dice Joel Moor, director educativo y artístico de Revlon en Savannah, Georgia.

Considere el uso de una peluca. Hay muchas pelucas y tupés fabricados con cabello humano que tienen cinta adhesiva por ambos lados: pueden mojarse y continúan en su lugar, ilustra Moore. Antes de hacer su elección, consulte a un cosmetólogo experimentado.

Use el tejido. Durante el tejido de cabello, éste se combina y teje con el cabello que tiene usted, con un proceso que lo mantiene cómodo y con apariencia natural. El único inconveniente: a medida que su cabello crece el tejido empieza a aflojarse y debe regresar a que lo ajusten, advierte Moore.

Enfoques médicos

Si lo que desea es considerar una solución médica, consulte al doctor sobre estos tratamientos.

¿Recupera su cabello con Rogaine? Aun cuando los reportes iniciales anunciaron con trompetas que el Rogaine (minoxidil) tenía éxito en el tratamiento de la calvicie varonil y femenil, ahora algunos expertos se muestran más escépticos. Los estudios muestran que cerca de 40% de los hombres que usaron minoxidil, el ingrediente activo en el producto de prescripción para crecimiento de cabello llamado Rogaine, tendrán un crecimiento modesto pero significativo cosméticamente, dice el doctor Savin, quien también colabora como consultor para la compañía que produce la droga. Sin embargo, en el 60% restante, la pérdida de cabello sólo se vuelve más lenta o se detiene al usar minoxidil. Por otra parte, en las mujeres se comporta mucho mejor: casi cada mujer que usa la droga se le vuelve a desarrollar del 12 al 15% del cabello perdido.

Para mejores resultados siga las indicaciones estrictamente, aconseja el doctor Savin. Y en vez de usar *mousse* o gel, que tienen agua, péinese con aerosol para pelo.

Si no ve resultados en diez meses, el minoxidil puede no ser para usted. Dos a seis meses después de dejar de usar la droga, "la naturaleza se pone al corriente con usted y pierde el cabello nuevo que le creció", señala el doctor Savin. La cantidad necesaria para un mes, como 60 ml (2 onzas), le cuesta entre 55 y 70 dólares.

71

Reduzca el tamaño de su calva. Durante un procedimiento llamado reducción del cuero cabelludo, los médicos retiran parte de la piel del cuero cabelludo y jalan las áreas con pelo para acercarlas, dando así la ilusión de más cabello, dice el doctor Richards. Los candidatos a reducción del cuero cabelludo incluyen a quienes tienen crecimiento capilar lateral más vigoroso.

Implante cabellos antiguos en un lugar nuevo. Durante un trasplante de cabello, éste se retira quirúrgicamente del área con desarrollo capilar más prolífico, como la nuca, y se coloca en el área calva. Al contrario de la creencia popular, el cabello trasplantado no se esparcirá. Si se tiene éxito, el cabello sólo crece y nadie lo extrañará del lugar donde estaba. "En este trasplante no hay cambio en el número de cabellos. Sólo es una redistribución mecánica", concluye el doctor Richards.

Considere la cortisona. Para las zonas de calvicie del tamaño de una moneda, causadas por la *alopecia areata*, muchos doctores inyectan cortisona directamente en el área calva. Los resultados son impresionantes con frecuencia, dice el doctor Savin. Las inyecciones de cortisona también se usan para desarrollar cejas y pestañas en víctimas de *alopecia universalis*, la forma más grave de *alopecia*, finaliza el doctor Savin.

Cadera con dolor

CUÁNDO CONSULTAR A SU MÉDICO

- Después de una lesión, aun una lesión menor, persiste el dolor en la cadera o empeora.
- El dolor interrumpe su sueño o interfiere con su trabajo o sus actividades en casa.
- También tiene úlceras abiertas en los pies o dolor en la pierna.

LO QUE SU SÍNTOMA LE DICE

Cuando usted dice cadera y su médico dice cadera, quizás estén hablando de dos lugares diferentes. Para la mayoría de las personas, el dolor de cadera se refiere al dolor en el costado de la parte superior del muslo o la parte lateral de la nalga: el área justo alrededor de la parte curva en las mujeres. Pero para el médico, el dolor de cadera significa dolor en la ingle, donde está la propia articulación de la cadera.

El dolor de la cadera puede ser difícil de descifrar por otras razones. Puede sentir profundo dolor en la articulación misma de la cadera. Puede sentir dolor en los tejidos que están alrededor de la articulación: en una bursa, por ejemplo. (Las bursas son sacos llenos de líquido que amortiguan la parte ósea de la cadera cercana a la superficie. Si una bursa de la cadera se inflama, tendrá bursitis.) También hay tendones alrededor de la cadera que se unen con las piernas y la espalda. Éstos también se pueden inflamar (generalmente después de una lesión) con una enfermedad llamada tendinitis. Y el dolor en su cadera no tiene que empezar ahí. Podría tener un dolor "referido"; que *lo siente* en su cadera, pero la fuente está en otro lugar, como la espalda. La causa del dolor de cadera incluso puede ser externa: un colchón demasiado suave o zapatos mal hechos.

La artritis es una causa común de dolor en la cadera. Generalmente es la osteoartritis, la de clase "usa y rasga" la que afecta casi a todos en alguna medida conforme se hacen más viejos. Es muy probable que la osteoartritis en su cadera llegue a ser un problema si alguna vez sufrió una fractura en la cadera o la pelvis. También es posible (aunque menos común) que la artritis reumatoide se haga presente en la cadera. Éste es el tipo potencialmente incapacitante, que generalmente ataca cuando usted es joven.

Ocasionalmente, un defecto estructural puede ser la causa del dolor de cadera. También puede causarlo una columna vertebral curva o una pierna ligeramente más corta que la otra.

Aunque llevar sobrepeso no sea un defecto estructural, su cadera no lo sabe. Los kilogramos de más pueden contribuir al dolor de cadera sin importar la causa.

ALIVIO DEL SÍNTOMA

*E*l dolor en la cadera es un impedimento y un fastidio, sin lugar a dudas. Por fortuna hay muchas formas de aliviarlo.

Use calor para aliviar. El calor húmedo es su primer aliado ante el dolor de cadera, porque la humedad ayuda a que el calor penetre más, dice el doctor William Loomis, médico osteópata y presidente de la Asociación Americana de Medicina Ortopédica en Spokane, Washington. Moje una toalla en agua caliente, exprímala y colóquela sobre su cadera durante 20 minutos, tres o cuatro veces al día, sugiere. También puede colocar una toalla seca sobre la mojada para conservar el calor. O puede usar una almohadilla de calor húmedo.

Tómelo con calma. Debe reducir el ejercicio (pero no eliminarlo totalmente) durante unas cuantas semanas, cuando el dolor empeore, recomienda el doctor Robin Dore, reumatólogo con práctica privada en Anaheim, California. Concédase la oportunidad de sanar. Realice sólo ejercicios de estiramiento, ninguno que tenga que ver con pesas.

Alívielo con ungüento térmico. Tanto el ungüento mismo como el masaje al aplicarlo, aliviarán el dolor muscular en la cadera. Compre cualquier ungüento térmico en la farmacia. Sin embargo, nunca use estos ungüentos que contienen mentol con una compresa caliente al mismo tiempo, pues puede tener serias quemaduras.

Dése un masaje. Ya sea con sus manos o las de su cónyuge, el masaje es un gran alivio para el dolor en la cadera, dice el doctor Loomis. "El masaje se debe dar en los tejidos circundantes, donde se origina la mayor parte del dolor, más que en la articulación (explica). Como hay tantos tipos, desde el masaje sueco hasta Shiatsu, deberá experimentar el que le proporcione más alivio."

Pregunte sobre los medicamentos. Si las medicinas comunes que no requieren de receta médica, como aspirina y acetaminofén no han aliviado su dolor, el médico podría prescribir algunos más fuertes. También podría recomendar inyecciones o tabletas de cortisona, indica el doctor Loomis. "Es excelente para que se reduzca la inflamación dentro de los primeros días después de una lesión."

Duerma cómodo. Evite dormir sobre la cadera dolorida, sugiere el doctor Dore. Y para un soporte más suave, use una colchoneta de hulespuma, con forma de cartón para huevo, sobre su colchón normal.

Camine con los zapatos adecuados. Compre zapatos para *correr* cuando camine, no zapatos para caminar, para aeróbicos, ni para entrenamientos a campo traviesa. Los zapatos para correr son extra ligeros y están diseñados especialmente para aumentar la estabilidad del pie, ilustra el doctor Bill Arnold, reumatólogo y consejero del Departamento de Medicina en el Hospital General Luterano en Park Ridge, Illinois.

Compre su bastón a la medida. Si necesita de un bastón o andadera para mayor estabilidad, asegúrese de que sea del tamaño adecuado, sugiere el doctor Earl Marmar, cirujano ortopédico en el Centro Médico Einstein, director del Centro Einstein/Moss de Reemplazo de Articulaciones y profesor asistente clínico de cirugía ortopédica en la Universidad Temple, en Filadelfia. "Si el bastón irlandés del abuelo no es del tamaño adecuado para usted, aumentará su dolor de cadera", dice. Pida a su médico que le refiera a una tienda de artículos médicos donde lo puedan medir adecuadamente.

Pierda algo de peso. Es fácil pasarlo por alto dentro de las causas, pero el exceso de peso corporal puede aumentar mucho el dolor de cadera, afirma el doctor Marmar. "Cada vez que da un paso, el equivalente a dos a tres veces su peso corporal pasa por la cadera en términos de la presión que se ejerce a la articulación. Cada libra perdida representa dos a tres libras menos de presión sobre su cadera."

Señale su dolor. Si consulta a su médico por el dolor de cadera, prepárese para explicarle *exactamente* dónde y cuándo duele. Dígale el tipo de dolor que está experimentando; si es un dolor sordo o agudo; si va y viene; si duele más cuando se mueve o cuando está quieto y qué clase de movimientos parecen empeorarlo.

No se ponga irritable. Si su médico sospecha de artritis, necesitará realizar varias pruebas diagnósticas, pues hay más de 100 tipos de artritis, explica el doctor Marmar. Prepárese para un estudio del hueso o quizás uno de imagen por resonancia magnética. Quizá le prescriban medicinas antiinflamatorias y lo refieran con un fisioterapeuta para tratamientos con ejercicio, calor y ultrasonido.

Examine su arquitectura. Si una curvatura en la columna vertebral o una pierna ligeramente más corta han alterado su andar, tal vez ha pasado desapercibido. Esta es una prueba casera diseñada por el doctor Sidney Block, reumatólogo con práctica privada en Bangor, Maine: póngase de pie sin ropa, dando la espalda a un espejo y con un espejo de mano en ángulo sobre su hombro, para que pueda verse usted mismo por la parte trasera. O pida a algún miembro de su familia que lo vea por detrás. Si la altura de sus rodillas parece desigual, si su pelvis parece inclinarse ligeramente hacia algún lado o si su espalda parece curva, posiblemente han descubierto el problema.

Afortunadamente su paso es corregible, generalmente con facilidad. Puede requerir de la prescripción de un zapato especial, o de una plantilla para el zapato, dice el doctor Block. Si la dificultad es grave, su médico lo referirá con un ortopedista o un fisioterapeuta que se especialice en aparatos como tirantes, calzado ortopédico, etcétera.

Vaya a que lo reparen. Por lo regular una fractura de cadera requiere de reparación quirúrgica, indica el doctor Marmar. Uno de los procedimientos para preservar su hueso es implantar un clavo en la cadera para fortalecerla. En caso de una fractura más seria o incluso de artritis grave, el cirujano podría remover la articulación afectada y sustituir la cadera por completo con una prótesis.

Una infección en la cadera podría requerir de cirugía así como de antibióticos intravenosos, dice el doctor Marmar.

En el caso de que sea un tumor el que ha causado su dolor de cadera, lo que es muy poco probable, después de la biopsia sería tratado con alguna combinación de radiación, quimioterapia y cirugía.

Véanse también Articulaciones inflamadas; Articulaciones (Dolor en las).

Callos

LO QUE SU SÍNTOMA LE DICE

¿Qué ocasiona los callos, esas pequeñas protuberancias amarillo grisáceas, con apariencia de ampollas, en los dedos de sus pies? "La presión constante y la fricción entre la piel y el calzado", explica el doctor Richard Abdo, director de la Clínica de Pies y Tobillo en la Clínica Lehey en Burlington, Massachusetts.

A medida que el calzado frota la parte superior de sus dedos, la piel se engruesa y endurece para amortiguar el castigo. Con los años, la piel muerta se moldea en un montículo llamado callo duro, que puede ser doloroso, dice el doctor Abdo.

Si tiene más de un callo duro, quizá tenga un dedo en martillo, que es una contracción que jala el dedo hacia arriba, en una posición flexionada, forzando el roce con el zapato.

Los callos suaves, que crecen entre los dedos, son causados cuando dos huesecillos son forzados a rozarse. La fuerza la ejerce, ¡sí, adivinó!, el calzado ajustado.

Alivio del síntoma

*S*i prefiere mantener su callo guardado, intente estos tratamientos.

Despójese de los zapatos. Es obvio que no puede dejar de usar zapatos completamente, pero trate de quitárselos con la mayor frecuencia posible. "Eso seguramente le ayudará a evitar cualquier incomodidad", aconseja el doctor Steve Guida, podiatra en Fort Lauderdale, Florida.

Compre zapatos que le queden. Asegúrese de que su zapato sea amplio en la parte donde van los dedos; lo que significa que haya espacio suficiente desde la suela del calzado hasta la parte superior, para que sus dedos se acomoden confortablemente, incluyendo cualquier callo o dedo en martillo que ya tenga. "En tanto no se ejerza presión directa sobre la parte superior del pie, no tendrá problemas con irritaciones o callos", explica el doctor Abdo.

Ponga su callo en un salvavidas. Puede aliviar temporalmente el dolor producido por los callos, usando las almohadillas especiales con forma de dona. Las venden en cualquier farmacia; la mayoría de las no medicadas tienen un adhesivo en la parte posterior y un agujero al centro que embona directamente en el centro del callo. "La almohadilla quita la presión del callo, o al menos la reparte", dice el doctor Abdo.

Remójelos y páseles piedra pómez. Después de remojar los pies en agua tibia durante 20 ó 25 minutos y aplicar un poco de aceite para bebé directamente sobre el callo, tome una lima o una piedra pómez y frote con cuidado para eliminar varias capas del callo. ¡No use una navaja de rasurar! Recuerde, usted no intenta retirar el callo totalmente, sólo está dejando espacio entre su callo y el zapato, sugiere el doctor Myles Schneider, en Annandale Virginia, podiatra y coautor de *How to Doctor Your Feet without a Doctor*. Aplique una almohadilla protectora para callos después del procedimiento.

Cuidado con los ácidos. Los ácidos tópicos y tratamientos de emplastos que se compran sin receta médica para tratar los callos no están recomendados por la Sociedad Americana de Podiatría, advierte el doctor Schneider. Muchos podiatras consideran que no son seguros y pueden causar infecciones. Las personas con diabetes o problemas de circulación no deben usarlos en absoluto. Pero si los llega a usar, siga las indicaciones con cuidado, pues si aplica mucho ácido o lo emplea inadecuadamente, puede quemarse la piel sana.

Visite a su médico. Si está poco dispuesto a usar su propia piedra pómez, su médico o podiatra pueden remojar sus pies brevemente en una tina de agua con masaje para suavizar los callos y retirarlos por usted, concluye el doctor Guida.

77

Callosidades

CUÁNDO CONSULTAR A SU MÉDICO

- Tiene dolor en la callosidad.
- Tiene diabetes o problemas de circulación y necesita retirar la callosidad.
- El área callosa está roja y caliente.
- La callosidad se abrió o tiene grietas y sangra.
- Su callosidad tiene un color azulado.

LO QUE SU SÍNTOMA LE DICE

Una callosidad es un escudo generado por la propia piel, como una forma de defenderse ante alguna presión. Y ese escudo realiza un buen trabajo, dice la doctora Ellen Cohen-Sobel, profesora asociada de ortopedia podiátrica en el Colegio de Medicina Podiátrica de Nueva York, en la ciudad de Nueva York. Piense en cómo se sentirían las puntas de los dedos de un guitarrista profesional, o las palmas de un gimnasta olímpico, si no estuvieran protegidos por gruesas callosidades. Les *dolería* mucho. De hecho, probablemente les sangrarían.

En forma similar, unas cuantas callosidades bien colocadas en sus pies pueden ofrecerle un poco de protección cuando camina descalzo por la playa. Pero esas callosidades no son causadas sólo por la presión en sus pies. También sus padres tuvieron culpa.

"La causa fundamental de las callosidades en los pies es hereditaria", explica el doctor Mark D. Sussman, podiatra con práctica privada en Wheaton, Maryland, y coautor de *The Family Foot-Care Book*. Los padres transmiten inestabilidades en los pies, explica. "Si usted hereda una manera defectuosa de pisar, sus pies se apoyarán en los bordes, en vez de quedarse estables cuando tocan el piso." Esa fricción constante causa callosidades.

Las callosidades como las de los pies, que cubren un área extensa, en ocasiones son irritantes pero rara vez son dolorosas, dice la doctora Cohen-

Sobel. La principal excepción parece ser la callosidad pequeña y profunda, con orillas definidas (queratosis plantar), que generalmente es dolorosa. Por lo regular tiene un área blanca y profunda en el centro, rodeada por una zona clara que se ve casi como un foso, ilustra la doctora Cohen-Sobel.

ALIVIO DEL SÍNTOMA

"*S*i ha vivido con sus callosidades durante varios años y no le han molestado, no les haga nada", sugiere la doctora Cohen-Sobel. Las callosidades que aparecen sobre las plantas de los pies no son un problema de salud, afirma el doctor Howard Dananberg, podiatra y director médico de la Clínica de Caminata en Bedford, New Hampshire. "Cuando las callosidades se localizan en otro sitio la cosa cambia, especialmente si son dolorosas", añade el doctor Dananberg. El cuerpo intenta proteger el lugar formando una piel protectora todavía más dura. Para romper el ciclo debe eliminarse la callosidad. He aquí lo que hay que hacer.

Con arena. Puede mantener sus callosidades bajo control en casa lijándolas ligeramente, dice el doctor Sussman. Primero lave sus pies. Después remójelos durante 20 minutos en una cubeta de agua caliente, con dos cucharadas de líquido suave para máquina lavatrastes. Después frote la callosidad con aceite para cocinar, hasta que se sienta húmeda y suave, generalmente como un minuto. Por último lije la callosidad con piedra pómez, lija de agua o lima para callos. "Deje de lijar antes de que el área se ponga muy suave, como uno o dos minutos", aconseja la doctora Cohen-Sobel.

Protéjalo. Para quitar presión de las áreas callosas, corte un agujero un poco más grande que el callo en una pieza de una tela adhesiva acojinada, que venden en las farmacias. Coloque la almohadilla ya con forma de dona alrededor de la callosidad y rellene el agujero con jalea de petrolato (vaselina), recomienda el doctor Sussman. Después cubra el área con gasa. Sólo asegúrese de que su podiatra sepa que está usando este método y que lo aprueba.

Evite los ácidos. "Los medicamentos para remover callos que no requieren de receta médica contienen ácidos que pueden quemarle la piel", dice el doctor Dananberg. El doctor Sussman concuerda, y advierte que también pueden causarle infecciones.

Si el zapato no le queda, regréselo. Los zapatos que ajustan mal no causan callosidades, pero sí las agravan, dice Sussman. "Los pies crecen a medida que la persona envejece, especialmente en las mujeres que tuvieron hijos. Así que no se empeñe en usar la talla del año pasado. Y si los zapatos lastiman después de usarlos en casa por unas cuantas horas, regréselos."

Ponga sus pies en manos de un médico. La única persona que debe retirar o cortar sus callosidades con un instrumento filoso es el podiatra, ni usted ni su pedicurista, previene la doctora Cohen-Sobel. *Nunca* use una navaja o tijeras para quitar una callosidad, advierte. "Puede ocasionar *fácilmente* una infección o algo peor."

Una callosidad grave, como la queratosis plantar, podría requerir de atención médica mensual o bimestral. En muchos casos el médico podría verle con menos frecuencia si le ajusta un aparato en el zapato que redistribuya su peso, dice el doctor Sussman. Como último recurso, los callos grandes pueden ser corregidos con cirugía, pero asegúrese de tener una segunda opinión antes de hacerlo, añade.

Cambios de humor

CUÁNDO CONSULTAR A SU MÉDICO

- Sus cambios de humor son poco predecibles o parecen desproporcionados ante la situación.
- Su humor parece incontrolable.
- En ocasiones tiene periodos de regocijo intenso, seguidos de una fuerte depresión.
- Sus patrones de sueños están interrumpidos.

LO QUE SU SÍNTOMA LE DICE

*U*na persona con problemas en su estado de ánimo es como una montaña rusa humana. En un minuto está arriba, al siguiente está abajo, y nunca parece que pueda bajarse. Sus cambios de humor son intensos, súbitos y están fuera de control.

ALIVIO DEL SÍNTOMA

*L*os cambios de humor que son crónicos y graves, como las depresiones crónicas o los ataques de pánico, constituyen un desorden psicológico, un problema de salud que es tan real como un padecimiento físico. (De hecho, en ocasiones, son el resultado de un problema físico, como el síndrome premenstrual.) Y justamente deben tratarse como un problema físico.

Pregúntese usted misma si es síndrome premenstrual. Los humores turbulentos en la mujer podrían ser causados por el síndrome premenstrual, que es una serie de alteraciones emocionales e incomodidades físicas, detonados por las hormonas, que sufren algunas mujeres a la mitad de su ciclo. Hay muchas recomendaciones para tratar los cambios de humor causados por este síndrome. Algunos nutriólogos dicen que el calcio y las vitaminas B, C y E funcionan bien. Otros expertos sugieren hacer ejercicio con regularidad, como las caminatas. En algunos casos puede funcionar la medicación. Si considera que sus cambios de humor son causados por este síndrome, platíquelo con su médico.

Pruebe una sal que baje la presión. Si su médico determina que usted tiene un desorden anímico, aun si es ligero, probablemente prescribirá litio. "El carbonato de litio disminuye las alteraciones del ánimo en la mayoría de las personas con problemas de humor", dice el doctor Paul Wender, profesor distinguido de psiquiatría en la Escuela de Medicina de la Universidad de Utah, en Salt Lake City.

El tratamiento de litio debe ser personalizado para que siempre tenga un nivel adecuado del medicamento en su sangre, explica. Por esa razón su médico empezará con una dosis un poco alta, para reducirla gradualmente. Al principio puede tener algunos efectos secundarios, incluyendo fatiga, náusea ligera, orina frecuente y ligeros temblores en las manos. Después disminuirán o desaparecerán, una vez que se determine la dosis adecuada.

No se preocupe por la adicción. El doctor Wender explica que el litio no causa adicción y se puede usar durante periodos prolongados.

Contacte algunas organizaciones. La ayuda puede estar tan lejos como una tarjeta postal. Si lo desea, puede escribir a los Estados Unidos de América a: *Depression Awareness, Recognition and Treatment Program, National Institute of Mental Health, Parklawn Building, 15C-05, 5600 Fishers Lane, Rockville, MD 208 57*, para solicitar información gratuita.

Véanse también Depresión; Personalidad (Cambio de).

81

Caminar (Dificultad para)

CUÁNDO CONSULTAR A SU MÉDICO

- Experimenta cambios en su forma de caminar, incluyendo dificultades para voltear o para subir escaleras.
- También siente entumecimientos, dolor, inestabilidad, tirones, rigidez o debilidad muscular.
- Se cae o tropieza con frecuencia o choca contra objetos.
- También siente que sus músculos parecen estar consumiéndose.

LO QUE SU SÍNTOMA LE DICE

A través de las etapas de la vida, el estilo de caminar puede cambiar notablemente. Empieza con pasos infantiles tambaleantes. Camina trabajosamente y pasa por la torpeza de la adolescencia. En los últimos años, puede caminar con precaución, con ayuda de un bastón o una andadera. Pero durante la mayor parte de su vida camina con confianza, fluidez y facilidad. Así que cuando usted siente que está perdiendo el control en esta función fundamental, es motivo de preocupación.

La caminata se realiza mediante la cooperación armónica entre los músculos, los huesos, los ojos y el oído interno. Coordinando este esfuerzo están el cerebro y el sistema nervioso central, explica el doctor Steven Mandel, profesor clínico de neurología en el Colegio Médico Jefferson y médico del Hospital de la Universidad Thomas Jefferson, en Filadelfia. "Un problema en cualquier parte de esta red puede producir que se arrastren los pies, espasmos o dificultad para doblar las articulaciones", añade.

Los ojos y la parte interna de los oídos son lugares obvios para causar problemas. Las personas mayores que están perdiendo la visión pueden tener problemas para caminar, y cualquiera con infección en el oído interno puede experimentar problemas con el equilibrio que interfieran para caminar. (Para mayor información, vea Oído con dolor en la pág. 391.)

82

El sistema nervioso central también es un indicador. Algunos medicamentos, como los sedantes, pueden afectarlo y crear problemas al caminar, dice el doctor Mandel. También pasa con el abuso del alcohol y de las drogas.

Asimismo, una mala nutrición puede ser el meollo del problema, especialmente en la edad madura. "La deficiencia de vitamina B_{12} produce con frecuencia entumecimiento en las extremidades y problemas con el equilibrio, lo que ocasiona cambios en el paso", comenta el doctor Lawrence Z. Stern, profesor de neurología y director de la Clínica Mycio F. Delgado para los Desórdenes Neuromusculares de la Asociación de Distrofia Muscular en el Centro de Ciencias de la Salud de Arizona, en Tucson.

Por último, casi cualquier padecimiento o trastorno que afecte los nervios o los músculos puede producir problemas para caminar. La enfermedad puede ser algo tan tratable como un disco herniado en la parte baja de la espalda. Entre los trastornos más serios que afectan el paso están la esclerosis lateral amiotrópica (enfermedad de Lou Gehrig), esclerosis múltiple, distrofia muscular y mal de Parkinson.

"La diabetes a menudo produce una pérdida de sensibilidad en ambos pies", dice el doctor Peter Cavanagh, director del Centro de Estudios de Locomoción en la Universidad del Estado de Pensilvania, en University Park. "Muchas personas con diabetes pierden la capacidad de saber dónde están sus piernas en relación con el suelo y desarrollan una postura y un paso inestables."

ALIVIO DEL SÍNTOMA

*L*as anomalías al caminar son causa de preocupación a cualquier edad. Si estos consejos no le ayudan consulte a su médico. Como hay tantas enfermedades que pueden ser las responsables, debe esperar a que le practiquen una serie de exámenes para diagnosticar el problema.

Verifique todos sus medicamentos. Haga una lista con todos los medicamentos que consume normalmente, tanto los prescritos por el médico como los que no requieren de receta. Pregunte a su médico qué cambios resultarían apropiados en los medicamentos.

Mantenga los ojos hacia adelante. "Usted está mucho más estable si mira hacia adelante, que cuando su cabeza gira hacia un lado o hacia atrás", asegura el doctor Cavanagh. "Trate de mantener el nivel de su cabeza perpendicular a sus ojos y coloque los objetos a la altura de su ojo, para que no tenga que doblar su cuello."

Haga que le verifiquen la visión. La visión clara y la profundidad de la percepción son factores importantes al caminar. "Si no puede ver claramente el suelo, caminará con un paso torpe y aprensivo", dice el doctor Mandel. (Para más consejos sobre cómo tratar problemas de visión, vea la página 87 sobre Ceguera nocturna; la 684 sobre Visión borrosa y la 687 sobre la Visión, Pérdida de la.)

Ponga rayas en las paredes. Muchos hospitales e instituciones donde los pacientes tienen dificultades para caminar pintan rayas verticales en las paredes, de acuerdo con el doctor Cavanagh. Las rayas verticales dan a las personas mejor estabilidad en el paso, que las paredes blancas o que las rayas horizontales, y se ha demostrado que reducen caídas y lesiones.

Véase también Equilibrio (Problemas del).

Caspa

CUÁNDO CONSULTAR A SU MÉDICO

- También tiene zonas rojas que ocasionan comezón en el cuero cabelludo.

LO QUE SU SÍNTOMA LE DICE

*L*os primeros copos que caen desde el cielo confirman que el invierno ha llegado. Los copos que caen desde su cabeza, la caspa, generalmente son un indicio de que un hongo muy común, llamado *Pityrosporon ovale* ha establecido una máquina para hacer nieve sobre su cuero cabelludo.

Sin embargo no hay necesidad de tomar el siguiente trineo que sale del pueblo. El *Pityrosporon* vive en *todos* nosotros. En el 20% de la población, aproximadamente, el hongo inflama la piel del cuero cabelludo, lo que hace que se descame más rápido de lo habitual; es una enfermedad que los médicos llaman dermatitis seborreica. Este trastorno aparece como un polvo que cae

84

sobre los hombros, en forma de ventisca blanquecina, cosa que nos sucede imperceptiblemente a todos cada día.

Quizá pase mucho tiempo antes de que los médicos sepan qué transforma a ese hongo bien portado en un demonio dermatológico. Una teoría sugiere que el sistema inmunitario, que normalmente protege su piel, llega a una etapa de receso, lo que le permite al hongo actuar con libertad.

"Podría ser que la respuesta inmunitaria de la piel (las verificaciones y los balances, por así decirlo) por alguna razón permita la proliferación repentina de bacterias y hongos sobre la piel, lo que aumenta la caspa", explica la doctora Maria Hordinsky, profesora asociada de dermatología en la Universidad de Minnesota en Minneapolis. La herencia también puede tener que ver.

Las enfermedades de la piel como la psoriasis, que se caracteriza por zonas rojas brillantes sobre codos y rodillas, también pueden empezar con lo que parece ser un mal caso de caspa, dice el doctor Jerome Shupack, profesor de dermatología clínica en el Centro Médico de la Universidad de Nueva York, en la ciudad de Nueva York. Estos casos más graves de caspa deben recibir atención médica.

ALIVIO DEL SÍNTOMA

Una vez que haya tenido caspa, su regreso es tan inevitable como el polvo fresco en su camino después de trabajar con la pala todo un día.

Simplemente no hay cura. Pero puede manejar la descamación y la comezón en su cuero cabelludo matando al hongo que la origina. "Es todo su propósito", dice el doctor Albert Kligman, profesor de dermatología en la Universidad de Pennsylvania en Filadelfia, quien alguna vez recibió el título de Rey de la Caspa por su labor en ese campo. "Cuando suprimes al hongo, la caspa desaparece."

Si la caspa lo tiene fuera de sí, intente estos remedios.

Trátelo con espuma. Si está sufriendo por sólo unos cuantos copos errantes, lave su pelo con mayor frecuencia (al menos una vez al día) con champú normal, quizá sea suficiente para resolver el problema, afirma el doctor Shupac.

Elija su arma. Si los copos persisten, es tiempo de cambiar a un tratamiento más agresivo. Hay champúes que no requieren de receta médica y contienen sulfuro de selenio y son los mejores para combatir la caspa, dice el doctor Kligman. "Es sensacional, acaba con la caspa en dos a tres semanas", dice. Los siguientes en la lista del doctor Kligman son: champúes hechos con piritionato de zinc, alquitrán de hulla y ácido salicílico, en ese orden. "El alquitrán de hulla y el ácido salicílico no son tan buenos porque manchan, huelen mal y no son tan efectivos", asegura.

Turne sus tratamientos. "Descubrí que si las personas cambian de champú, obtienen una mejor respuesta (dice el doctor Hordinsky). Cuando usted se lava con champú diariamente, con uno en especial, de repente percibe que éste ya no está actuando bien." Para mejores resultados, aconseja el doctor Hordinsky, compre un par de champúes contra la caspa que sean totalmente diferentes y úselos por turno.

Es bueno aplicarse dos veces champú. Ese renglón en la botella del champú contra la caspa, donde se pide que enjabone dos veces el pelo, no es sólo para vender más el producto, establece el doctor Shupack. "El champú para la caspa tiene dos elementos, el jabón o detergente activo para desengrasar el cabello y la calidad medicinal que entra en acción la segunda vez", dice. "Probablemente tenga una penetración mejor de la medicina cuando ya ha desengrasado el cuero cabelludo."

Domine el estrés. "Ciertamente, los tres trastornos que se sabe son las causas más comunes de la caspa, están influidos por el estrés o agravados por él", afirma el doctor Shupack. "Si puede reducirlo, probablemente ayudará."

Póngale un poco de luz solar al sujeto. Si su cabello se está adelgazando y usted tiene caspa, un poco de exposición al sol puede moderar los hongos, recomienda el doctor Shupack.

El aceite está bien, mientras no esté muy caliente. "Aplicar aceite al cuero cabelludo a menudo ayuda a aflojar y disolver la caspa. Pero el aceite, cuando está muy caliente, puede dañar el cabello y provocar que se rompa", previene el doctor Shupack. En vez de comprar un tratamiento de aceite caliente, simplemente ponga unas gotas de aceite de olivo en su cuero cabelludo después de lavarse con champú por la noche, cubra su cabeza con una gorra de baño y vuelva a lavar con champú a la mañana siguiente. "Es un remedio casero excelente."

Busque alguna loción con hidrocortisona. Está a la venta sin necesidad de receta médica la loción al 1% con hidrocortisona para aliviar la inflamación que produce la caspa, dice el doctor Shupack. La única contraindicación es que la hidrocortisona puede enmascarar una infección seria por hongos, mientras dura el tratamiento, permitiéndole reaparecer con más virulencia, advierte. Aplique varias gotas después de lavar con champú y trabajar en el cuero cabelludo. También hay una crema de hidrocortisona, más fuerte, que está a la venta con prescripción médica; consulte a su médico.

Haga miserable su caspa con Nizoral. Este champú antifungoso es muy recomendado, sólo se vende con receta, pero funciona bien en casos renuentes, concluye el doctor Shupack. Consulte a su médico.

Véase también Cuero cabelludo (Comezón en).

Ceguera nocturna

CUÁNDO CONSULTAR A SU MÉDICO

- Tiene dificultad súbita o cada vez mayor para ver con luz débil.
- Tiene problemas con los resplandores al manejar por la noche o al realizar otras actividades.
- No puede ver estrellas en el cielo durante la noche, cuando otros sí las ven.

LO QUE SU SÍNTOMA LE DICE

*E*l tema musical de la película ya empezó, el cine está oscuro y usted va buscando a tientas un lugar vacío. Se siente aliviado por encontrar uno justo en el medio, sin tener que pisotear demasiados pies. En cuestión de minutos ya puede ver las 20 filas frente a usted (... ¡y al pelmazo del asiento junto al suyo!). Así debe ser. Pero si todavía no puede ver ni el cubo de las palomitas después de cinco minutos, significa que su visión nocturna no es lo que debería ser.

Es bastante común la visión nocturna disminuida, sobre todo entre personas con miopía, dice el doctor George Sanborn, profesor clínico asociado de oftalmología en el Colegio Médico de Virginia de la Universidad Commonwealth de Virginia, en Richmond.

Otras causas posibles incluyen diabetes, cataratas, degeneración macular (un padecimiento del ojo en el que una parte de la retina se separa gradualmente) o un padecimiento heredado en el ojo llamado retinitis pigmentosa. En casos raros (raros en los Estados Unidos, pero comunes en los países del Tercer Mundo) la ceguera nocturna es causada por deficiencias de vitamina A.

87

ALIVIO DEL SÍNTOMA

*A*quí hay algunos consejos para ayudarle a ver con luz baja.

Corte el reflejo. Su optometrista (o en la óptica) le puede poner una capa antirreflejante a sus lentes que elimine los reflejos y aumente la luz que llega a su ojo, de acuerdo con el doctor Bruce Rosenthal, jefe de los servicios de baja visión en el Colegio de Optometría de la Universidad del Estado de Nueva York, en Manhattan.

Use sus anteojos. Si no es muy corto de vista y no requiere usar sus lentes todo el tiempo, al menos úselos después de la puesta del sol, aconseja el doctor Sanborn.

Olvide los fluorescentes. Después de los sesenta, muchas personas notan que ven mejor con luces incandescentes (amarillas), que con las fluorescentes, dice el doctor Rosenthal.

Piense con brillantez. Si su médico diagnostica degeneración macular, necesita de toda la luz posible, especialmente mientras lee, dice el doctor Jason Slakter, cirujano del Departamento de Oftalmología en el Hospital de Manhattan para Ojo, Oído y Garganta. En las primeras etapas de este padecimiento, es ideal poder colocar detrás de su hombro una lámpara de arco de halógeno para lectura, para contar con luz brillante donde lo necesita.

Coma con inteligencia. Hay evidencia de que los nutrientes antioxidantes pueden ayudar a controlar muchas de las enfermedades responsables de la baja visión nocturna, de acuerdo con el doctor Mitchel H. Friedlaender, director de los servicios de córnea en la División de Oftalmología de la Fundación Scripps para Clínica e Investigación en La Jolla, California, y coautor de *20/20: A Total Guide to Improving Your Vision and Preventing Eye Disease*. Los antioxidantes actúan contraatacando el daño natural que ocurre en el ojo, explica.

Los nutrientes clave son las vitaminas A, C y E; zinc y betacaroteno, que se convierte en vitamina A en el cuerpo. Si su dieta consiste básicamente en granos enteros, frutas y vegetales, está obteniendo los nutrientes que necesita. Pero es buena idea asegurar su ingesta diaria con un suplemento polivitamínico con minerales.

No se deje atrapar por los faros delanteros. Manejar después de la puesta del sol puede ser un reto, en especial cuando un río de faros delanteros está en su camino. "Como una regla, trate de mantener los faros que vienen hacia usted en su visión periférica, para que no lo deslumbren momentáneamente", aconseja el doctor Slakter.

Use anteojos para sol antes de entrar en túneles. Durante el día, si usa lentes para sol un kilómetro antes de entrar en un túnel oscuro le ayuda a que sus ojos se adapten parcialmente a la oscuridad, dice el doctor Slakter. Una vez dentro del túnel, quítese los lentes y así podrá ver en la penumbra.

Cojera

CUÁNDO CONSULTAR A SU MÉDICO

- Cojea por haberse lastimado o tener un dolor que no se ha quitado después de cinco días.
- Cualquier cojera inexplicable, sobre todo en los niños, debe ser observada por un médico.
- Consulte al médico de inmediato si la cojera se inicia de manera intempestiva, acompañada por debilidad muscular en una parte del cuerpo, entumecimiento, fiebre o dolor que se irradia.

LO QUE SU SÍNTOMA LE DICE

*E*stá bien que cojee si es Gaby Hayes o Walter Brennan, pues ambos han hecho carrera cojeando y bamboleándose por la pantalla estadounidense. Desafortunadamente, Hollywood no tiene mucha demanda de vaqueros cómicos en estos días. Además, la mayoría de nosotros preferiría quizá movernos con la gracia de Fred Astaire o de Ginger Rogers.

Mantener un paso suave y uniforme es mucho más complejo que poner un pie frente al otro. Requiere de una variedad de sistemas y partes del cuerpo que ejercen fuerzas y se mueven con armonía precisa. "Cualquier clase de anomalía neuronal, muscular o esquelética puede interrumpir esa armonía y producir un desequilibrio en la forma en que caminamos", asevera el doctor Howard Hillstrom, director del Centro de Estudios del Andar en el Colegio de Medicina Podiátrica de Pennsylvania, en Filadelfia.

Una anomalía que se observa con frecuencia es la diferencia en el largo de las piernas. "La cojera se desarrollará frecuentemente porque una pierna mide un poco menos que la otra", explica el doctor Howard Dananberg, podiatra y director de la Clínica de Caminata en Bedford, New Hampshire. Pero en algunas personas sólo hay una discrepancia *aparente* en el largo de las extremidades. Esto puede suceder si usted experimenta contracciones o espasmos de los músculos que se localizan en un costado de su cuerpo, del hombro hacia su pelvis. "Aunque las piernas sean realmente del mismo largo, si un lado está muy contraído, la pierna funciona *como si* fuera más corta", aclara el doctor Dananberg.

Las piernas que son muy gruesas por el exceso de peso también pueden producir problemas. El sobrepeso puede producir arcos caídos, rodillas volteadas, mala postura y puede empeorar cualquier desequilibrio preexistente. Los muslos muy grandes también pueden forzarlo a adoptar patrones poco usuales al caminar.

Ahora, suponga que todas las partes de su cuerpo son del tamaño correcto, sólo que no están justo en el lugar adecuado. "Cualquier parte de su cuerpo que esté fuera de alineación puede producir un desbalance, justo lo que una llanta mala podría hacerle a su auto", advierte el doctor Peter Francis, profesor de educación física en la Universidad Estatal en San Diego. Uno de esos problemas de alineación es la pronación excesiva (pisar con el pie hacia adentro), que generalmente se debe a los arcos caídos. Otra causa podría ser una rótula que se "descarrila" de su área normal de movimiento.

A veces todas las partes están en su lugar, sólo que no están haciendo lo que deberían. Un ejemplo de esto es el *hallux limitus* funcional: cuando se queda trabado el dedo gordo del pie. Esto puede bloquear la habilidad para extender el muslo, lo que causa que arrastre la pierna y flexione la cintura con torpeza. La rigidez en las articulaciones de la pierna o la debilidad muscular que afecta el movimiento de una o más articulaciones también podría causar que se arrastre una pierna.

Si cualquiera de los huesos, músculos o nervios de la pierna o del pie se lesionan, podría cojear para minimizar el dolor. Quizá podría tener dolor y ¡no enterarse! Suponga que es un asiduo corredor, un "atleta de fin de semana" o una estrella de futbol universitario. El uso y el desgaste por el uso excesivo, el envejecimiento de las articulaciones y las lesiones antiguas que no sanaron adecuadamente podrían empezar a producirle un poco de dolor. Antes de que siquiera lo note, su cuerpo empieza a cojear como un mecanismo de defensa.

La ciática, un pellizco en el nervio ciático, que sale de la espina y corre por la pierna, también puede ocasionar una cojera horrible.

Algunas cojeras se crean puramente por hábito. Por ejemplo, el cargar libros, un portafolio o una mochila pesada en el mismo lado todos los días, pueden desnivelar su cuerpo. Si persiste en permanecer con ese trabajo, usted tenderá inconscientemente a cargar su peso en una pierna, aun al caminar.

El peor caso de una cojera sería que fuera el primer signo de una infección bacteriana en la pierna o en el pie. Puede ser el signo inicial de la esclerosis múltiple. La cojera hasta puede indicar un problema neurológico, como el daño en un nervio, una enfermedad neuromuscular, una lesión en la espina o un tumor cerebral. Por fortuna, son raros esos problemas.

ALIVIO DEL SÍNTOMA

Corregir la cojera puede ser un asunto engañoso. Muchas personas no tienen la paciencia o la conciencia de sus movimientos para reentrenar sus pasos por sí mismos, indica el doctor Hillstrom. Si trata de curar el efecto y no la causa, el problema puede empeorar. Y con tantas causas posibles, se requiere de un fisioterapeuta, podiatra, ortopedista o especialista en caminata para encontrar la posición correcta. Mientras tanto, cualesquiera de los siguientes consejos pueden ayudarle a corregir el paso.

Considere un aumento. Puede corregir fácilmente las discrepancias en el largo de la pierna, los dedos trabados, los arcos caídos, la pronación y otros problemas con el uso de un soporte de arco, una plantilla o un tacón de aumento a la medida, dice el doctor Dananberg. "Un equipo comprado en la tienda puede darle algo de alivio a corto plazo cuando se trata de una cojera menor, pero puede ser en detrimento de ésta, que empeorará progresivamente." Intente un producto que no requiera de receta médica durante dos semanas. Si no resulta, consulte al especialista.

Cambie su carga. Si usa en exceso una mitad de su cuerpo, empiece a usar más la otra mitad, recomienda el doctor Francis. Adquiera el hábito de llevar las cosas con el *otro* brazo o en una mochila a la espalda. Si está mucho tiempo de pie, cambie el peso a la otra pierna o intente distribuirlo uniformemente entre ambas.

Cambie la silla. El estar sentado todo el día en una silla incómoda o desbalanceada puede producir rigidez en las articulaciones, entumecimiento de piernas y brazos y dolor del cuello hacia abajo. El doctor Hillstrom recomienda usar una silla que tenga un buen soporte de espalda, altura ajustable para prevenir dolor de cuello o tener los pies colgando y con un asiento firme, pero acojinado.

Verifique el tamaño de su zapato. "Muchas personas no se dan cuenta de que sus pies cambian de tamaño con el tiempo, dice el doctor Dananberg. Si retaca sus pies en un zapato muy ajustado o muy flojo puede llegar a cojear, así que asegúrese de que tienen el ajuste adecuado. Busque también la flexibilidad de la suela a través del pie, el arco levantado y el tacón también ligeramente levantado.

Pierda unos cuantos kilogramos. Si elimina el exceso de peso puede facilitar muchas de las condiciones que llevan a la cojera, afirma el doctor Francis.

Camine en superficies planas. La caminata es un excelente ejercicio para mejorar la postura... en tanto esté nivelado. Si cojea, debe evitar montículos, inclinaciones y terrenos disparejos que pueden llevar a que se incline sobre un lado o causarle pronación del pie, dice el doctor Dananberg.

Balancee los brazos. Una caminata sana y natural involucra piernas y brazos. Cuando su pierna derecha va hacia adelante, su brazo izquierdo se balancea hacia adelante; cuando la pierna izquierda va hacia adelante, también lo hace su brazo derecho. Si tiene dificultades para realizar esto, puede ser un signo de rigidez o debilidad en los hombros, dice el doctor Francis. Esto debe ser verificado por un médico que le recomendará los ejercicios adecuados de fortalecimiento y flexibilidad.

Pedalee con un pie. Si tiene un desbalance obvio en la fuerza de la pierna o falta de flexibilidad en una articulación, puede beneficiarse haciendo ejercicios de fortalecimiento o de niveles de movimiento sobre esa parte del cuerpo, finaliza el doctor Francis. Un excelente fortalecedor es pedalear en una bicicleta estacionaria, con una pierna. Dedique más tiempo a la pierna débil hasta que esté igual de fuerte que la otra. Deténgase si siente dolor o si la cojera empeora.

Comer en exceso

CUÁNDO CONSULTAR A SU MÉDICO

- Parece que nunca se siente satisfecho.
- Para compensar su exceso en comer, se aplica laxantes o se obliga a vomitar.
- Parece comer mucho, pero está perdiendo peso.
- Está deprimido siempre.

LO QUE SU SÍNTOMA LE DICE

Cuando está cansado, usted duerme. Cuando está contento, usted sonríe. Cuando está hambriento, usted come. Cuando no está hambriento, usted come. Cuando está *despierto*, usted come.

A menudo comemos por hábito, no por hambre. "Muchas personas abren regularmente una bolsa de papas fritas cuando ven el televisor", asegura el doctor G. Michael Steelman, vicepresidente de la Sociedad Americana de Médicos Bariatras, quien practica la medicina privada en la ciudad de Oklahoma. "Cuando entro a un cine, sin importar qué tan lleno esté, pienso en una bolsa de palomitas."

Generalmente, ese hábito puede volverse una obsesión.

Las personas que comen opíparamente o que tienen el trastorno alimentario llamado bulimia, pierden todo el sentido de control dietario y comen miles de calorías en una sentada. Después vomitan o se laxan. A menudo este problema se presenta en personas que tienen baja autoestima, después de fallar crónicamente con las dietas. "Después de un tiempo, se convierte en un patrón de comportamiento adictivo que no puede detenerse", explica la doctora Katherine A. Halmi, directora del programa de desórdenes de la alimentación en el Centro Médico y Hospital de Nueva York, en White Plains.

Las personas que *sí* tratan de detener un comportamiento adictivo, como el tabaquismo, a menudo se encuentran comiendo de más. Una razón es el há-

93

bito: están acostumbrados a hacer algo con sus manos y su boca, así que comen. O podrían estar combatiendo el malestar por la falta de nicotina con el placer de la comida.

El uso de la comida como satisfactor es la razón por la que las personas deprimidas generalmente comen mucho, de acuerdo con el doctor Donald S. Robertson, director médico del Centro de Nutrición y Bariatría del Sudoeste, en Scottsdale, Arizona, y coautor de *The Snowbird Diet*.

A veces no es la mente la que causa la sobrealimentación. Es el cerebro. Las personas que tienen bajos niveles de una sustancia química en el cerebro, la serotonina, a menudo ansían carbohidratos. En casos raros, una persona con un tumor o una lesión en el área cerebral del hipotálamo no tiene la sensación de quedar satisfecho cuando come.

Un problema glandular también puede ocasionar que se coma en exceso. Una tiroides hiperactiva, por ejemplo, puede acelerar el metabolismo e incrementar el hambre. Una diabetes sin tratamiento, que es un padecimiento de la glándula pancreática, le roba combustible al cuerpo, así que el cuerpo lo compensa reavivando el apetito.

Algunos medicamentos estimulan el apetito, lo que lleva a la sobrealimentación. La cortisona, que se prescribe a menudo para la inflamación, es "notable porque incrementa el apetito", dice el doctor Steelman. Los esteroides, antibióticos, antidepresivos y analgésicos también pueden ser un problema.

Alivio del síntoma

*A*lguien que sea un caso crónico de gula es distinto de alguien que come miles de calorías en una comida y que vomita a propósito. Si se sorprende usted mismo comiendo por hábito, más que por hambre, aquí hay algunos consejos para usted. Pero si piensa que tiene un *desorden* alimentario, un problema psicológico serio con los alimentos, consulte a su médico. También vea a su médico si nota un aumento en el apetito y en el consumo de alimentos, pero no está aumentando de peso; puede tener una alteración glandular.

Ingiera volumen. La fibra dietaria satisface el apetito con más rapidez y le mantiene lleno por más tiempo, sostiene el doctor Steelman. Puede agregar fibra a su dieta comiendo más granos enteros, frutas y vegetales.

Trabaje con su apetito. "El ejercicio regular es uno de los mejores supresores naturales del apetito", dice el doctor Steelman. El ejercicio intermitente no tiene el mismo efecto, así que no espere que si corre los domingos el truco surta efecto. Por "regular" el doctor Steelman se refiere a cinco o siete veces por semana.

Aprenda nuevas costumbres en la mesa. Si come lo que sea mientras ve el televisor o lee en su silla favorita, tiene que romper la asociación entre esa actividad, el lugar donde la realiza y la comida. Elija un área en la casa para que sea el lugar designado para comer, recomienda el doctor Steelman. Siéntese sólo cuando sea la hora de comer. Cuando termine, retírese del área. Si aísla la alimentación a una zona específica, debilita el efecto de la señal ambiental sobre el apetito.

Evite las píldoras para dietas. Las píldoras para dieta que no requieren de receta médica hacen poco por frenar la comida. "Si hay algún efecto, después de un tiempo se desvanece y empezará a tomar más y más (explica el doctor Robertson). Puede meterse en serios problemas con la presión sanguínea y el ritmo cardiaco."

Verifique sus medicamentos. Si parece que su apetito se estimula después de tomar medicamentos, dígaselo a su médico, quien podrá sustituir uno por otro que no tenga ese efecto secundario.

Congestión

CUÁNDO CONSULTAR A SU MÉDICO

- Tiene tos o resuellos, la secreción o esputo están decolorados y tiene fiebre y escalofríos.
- También tiene dolor en el pecho, latidos cardiacos irregulares, hinchazón en los tobillos o antecedentes de enfermedades cardiacas.
- Le falta el aliento o siente dificultad para respirar.

LO QUE SU SÍNTOMA LE DICE

*E*s la hora pico en sus pulmones. Sus carreteras bronquiales están embotelladas con la congestión defensa con defensa y usted tose y toca el claxon. Cada

95

inhalación es una lucha por alcanzar una rampa de salida en ese cuello de botella respiratorio.

Congestión significa diferentes cosas para diferentes personas. Algunos usan el término para describir lo apretados que tienen los pulmones, como si tuvieran una correa ancha ajustada firmemente alrededor del pecho, explica el doctor Richard L. Sheldon, neumólogo e internista de la Clínica Médica Beaver en Banning, California. También pueden encontrar dificultades para respirar o sentir que les falta el aliento.

Si por congestión usted se refiere a sentir el pecho apretado, es probable que tenga asma. Si es el caso, puede notar una tos seca o un resuello cuando sus pasajes bronquiales, constreñidos e hinchados, tratan de mover el aire hacia adentro y afuera.

La opresión y la congestión también pueden indicar un problema cardiaco. Los pulmones se llenan de líquido porque el corazón no bombea en forma adecuada. Algunos síntomas que se pueden presentar son la hinchazón de tobillos, problemas para respirar, despertar por la noche con problemas respiratorios, dolor en el pecho y palpitaciones (o latidos irregulares del corazón), así como una serie de problemas cardiacos.

Cuando otras personas se quejan de congestión, "describen que tienen muchas flemas en los pulmones (dice el doctor Sheldon). Generalmente también tosen mucho con secreciones."

Si siente como si se le estuviera quemando la tráquea o como si tratara de respirar a través de la espuma de un vaso alto de cerveza de raíz, las posibilidades son de que tenga alguna clase de irritación o infección respiratoria. Algo está irritando sus bronquios lo suficiente para forzarlos a contraatacar mediante un aumento en la producción de moco, de acuerdo con la doctora Anne L. Davis, profesora asociada de medicina clínica de la División de Cuidado Intensivo y Pulmonar en el Centro Médico de la Universidad de Nueva York y asistente del director del servicio de pecho en el Centro Hospitalario Bellevue, en la ciudad de Nueva York.

Un irritante en el aire, como la contaminación, el polvo, el polen, el humo o los químicos, puede ser el responsable, dice la doctora Davis. Si lo es, la congestión puede ser pasajera y retirarse en cuanto se escape usted del irritante. Pero a veces esto puede tomar de seis a ocho horas.

Si su congestión es causada por una infección, probablemente lo sabe, comenta el doctor Charles P. Felton, jefe de medicina pulmonar en el Centro Hospitalario Harlem y profesor clínico de medicina en el Colegio de Médicos y Cirujanos de la Universidad de Columbia, en la ciudad de Nueva York. La flema que expectorará será amarilla, verde o café. También habrá fiebre o escalofríos y no se sentirá muy bien. La infección podría ser cualquier cosa, desde un resfriado ligero, hasta bronquitis grave o neumonía, agrega el doctor Felton. La bronquitis crónica latente o el enfisema también pueden activarse ante una bacteria cualquiera, concluye.

Alivio del síntoma

Como sucede con el tráfico entre su trabajo y su casa, quizá tenga que tolerar el congestionamiento hasta que pase. Pero éstos son algunos atajos que se pueden intentar y evitar así algunos enredos.

Ame los líquidos. Beba más agua y jugos para aflojar y hacer más fluida la creciente mucosidad que está atrapada en sus pulmones, recomienda el doctor Felton.

A todo vapor. Si abre el agua caliente en el baño y se encierra, el vapor puede darle algún alivio si tiene una infección, dice la doctora Davis. El aire caliente y húmedo puede hacerlo sentir mejor. "Pero algunas personas se sienten peor después de exponerse al vapor. Es un asunto de intento y error."

Pruebe con el té. Beba algo caliente para ayudar a aflojar las secreciones pulmonares, recomienda la doctora Davis. Disfrute de un poco de té con algo de miel y limón, por ejemplo. "Le dará alivio a su garganta irritada", afirma. Además, la cafeína del té o el café puede ayudarle a abrir sus vías respiratorias.

Tome algo para la tos. Los jarabes para la tos que no requieren de receta médica, que contienen guaifenesina, ayudan a adelgazar la mucosidad estancada en sus pulmones, facilitando la tos, dice el doctor Felton.

Suprima los jarabes. Si siente los pulmones congestionados con mucosidad y ya está con tos seca, deje los jarabes para la tos en la repisa, aconseja el doctor Sheldon. Se *supone* que usted debe toser y eliminar todo eso.

Amplíe la autopista bronquial. Si su médico diagnostica su congestión como asma, el doctor Sheldon dice que le darán pastillas o inhaladores con broncodilatadores para ayudarle a respirar con más facilidad.

No juegue al médico. Uno de los autotratamientos más contraproducentes es revisar el gabinete de medicamentos y tomar unos cuantos antibióticos viejos que quedaron de infecciones pasadas. "Esos antibióticos pueden hacer que cualquiera que sea la bacteria que tenga se fortalezca (advierte el doctor Sheldon). La última vez que tomó esa medicina las bacterias fueron advertidas de que estaría en su ambiente y ya construyeron defensas en su contra. Tiene que luchar contra esas bacterias con algo que esos pequeños demonios no estén esperando." El doctor Sheldon también lo alienta a tomar los antibióticos que prescriba su médico durante el curso total del tratamiento: de siete a diez días. Si lo suspende antes, aun cuando se sienta mejor, significa que no mató a todas las bacterias.

Véanse también Tos; Respiración difícil.

Contusiones

CUÁNDO CONSULTAR A SU MÉDICO

- Las contusiones aparecen fácilmente y con frecuencia.
- Las contusiones generalmente tardan más de una semana en desaparecer.
- Tiene más moretones inexplicables que de costumbre.

LO QUE SU SÍNTOMA LE DICE

*P*atinar con su sobrina fue muy divertido y sólo tuvo una caída. Pero fue dura. Al día siguiente las marcas azuladas y moradas en sus espinillas y la cadera hacen que parezca que rodó dos pisos de escaleras.

A menos que viva en una burbuja, está expuesto a golpearse contra algo, ya sea en una pista de patinaje o la orilla de un escritorio, o algo susceptible de chocar con usted. Cuando ocurre un golpe se rompen los vasos sanguíneos bajo la piel y se derrama sangre en el área circundante. La sangre derramada se muestra a través de la piel como un moretón o una contusión oscura.

Una vez que se han roto los vasos, el área se hincha a medida que las células depredadoras llegan a llevarse las células heridas. La hinchazón corta el oxígeno y hace que la hemoglobina de la sangre se vuelva azul. Después, a medida que la hemoglobina se descompone, la contusión se vuelve verde amarillenta y después café.

98

"El tamaño y la forma de su contusión depende de la fuerza del golpe, así como del lugar donde su cuerpo fue golpeado", dice el doctor Jerome Z. Litt, profesor asistente clínico de dermatología en la Escuela de Medicina de la Universidad en Case Western Reserve, en Cleveland. Si se golpeó ligeramente su antebrazo con un picaporte, añade, puede dañarse un número menor de vasos sanguíneos y la contusión resultante apenas y se notará. Por otra parte, si quien mueve los muebles le golpea la cadera con toda su fuerza con una mesa de 25 kg, se aplastarán muchos vasos sanguíneos. Tendrá un moretón desagradable, del tamaño de un disco de hockey.

Si ocurre un golpe sobre un hueso, donde la piel es más delgada, como por ejemplo alrededor del ojo, la contusión y la hinchazón es probable que sean más prominentes.

Generalmente las mujeres tienen la piel más susceptible a las contusiones que los hombres. Una razón es porque su piel es más delgada, posiblemente porque la hormona femenina estrógeno suaviza los vasos sanguíneos y afecta la red de apoyo de colágeno por debajo de la piel.

Otra razón puede ser que una de cada diez mujeres tiene defectos ligeros en las plaquetas (las plaquetas son las células sanguíneas que desempeñan una función importante en la coagulación). "Esto no representa un problema notorio, a menos que tomen productos que contengan aspirina", dice el doctor Sandor Shapiro, director de hematología del Colegio Médico Jefferson, en la Universidad Thomas Jefferson, en Filadelfia. "La aspirina interfiere con la función plaquetaria por varios días. Eso significa que si toma una aspirina hoy, todavía podría interferir con la coagulación dentro de cinco o seis días."

Si se golpea con la esquina de un escritorio durante ese tiempo, puede hacerle parecer que trata de convertirse en campeón de boxeo. La aspirina también puede contribuir a los moretones en los hombres.

Ambos sexos son más susceptibles de tener contusiones una vez que llegan a la mediana edad, cuando el tejido protector y las fibras de apoyo a los vasos sanguíneos que están bajo la piel empiezan a romperse naturalmente. Además, una vida de exposición a los penetrantes rayos del sol debilita el colágeno y otras fibras elásticas. Esto hace que los vasos de las capas superiores de la piel sean vulnerables, sobre todo en las áreas expuestas al sol, como el dorso de las manos y los brazos. Los vasos en esas áreas pueden romperse con el golpe más ligero.

La propensión a las contusiones también puede ser un efecto secundario a las píldoras anticonceptivas, medicamentos para la artritis y algunos diuréticos (medicamentos que drenan el exceso de agua del cuerpo). Los corticosteroides (fármacos similares a la cortisona) también pueden contribuir a ser más propenso a las contusiones. Estos agentes antiinflamatorios tan poderosos alivian la inflamación en casos de asma, reumatismo, artritis y salpullidos cutáneos.

En casos raros, las contusiones inexplicables pueden ser una señal de un desorden de la coagulación o de problemas inmunológicos.

ALIVIO DEL SÍNTOMA

*A*quí presentamos cómo minimizar los golpes y contusiones que recibe usted a lo largo de la vida.

Aplique presión con hielo, pronto. Si se acaba de golpear contra algo y *sabe* que le va a causar una contusión, presione el área de inmediato con hielo envuelto en un lienzo, durante siete minutos o más. "Esto evita que la sangre gotee de los vasos y minimizará las marcas negras y azules", dice el doctor Robert E. Clark, director de la Unidad de Cirugía Dermatológica y Oncología Cutánea en el Centro Médico de la Universidad Duke en Durham, Carolina del Norte. El hielo también ayuda a quitar el dolor, añade.

Levante el miembro que se acaba de golpear. Si levanta el brazo o la pierna recién golpeado por encima del nivel de su corazón, evitará que la sangre se deposite en el área lastimada.

Pruebe con compresas calientes. Aplique un lienzo caliente un día o dos después de haberse lesionado, para ayudar a dispersar las células rojas adicionales hacia los tejidos. Sostenga el lienzo en el lugar durante 20 minutos. El área oscura podría desvanecerse con más rapidez, sostiene el doctor Litt.

Aplique un poco de óxido de zinc. "Nunca se vende una contusión", dice el doctor Litt. Pero si cubre el moretón con una capa de óxido de zinc (un ingrediente común en muchas cremas de primeros auxilios) antes de irse a la cama le brindará un escudo protector y podría ayudarle a sanar, añade. Tanto el zinc de aplicación local como el tomado por vía oral, juegan una función importante para sanar las heridas.

Intente con un poco de árnica. Los indios americanos sabían lo que hacían cuando ponían el jugo del arbusto de árnica sobre las contusiones, de acuerdo con el doctor Varro E. Tyler, especialista en plantas medicinales y profesor de farmacognosia en la Universidad Purdue en West Lafayette, Indiana. "Hace varios años, en un estudio alemán se encontró que esta hierba tiene dos sustancias que producen efectos antiinflamatorios y analgésicos", dice el doctor Tyler. En las tiendas naturistas también se venden ungüentos a base de árnica que pueden ayudar a que desaparezcan las contusiones. Deben contener al menos 10% de árnica para ser efectivos, establece el doctor Tyler.

Busque la crema con vitamina C. El último ingrediente "milagroso" en los cosméticos para la piel es la vitamina C. Ésta parece tener algún mérito. "La vitamina C penetra la piel profundamente y puede ayudar a construir una estructura de apoyo a la piel con colágeno (dice el doctor Clark). Esto puede reducir su vulnerabilidad a las contusiones."

La vitamina C también ayuda a hacer más dura la piel más vieja, protegiéndola contra la fragilidad y las contusiones. "Los estudios preliminares han mostrado que cuando la vitamina C se aplica a las contusiones frescas en personas ancianas se minimiza la decoloración", ilustra el doctor Douglas Darr, profesor asistente de investigación en el Centro Médico de la Universidad Duke. La propia investigación del doctor Darr ha demostrado que la vitamina C de aplicación local previene el daño de la pesada sobreexposición a la luz del sol y desactiva las sustancias dañinas que corroen las células y añaden edad a la piel. Algunos de estos productos están ya disponibles; pregunte a su dermatólogo.

También ingiera vitamina C. "Si toma 500 a 1000 miligramos de vitamina C al día puede ayudar a fortalecer la formación de colágeno en la piel y hacer menos frágiles los vasos capilares", dice el doctor Clark. Tomar vitamina C puede resultar especialmente importante si también toma aspirina o corticosteroides para la artritis. Durante un estudio, los investigadores británicos observaron que la inflamación por artritis roba al cuerpo la vitamina C, y la aspirina y los esteroides que se usan para combatir ese padecimiento, también tienden a tomar del cuerpo ese nutriente, debilitando así los capilares. Cuando las personas recibieron 500 miligramos de vitamina C al día, sus contusiones mostraron una rápida mejoría. Antes de tomar cualquier dosis mayor de vitaminas, incluyendo la vitamina C, debe solicitar el permiso de su médico.

Conviértase en un amante de las ostras. Los mariscos con concha, así como la res y el pollo son una fuente excelente de zinc. Este mineral puede ayudar a que las células sanguíneas no goteen a través de los vasos sanguíneos después de una lesión, de acuerdo con el doctor Joseph Bark, consejero del Departamento de Dermatología en el Hospital St. Joseph en Lexington, Kentucky. Quizá también quiera tomar un suplemento diario polivitamínico con minerales que contenga zinc.

Cambie a acetaminofén. A diferencia de la aspirina y el ibuprofeno, este analgésico no altera la función plaquetaria, informa el doctor Shapiro.

Vaya con cuidado con las cremas para salpullidos. Si está usando una crema con hidrocortisona que no requiere de receta médica, para aliviar un problema de comezón en la piel, no la use por más de una o dos semanas. "Estos productos tienen el potencial para adelgazar la piel y hacerlo más propenso a las contusiones", previene el doctor Clark. Tenga especial cuidado de no usar en exceso esos productos en áreas húmedas, como la axila y la ingle, donde pueden penetrar la piel con más facilidad, añade.

Verifique sus medicamentos. Haga una lista de todos los medicamentos que está tomando, tanto los prescritos como los que no requieren de receta, muéstresela a su médico. El doctor puede sugerirle cambios que le ayudarán a prevenir el exceso de contusiones.

Corazón (Irregularidad en los latidos del)

CUÁNDO CONSULTAR A SU MÉDICO

- Experimenta que sus latidos son irregulares, con cambios bruscos, o palpitaciones varias veces a la semana o más.
- Su corazón fluctúa bruscamente de menos de 50 latidos a más de 100 por minuto.
- Vea a su médico de inmediato si sus latidos se disparan caóticamente en proporciones muy por encima de 100 latidos por minuto, cuando no está haciendo ejercicio.

LO QUE SU SÍNTOMA LE DICE

Como cualquier músico le puede decir, cada banda u orquesta necesita una buena sección rítmica para dar un compás sólido y mantener bien el tiempo. Si cualquiera de los músicos está fuera de tiempo o de ritmo, toda la banda puede adelantarse, atrasarse o separarse a la mitad del tono.

Puede pensar en el corazón como en un conjunto pequeño de cinco piezas: dos cámaras superiores (aurículas) que bombean la sangre que llega hacia dos cámaras bajas (ventrículos), que la bombean hacia los pulmones y al cuerpo. En vez del que toca el tambor, tenemos un marcapasos interno, llamado nodo sinusal, que mantiene las cámaras altas y bajas en continuo movimiento al enviarles pequeñas señales eléctricas. Pero si algo pudiera interrumpir esos impulsos, el ritmo del corazón se volvería inconsistente. Si es anormalmente bajo –menos de 60 latidos por minuto– los médicos le llaman *bradicardia*. Y si es anormalmente rápido, más de 100 latidos por minuto, le llaman *taquicardia*.

Los cardiólogos llaman a estas alteraciones en el ritmo cardiaco normal *arritmias* y se pueden originar en cualquier lugar del circuito eléctrico, desde el nodo sinusal hacia las aurículas y los ventrículos. A veces esas alteraciones son breves, otras son prolongadas. Algunas pueden ser alarmantes, otras pasan inadvertidas.

"Muchas arritmias surgen por factores externos, como tabaco, estimulantes, drogas ilegales y algunos medicamentos", dice el doctor Mark E. Josephson, profesor de medicina en la Escuela Médica de Harvard y director del Instituto de Electrofisiología y Servicios de Arritmia Harvard-Thorndike, en el Hospital Beth Israel, en Boston. "Algunas se relacionan con trastornos subyacentes serios, como enfermedades tiroideas, anemia, padecimientos coronarios o falla cardiaca. Pero la mayoría son sucesos normales en corazones sanos, mientras duermen, se ejercitan, o pasan por emoción o estrés."

Cuando un tamborilero pierde un golpe o dos, la banda toca un poco más fuerte; tal vez no se da cuenta de ello. Lo mismo sucede con las palpitaciones cardiacas; ésa es la sensación cuando el corazón palpita y pierde algún latido o genera latidos de más.

"Las palpitaciones son sólo fallas eléctricas, a menudo relacionados con la ansiedad o el estrés, que los experimentan todos de tiempo en tiempo y a menos que ocurran con gran frecuencia, generalmente son inofensivos e insignificantes", aclara la doctora Lou-Anne Beauregard, profesora asistente de medicina en el Hospital Cooper/Centro Médico Universitario en Camden, Nueva Jersey.

Los médicos se preocupan más por otras arritmias, como las que se originan en la parte superior del corazón. Un nodo sinusal "enfermo" o con mal funcionamiento puede producir bradicardias, taquicardias o ambas alternativamente. Una aurícula puede tener descargas breves pero regulares de 200 latidos por minuto (una condición conocida como taquicardia paroxística

103

supraventricular) o puede llegar a la fibrilación, que es una descarga más rápida y desorganizada desde diferentes lugares de la aurícula. Esta clase de taquicardias (ritmo rápido) que aparecen en las cámaras superiores del corazón son conocidas como arritmias supraventriculares.

"Las arritmias supraventriculares son comunes, tratables y generalmente benignas", dice el doctor Jeremy Ruskin, director del Servicio de Arritmias Cardiacas en el Hospital General de Massachusetts, en Boston. Ocasionalmente las personas con padecimientos cardiacos serios experimentan arritmias supraventriculares, añade. Estas arritmias ponen en peligro la vida y ocurren en los ventrículos. Las taquicardias ventriculares pueden sobrepasar los 200 latidos por minuto y generalmente siempre indican un padecimiento cardiaco latente. Si el ventrículo empieza a fibrilar, los latidos son tan caóticos que el corazón pierde toda su efectividad y se apaga. La fibrilación ventricular es la causa principal de las muertes repentinas en Estados Unidos.

ALIVIO DEL SÍNTOMA

*T*enga en mente que el intervalo normal de latidos es de 60 a 100 por minuto, con algunas bajas entre los 40 y 50 años en el caso de atletas con excelente condición. En el momento en que note que su corazón hace el cha-cha-cha cuando debería estar tocando un vals, es bueno ver a un médico para confirmar que no hay un problema serio.

Encuentre una distracción. No se obsesione con las palpitaciones; encuentre algo con qué sacarlas de su mente. Es más probable que las note y esté ansioso por ellas cuando está solo y sin hacer nada, de acuerdo con la doctora Beauregard. "A las personas que están despiertas en la cama, a menudo se les agudiza la conciencia, y esta sensación aumenta a medida que se concentran en sus propios latidos", dice. Lea un libro, vea televisión. Cualquier distracción servirá.

Verifique su botiquín. La dosis equivocada de un medicamento puede ocasionar que su pulso se acelere o baje de pronto. Lo mismo sucede con algunos productos que no requieren de receta médica, como antihistamínicos o medicamentos para el asma. Pero si toma medicamentos para el corazón, el cambio en el pulso puede ser el deseado. Verifique con el médico para ver si ya debe detenerse, cambiar o mantener la medicación.

Elimine la cafeína. Demasiadas tazas de café por la mañana pueden ocasionar palpitaciones o taquicardias por la tarde. Limite su ingesta de todas las bebidas con cafeína: café, té y colas.

Practique una vida limpia. El tabaco y el alcohol pueden no entorpecer su desarrollo, pero sí causarle algunas taquicardias locas y debe evitarlo, dice el doctor Josephson. Aléjese de las drogas ilegales. "Los consumidores de cocaína y marihuana son visitantes frecuentes de la sala de urgencias con latidos erráticos", añade.

Pregunte sobre medicamentos antiarrítmicos. Su médico puede decirle si requiere de medicamentos para algunas palpitaciones molestas. Los medicamentos que se prescriben normalmente para manejar taquicardias auriculares o ventriculares incluyen quinidina, procainamida, medicinas con digitalina y beta bloqueadores.

Contrate a un nuevo tamborilero. Los medios más efectivos para controlar la irregularidad en los latidos es implantando un marcapasos artificial, que sustituye al nodo sinusal. Este equipo puede usarse como medida permanente o temporal para corregir el ritmo.

Cuello con rigidez

CUÁNDO CONSULTAR A SU MÉDICO

- Tiene una sensación rasposa cuando gira el cuello.
- Sufrió un accidente en que su cabeza se golpeó hacia adelante y hacia atrás y su cuello sigue rígido después de dos días.
- Tiene ganglios inflamados, fiebre, jaqueca o náusea; vea a su médico de inmediato.
- Su cuello rígido se acompaña de picazón o dolor agudo que baja hasta los dedos.

LO QUE SU SÍNTOMA LE DICE

Despertó y sintió el cuello con rigidez. Considere la experiencia como una llamada de atención matutina para poner más atención a sus hábitos de sueño.

Desde luego que los accidentes automovilísticos, caídas, artritis y hasta una corriente de aire frío pueden causarle rigidez en el cuello. Pero es mucho más probable que se haya quedado dormido en una posición que forzó las articulaciones del cuello, de lo que resultó la inflamación y rigidez.

"Si toma cualquier articulación, la pone en un ángulo extraño y la deja así, tendrá rigidez", dice Tab Blackburn, fisioterapeuta y vicepresidente de los Centros de Rendimiento y Rehabilitación Humanos en Columbus, Georgia.

Otras causas posibles del cuello rígido como influenza, polio y meningitis son mucho más serias. Sin embargo, esos trastornos se anuncian, además, con otros síntomas desagradables, como náuseas, jaquecas y ganglios inflamados.

ALIVIO DEL SÍNTOMA

*B*asta tener el labio superior rígido para que perdure la rigidez del cuello. Además, aquí encontrará lo que le ayuda para aliviar el dolor.

A algunos les gusta caliente. Aplique calor directo al cuello por 20 a 30 minutos dos o tres veces al día; esto generalmente alivia el malestar, sugiere Blackburn. Si no tiene una almohadilla de calor intente esto: moje una toalla con agua caliente, exprímala y enróllela en su cuello. Otro método: tome un regaderazo prolongado y caliente y deje que el agua golpee la parte posterior de su cuello, dice Blackburn. No use calor si la rigidez es el resultado de una lesión que sucedió hace apenas dos días o menos. El calor sólo agravará la lesión y empeorará el dolor.

Haga del movimiento su loción. La fricción y el movimiento suaves pueden ayudar a restaurar la flexibilidad en un cuello rígido, afirma Blackburn. "Si puede, mueva el cuello con cuidado cuatro o cinco veces al día, como si estuviera poniéndole loción", dice. Recomienda mover la cabeza con cuidado de un lado al otro. Mirar por encima del hombro derecho mientras cuenta hasta cinco, después ver sobre el hombro izquierdo mientras cuenta hasta cinco. Repita el movimiento tres veces.

Intente con un medicamento de aplicación local. Los ungüentos para frotar el cuello rígido no tratan la causa del problema, pero pueden ayudar a aliviar el dolor, sostiene Blackburn. Los ungüentos que no requieren de prescripción contienen ingredientes que calientan el área dañada. Otros se preparan con ácido salicílico, el mismo analgésico de la aspirina. (Quienes son alérgicos a la aspirina deben verificar con su médico antes de usar estos ungüentos.) Pero sin importar lo que elija, nada supera el valor terapéutico de tener a alguien que frote el ungüento *por* usted. "Hay algo en ponerse en otras manos que alivia y relaja", dice el doctor Karl B. Fields, profesor asociado de práctica familiar y director de la Fraternidad de Medicina del Deporte en el Hospital Memorial Moses Cone, en Greensboro, Carolina del Norte.

Cierre esa ventana del dormitorio. La brisa fría que sopla sobre usted puede forzarlo a acomodarse en una posición extraña sólo para estar caliente, lo que ocasiona la rigidez del cuello, agrega el doctor Fields.

Busque una almohada apropiada. Recostarse sobre dos o tres almohadas puede ser cómodo, pero su cuello no aprecia todos esos cojines. Una almohada sencilla y suave de plumas o rellena con cáscaras de cebada se manipula fácilmente para brindarle un soporte suave al cuello, en lugar de empujar su cabeza hacia adelante. También son útiles las almohadas ortopédicas. Deben de tener los centros ahuecados, de tal forma que soporten el cuello, y la cabeza descanse cómodamente, dice Blackburn. Puede comprar una almohada ortopédica en algunas farmacias y en tiendas de suministros médicos.

Reserve el sillón para sentarse. Nadie se opone a la siesta dominical, pero la próxima vez aléjese del sillón. Los sillones y sofás generalmente no proporcionan suficiente espacio ni soporte para dormir, sostiene Blackburn. Si no puede ir a la cama durante 20 minutos a media tarde, trate de recostarse en el piso para dormir.

Consulte a su médico. Si la rigidez persiste por más de dos días y estos remedios caseros no ayudan, su médico puede ayudarle a encontrar alivio. Puede recomendarle usar un aparato para el cuello o enviarlo con un fisioterapeuta para someterlo a un tratamiento con masajes o ultrasonido.

Véase también Cuello (Dolor de).

Cuello (Dolor de)

CUÁNDO CONSULTAR A SU MÉDICO

- El dolor de cuello persiste durante más de tres días o reincide.
- Sufre de dolor de cuello después de una caída o accidente.
- El dolor irradia del cuello hacia los brazos o piernas.

LO QUE SU SÍNTOMA LE DICE

Siga sus instintos y podrá llegar a algo. Pero si deja que su cuerpo siga su barba cuando se sienta, se levanta o camina, probablemente tendrá dolor de cuello.

Si anda por ahí con los hombros caídos y la barba clavada hacia adelante, su cabeza no puede balancearse apropiadamente en su cuello. En vez de eso, los ligamentos y otros tejidos suaves de su cuello tienen que tratar casi con 9 kilogramos de peso distribuido inadecuadamente, ¡definitivamente es la forma equivocada de usar su cabeza!

"Creemos que el gran problema con el cuello y el resto de la columna es que las articulaciones se mantienen en una posición extrema durante un periodo largo y que ese estrés y tensión eventualmente conducen al dolor", dice el fisioterapeuta Wayne Rath, codirector de la Terapia Física Summit y colaborador del Instituto Internacional McKenzie en Syracuse, Nueva York, y profesor asistente clínico en el departamento de Terapia Física en la Universidad Thomas Jefferson en Filadelfia.

Varias estructuras de su cuello pueden producir dolor. Un disco roto (una de las almohadillas elásticas, en forma de dona, que están entre las vértebras) puede causar dificultades. Lo mismo sucede con los problemas de los músculos, las articulaciones o los ligamentos del cuello. Cualquiera de ellos puede lastimarse por una lesión. El más común, de latigazo, sucede generalmente cuando un auto se detiene de pronto, lo que hace que el cuello se mueva bruscamente hacia delante y hacia atrás. La degeneración gradual de cualquiera de las estructuras en el cuello por la edad o el uso prolongado, también pueden causar dolor de cuello.

ALIVIO DEL SÍNTOMA

Colocado sobre la espalda, su cuello lastimado puede parecer como una isla de dolor dentro de él. Pero de hecho, su cuello responderá a muchos de los mismos tratamientos que existen para aliviar el dolor de la parte baja de la espalda (véase pág. 183 para conocer esas técnicas de alivio). Sin embargo, hay remedios específicos que pueden ayudar a aliviar rápidamente el dolor de cuello.

Póngale collar al dolor. Algunas personas informan que los collares cervicales, disponibles en tiendas de suministro médico y algunas farmacias, pueden darle alivio temporal al mantener el cuello inmovilizado, comenta Philip Paul Tygiel, fisioterapeuta consultor de la Clínica de Dolor de Espalda del Centro Médico de la Universidad de Arizona, en Tucson. Pero no es conveniente mantener el cuello inmóvil por mucho tiempo, dice. Usar un collar cervical más de un par de días puede debilitar los músculos del cuello, haciéndole susceptible a lesiones futuras. Si el dolor persiste por más de tres días, acuda con su fisioterapeuta o con el médico.

Espere a que se vaya. "Las investigaciones muestran que de 80 a 90% de las personas que sufren de dolor de cuello y eligen no hacer nada, terminan sin dolor al cabo de dos o tres días," sostiene Rath.

Mejore su postura. "La mala postura no es sólo cómo se sienta y se para. Es cómo sostiene el cuerpo mientras funciona: moviéndose, sentándose, parándose, doblándose, alzando, jugando al golf, etcétera. Es cómo sostiene su cuerpo mientras está activo o inactivo", afirma Rath. Y la mala postura al sentarse, dice, es la más ofensiva de todas.

"Piense en su cuello como si fuera un soporte de golf y su cabeza como una pelota del golf. ¿Qué pasa si el soporte se inserta en un ángulo de 30 grados? Observe cómo las personas sostienen sus cuellos (nos pide). ¿Qué evita que sus cabezas se caigan? Todos los músculos y ligamentos bajo esa tensión." Para mantener la buena postura siéntese bien y derecho, eleve el pecho, baje ligeramente la barba y jale su cabeza hacia atrás de tal forma que sus orejas estén directamente sobre sus hombros, no frente a ellos.

Si sufre de accesos repetidos de dolor de cuello, pida a su médico que evalúe su postura y, si es necesario, le recomiende a alguien que le pueda dar entrenamiento de cómo mejorar su postura.

Controle esa tos. Si acentúa su tos y estornudos torciéndose y regresando como un orgulloso lanzador de béisbol, dése por advertido: puede lesionar su cuello. Mejor tosa o estornude mientras mantiene una buena postura, o aun mientras inclina su cabeza y cuello hacia atrás ligeramente, sugiere Rath.

Sostenga el teléfono. En vez de mantener el teléfono entre su cabeza y hombro, que puede dañar los tejidos suaves de su cuello y los músculos de la parte superior de la espalda, sostenga el teléfono con la mano. O mejor aún, cómprese un auricular de diadema o un teléfono con bocina, recomienda el doctor Hubert Rosomoff, director médico del Centro de Dolor y Rehabilitación de la Universidad de Miami, en Miami Beach. "Cuando sostiene el teléfono así, está alterando la postura y cambiando la actitud de su cabeza y cuello en forma anormal. No lo haga, es un desastre."

Consiga un atril para copiar textos. En vez de torcer el tronco y cuello para leer un texto mientras lo mecanografía en su computadora, instale un atril para copiar textos que se adapte pegado a la pantalla. "Probablemente sea una de las mejores herramientas que pueda tener", afirma Annie Pivarski, consultora en cuidado de espalda y entrenadora personal en San Francisco, quien ayudó a rehabilitar la espalda del mariscal de campo Joe Montana de los 49s de San Francisco, después de la cirugía que le practicaron en 1986.

Verifique la almohada. La almohada equivocada es una causa común del dolor de cuello. Pero más que tomar el consejo de otra persona, encuentre una que le mantenga a *usted* libre de dolor. Las rellenas con cáscara de cebada pueden moldearse para brindarle soporte en el cuello mientras duerme. Pero cualquier almohada cervical que le brinde apoyo a los ligamentos del cuello puede ser muy útil. Sobre todo, evite las almohadas que empujen su cabeza hacia arriba.

Consiga un rollo. El rollo cervical lo encuentra en casi todas las tiendas de suministros médicos y está diseñado para deslizarse bajo su cuello mientras duerme, reduciendo la tensión sobre las articulaciones del cuello, concluye Rath.

EJERCICIOS PARA PREVENIR EL DOLOR EN EL CUELLO

Todos saben que el ejercicio fortalece los músculos y aumenta la flexibilidad. Hasta el ejercicio suave ayuda a lubricar su cuello y a acelerar los nutrientes hacia el área, dice Tygiel. He aquí unos cuantos ejercicios que son particularmente útiles.

Giros de cabeza. Mueva la cabeza hacia arriba y abajo, bajando poco a poco la barba hasta el pecho y después regresando con lentitud hasta una posición normal. Repita 10 veces. Después, gire lentamente la cabeza del lado izquierdo hacia el derecho y después regrese. Repita 10 veces. Luego voltee lentamente su cabeza de lado a lado y regresando a la posición normal. Repítalo 10 veces también. Haga estos ejercicios "libres de dolor". (No se fuerce y no se preocupe si escucha crujidos.)

"Muchas personas no mueven normalmente las articulaciones del cuello a diario, sin embargo, es una buena terapia", comenta Tygiel.

Presiónelo. Coloque la palma de la mano contra la parte posterior de su cabeza y presione con suavidad mientras ofrece resistencia con la cabeza. Sostenga hasta la cuenta de 10. Repita con su palma sobre la frente. Ahora coloque la palma de su mano derecha sobre la parte derecha de la cabeza y presione, resistiendo una vez más el movimiento con la cabeza. Repita al lado izquierdo. Haga estos ejercicios una vez al día.

Diga no al giro. Girar la cabeza alrededor formando un círculo, como hacen muchas personas para "aflojar" los músculos del cuello, de hecho puede causar más daño. Evítelo, concluye Tygiel.

Véanse también Cuello con rigidez; Espalda (Dolor en la parte alta de la).

Cuero cabelludo (Comezón en el)

LO QUE SU SÍNTOMA LE DICE

*A*hí está usted, rascándose la cabeza como un desesperado, preguntándose por qué su cuero cabelludo tiene una comezón tan endiablada. Ya no medites, McGruff.

Puede haber desarrollado una enfermedad en la piel como soriasis o dermatitis seborreica, acompañada del hongo que obliga a la piel a crecer con más

111

rapidez de lo normal. La sobreabundancia de piel, en turno, alienta un desarrollo excesivo del organismo que ocasiona (sí, adivinó) la comezón, sostiene el doctor Robert Rietschel, consejero del Departamento de Dermatología en la Clínica Ochsner, en Nueva Orleans.

Otros causantes de la comezón en la cabeza son: el mal cuidado del cabello y (¡uf!) los piojos.

Alivio del síntoma

*E*n vez de frotarse mucho, intente estos tratamientos para la picazón en el cuero cabelludo.

Evite la barra. Nunca use un jabón de barra para limpiar su cabello, dice Ron Renee, presidente de la Asociación Nacional de Esteticistas en Dallas. No sólo daña el cabello, sino que priva al cuero cabelludo de sus aceites esenciales, lo que puede causar la comezón, afirma.

Lávese con el champú adecuado. "Realmente necesita un champú con pH balanceado para evitar que su cuero cabelludo se descame y reseque, causa común de la comezón", añade Renee. Busque uno que tenga un nivel de pH entre 4.5 y 5.5, recomienda. Puede verificar el pH de su champú favorito usando una tira testigo de reactivo de nitrosina, que puede comprar en las farmacias.

Tome un antihistamínico. Algunos antihistamínicos que se usan para las alergias contienen ingredientes anticomezón que pueden darle alivio temporal a la picazón, dice el doctor Robert Richards, vocero de la Academia Americana de Dermatólogos con práctica en Toronto. Como algunos contienen sedantes, pueden ser útiles cuando una picazón lo está volviendo loco, comenta.

Duerma con él. "Si busca un tratamiento que no requiere de receta contra la descamación del cuero cabelludo, hay un producto excelente llamado *Baker's P* y *S Liquid*," dice el doctor Rietschel. Aplíquelo a la hora de dormir y póngase un gorro de baño. A la mañana siguiente lave el cabello con un champú anticaspa.

Esparza un poco de aceite de olivo. "El aceite de olivo parece tener un efecto de alivio en algunos casos de resequedad del cuero cabelludo (asegura el doctor Rietschel). Sólo dé masaje con el aceite de oliva caliente en el cuero cabelludo y espere 10 minutos antes de lavarlo con champú."

Haga una cita con su dermatólogo. "Si no empieza a sentir un alivio sustancial en menos de una semana, va a necesitar un nivel más alto de cuidado", dice el doctor Rietschel.

Para detener la soriasis

No se moleste con la soriasis, póngase a mano con estos remedios.

Déle una tallada a la soriasis. Los champúes basados en alquitrán de hulla, aunque desagradables, parecen funcionar bien pues remueven la piel muerta y reducen la inflamación que acompaña a la soriasis del cuero cabelludo, dice el doctor Rietschel. "Si usted trata con la inflamación, está tratando con la comezón", sostiene. Debe ver resultados dentro de una o dos semanas; si no, consulte a su médico.

Corte la comezón con cortisona. Si el eczema o soriasis sigue provocando comezón después del champú, póngase crema con hidrocortisona al 1%, que es un artículo disponible en la mayoría de las farmacias, dice el doctor Rietschel.

Lo que se debe hacer y lo que no con el cabello

También es posible que en tanto intenta desarrollar la última recomendación, quizás haya cometido algo que debe evitarse: exponer su cuero cabelludo a varios químicos que desaten una reacción alérgica, causando inflamación y comezón o quizá simplemente usar la clase equivocada de artículos para lavarse el cabello. Considere estos consejos cuando cuide del cabello.

Pruebe su tratamiento para el cuidado del cabello. Los tintes caseros para el cabello contienen parafenilenediamina, un químico que ha sido relacionado con intensa comezón del cuero cabelludo y ampollas. "Una vez que haya tenido contacto con él es suficiente para que el proceso inmunológico continúe su curso por una o dos semanas", dice el doctor Rietschel. Para evitar la reacción alérgica, pruebe el tinte de la caja como se indica antes de usarlo, comenta.

Tire su ácido para permanente. Si ha experimentado picazón fuerte 48 horas o menos después de un permanente en el salón, evite el gliceril tioglicolato, un activador del permanente y un irritante muy común. Como el químico permanece en el pelo después de varias lavadas, algunos atacados por el eczema se han visto forzados a rasurarse la cabeza para encontrar alivio. "Es difícil realmente enfrentarlo (afirma el doctor Rietschel). Evítelo si puede."

Liquide esos piojos

No es un prospecto agradable, pero la comezón en el cuero cabelludo *podría* ser un signo de que usted tiene piojos en la cabeza. Estos insectos del tamaño de la semilla de mostaza hacen agujeritos en el cuero cabelludo, viven de la sangre y nunca cenan sin antes producir varios cientos de descendientes.

Si sospecha que su hijo pudo haber traído a casa piojos en su cabeza desde la escuela, tendrá que actuar antes de que toda la familia empiece a rascarse, advierte el doctor Richards. Tome nota:

Compre un champú poderoso. Hay varios champúes que se venden por prescripción y otros sin receta que son excelentes para matar a los piojos de la cabeza, de acuerdo con el doctor Richards. Incluyen los que tienen gamma hexacloruro de benzeno y permetrín. Sin embargo, una vez muertos los piojos, es preciso eliminar sus huevecillos, peinándolo con un peine especial, concluye el doctor Richards. Posiblemente requiera repetir el tratamiento varias veces. Los sobrevivientes no pierden el tiempo e inician una nueva familia de piojos hambrientos.

D

Debilidad en los brazos

CUÁNDO CONSULTAR A SU MÉDICO

- Experimenta una pérdida de sensación o un entumecimiento que dura más de unos cuantos minutos.
- Si su brazo simplemente no funciona, trátelo como una emergencia médica.
- Tuvo recientemente un accidente y su brazo se ve deforme o escucha crujidos o rechinidos en las articulaciones.

LO QUE SU SÍNTOMA LE DICE

*E*n tanto que el brazo generalmente está diseñado para resistir trabajos forzados, algunas partes son vulnerables a lesiones. Con bastante frecuencia, la debilidad en la parte superior del brazo resulta de una especie de juego interno de torsión. Puede suceder que en algún lugar entre el cuello y las puntas de los dedos, se comprima un nervio o un vaso sanguíneo. El flujo sanguíneo hacia el área afectada puede aminorarse hasta sólo gotear y las terminaciones nerviosas pueden ser incapaces de transmitir señales al cerebro con toda su fuerza, lo que crea una sensación de entumecimiento o debilidad.

Esas lesiones nerviosas se mencionan de diferentes maneras: síndrome de salida torácica (si la compresión está en algún lugar entre el cuello y el hombro), pellizco del nervio cubital (de manera específica del codo hacia abajo) y síndrome del túnel del carpo (en la muñeca y la mano), pero tienen una cosa en común y es que involucran los nervios (y a veces las arterias) que van, desde el cuello, a todo lo largo del brazo.

Otra lesión por compresión, que a menudo se pasa por alto, es la neuropatía cubital, que se puede presentar cuando se lesiona el nervio cubital que pasa por debajo del codo (el llamado codo gracioso), causando entumecimiento y picazón en la mano así como dolor en el codo. Las personas que se recuestan sobre superficies duras a veces desarrollan el problema. Los ciclistas reportan

115

una pérdida de sensación similar en sus dedos. En este caso, al apoyarse sobre el manubrio con las manos, se ejerce presión sobre el nervio cubital, un riesgo conocido como síndrome de túnel del carpo.

Estas lesiones surgen generalmente por movimientos repetitivos sobre el brazo durante varios meses o semanas, dice el doctor David Rempel, profesor asistente de medicina en la Universidad de California, en San Francisco, e ingeniero biomédico especialista en desórdenes musculoesqueléticos relacionados con el trabajo. Por ejemplo, los electricistas que usan un movimiento constante de torsión para girar los desarmadores y las pinzas para cable, son vulnerables a lesionarse los tendones del codo.

Todos esos tendones, ligamentos y músculos de los que se abusa, tienden a lastimarse. Se hinchan y llegan hasta el nervio cercano. Aunque esas lesiones ocurren en el codo, la muñeca y el hombro, a menudo causan sensación de debilidad en el antebrazo o en el brazo superior, explica Steven Bogard, fisioterapeuta del Centro de Mano de la Clínica Mayo en Rochester, Minnesota.

ALIVIO DEL SÍNTOMA

*E*l tratamiento depende del diagnóstico. Devolver la fuerza a un brazo débil puede ser tan fácil como el reposo y tan seria como una cirugía. Esto es lo que hay que hacer.

Busque a los expertos. "Si hay un pellizco en un nervio, lo primero que debe hacerse es determinar qué tan grave es", advierte el doctor Rempel. "Los médicos envían a algunas personas a cirugía de inmediato, en especial si los síntomas son persistentes. Pero nosotros iniciamos un tratamiento conservador: reposo hasta que los síntomas se calmen; use tablillas y quizás una inyección de cortisona para reducir la inflamación."

Sométalo a pruebas. Quizá su médico ordene una serie de pruebas de electrodiagnóstico para determinar dónde está comprometido el nervio; otra prueba puede ser medir la sensibilidad del brazo a la presión o temperatura. Su médico también puede evaluar el control de la fuerza o hacer que mueva la articulación o el miembro afectado, para determinar qué tan débil está.

Regrese a la escuela. Puede beneficiarse con un poco de reentrenamiento por un fisioterapeuta o un terapeuta ocupacional que le enseñe la forma para desarrollar su trabajo, o su deporte favorito, con menos tensión sobre el brazo. Por ejemplo, poner más abajo el asiento de la bicicleta y usar guantes acojinados, puede prevenir el síndrome de túnel cubital. Contar con descansos especiales acojinados para los brazos puede aliviar la presión en sus codos y prevenir neuropatías cubitales. Pero mientras más pronto se trate el problema, mejor. Estas lesiones no son para hacerle al tonto. Con el tiempo un nervio lesionado puede dañarse sin posibilidad de arreglo y causarle debilidad permanente. "Aún si quisiera corregirlo después con cirugía, la recuperación es limitada (advierte el doctor Rempel). Lo que los médicos prefieren realmente es evitar que el problema se vuelva incapacitante.

Decaimiento vespertino

CUÁNDO CONSULTAR A SU MÉDICO

- El decaimiento vespertino le invade regular e irresistiblemente, aun cuando esté manteniendo un horario regular de sueño.
- Su decaimiento continúa por la tarde y aun por la noche, durante un periodo de dos o más semanas.
- Su decaimiento vespertino afecta su rendimiento laboral y su seguridad (por ejemplo, cuando tiene que manejar u operar equipo pesado).

LO QUE SU SÍNTOMA LE DICE

Se levanta y brilla con el nuevo día, listo para enfrentarse al mundo. Hace sus tareas de la mañana como una ráfaga de fuego. Y después, en la tarde, se queda sin energía.

¿Qué podría haber causado que su nivel de alerta y de energía se vaya en una picada extraordinaria? ¿Algo serio? No es probable. Este decaimiento súbito es una función normal, saludable y esperada de nuestros ritmos circadianos, los relojes biológicos internos que regulan nuestros sistemas de sueño/vigilia, explica el psicólogo biólogo doctor David F. Dinges, profesor asociado en el departamento de psiquiatría de la Escuela de Medicina en la Universidad de Pennsylvania, en Filadelfia.

"Por las mañanas, estamos frescos después de una noche de sueño y nuestra energía y grado de alerta están en su nivel pico (explica el doctor Dinges). Hay un 'bajón' a la mitad de la tarde, cuando reaparece el sopor, nuestra zona natural de siesta. Después, al anochecer, nuestro nivel de alerta por lo regular vuelve a subir."

Los individuos difieren en el grado en que el decaimiento los afecta. Generalmente la profundidad del bajón está en función de su somnolencia y de la cantidad de sueño que tiene por la noche. "Si le falta dormir, y ante una situación de inactividad, su nivel de alerta bajará y se sentirá muy soñoliento cuando esté en su zona de siesta, por lo general entre la 1:00 y las 3:00 p.m.", afirma el doctor Wilse B. Webb, profesor de psicología en la Universidad de Florida, en Gainesville. "Si el decaimiento lo golpea muy fuerte, podría significar que sólo tiene una tendencia a la siesta extremadamente fuerte. Pero también podría significar que se está privando crónicamente de un sueño reparador por la noche."

Si en realidad está falto de sueño, ese bajón normal puede tomar el tamaño del Gran Cañón. Para la mayoría de nosotros, el bajón representa unos cuantos bostezos y un inconveniente ocasional. Pero si nota que está cabeceando en su escritorio o luchando por permanecer despierto al manejar, tómelo como una señal de alerta de que el sueño que está teniendo es inadecuado. Esos bajones profundos y poderosos generalmente son la forma que tiene el cuerpo de decirle que deje de quedarse hasta tan tarde, de levantarse tan temprano y de mantener un horario irregular. Pero para algunos pueden ser la señal de un desorden del sueño más serio, que está evitando que los poderes restauradores de éste puedan trabajar a fondo. Una posibilidad sería la apnea del sueño, un desorden serio que incluye episodios en que se interrumpe la respiración.

Su comida del mediodía también puede llevarle a ese letargo vespertino. La doctora Bonnie J. Spring, profesora de psicología en la Escuela Médica de Chicago/Universidad de Ciencias de la Salud, ha demostrado que un almuerzo alto en carbohidratos y bajo en proteínas puede producir un decaimiento de energía vespertino y una disminución del grado de alerta, pues eleva los valores cerebrales de serotonina, una sustancia que nos hace adormecernos.

ALIVIO DEL SÍNTOMA

*E*l decaimiento vespertino puede no ser un síntoma prioritario, pero no se debe descartar a la ligera. La reducción del nivel de alerta puede llevar a la baja productividad, así como a los accidentes industriales y de tráfico. Aquí hay algunos energéticos que puede usar para recargar su batería y escabullirse del decaimiento vespertino.

Camine. Una caminata rápida de 10 minutos aumenta la energía con más rapidez y a un mayor grado que los dulces y bocadillos, de acuerdo con el doctor Robert Thayer, profesor de psicología en la Universidad Estatal de California, en Long Beach. "Ocurre un despertar general del cuerpo, que activa un número de sistemas diferentes en la mente y el cuerpo para producir un efecto de levantamiento hasta por dos horas", sostiene.

Tome una siesta. Si la situación lo permite, escuche el llamado de la Madre Naturaleza y dé unas cuantas pestañeadas. "Una siesta breve puede ser muy vigorizante (recomienda el doctor Webb). Una buena regla para las siestas es que nunca deben ser de más de una hora y nunca después de las 4:00 p.m."

Duerma lo suficiente la noche anterior. "Si le falta dormir, es más probable que se enfrente con el bajón circadiano," dice el doctor Dinges. El tener sueño adecuado por la noche y mantener patrones regulares de sueño puede disminuir la gravedad. Para más sobre el sueño, vea Insomnio, en la página 287.

Reacomode su horario. Programe las actividades más pasivas como manejar, leer y realizar papeleo durante la mañana y avanzada la tarde, cuando está más alerta, sugiere el doctor Dinges. "Use el periodo de decaimiento para enlazar actividades sociales como hablar por teléfono, interactuar con sus compañeros y hacer tareas físicas", aconseja.

No omita el desayuno. "La omisión del desayuno crea un gran vacío de energía que sentirá durante todo el día, aunque coma un buen almuerzo", dice el doctor James A. Corea, fisioterapeuta registrado en Moorestown, Nueva Jersey, y entrenador del equipo de futbol profesional *Águilas* de Filadelfia. "Empiece con un buen desayuno de cereal, bajo en grasas, fruta fresca, pan integral tostado y leche descremada. No puede fallar."

Coma un almuerzo balanceado. El almuerzo ideal es el que tiene un balance de proteína y carbohidratos. Un buen ejemplo de comida alta en energía para combatir el decaimiento sería una combinación de pescado, pasta, arroz, papa horneada, ensalada de frutas, vegetales, carne magra o sopa, de acuerdo con el doctor Corea.

Evite el martini al mediodía. El alcohol es un depresivo y como muchas otras drogas, puede golpearlo como una tonelada de ladrillos.

Evite bocadillos con azúcar. "Después de un breve aumento de energía, el azúcar produce un aumento en el cansancio", indica el doctor Thayer. Los caramelos y la comida chatarra pueden ser convenientes, pero también pueden llevar su decaimiento a nivel más profundo. La fruta fresca o las palomitas de maíz son un bocadillo más recomendable.

Beba café o refresco. La cafeína es un poderoso estimulante que puede ayudarle a pasar por este periodo, dice el doctor Philip R. Westbrook, director del Centro de Desórdenes del Sueño en el Centro Médico Cedars-Sinai, en Los Ángeles. Cuide de no excederse con el café de la mañana: el alza que obtiene con más de cuatro tazas puede hacer que se arrastre al principio de la tarde, empeorando el decaimiento.

Véase también Fatiga.

Dedos con deformidad

CUÁNDO CONSULTAR A SU MÉDICO

- Consulte al médico en cuanto perciba que sus dedos están empezando a doblarse y a deformarse.

LO QUE SU SÍNTOMA LE DICE

*E*sos nudillos protuberantes y abultados son sólo una señal del paso del tiempo y de la osteoartritis que inevitablemente surge al envejecer las articulaciones.

La osteoartritis con frecuencia se llama *artritis causada por el uso o por desgaste natural* es el resultado de años y años de microlesiones. Generalmente esos bultos no evitarán que realice sus actividades normales, aunque podrían doler de tiempo en tiempo, dicen los doctores.

Sin embargo, si sus manos empiezan a sentirse distorsionadas y un poco doloridas al empezar sus 30 años, podrían ser signos de artritis reumatoide, una forma potencialmente debilitante de enfermedad que requiere tratamiento médico continuo. Las articulaciones se mantienen unidas por ligamentos, que empiezan a estirarse cuando la inflamación reumatoide llena las articulaciones con líquido. Los ligamentos pueden deteriorarse gradualmente al punto de que ya no pueden mantenerse los dedos estables. Entonces los dedos pueden empezar dejar su posición "a la deriva", en ocasiones gravemente.

Por razones que no se comprenden todavía, la artritis reumatoide tiende a afectar más a las mujeres que a los hombres, generalmente entre los 35 y los 45 años.

ALIVIO DEL SÍNTOMA

Nada, ni la cirugía, puede desatar los nudos o suavizar las protuberancias de los dedos. Pero pueden reducir el dolor.

Empiece con medicamentos que no requieren de receta. Si la osteoartritis duele, tome analgésicos. Intente primero con acetaminofén, luego con aspirina con capa entérica o ibuprofeno, sugiere el doctor Sidney Block, reumatólogo con práctica privada en Bangor, Maine.

Pida la ayuda de su médico. Una variedad de medicinas por prescripción pueden ayudar a controlar el daño que causa la artritis reumatoide, afirma el doctor Earl Marmar, cirujano ortopédico en el Centro Médico Einstein, director del Centro de Reemplazo Articular Einstein/Moss y profesor asistente clínico de cirugía ortopédica en la Universidad Temple, en Filadelfia. La primera línea de defensa es de antiinflamatorios, seguidos de oro, metotrexato y esteroides, añade.

Intente los baños de cera. La oferta favorita de un fisioterapeuta es probable que sea el baño de parafina, dice el doctor Marmar. Sus manos se colocan en parafina muy caliente, lo que alivia maravillosamente sus articulaciones mientras se seca.

Considere la cirugía. Si sus deformidades reumatoides son tan severas que se siente incapacitado, no se desespere, los avances en cirugía reconstructiva pueden restaurarle gran parte de la función, asegura el doctor Marmar. Un cirujano reconstructor de mano puede volver a equilibrar las articulaciones, remover el tejido inflamado, reparar tendones destruidos y hasta insertar espaciadores de goma para apoyar las articulaciones. A menudo la cirugía es una combinación de procedimientos y puede incluir tratamiento de las articu-

121

laciones de la muñeca, donde los cambios artríticos pueden haber contribuido a las deformidades en los dedos.

Véanse también Articulaciones inflamadas; Articulaciones (Dolor en las).

Dedos del pie
(Cambio de color de las uñas de los)

CUÁNDO CONSULTAR A SU MÉDICO

- El cambio de coloración de su uña se esparce al tejido que la rodea.

LO QUE SU SÍNTOMA LE DICE

*E*n realidad no es justo señalar un dedo del pie en especial para un tratamiento. Pero de alguna manera, ya lo ha hecho.

De entre 10 dígitos, ya eligió a éste para usarlo como el lugar final para que su bola de boliche errante pueda reposar. O para golpear con el pavimento durante sus ejercicios matutinos. Y ahora la negrura ha descendido a través de su uña, como un trocito de noche.

Aunque puede ser fea, lo negro de su uña no es más que sangre seca que se ha acumulado debajo de ella. Nada peligroso. Nada permanente. Y con un poco de terapia y paciencia, estará tirando *strikes* (o corriendo) nuevamente muy pronto.

ALIVIO DEL SÍNTOMA

*S*i un golpe en el dedo del pie ha ocasionado algún derrame de sangre, trate de seguir los siguientes consejos.

122

Moje el dolor. De inmediato deje correr agua fría sobre la uña lastimada, sumérjala en agua fría o aplique un paquete de hielo durante 15 ó 20 minutos. Esto reduce la hinchazón, asevera el doctor Richard K. Scher, profesor de dermatología y especialista en uñas del Centro Médico Presbiteriano Columbia, en la ciudad de Nueva York.

Dése usted un ascenso. Si eleva su pie después de remojarlo, quizá también sienta alivio, aconseja el doctor Mark Scioli, cirujano ortopédico en el Centro de Cirugía Ortopédica en Lubboc, Texas.

Haga un agujerito. Puede aliviar el dolor por la presión y la mancha causada por la aglomeración de sangre bajo la uña si permite que su médico haga un agujerito con cuidado, dice el doctor Scioli. Quizá así no pierda la uña, pero si se cae, tardará de tres a cuatro meses en crecer, añade.

Forre esa uña. ¿Temeroso de que pueda romperse la uña lastimada al ponerse los calcetines o los pantalones? Asegure con cuidado la uña envolviéndola con tela adhesiva, recomienda el doctor Patrick O'Connor, autor de *Footworks: The Patient's Guide to the Foot and Ankle.*

"Cuando corría, con frecuencia sentía que una uña se me estaba cayendo (narra el doctor O'Connor). Así pues, la experiencia nos dice cómo protegerla."

Verifique sus zapatos. Correr con unos zapatos muy ajustados, para atletismo o no, puede ocasionar que sus dedos se pongan negros, dice el doctor Martín L. Kabongo, coordinador de dermatología para el programa de residencia en medicina familiar, en el Hospital Bon Secours en Grosse Point, Michigan. Para mayor protección compre zapatos para correr con suelas que cubran parte del área de los dedos, concluye. También puede proteger sus dedos del daño en su trabajo si usa botas con punta de acero, dice el doctor O'Connor.

Dedos del pie
(Dolor en las uñas de los)

CUÁNDO CONSULTAR A SU MÉDICO

- La piel que rodea a la uña del pie está roja e hinchada, o le sale líquido verde o amarillo.
- Usted tiene diabetes.

LO QUE SU SÍNTOMA LE DICE

*L*as uñas de los pies son los relegados de la anatomía. No se les respeta. En tanto que los estadounidenses gastan cada año millones en limar, cortar y pulir las uñas de *los dedos de las manos*, las de los pies son afortunadas si ven un par nuevo de calcetines de vez en cuando.

Pero a veces las uñas de los pies *hacen* que usted las note, como cuando están enterradas.

"Trabaje o no con sus pies, una uña enterrada puede ser incapacitante", dice el doctor Archie W. Bedell, consejero emérito en el Departamento de Medicina Familiar en el Hospital Henry Ford, en Detroit.

La uña ennegrecida es otra fuente posible de dolor; vea la página 651.

ALIVIO DEL SÍNTOMA

*S*ólo porque se ha desarrollado una uña enterrada no significa que usted deba tolerarla. Estos son algunos consejos para aliviar el dolor y el problema.

Remójela. Si remoja su pie en una palangana con agua caliente con dos cucharadas de sal de Epsom por 15 a 20 minutos, se suavizarán su uña y la piel, sugiere el doctor Bedell. O use una solución con agua y un antiséptico. (Si es diabético, no lo haga.)

Desentiérrela. Una vez que haya remojado el pie y lavado cuidadosamente sus manos, retire con cuidado la piel que está alrededor de la uña enterrada. Si el procedimiento es muy doloroso, vea a su médico para que le haga tratamiento, aconseja el doctor Bedell.

Acojínela. Después de haber separado la uña y la piel, puede poner un pequeño trozo de algodón entre la uña y la piel por unos días, hasta que la uña crezca fuera y la piel sane, dice el doctor Bedell.

O intente con cinta. Primero, asegure una tira angosta de cinta adhesiva cerca de la uña enterrada y tire de la piel para alejarla de la uña; envuelva con la cinta para prevenir que la orilla de la uña se vuelva a enterrar en la piel. Tiene que experimentar un poco para realizar este trabajo, pero básicamente cualquier técnica que envuelva y libere la piel y la sostenga es adecuada. Después aplique un poco de algún líquido antiséptico local, dice el doctor Patrick O'Connor, autor de *Footworks: The Patient's Guide to the Foot and Ankle.* Cambie la cinta y aplique el antiséptico a diario, hasta que sane, añade.

O haga un corte cuidadoso. Corte con cuidado la uña con un par de alicates para mantenerla lejos de su carne, recomienda el doctor Myles Schneider, de Annadale, Virginia, podiatra y coautor de *How to Doctor Your Feet without a Doctor.* Así es como funciona el procedimiento. Una vez que haya limpiado el área, entúmala con hielo durante cinco o diez minutos. Con un par de alicates corte la porción agresiva de la uña. Lave toda el área con una solución antiséptica. Durante los siguientes tres días remoje su pie una vez al día en agua caliente con dos cucharadas de sales de Epsom. Si vuelve a doler, se pone rojo y se infecta, vea al médico, aconseja el doctor Schneider.

Corte correctamente. Para evitar la recurrencia, ayuda mucho cortar las uñas de los pies adecuadamente. En vez de usar alicates redondeados para las manos en los pies, invierta en un par de alicates para las uñas de los pies. Son más anchos y aumentan sus posibilidades de hacer cortes rectos, sugiere el doctor Bedell. Evite usar tijeritas.

Haga el corte recto. Cuando corte las uñas de los pies, asegúrese de cortarlas en forma transversal y recta (si sus uñas están relativamente derechas), dice el doctor Bedell. Esto prevendrá que la uña vuelva a crecer curva y lentamente se meta de nuevo en la piel que la rodea, afirma. Si tiene uñas deformes, corte las esquinas para que no crezcan enterradas.

Compre los zapatos adecuados. Los zapatos ajustados que acalambran los dedos pueden ocasionar uñas enterradas, dice el doctor Bedell. Asegúrese de que sus zapatos cuentan con suficiente espacio para los dedos.

Deformidad en dedos del pie

CUÁNDO CONSULTAR A SU MÉDICO

- Sus dedos torcidos o crispados le causan dolor.

LO QUE SU SÍNTOMA LE DICE

*A*lgunas personas cruzan sus dedos y esperan lo mejor, pero nadie cruza los dedos de los pies a propósito.

Los dedos torcidos pueden ser causados por juanetes, desequilibrios musculares o hasta artritis reumatoide. También son hereditarios. Pero la causa más común de los dedos torcidos es, por mucho, el calzado impropio, de acuerdo con la doctora Sally Rudicel, asociada del Departamento de Ortopedia del Centro Médico Albert Einstein, en Filadelfia.

Los zapatos ajustados pueden causar que el dedo gordo del pie gire en contra de los otros dedos, presionando al segundo, y quizá también cause que los dos dedos se curven. Eso a veces fuerza al segundo a tomar una posición arqueada llamada dedo en martillo, explica la doctora Rudicel.

A los zapatos, como los de tacón, que oprimen la parte delantera de los pies, también se les ha relacionado con algo llamado dedo en mazo, un problema caracterizado por dedos que se enroscan hacia abajo en la punta, añade la doctora Rudicel.

ALIVIO DEL SÍNTOMA

*P*oner los dedos torcidos otra vez derechos y angostos sin cirugía es muy difícil. Pero puede mejorar su situación si sigue estos consejos.

Brinde apoyo. Para prevenir que los dedos se enrosquen para abajo, pruebe con una almohadilla en forma de cresta, sugiere el doctor Steve Guida, podiatra en Fort Lauderdale, Florida. La almohadilla en cresta es un cojín asegura-

126

do con una cinta, hecho con hulespuma que se coloca bajo los dedos y se ajusta a la parte superior del zapato. Puede comprarlas en tiendas de suministros médicos, dice.

Deslícese con sandalias. "A menudo, al eliminar la presión sobre la parte superior de los dedos torcidos causada por los zapatos normales terminará con la incomodidad", asegura el doctor Patrick O'Connor, autor de *Footworks: The Patient's Guide to the Foot and Ankle*.

Elija un par a la medida. Los zapatos hechos a la medida que toman en cuenta los dedos torcidos también pueden ayudar a aliviar el dolor. Para mejores resultados póngase en contacto con un especialista en el diseño de calzado y equipo para problemas de pies dolorosos, sugiere Charley Simpson, especialista y propietario de Simpson Shoes, en Boston.

Considere la cirugía. Aunque es el último recurso, la cirugía que sustituye las articulaciones del dedo gordo o reduce la tensión sobre los tendones del pie que jalan los dedos, puede ser la única forma de corregir su problema particular. Pregunte a su médico, concluye el doctor Guida.

Véase también Callos.

Deglución (Problemas de la)

CUÁNDO CONSULTAR A SU MÉDICO

- Tiene problemas para tragar que persisten durante más de un día o dos.
- Se atraganta cuando trata de deglutir.
- También tiene dolor en el oído y está tosiendo con sangre.

LO QUE SU SÍNTOMA LE DICE

*L*a deglución es una de esas cosas en las que rara vez pensamos, hasta que se tiene problema para hacerlo.

Pero se piensa en ella plenamente cuando tragar es doloroso, o cuando comer se convierte en algo difícil por la dificultad para tragar o usted tiene una sensación extraña o un "bulto" en la garganta.

Deglutir es tan natural como respirar. Los músculos de su garganta realizan este movimiento cientos de veces al día, tanto para dar entrada a la comida y bebida, como para mover el flujo de saliva y moco que su cuerpo produce constantemente. Cuando traga, se relaja el músculo circular que está en el extremo superior del esófago, llamado esfínter, lo que permite que lo que haya pasado por su boca y garganta llegue al aparato digestivo.

Como se requiere que el esfínter se relaje para realizar este proceso con suavidad, resulta lógico que un cuerpo que no está relajado a causa de tensión, estrés o pánico escénico pueda tensar la garganta. Como dice el dicho: "Eso es duro de tragar."

Existen otras razones que dificultan la deglución que pueden ser inocuas. La irritación crónica de la garganta, especialmente por el aire seco interior en invierno, puede hacer difícil la deglución, sobre todo cuando acaba de levantarse. Y si no está bebiendo líquidos suficientes, su garganta se seca, haciendo incómoda la deglución. La deglución difícil es parte del paquete de la garganta irritada o la gripe.

Si es fumador, considere el cigarrillo como primer sospechoso. Si es fumador y sus problemas para tragar se acompañan de tos seca y dolor, considérelo como un síntoma serio que requiere de evaluación por parte de un médico.

¿Siente como si tuviera un bulto en la garganta? Es muy posible que la causa sea por un reflujo de ácido, un mal funcionamiento en el aparato digestivo, en el que el ácido estomacal regresa hacia el esófago porque el esfínter muscular del esófago no siempre permanece cerrado como debería. Puede pensar que su problema es el reflujo si también tiene agruras.

En raras ocasiones la dificultad para deglutir puede ser causada por una anomalía física, como un espasmo del músculo del esfínter. Y el reflujo de ácido puede interferir al tragar si tiene úlcera. La dificultad para tragar a veces puede ser el primer signo de un tumor.

ALIVIO DEL SÍNTOMA

Si usted es un fumador y tiene problemas para comer o tragar, le sugerimos una revisión médica. También, cualquier síntoma de deglución sospechoso que no pueda relacionar con el estrés, el aire, o sus hábitos personales debe ser puesto a la consideración de su médico. Pero para esas cosas que usted puede controlar, aquí está lo que debe hacer.

Despresiónese. El estrés y la presión a menudo pueden hacer la vida difícil de tragar. Cualquier cosa que le ayude a relajarse (ejercicio, masaje, meditación, yoga, respiración profunda), puede liberar la presión de su garganta, asevera el doctor Michael Benninger, consejero del Departamento de Otolaringología-Cirugía de Cabeza y Cuello en el Hospital Henry Ford, en Detroit. Si pone una compresa caliente sobre su garganta en momentos de tensión, también puede aliviar la incomodidad.

Humecte e hidrate. Como muchos problemas de deglución se ocasionan o empeoran por resequedad en la garganta, crear un ambiente más húmedo por dentro y por fuera puede ayudar, dice el doctor Benninger. Muchos expertos recomiendan beber al menos ocho vasos de agua diariamente. "Verifique la capacidad de su calefactor (recomienda el doctor Benninger). Usted necesita de 35 a 40% de humedad en el aire. Le ayudará un humidificador en la recámara. Aunque los beneficios del humidificador en frío o en caliente todavía se debaten, los modelos de rocío húmedo frío se sienten mejor en la garganta."

Trate el reflujo. Si sospecha que tiene reflujo ácido, se puede hacer mucho para controlar ese problema, incluyendo suprimir la cafeína, el alcohol, el chocolate, el vino y el tabaco, afirma el doctor Benninger. (Para otros consejos para eliminar el reflujo, vea Agruras).

Examine su anatomía. Aunque las anomalías físicas son raras, su médico podría solicitar unas cuantas pruebas para descartarlas, dice el doctor Charles Krause, jefe de asuntos médicos en el Centro Médico de la Universidad de Michigan, en Ann Arbor. En un examen usted bebe un líquido que contiene bario, para que su garganta y esófago puedan verse por rayos-x. Si la causa prueba ser un espasmo del músculo del esfínter esofágico, el primer intento se haría con la prescripción de relajantes musculares, añade el doctor Krause. Después, el músculo podría relajarse insertando un instrumento para ensanchar, procedimiento que generalmente se hace en la oficina o consultorio del doctor.

"Generalmente esto le brindará alivio", dice el doctor Krause. En casos más graves, un cirujano puede dividir el esfínter muscular para que pueda quedarse relajado.

También pueden corregirse mediante cirugía los problemas congénitos, y la enfermedad llamada divertículo de Zenker, que se manifiesta porque se forma una bolsa en la mucosa del esófago que interfiere con la deglución.

Delirio

- Cualquier persona que experimente delirios necesita atención médica inmediata.

LO QUE SU SÍNTOMA LE DICE

*E*l delirio llega como una niebla densa que se eleva en el aire frío de la noche. Envuelve su mente en un mar de confusión, donde todos nos parecen extraños. Usted no sabe dónde está o qué día es.

¿Asustado?, seguramente. ¿Perplejo?, sin lugar a dudas. Pero hay una excelente oportunidad de restablecer con rapidez una línea con la realidad: el cuidado médico oportuno.

El delirio se desarrolla en minutos y puede durar varios días, interrumpiendo el trabajo del cerebro en formas que todavía no han podido aclarar los investigadores médicos, ilustra el doctor Larry Westreich, psiquiatra en el Centro Hospitalario Bellevue en la ciudad de Nueva York. Aun durante el peor ataque de delirio, una persona puede tener momentos de pensamiento racional antes de volver a caer en la tierra de nunca jamás.

Hay muchas cosas que pueden causar delirio, incluyendo la fiebre alta, el abuso de alcohol, las drogas ilegales como marihuana y cocaína, o hasta un golpe en la cabeza. A veces el delirio es un efecto colateral de algunas medicinas, como la cimetidina que se usa en las úlceras, o los corticosteroides para las inflamaciones. El delirio también puede ser un síntoma de un padecimiento serio, como apendicitis, epilepsia, diabetes, enfermedad cardiaca o infarto.

ALIVIO DEL SÍNTOMA

"*E*l delirio puede ser una señal de una enfermedad que pone en riesgo la vida y debe buscar ayuda médica de inmediato", advierte el doctor Westreich.

En tanto llega la ayuda, he aquí algunas cosas que puede hacer para poner más cómoda a la persona con delirios y ayudar a los médicos a diagnosticar correctamente.

No deje que nada pase de los labios. No deje que una persona con delirio coma ni beba, aconseja el doctor Steven Mandel, profesor clínico de neurología en el Colegio Médico Jefferson y médico que ejerce en el Hospital de la Universidad Thomas Jefferson, en Filadelfia. Los médicos podrían necesitar bombear el estómago de la persona para remover drogas o medicamentos que estuvieran causando el delirio. Además, si el delirio es producido por apendicitis u otra enfermedad que requiere cirugía, la comida o la bebida pueden complicar el procedimiento, añade el doctor Westreich.

Agarre al culpable. Revise muy bien el área cercana a la persona que tiene delirio y busque medicamentos, drogas ilegales o artículos que se usan para consumo de drogas, como pipas o agujas. Si encuentra algo, asegúrese de que un médico, enfermera o paramédico lo sepan.

Manténgase en guardia. Nunca deje a una persona delirante sola, dice el doctor Peter Roy Byrne, profesor de psiquiatría en la Universidad de Washington y jefe de psiquiatría en el Centro Médico Harborview, en Seattle. "Nunca suponga que una persona con delirio es capaz de cuidarse. Si la persona dice `déjenme solo; sólo necesito salir y tomar el fresco', no lo permita. Puede regresar al delirio y vagar por las calles."

Hable con suavidad. "A medida que una persona delira, generalmente se atemoriza", dice el doctor Alan Ulnis, profesor asistente de psiquiatría y ciencias del comportamiento en la Escuela de Medicina de la Universidad de Washington, en Seattle. "Hable con la persona con voz calmada. Deje que sepa dónde está, asegúrele que no la dejará sola y dígale que viene ayuda en camino."

Hablen uno por uno. El paciente delirante puede sentirse más atemorizado y confuso si varias personas le están hablando, concluye el doctor Westreich. Él sugiere que una sola persona sea quien hable.

Depresión

CUÁNDO CONSULTAR A SU MÉDICO

- Usted tiene un sentimiento de tristeza, preocupación o "de vacío" que nunca se aleja.
- Está pensando en el suicidio.
- Las relaciones y actividades que una vez disfrutó perdieron su "alegría". Hasta el sexo perdió su sabor.
- No puede dormir, está durmiendo demasiado o se está despertando muy temprano por la mañana.
- Se siente deprimido y tiene problemas de concentración, para recordar o tomar decisiones.
- Se siente deprimido y está bebiendo más de lo usual.
- Experimenta episodios de llanto.

LO QUE SU SÍNTOMA LE DICE

¿*R*ecuerda la nube negra que colgaba sobre la cabeza de Joe Btfsplk en la tira cómica extranjera "Li' l Abner"? Nadie necesitaba palabras para conocer su significado. Los lectores de todas las edades reconocían instintivamente el humor pesimista de Joe. Como en las tiras cómicas dominicales que nos agradan por su humor universal, también hay una tristeza universal por la vida.

El dolor de una pena y la tristeza que prevalece y que siente después de la pérdida de alguien a quien ama son parte del equipaje humano. Lo mismo sucede con los desastres personales, como un divorcio o la pérdida de un trabajo. Bajo esas circunstancias la depresión puede ser perfectamente normal (aun la que dura varios meses) afirma el doctor Paul Wender, distinguido profesor de psiquiatría en la Escuela de Medicina de la Universidad de Utah, en Salt Lake City.

Si tiene baja autoestima o el estrés lo sobrepasa fácilmente, quizá también puede ser propenso a la depresión. Y la depresión también puede tener una

132

causa física. Los investigadores han encontrado que muchas personas con depresión mayor también padecen un desequilibrio de algunas sustancias químicas en el cerebro.

ALIVIO DEL SÍNTOMA

Sin importar la causa, hay muchas formas efectivas de iluminar su negro estado de ánimo.

Ponga la culpa en perspectiva. Si su depresión surge de sentir que ha hecho algo mal, castigarse usted mismo no le ayudará, asevera Heather Andersen, enfermera registrada con doctorado en enfermería y consultora en la Escuela de Trabajo Social en la Universidad de Washington, en Seattle. "Es importante empezar a actuar, dice. La culpa, de hecho, trata con el error, pero la culpa o la vergüenza dicen `Yo *soy* el error'."

Aligere la carga con la rutina regular. "Regularice su ciclo sueño/despertar", sugiere la doctora Ellen Leibenluft, psiquiatra de Bethesda, Maryland. "Suprima las siestas. Eso facilitará que regule su ciclo de sueño y estructure su tiempo. Quizá realizar más trabajo impulse su autoestima y le haga sentir mejor. Pero si su horario le requiere que esté en tres lugares al mismo tiempo, cancélelo, usted está excesivamente presionado."

Evite su estimulante matutino. Esa taza dulce de café puede incluir un depresivo doble, dice el doctor Larry Christensen, psicólogo en la Estación Colegial de la Universidad A & M de Texas. "El azúcar y la cafeína pueden contribuir tremendamente a la depresión." Muchas personas que los eliminan sienten la diferencia en la primera semana, añade el doctor Christensen.

Deje la bebida a otros. Un periodo depresivo es un buen momento para olvidar el alcohol, aconseja el doctor David Dunner, profesor de psiquiatría y codirector del Centro para la Ansiedad y Depresión en la Universidad de Washington, en Seattle. Aunque tiene efectos de adormecimiento de los sentimientos a corto plazo, el alcohol es un depresivo muy potente.

Ejercítese y elimine tristezas. "Muchas personas notan que el ejercicio tiene un efecto antidepresivo", dice el doctor Leibenluft. Ejercítese regularmente a un ritmo adecuado médicamente para usted.

Ármese con educación. Lea un buen libro sobre depresión, recomienda el doctor Dunner.

Apague el tubo. Ver el televisor es seductor y puede estar estrechamente ligado a la depresión, afirma el doctor Robert Kubey, psicólogo y profesor

133

asociado de comunicación en la Universidad Rutgers en New Brunswick, Nueva Jersey. "Uno de los síntomas primarios de la depresión es el letargo, la falta de brío y de energía. El uso intenso del televisor puede hacer más difícil a algunas personas romper con la depresión." El doctor Kubey también es coautor de *Television and the Quality of Life*.

Elimine el hábito. El tabaquismo es otro hábito vinculado con la depresión, pero si la suya es muy profunda, necesitará de más ayuda para dejarlo. "Puede necesitar ayuda profesional", dice la doctora Naomi Breslau, directora de investigación psiquiátrica en el Hospital Henry Ford, en Detroit. "¡No se consigue a la primera, así que no se rinda!"

Vaya con calma. "No tome decisiones trascendentes cuando esté deprimido", sugiere el doctor Dunner. Los cambios de trabajo, casarse o divorciarse son asuntos serios a considerar sólo *después* de superar la depresión. Toma tiempo sentirse mejor, así que no espere mucho de usted demasiado pronto.

Trate sus sentidos con esencias. La investigación ha demostrado que hay una conexión directa y poderosa entre los olores y las emociones. Hasta cantidades subliminales de esencias pueden cambiar las ondas cerebrales, dicen los investigadores de la Fundación de Investigación y Tratamiento del Gusto y el Olfato en Chicago. El olor del jazmín puede mejorar el nivel de energía en una persona deprimida, por ejemplo, de acuerdo con el doctor Alan R. Hirsch, director Neurológico de la fundación. Compre un poco de aceite de jazmín en una tienda naturista y siga esta sugerencia: "Tome un poco y póngalo en su brazo o mano y sólo huélalo cuando su nivel de energía esté bajo."

CUANDO LA DEPRESIÓN PREVALECE

¿Ya trató todo y sigue sumido en la tristeza? Cuando la depresión simplemente no cede, aún hay varias fuentes más de alivio. Su médico puede ayudarle a decidir cuál de estas opciones podría ser la mejor para usted.

Revise sus prescripciones. Algunos medicamentos, incluyendo aquellos para la presión sanguínea, antihistamínicos y esteroides prescritos para el asma, pueden ser detonadores de la depresión. Un funcionamiento endocrino mayor o menor de una glándula como la tiroides también puede ocasionar los síntomas. Platique con su médico sobre esos posibles efectos de los medicamentos prescritos.

Considere la posibilidad de una asesoría. Un terapista confiable puede ofrecerle gran introspección hacia sus problemas. Los terapistas interpersonales se enfocan en las relaciones alteradas que pueden causar o intensificar su depresión. Los terapistas cognoscitivos o del comportamiento pueden ayudarle a cambiar los estilos negativos en la forma de pensar y de comportarse que con frecuencia acompañan a la depresión.

Cambie su química. Su médico puede prescribirle un medicamento antidepresivo. Los antidepresivos tienen un registro probado y no forman hábito. Hay dos tipos tradicionales: los tricíclicos y los inhibidores de la monoaminoxidasa. Puede preguntar a su médico sobre el fluoxetine y el bupropion, dos antidepresivos que generalmente carecen de efectos colaterales, algo que se relaciona con las medicinas tradicionales.

Refuerce sus vitaminas B. Las nuevas investigaciones sugieren que los incrementos de nivel en las vitaminas B, tiamina, riboflavina y B_6, pueden hacer que los antidepresivos tricíclicos trabajen mejor en personas mayores, de acuerdo con la doctora e investigadora Iris Bell, psiquiatra del Centro de Ciencias de la Salud de la Universidad de Arizona, en Tucson. Pero al igual que con todos los medicamentos, tome vitaminas sólo si su médico está de acuerdo. La vitamina B_6 puede ser tóxica cuando se ingiere en grandes cantidades.

Desmayos

CUÁNDO CONSULTAR A SU MÉDICO

- Usted sufrió una herida reciente en la cabeza.
- Ha tenido dos o más desmayos en 24 horas.
- Se ha desmayado sin síntomas de aviso, como vértigo.
- Tiene una historia previa de enfermedades del corazón, infarto o ataques.
- Tiene una laguna mental o pierde control de sus esfínteres.
- Toma medicamentos.
- Trabaja con maquinaria, tiene una ocupación de alto riesgo y su desmayo puede ponerlo en peligro a usted y a sus compañeros de trabajo.

Lo que su síntoma le dice

No hay una forma diplomática de desmayarse. El ex presidente George Bush lo averiguó de la peor forma cuando perdió el sentido durante una cena formal en Japón hace unos años. A diferencia de Bush, muchos de nosotros no tenemos cámaras de televisión que nos capten cuando nos desmayamos. Pero el desmayo sigue siendo algo embarazoso. Y también es motivo de preocupación.

El desmayo se presenta cuando el corazón no está bombeando con suficiente fuerza para mantener el flujo sanguíneo adecuado para el cerebro. Como resultado, pierde la conciencia y se desmaya, explica el doctor Gerald Rogan, médico con práctica familiar en Walnut Creek, California.

Justo antes de desmayarse, una persona puede sentirse débil, con náusea, mareada o con vértigo; experimentar visión borrosa o sudar profusamente.

Entre las muchas causas del desmayo está la circulación sanguínea deficiente, dolor, estrés, la vista de sangre, uso de drogas o alcohol, deshidratación, privación del sueño, lesiones en la cabeza, ataques, padecimientos del corazón e infarto. La dieta excesiva o deficiencia de minerales, particularmente de potasio, pueden hacer que una persona se desvanezca. Y hay un gran número de medicamentos que pueden causar desmayos como efecto colateral.

En raros casos, la acción de orinar, el vómito, la tos o la risa intensas pueden causar un desmayo al estimular el nervio vago, uno de los principales en el cuerpo que lleva instrucciones del cerebro al corazón, ilustra el doctor Eric G. Anderson, médico familiar en La Jolla, California. Cuando se estimula el nervio vago, las sensaciones que tiene el cerebro son de que el corazón late muy aprisa y le ordena aminorar. Normalmente eso es bueno. Pero por ejemplo, cuando algunas personas tienen un fuerte acceso de tos, el nervio vago interpreta erróneamente y avisa al cerebro que el corazón trabaja muy aprisa. Como resultado, el corazón aminora la marcha cuando no tiene que hacerlo, el flujo sanguíneo al cerebro se reduce y la persona se desmaya.

Alivio del síntoma

Aunque dramáticos, la mayoría de los desmayos duran sólo de 10 a 15 segundos y generalmente no son un signo de una enfermedad seria. De todas formas, debe notificar a su médico cada vez que se desmaye. En la mayor parte de los casos los desmayos pueden prevenirse o aliviarse con remedios de sentido común, dicen los doctores. Aquí hay algunos que pueden ayudarle a evitar desmayarse.

Haga que la gravedad trabaje para usted. Lo peor que puede hacer es seguir sentado o de pie cuando empieza a sentir que se desmaya, dice el doctor Rogan. "Necesita recostarse y elevar las piernas para estimular el flujo de la sangre al cerebro, dice. Si lo hace, hay una buena oportunidad de que no se desmaye."

No busque el lugar perfecto. Si siente que se va a desmayar, déjese caer donde está, aun en medio de un restaurante concurrido. "Tiene aproximadamente cinco segundos entre el tiempo en que empieza a sentir que se desmaya y en que suceda (sostiene el doctor Rogan). Mucha gente intentará llegar a algún lugar blando o más discreto antes de desmayarse, pero rara vez lo logran. Mi consejo es recostarse justo donde esté y poner en alto los pies. Después de un minuto o dos trate de levantarse lentamente y llegar a la cama o a lo que estuviera buscando."

Respire profundamente. Realice 10 a 12 respiraciones profundas por minuto, hasta que ya no sienta que se desmaya, sugiere el doctor Rogan. La respiración profunda ayuda a llevar sangre de los brazos y las piernas de regreso al corazón. Pero cuide de no dar más de una respiración profunda cada cinco segundos, porque si respira demasiado provocará hiperventilación.

Verifique sus medicamentos. Algunas medicinas por prescripción, en especial diuréticos, sedantes y medicamentos para la presión sanguínea, pueden causar desmayos. Pregunte a su médico si las medicinas que toma pueden estar contribuyendo al problema y si debe dejar de tomarlas.

Tómese tiempo para dormitar. La falta de sueño puede contribuir a los desmayos, así que asegúrese de tomar al menos seis a ocho horas de sueño al día, dice el doctor Rogan. (Para algunos buenos consejos que le aseguran poder obtener una buena noche de sueño, vea Insomnio.)

Camine. El ejercicio ayuda a fortalecer los vasos sanguíneos y mantienen un flujo sanguíneo adecuado, recomienda el doctor Anderson. Si camina vigorosamente 20 minutos tres veces a la semana, puede disminuir el riesgo de desmayarse.

Obtenga sus minerales. "En la mayor parte de los casos, usted está muy lejos de comer una dieta bien balanceada (afirma el doctor Rogan). Si tiene una especie de dieta poco usual, como de líquidos exclusivamente, puede originar un desequilibrio mineral en su cuerpo, que podría originar los desmayos."

No olvide el agua. La deshidratación puede ocasionarle desmayos. Si bebe al menos ocho vasos de 240 ml (8 oz) de agua al día, la prevendrá, dice el doctor

Rogan. Si se siente deshidratado evite el alcohol, porque la ingestión de alcohol sólo lo deshidratará más. En su lugar, trate de aliviar su sed con bebidas para deportistas que le restituirán los requerimientos del organismo de los minerales importantes, como potasio y magnesio.

Sea un buen detective. "La medicina es como un trabajo detectivesco (asevera el doctor Anderson). ¿Y adivine quién es el detective? Usted. Si se desmaya más de una vez, quizá valga la pena que empiece a llevar un diario. ¿Dónde estaba cuando se desmayó? ¿Cuál era la posición de su cuerpo? ¿Estaba sentado, de pie o doblado? Esta clase de trabajo detectivesco puede ayudar a su médico a determinar la causa subyacente."

Desorientación

CUÁNDO CONSULTAR A SU MÉDICO

- Cualquier sensación de desorientación debe discutirla con su médico.

LO QUE SU SÍNTOMA LE DICE

*P*or supuesto, es inquietante que al salir de la tienda de abarrotes no pueda recordar momentáneamente dónde estacionó su auto. Sí, es frustrante perderse al manejar en una ciudad extraña. Pero imagine qué tan aterrorizante debe ser sentarse en su propia sala y repentinamente no tener un indicio de dónde está, o si es de día o de noche.

Esta clase de desorientación puede ser una señal de que tiene un ataque de pánico. Otras causas pueden ser baja de azúcar en la sangre, circulación sanguínea pobre o anemia, un ataque, enfermedad de Alzheimer, un tumor, un infarto o un ataque isquémico (un miniinfarto que causa síntomas temporales similares al infarto, como dificultades del habla y pérdida de memoria).

138

ALIVIO DEL SÍNTOMA

"*L*a desorientación es un síntoma que debe preocuparle. Es un síntoma serio que debiera ser investigado por su doctor rápidamente", dice el doctor Maurice Hanson, neurólogo en la Clínica Cleveland-Florida en Fort Lauderdale.

Si su médico determina que su desorientación no fue causada por un problema médico serio, entonces podría considerar estas posibilidades.

Investigue sus medicamentos. La desorientación puede ser un efecto colateral de algunas medicinas. Mencione a su médico todas las que está tomando: las prescritas y las que no requieren de receta médica.

Aprenda a relajarse. "Una tercera parte de los jóvenes que se quejan de desorientación, de hecho están sufriendo ataques de ansiedad o de pánico", afirma el doctor Robert Slater, profesor asistente de neurología clínica en la Escuela de Medicina de la Universidad de Pennsylvania, en Filadelfia. Si practica técnicas de reducción de estrés, como la relajación progresiva, yoga o respiración profunda, puede ayudar a aliviar sus síntomas.

Diarrea

CUÁNDO CONSULTAR A SU MÉDICO

- Si tiene diarrea durante más de una semana.
- Si también está perdiendo peso.

LO QUE SU SÍNTOMA LE DICE

*L*a diarrea bien puede ser la tormenta de problemas estomacales: una exhibición dolorosa, a veces vergonzante, tanto de sonido como de furia. Pero realmente debe buscar la calma detrás de esa nube digestiva tan oscura. De hecho, los médicos dicen que lo mejor que puede hacer es aprender a resistir la tormenta o evitarla.

139

¿Por qué la analogía con el tiempo? Considere el papel tan crucial que desempeña el agua en su malestar. Incluyendo tanto lo que bebe, como el líquido que contiene lo que come, su intestino recibe diariamente de 8 a 11 litros (casi tres a cuatro galones) de líquidos. Si todo sale bien (perdón), se supone que no saldrán más de 240 ml (8 oz) cuando vaya al baño, explica el doctor William B. Ruderman, consejero del Departamento de Gastroenterología en la Clínica Cleveland-Florida, en Fort Lauderdale.

¿Y cuando obtiene líquido cuando esperaba sólidos? Eso es diarrea, dice el doctor Barry Jaffin, un especialista en desórdenes de la motilidad e instructor clínico en el Departamento de Gastroenterología del Hospital Monte Sinaí en la ciudad de Nueva York. "Ya sea que hable de tres veces al día, o de cinco veces al día, si su evacuación es básicamente acuosa y aumenta la frecuencia comparada con la cantidad normal, entonces se define como diarrea", dice el doctor Jaffin.

Clasificar las causas de su aplicación es un poco más engañoso que definirla, sostiene el doctor Ruderman.

Si a su estómago le falta una enzima que se requiere para digerir adecuadamente el azúcar en la leche, un trastorno llamado intolerancia a la lactosa, el líquido que no se absorbe continuará estancado en su colon, en tanto siga consumiendo productos lácteos, añade el doctor Jaffin.

El exceso de magnesio, que se encuentra en la mayor parte de los antiácidos, como el sorbitol, un endulzante artificial que se encuentra en varios productos dietéticos, también pueden causar fluidos en el colon, dice el doctor Jaffin. Muchos antibióticos, como la penicilina, que se prescriben para controlar infecciones comunes, también pueden causar diarrea, asegura el doctor Jaffin.

Y si ha sido infectado por un parásito o bacteria, el organismo puede hacer que su intestino secrete líquidos hasta que la bacteria se muera, agrega el doctor Jaffin. Por lo general nada de esto debería durarle más de una semana. Pero ahí es donde la diarrea resulta engañosa.

Otras bacterias, como las que atrapamos en un viaje al extranjero, por ejemplo, parecen aferrarse como una palmera en el huracán. El resultado: algunas formas de diarrea pueden durar hasta dos semanas.

Otras causas de diarrea crónica incluyen desde un mal funcionamiento en el páncreas y desarrollo bacterial excesivo, hasta enfermedades intestinales inflamatorias y padecimientos tiroideos. "Hay cientos de causas diferentes de diarrea (ilustra el doctor Ruderman). Pero si ha tenido diarrea más de una semana, necesita ver a su médico."

ALIVIO DEL SÍNTOMA

M ientras los doctores dicen que lo mejor es tratar de aguantar un caso de diarrea, hay unas cuantas cosas que podrían hacer la vida más placentera. Intente éstas.

Beba. Aun la diarrea no tan grave puede causar deshidratación, que a menudo produce debilidad y mareos, dice el doctor Jaffin. Si bebe líquidos claros durante un acceso particularmente desagradable, puede ayudar a prevenir la deshidratación, pero las bebidas deportivas son todavía mejores, porque reponen la glucosa y el potasio, nutrientes vitales para la buena salud. "Muchas personas tienen la idea errónea de que si beben van a tener más diarrea; eso no es cierto (afirma el doctor Jaffin). Es preciso sutituir esos líquidos que está perdiendo cada vez que va al baño o terminará en el hospital."

Corte la cafeína. Como la cafeína estimula el intestino puede empeorar su diarrea. Deberá evitar bebidas altas en cafeína, como café, té y sodas cafeinadas, en tanto sufra de diarrea, dice el doctor Ruderman. Además, la cafeína causa que orine más, lo que empeora la deshidratación.

Elimine su problema. Puede deshacerse de la diarrea no infecciosa si elimina los alimentos que podrían estar causando el problema, aconseja el doctor Jaffin. Si está sufriendo de intolerancia a la lactosa, por ejemplo, al retirar los productos lácteos de su dieta puede terminar el problema. También trate de eliminar el sorbitol y vea si eso ayuda.

Modérese al volver a comer. En vez de tratar de recuperar las comidas pérdidas, modérese para volver a comer una vez que sus síntomas vayan cediendo, empezando con dieta blanda, sugiere el doctor Ruderman. Coma lo mejor: plátanos, caldo o sopa, pan tostado, jugos y gelatina, dice. Cuando tolere bien lo más ligero, trate de comer más alimentos sólidos blandos, como pollo o pescado horneado.

Diga que sí al yogur. Para que tenga efecto sobre todas las diarreas no infecciosas, necesita un yogur que todavía contenga lactobacilos. Son cultivos activos del yogur que balancean las bacterias en su colon y pueden ayudarle a reducir intolerancia a la lactosa, sostiene el doctor Peter Holt, jefe de la División de Gastroenterología en el Centro Hospitalario St. Luke-Roosevelt y profesor de medicina en el Colegio de Médicos y Cirujanos de la Universidad de Columbia, en la Ciudad de Nueva York. "Aunque no hay muchos datos científicos para respaldarlo, desde hace años se han reportado buenos resultados", dice. Quizás tenga que leer con un poco más de detenimiento las eti-

141

quetas, pero podrá encontrar qué yogur tiene cultivos vivos. Si no lo encuentra en el supermercado, búsquelo en una tienda naturista.

Trate con Pepto-Bismol. Algunos doctores recomiendan Pepto-Bismol para la diarrea de los viajeros, informa el doctor Nicholas Talley, profesor de medicina asociado de la Escuela Médica de la Clínica Mayo, en Rochester, Minnesota.

Consulte a su médico. Si sospecha haber contraído alguna infección durante sus viajes, pregunte a su médico sobre varias prescripciones de antibióticos que son muy efectivos, agrega el doctor Talley.

Revise sus medicamentos. Haga una lista de todos los medicamentos que toma normalmente por prescripción y los que no requieren de receta médica, para preguntar a su médico si alguno de ellos podría estar contribuyendo con el problema. Su médico puede prescribir alguna sustitución.

Dicción (Problemas de)

CUÁNDO CONSULTAR A SU MÉDICO

- Sus problemas para hablar empiezan después de un accidente o una herida en la cabeza.
- Consulte a su médico de inmediato si su dicción empieza a volverse poco clara, gruesa, con palabras mezcladas y mal pronunciadas.
- Consulte de inmediato a su médico si de pronto empieza a repetir palabras o frases, una y otra vez, o si sus palabras siguen saliendo mal, aun cuando usted sabe lo que está tratando de decir.
- Vea a su médico inmediatamente si no puede hablar durante varios minutos, aun cuando recupere después esa habilidad.

LO QUE SU SÍNTOMA LE DICE

T odos sabemos lo que es estar buscando una palabra de vez en cuando. Usted sabe lo que quiere decir, casi puede *ver* la palabra, pero se queda detenida en la punta de su lengua.

La dicción es la función más compleja del cerebro humano, dice el doctor Daniel Zwitman, un patólogo de la dicción en Los Angeles, experto en disfunciones neurológicas. "Para poder decir 'ahhh', tienen que trabajar 76 músculos al unísono. Con todas las interrelaciones en comunicación es fácil ver cómo pueden romperse."

¿Qué puede romper la facilidad de la dicción? Cualquier cosa que lesione al cerebro o los nervios que controlan la dicción pueden crear una dificultad para encontrar palabras o, simplemente, para "poder sacar" lo que quiere decir.

Por ejemplo, la dicción con trabas puede ser una señal de infarto, o de un ataque isquémico transitorio. Este tipo de ataque, conocido también como miniinfarto, es una advertencia de que puede presentarse un infarto masivo en el futuro cercano. Durante un ataque transitorio isquémico los vasos sanguíneos sufren un espasmo y se cierran lo suficiente para cortar temporalmente la irrigación sanguínea hacia el centro de comando de la dicción en el cerebro.

Una migraña es una forma suave de ataque isquémico. Durante una migraña, puede experimentar un momento breve de afasia, que es la dificultad para expresar pensamientos y comprender palabras habladas y escritas.

Cualquier lesión, tumor o desorden neurológico debilitante progresivo o una enfermedad pueden dañar las partes del cerebro que controlan la dicción y alterar el fluir suave de las palabras. En algunas condiciones, como la enfermedad de Parkinson, la dicción puede volverse ininteligible, ya sea muy lenta o excesivamente rápida y repetitiva.

Los problemas de dicción varían enormemente, y la clase especial de dificultad que tenga para hablar ayuda a los expertos a determinar dónde radica el problema en el cerebro. Normalmente, dicen los doctores, si su problema de dicción empieza de pronto, es más probable que sea el resultado de un infarto. Si el proceso ha sido gradual, probablemente la causa es un problema o una enfermedad neurológica.

También hay causas más simples que producen los problemas de dicción. La clase de lapso momentáneo que todos experimentamos de vez en cuando ("maldición, ¿cuál era la palabra?") es perfectamente normal. Puede ser un olvido común.

Alivio del síntoma

Cuando los problemas de dicción aparecen repentinamente, no espere. Busque ayuda médica *inmediatamente*. Si tiene un infarto, la rapidez en el

143

tratamiento será definitiva para su recuperación. Éstas son unas cuantas cosas ante las que debe estar alerta.

Trate las condiciones neurológicas. Los síntomas de la dicción de algunos padecimientos del cerebro o del sistema nervioso pueden responder a la medicación, dice el doctor Charles Diggs, director de asuntos del consumidor de la Asociación Americana de Dicción-Lenguaje-Audición en Rockville, Maryland. Por ejemplo, la enfermedad de Parkinson a menudo se trata con fármacos como Larodropa, que es un derivado de la dopamina, un químico cerebral que según los hallazgos disminuye en quienes tienen el padecimiento.

Cuide la migraña. Si experimenta rutinariamente jaquecas tipo migraña, el médico puede prescribir ergotamina, para que la tome en cuanto sienta que está iniciando el dolor, aconseja el doctor Austin King, otolaringólogo en Abilene, Texas. Las migrañas graves pueden prevenirse con beta bloqueadores o antagonistas del calcio, añade. (Para otras formas de tratar con las migrañas, vea Jaquecas, en la página 293.)

Pregunte sobre terapia de la dicción. Si tuvo un infarto o se dio un golpe en la cabeza que afectó su habilidad para comunicarse, la terapia de dicción puede ayudarle a facilitar el regreso de su lenguaje o su capacidad para hablar con más claridad. "Mientras más pronto inicie el tratamiento, más probabilidades tendrá de sobreponerse a la depresión y reanudar más rápido su habilidad para comunicarse", dice la doctora Betty Horwitz, patóloga de la dicción con práctica privada en la ciudad de Nueva York.

Dientes manchados

CUÁNDO CONSULTAR A SU MÉDICO

- Un diente o varios se oscurecen, o se vuelven grises o café amarillento.
- Un diente se pone color de rosa.

LO QUE SU SÍNTOMA LE DICE

*L*os dientes blancos perfectos quizá sean sólo otra fantasía de Hollywood, pero muchas personas *andan* por ahí con dientes que podrían ser más blancos. La coloración puede ser inofensiva y superficial, es decir, sólo indican exceso de café, de tarta de moras azules y muy pocas visitas al dentista. O podrían ser un signo de deterioro dental. También podrían ser el resultado de una mancha penetrante (aunque inofensiva) en el interior del diente.

Podría pensar que mientras más cepille, más blancos estarán los dientes. No es cierto, asegura el doctor Van B. Haywood, profesor asociado en el Departamento de Odontología Operativa en Escuela de Odontología de la Universidad de Carolina del Norte, en Chapel Hill. El cepillado limpia, pero no remueve las manchas tercas. Si cepilla muy fuerte y con mucha frecuencia (en especial con pulidores abrasivos), puede erosionar el esmalte blanco que cubre sus dientes y exponer la dentina interior más oscura.

Sin embargo, hay otros factores que pueden quitar el brillo de su sonrisa. La edad nos afecta a todos. Los dientes se oscurecen por naturaleza al envejecer. Con los años, la pulpa sonrosada desaparece de raíz de los dientes y la remplaza la dentina oscura, añade el doctor Haywood.

La edad, como la tarta de moras azules, alterará el color de sus dientes uniformemente. Pero, si un solo diente o unos cuantos dientes contiguos se ponen más oscuros (generalmente grises o café amarillento), probablemente usted ha desarrollado un absceso, una infección con pus. Es muy probable que deba realizar un tratamiento de canales para salvar el diente, dice la doctora Lisa P. Germain, endodoncista (especialista en conductos de la raíz) con ejercicio privado en Nueva Orleans. Si se le deja, un absceso puede erosionar la parte del hueso que sujeta al diente y entonces hay que sacarlo.

Los abscesos, que oscurecen la pulpa del interior del diente, pueden ocurrir o por un golpe en la boca o por deterioro avanzado. El golpe no tiene que ser reciente, sostiene la doctora Germain. "Usted pudo haberse golpeado cuando era niño y sufrir los efectos 20 años después." Y quizá no haya síntomas que lo acompañen, como dolor o sensibilidad a los alimentos calientes o fríos.

Un diente también puede empezar a disolverse sin razón, en un proceso llamado reabsorción interna. Si eso ocurre, dice el doctor Haywood, es probable que el diente se vea rosa o rojizo.

¿Y qué pasa si *todos* sus dientes están oscuros? Las posibilidades son de que no estén deteriorados, afirma el doctor William R. Howard, profesor asistente

145

de higiene dental en el Departamento de Salud en la Universidad Occidental de Kentucky, en Bowling Green. Además de las manchas producidas por alimentos y bebidas, la decoloración puede ser causada por algunos medicamentos.

"Los antibióticos, en especial las tetraciclinas, son realmente un gran problema", dice. Si las tomó con frecuencia durante su infancia o adolescencia, como suele suceder para detener infecciones o acné, las tetraciclinas pueden colorear la dentina de gris. Y lo gris se notará a través del esmalte. Los niños de las mujeres que tomaron tetraciclinas en las últimas etapas del embarazo también pueden tener dientes grisáceos, concluye el doctor Howard.

ALIVIO DEL SÍNTOMA

*D*e hecho, algunas personas eligen hacerse tratamiento de canales para blanquear sus dientes, dice el doctor Haywood. "En verdad es una forma creativa de hacerlo, pero la canalización de la raíz debe usarse sólo como un recurso final cuando la salud del diente está en peligro." He aquí mejores formas para poner un destello blanco en su sonrisa.

No talle con el cepillo. Use un cepillo mojado, con cerdas suaves y un toque suave cuando se lave los dientes, recomienda el doctor Haywood. Y no olvide el hilo dental. Aunque la higiene regular sólo minimiza, no elimina, las manchas más difíciles, sí mantendrá una buena sonrisa porque conserva sanas las encías.

"No importa qué tan blancos sean sus dientes (comenta el doctor Haywood), cuando las encías se ven poco sanas, su sonrisa luce poco sana."

Encuentre una promesa en la piedra pómez. Lo más básico que hay disponible con el dentista o el higienista dental para blanquear los dientes es un pulidor de pómez, que se aplica con una punta giratoria de goma. Aunque es efectivo contra manchas superficiales de café y té, no limpia decoloraciones más oscuras ni profundas.

Pida al dentista que tome el blanqueador. La mejor manera de blanquear los dientes es un sistema de blanqueado que puede obtener a través del dentista, para usarlo en su casa. En el consultorio le ajustarán un protector bucal y le darán un gel blanqueador por prescripción. Usted exprime unas cuantas gotas del gel en la guarda, que usará por varias semanas durante una hora o dos al día o mientras duerme. Hay una pequeña posibilidad de que el gel, que contiene peróxido de carbamida, similar al peróxido de hidrógeno, pueda quemar o irritar el tejido suave de su boca; el tratamiento generalmente es seguro y efectivo, pero el costo es caro, más de 200 dólares.

"Los resultados pueden ser dramáticos", dice el doctor Haywood. Aunque los dientes manchados con tetraciclinas no responden tan bien, "definitivamente se aclaran pero es una sombra más clara de gris", añade.

No lo intente en casa. Puede comprar varios paquetes para blanquear sin necesidad de receta médica, pero la mayoría de los dentistas le recomiendan que no lo haga. El ingrediente activo es peróxido de hidrógeno o algo que se convierte en peróxido de hidrógeno dentro de su boca, previene el doctor Howard. El uso repetido del peróxido de hidrógeno puede acelerar el desarrollo de cánceres bucales, sobre todo en fumadores. "Algunas de las soluciones más eficaces también pueden quemar realmente su boca", agrega.

Otro ingrediente, el dióxido de titanio, es un poco más que un baño blanco para sus dientes, dice el doctor Haywood. Y en las pruebas informales que él ha realizado con equipos caseros "no pudo dejar los dientes blancos ni aun con 60 aplicaciones en algunos casos".

Póngale un forro. Un forro plástico o un barniz de porcelana. Para dientes con manchas muy profundas, quizá quiera usted optar por cualesquiera de estas cubiertas decorativas que su dentista puede aplicarle. Con un forro puede colorear sólo una porción o todo el diente, así como darle nueva forma o rellenarlo. Los barnices de porcelana, que cubren todo el diente, se ven más naturales, pero son más caros. Los forros completos, la alternativa más costosa, cubren todas las superficies del diente: frente, detrás, costados y parte superior.

Dientes (Dolor de)

CUÁNDO CONSULTAR A SU MÉDICO

- Siente un dolor agudo o recurrente en uno o más dientes.
- Le duele un diente cuando come o bebe algo caliente.
- Un diente doloroso repentinamente deja de doler.

Lo que su síntoma le dice

*E*n las películas antiguas, si tenía dolor de dientes, le amarraban un extremo de una cuerda a la bicúspide del diente dolorido y el otro extremo a un picaporte. Y antes de que pudiera decir "nos vemos después", la puerta se cerraba y usted quedaba sin diente.

Afortunadamente, en la vida real, puede confiar en mejores diagnósticos y tratamientos. De hecho, cuando le duelan los dientes, sólo hay unas cuantas cosas probables.

Algo tan simple como un grano de palomita de maíz atrapado entre dos dientes puede estar causando el problema. Aunque es más probable que la pulpa de su diente se haya infectado e inflamado, de acuerdo con el doctor J. Frank Collins, dentista con práctica privada en Jacksonville, Florida. La inflamación o presiona el nervio del diente o empuja el ligamento periodontal que sostiene el diente dentro de su boca y eso es lo que ocasiona el dolor, explica.

Son varias las causas que ocasionan la inflamación, incluyendo un tiempo prolongado de negligencia para cepillar y usar seda dental, un trabajo dental reciente, un diente roto o golpes en la boca. A menudo la pulpa se oscurece y la decoloración surge a través de la capa externa del diente. El dolor puede aumentar gradualmente o golpearle en la cara de súbito. Podría ser como una descarga eléctrica, como con los dientes rotos, o puede hacer erupción y disminuir después de que comió o bebió algo caliente o frío.

Hasta una lesión antigua que pensó que era relativamente menor, puede regresar a molestarlo. Quizá nunca pensó que se dañara el nervio en el diente durante esa caída que tuvo cuando era niño, de acuerdo con la doctora Lisa P. Germain, endodoncista con práctica privada en Nueva Orleans. "Pero 30 años después, pudo desarrollar los síntomas." (Los endodoncistas se especializan en el tratamiento de los conductos de la raíz.)

También un diente puede decidir por sí mismo y sin aviso que es tiempo de inflamarse, doler y morir, dice la doctora Germain. "Como la apendicitis, no hay forma de predecir cuándo sucederá (agrega), pero es doloroso y usted tiene que hacer que un dentista o un ortodoncista lo cuide."

Un dolor sordo generalizado en sus dientes puede ser porque los frota y rechina mientras duerme. Y los problemas sobre cómo funciona su quijada puede transferir dolor a sus dientes. El dolor de dientes también puede ser un síntoma de problema de senos. "Si no puede imaginar de qué diente se trata, podría ser sinusitis", advierte el doctor Van B. Haywood, profesor asociado

148

en el Departamento de Odontología Operativa en la Escuela de Odontología de la Universidad de Carolina del Norte, en Chapel Hill. Como las raíces de sus dientes superiores se extienden hacia los senos, cualquier presión ahí arriba toca los nervios dentales. "Es como sentarse sobre su pie y quedarse dormido", explica el doctor Haywood. (Para más información, vea Problemas de sinusitis, en la página 528.)

ALIVIO DEL SÍNTOMA

*S*i no desea tratar el método de la cuerda y el picaporte como último recurso, no hay mucho que hacer aparte de ver al dentista. Esto es lo que hay que hacer antes de su cita.

Busque el ibuprofeno. Ya sea que el diente esté muerto o no, aún siente dolor inflamatorio, dice la doctora Germain. El ibuprofeno es un excelente fármaco antiinflamatorio que puede comprar sin receta. "Yo prescribo 600 miligramos del ibuprofeno que requiere de receta a mis pacientes y eso les ayuda realmente a aliviar el dolor (agrega). Pero puede tomar 400 miligramos de ibuprofeno cuatro veces al día. La dosis es diferente, pero la medicina es la misma."

Guarde la aspirina para *los dolores de cabeza*. La aspirina y el acetaminofén no parecen ser muy efectivos para calmar el dolor dental, de acuerdo con la doctora Germain. Seguramente usted no quiere intentar la antigua cura de poner una aspirina directamente sobre el molar con problemas. "La aspirina le quemará las encías y los tejidos suaves alrededor de la boca. No lo haga."

No intente ignorarlo. Aun si el dolor de dientes desaparece, regresará y lo atormentará con una venganza. Si ignora un dolor pulsante y el dolor se desvanece eventualmente, tal vez indica que el deterioro o el trauma mató el nervio, comenta la doctora Germain. De ahí sólo hay un corto paso al absceso lleno de pus. "Un día despierta con un fuerte dolor y con gran hinchazón en la cara. No suponga que porque el dolor se fue, el diente ya sanó."

No mastique hielo. Ni palomitas de maíz sin reventar. "Son la mejor forma para romper dientes y provocarle dolor, más que un accidente de automóvil o de futbol o que cualquier cosa", asegura el doctor Haywood. Esas semillas duras de palomitas pueden esconderse al fondo del tazón, señala, y el hielo pone un frío congelante sobre sus dientes justo antes de morderlo.

Haga su miedo a un lado. Al contrario de lo terriblemente angustiantes que la gente los considera, los tratamientos actuales de conductos en la raíz, en los que el dentista o endodoncista remueven el nervio dental y la pulpa dañados, son indoloros, afirma la doctora Germain. "Ahora somos tan buenos adormeciendo a los pacientes que ya no les duele más que la sensación molesta del relleno (agrega la doctora Germain). Sólo se necesitan tres segundos para retirar el nervio del diente y, de ahí en adelante, seguimos trabajando en un espacio ya vacío."

Véanse también Mandíbulas (Problemas de las); Dientes que rechinan.

Dientes flojos

CUÁNDO CONSULTAR A SU MÉDICO

- En cualquier momento que note que un diente está flojo o suelto.

LO QUE SU SÍNTOMA LE DICE

"*L*os labios sueltos hunden los barcos", fue un dicho durante la Segunda Guerra Mundial. Los dientes flojos difícilmente son un riesgo para la seguridad nacional, pero ciertamente hunden su alegría por todo en lo que usted no puede hincar el diente.

Suponiendo que usted no es un niño de seis años que lee este libro, generalmente un diente flojo significa que tiene uno de dos problemas: un padecimiento periodontal avanzado o un golpe en la mandíbula.

La más probable de estas dos causas es el padecimiento periodontal, es decir, el deterioro grave de las bases óseas del diente y el apoyo de la encía. "Si no tiene una buena retención de la membrana de la encía con el hueso, el diente se afloja", explica el doctor Paul A. Stephens, dentista con práctica privada en Gary, Indiana y presidente de la Academia de Odontología General. Pero hay otros problemas dentales que pueden aflojar los dientes.

La mordida impropia, en la que los dientes superiores e inferiores no están alineados correctamente, puede aflojar los dientes, de acuerdo con el doctor Samuel B. Low, decano asistente y director de periodontología de posgrado en

150

el Colegio de Odontología en la Universidad de Florida, en Gainsville. Y si rechina y talla sus dientes, que es un reflejo basado en el estrés y que se llama bruxismo, no sólo desgasta la cubierta de sus dientes, sino que también los afloja, añade. (Véase Dientes que rechinan, pág. 152).

ALIVIO DEL SÍNTOMA

No puede vaciarse una botella de superpegamento para volver a encajarse un diente flojo. De hecho, si su diente está flojo por un padecimiento de la encía, ya puede empezar a lamentarse. Es probable que su diente no pueda salvarse. "Depende en su mayor parte del hueso del diente y de la base del tejido suave", dice el doctor Timothi Durham, director de odontología general de adultos en el Centro Médico de la Universidad de Nebraska, en Omaha. Y añade este comentario, menos que esperanzador: "Si lo suficiente de esa base se perdió para aflojar el diente, entonces las opciones para asegurarlo son limitadas."

Si su diente se aflojó o golpeó en un accidente, sus oportunidades para volverlo a colocar son mucho mejores. Aquí está lo que usted y el dentista pueden hacer.

No toque. Cuando note que un diente está flojo, resista la necesidad de estarlo tocando con sus dedos o con la lengua. Eso sólo hará que su permanencia en la boca sea menor, dicen los dentistas. Pero si lo jala y lo extrae, o si lo bota, recomienda el doctor Durham, "intente ponerlo en su lugar y dejarlo en su posición con la mayor exactitud que pueda."

Enjuague, pero no talle. Si el diente golpeado que se cayó está sucio, póngalo bajo el chorro de agua tibia, pero no lo talle, dice el doctor Durham. Probablemente el diente tenga porciones de ligamento dental todavía adheridas, que pueden ayudarle a reimplantarlo.

Póngalo bajo su lengua. Algunas personas son muy temerosas para reinsertarse un diente en su lugar, afirma el doctor Durham. Si ése es usted, guárdelo al menos en su boca hasta que llegue al dentista. Póngalo bajo su lengua o en su mejilla. Si el diente es de un niño, un adulto puede conservarlo en su boca. Sólo no lo chupe como si fuera una pastilla, dice.

Consérvelo en leche. Para los que tampoco pueden tenerlo en la boca, pónganlo en un vaso con leche, aconseja el doctor Durham. Eso parece funcionar mejor que envolverlo en un papel mojado.

Dése prisa. Llegue al dentista lo antes posible. "Mientras más tiempo esté el diente fuera de su lugar, más probable es que lo pierda", dice el doctor Durham.

Trate cirugía o un aparato. La cirugía de la encía puede reafirmar la base de un diente flojo por enfermedad periodontal, dice el doctor Low. El éxito depende de la extensión de la pérdida de encía y hueso. Algunas veces puede hacerse todo para mantener el diente en su lugar con un aparato fijo a un diente vecino. El diente nunca se sostendrá por sí mismo, pero al menos sabe que el diente estará en su boca.

Dientes que rechinan

CUÁNDO CONSULTAR A SU MÉDICO

- Se encuentra usted mismo tallando sus dientes unos contra otros o apretando la mandíbula como si masticara o mordiera algo.
- Su esposo(a) le dice que rechina los dientes mientras duerme.

LO QUE SU SÍNTOMA LE DICE

¿Cansado de la continua trituración diaria? Bueno, si usted no lo está, su mandíbula probablemente sí.

El rechinido y el tallado habitual de los dientes, conocido como bruxismo, es causado por tres factores principales, de acuerdo con el doctor Brendan C. Stack, un ortodoncista y presidente del Centro Capital Nacional para el Dolor Craneofacial en Vienna, Virginia, y ex presidente de la Academia Americana de Ortopedia de Cabeza, Cuello, Dolor Facial y TMJ. Muchas de las personas que tienen este problema es porque están usando sus dientes para descargar sus tensiones. Otros tienen una articulación mandibular dislocada, que causa que el músculo maxilar tenga un espasmo muy doloroso. En algunas instancias, dice el doctor Stack, ciertas personas, generalmente mujeres entre los 17 y los 35, parecen tener un desorden del sistema nervioso central que ocasiona la compulsión de tallar y rechinar los dientes.

Las personas en algunos trabajos que demandan mucha precisión y exactitud, como relojeros y neurocirujanos, también tienden a rechinar los dientes, de acuerdo con el doctor Frank Collins, dentista con práctica privada en Jacksonville, Florida. Si hay una curación dental que no ajusta bien en la boca, o que está más alta que los otros dientes, también ocasionará que una persona los esté rechinando, casi inconscientemente, tratando de rebajar la curación hasta el nivel de los otros dientes.

Parecería que rechinar los dientes es una molestia menor, pero es importante tener tratamiento. A largo plazo, tallar y frotar los dientes le ocasionará dolor en los maxilares, dice el doctor Eric Z. Shapira, consejero de la junta nacional de la Academia de Odontología General y dentista con práctica privada en Half Moon Bay, California. Mientras continúe rechinando los dientes, puede dislocar o dañar la articulación de la mandíbula u ocasionarse jaquecas, dolor de cuello o de hombros y zumbidos en los oídos. Y además, es casi seguro que perderá sus dientes y que desgastará las superficies masticatorias. Si desgasta los dientes podrían dañar todo el maxilar y ya no estarán alineados adecuadamente.

ALIVIO DEL SÍNTOMA

Como muchas de las causas del bruxismo deben ser tratadas por médicos profesionales, es buena idea informárselo a su dentista. A continuación hay algunas cosas que puede intentar por su cuenta, así como unos cuantos tratamientos que el médico podría sugerirle.

Ponga atención. Siempre que tenga cerrada la boca sus dientes no deberán tocarse. Los dientes superiores e inferiores deben entrar en contacto *sólo* cuando está masticando o tragando. Revísese usted mismo varias veces al día y si se sorprende mordiendo, relaje su maxilar inferior.

Ejercite sus maxilares. Si cansa los músculos maxilares deliberadamente, dice el doctor Shapira, es menos probable que rechine y talle los dientes mientras duerme. Pruebe con este remedio del palito de paleta: coloque un palito de paleta a lo largo de los dientes de abajo de un lado de la boca y muerda durante un minuto, luego póngalo en el otro lado de la boca y vuelva a morder. Añada otro palito y siga mordiendo. Añada palitos y cambie el montón una y otra vez, hasta que tenga cinco palitos en la boca.

Haga este ejercicio dos a tres veces al día. Tendrá que hacerlo al menos durante un mes para notar los beneficios, añade el doctor Shapira. "Estará fatigando los músculos de su maxilar y estarán tan cansados que ya no desearán presionar en la noche", explica.

Procure estar menos tenso. Como los dientes que rechinan son un hábito primario en respuesta al estrés, dice el doctor Shapira, usted debería quitarse presión en la forma que pueda. Use técnicas de relajación, masajes, ejercicios suaves y yoga, que son sólo algunas de las formas en que puede calmarse y reducir o eliminar el bruxismo.

Proteja su boca en la noche. Si rechina los dientes por la noche, existen guardas deportivas para dientes, que podrá encontrar en una buena tienda local de deportes, que se los protegerán durante la noche. También el dentista puede hacerle una guarda que ajustará con precisión, informa el doctor Collins.

Proteja sus dientes durante el día. Los dentistas especializados en problemas maxilares u ortodóncicos pueden diseñar una guarda especial para usarla en la parte trasera de su boca sin que se note, asevera el doctor Strack. "La guarda incluye un espaciador que hace físicamente imposible tallar los dientes. Lo peor que puede hacer es tallar contra la guarda de goma."

Arregle la articulación. Para casos de bruxismo más difíciles, los especialistas pueden reparar la articulación dislocada que ocasiona que los músculos maxilares tengan espasmos, y reajustar con tablillas o cirugía, refiere el doctor Strack.

Cubra el apretón. Si usted es alguien que aprieta en serio la mandíbula y ya desgastó su mordida considerablemente, necesitará que le recubran los dientes, dicen los dentistas.

Arregle la compostura. Si talla los dientes porque hay alguna curación muy alta, su dentista puede aliviar la sensación en una visita breve (e indolora) a su consultorio.

Dientes sensibles

- El dolor persiste después de comer o beber algo frío.
- Sus dientes sienten dolor en respuesta al calor.
- La sensibilidad se concentra en un diente.
- La pasta de dientes para dientes sensibles no ayuda.

LO QUE SU SÍNTOMA LE DICE

Sin importar el sabor de helado que elija, siempre termina siendo agridulce; agradable en su lengua y doloroso para sus dientes.

Todos experimentan ocasionalmente un dolor fugaz en sus dientes cuando muerden algo frío. Eso se debe generalmente a que los dientes han perdido algo de su esmalte protector. Y debajo del esmalte hay una especie de túneles pequeños, similares a un panal, llenos de líquido, llamados túbulos dentinales. Éstos conducen directamente al corazón interno del diente, que contiene pulpa y al nervio de la sensibilidad del diente.

Normalmente, la saliva ayuda al depósito de calcio del esmalte para cubrir y proteger las aberturas de los túbulos. Pero el cepillado demasiado fuerte, en especial con abrasivos dentales, las encías retraídas, los alimentos ácidos y la presión al rechinar los dientes pueden erosionar esa cubierta protectora, descubriendo los extremos de los túbulos. Las roturas en el diente y las curaciones que se caen también exponen los túbulos o hasta la pulpa misma.

Cualquiera que sea la causa, una vez que los túbulos quedan expuestos, los cambios extremos en la temperatura causan que los fluidos del interior fluyan hacia atrás y hacia adelante con rapidez, explica el doctor J. Frank Collins, dentista con práctica privada en Jacksonville, Florida. Ese movimiento causa las punzadas en su diente.

La erosión del esmalte puede causar reacciones dolorosas con los alimentos y bebidas calientes o fríos, dice la doctora Lisa P. Germain, endodoncista con práctica privada en Nueva Orleans. Si usted es sensible a cualquier cosa caliente o si la reacción a lo frío aumenta lentamente o permanece más de un momento, podría tener una inflamación irreversible, que puede conducir a un absceso: una inflamación llena de pus.

ALIVIO DEL SÍNTOMA

Sin embargo, si recientemente le practicaron un trabajo dental y está experimentando sensibilidad a lo frío y caliente, no debe preocuparse inmediatamente, aclara la doctora Germain. Esa clase de irritación es normal y debe terminar en unas cuantas semanas. Significa que la pulpa del diente se inflamó ligeramente y necesita tiempo para regresar a la normalidad. Si el dolor no cesa en varias semanas vea a su dentista, o a un endodoncista (especialista en tratamiento de canales en la raíz), porque es posible que esté muriendo el nervio del diente.

De otra forma, curar su sensibilidad al frío puede ser tan fácil como exprimir un tubo de la pasta dental adecuada y evitar algunos alimentos y bebidas.

Tapone los dientes sensibles. Las pastas dentales para dientes sensibles trabajan taponando los túbulos con cloruro de estroncio, que al igual que el fluoruro de sodio ayudan a conducir el calcio de la saliva hacia los túbulos y el esmalte. Para que sean efectivas, advierte el doctor Collins, "tiene que usarlas con frecuencia y debe cepillarse meticulosamente."

Haga buches con fluoruro. Los enjuagues bucales con fluoruro también ayudan a bloquear los túbulos, dice el doctor Collins.

Trate con ibuprofeno. Si tiene sensibilidad a lo frío y caliente después de ir al dentista, trate con el ibuprofeno para aliviar la molestia, dice la doctora Germain.

Intente con una técnica de cepillado más suave. Use siempre un cepillo dental de cerdas suaves, mójelo antes de aplicar la pasta dental y nunca cepille muy duro, recomienda el doctor Van B. Haywood, profesor asociado en el Departamento de Odontología Operativa en la Escuela de Odontología de la Universidad de Carolina del Norte, en Chapel Hill. "Probablemente la causa más común de sensibilidad es que las personas se cepillan con demasiada fuerza con un cepillo de cerdas duras; desgastan el esmalte. Tallan para atrás y para adelante, como si estuvieran serruchando un árbol y es lo que están haciendo. Serruchan un diente justo por la mitad. Se puede ver literalmente la muesca en el diente."

156

Cambie su técnica de cepillado. Si usted es como la mayoría de las personas, seguramente aplica todo el esfuerzo y presión hacia el principio del cepillado y disminuye cuando ha cubierto todos sus dientes. También es típico empezar el cepillado siempre en el mismo lugar. "Generalmente el lugar donde comienza es el más sensible, dice el doctor Haywood. Casi puedo detectar a los diestros de mano cuando vienen a quejarse por hipersensibilidad en los dientes superiores del lado izquierdo, porque ahí es donde empiezan el cepillado."

Empiece por la parte de atrás de los dientes frontales inferiores, recomienda el doctor Haywood. "Es el lugar más inaccesible de la boca y donde se acumula la mayoría del sarro, así estará poniendo la mayor parte de su esfuerzo en el área más difícil."

El cepillado adecuado también prevendrá que se retraigan las encías, lo que contribuye a la sensibilidad dental.

Guarde el ácido para la clase de química. Los alimentos y las bebidas ácidas, como jitomates, limones, refrescos de cola y otras bebidas carbonatadas, desgastan el esmalte de sus dientes con rapidez y los hacen mucho más sensibles a los cambios bruscos de temperatura, afirma el doctor Haywood. "Algunas personas tienen la sensibilidad en los dientes según la estación, porque en el verano comen muchos jitomates y chupan muchos limones. Las bebidas carbonatadas hacen mucho daño a los dientes a largo plazo pero como son tan ácidas resultan sensacionales para las cepas de microbios de su parabrisas."

Deje de rechinar. Si su dentista dice que el rechinar los dientes le está causando problemas, pídale que le adapte un aparato protector que pueda usar mientras duerme.

Obtenga la chispa que insensibiliza. Si nada sirve para detener la sensibilidad, su dentista podría sugerir un procedimiento llamado iontoforesis, en el que se emplea corriente eléctrica para aplicar fluoruro protector a profundidad en los túbulos, concluye el doctor Haywood. El procedimiento puede realizarse en el consultorio del dentista.

Véase también Dientes que rechinan.

Doble visión o estrabismo

CUÁNDO CONSULTAR A SU MÉDICO

- Cualquier caso de doble visión debe notificarse al médico.

LO QUE SU SÍNTOMA LE DICE

*A*ndy Capp, de una tira cómica estadounidense, se da cuenta de que estuvo mucho tiempo en la cantina cuando llega a casa y ve a dos esposas esperando al pie de la escalera. Pero la doble visión no es asunto de risa.

"Algunas personas que reportan doble visión están viendo de hecho una imagen desvanecida, de fantasma o de sombra sobrepuesta, más que dos imágenes distintas", explica el doctor George Sanborn, profesor asociado clínico de oftalmología en el Colegio Médico de Virginia/Universidad Commonwealth de Virginia, en Richmond. A menudo ésta es una de las primeras señales de cataratas, agrega.

Si ve dos imágenes totalmente separadas, significa que sus dos ojos no se enfocan sobre el mismo blanco. Esta falta de alineación puede ser producida por una anomalía en los músculos o nervios que controlan los movimientos de los ojos. Por ejemplo, la enfermedad de Graves es una enfermedad tiroidea que engruesa gradualmente los músculos del ojo, así que no se mueven ya adecuadamente. Y si ve doble y acaso está mareado, hay una oportunidad de que un infarto esté afectando los nervios que controlan su alineación ocular.

Quizá también pueda empezar a ver doble si recibe un golpe en la cabeza.

ALIVIO DEL SÍNTOMA

*S*in importar la causa, si ve doble, vea al doctor de inmediato. "La visión doble es una señal de advertencia natural de que algo puede estar mal seriamente", advierte el doctor Sanborn. Dependiendo de la causa de su problema, puede necesitar anteojos o una cirugía para volver a alinear los músculos del ojo. En cuanto a la imagen con sombreado, generalmente desaparecerá una vez que se retiren las cataratas con cirugía y se prescriban lentes especiales.

Dolor de costado

CUÁNDO CONSULTAR A SU MÉDICO

- Tiene dolor recurrente en el costado cuando hace ejercicio, o el dolor persiste después de que se detuvo y se estiró.
- Si el dolor irradia hacia el pecho, el hombro o la espalda, vea al médico de inmediato.

LO QUE SU SÍNTOMA LE DICE

Va corriendo los 10 kilómetros o se apresura para alcanzar el autobús cuando de pronto su costado siente como si lo hubiera atrapado una gran tenaza de langosta.

Cualquiera que corra rápidamente mientras respira con rapidez puede quedar atrapado en las garras de un dolor de costado. Un dolor de costado, o llamado también "dolor de caballo", generalmente es un calambre en el diafragma, el gran músculo ubicado entre sus pulmones y el abdomen, que controla la respiración. A menudo la causa es que el diafragma no está recibiendo suficiente sangre durante el ejercicio. Así es como sucede.

Al impulsar sus piernas se incrementa la presión sobre los músculos abdominales, que presionan hacia arriba contra el diafragma. Al mismo tiempo, la respiración rápida expande los pulmones, presionando el diafragma hacia abajo. La doble presión de arriba y de abajo disminuye el flujo de sangre y oxígeno hacia el diafragma.

Sin el oxígeno suficiente, los músculos entrarán en espasmos dolorosos, de acuerdo con la doctora Mona Shangold, directora del Centro del Ciclo de Vida de la Mujer y Ginecología del Deporte en la Universidad Hahnemann en Filadelfia y coautora de *The Complete Sports Medicine Book for Women.*

Quienes son nuevos en la práctica del ejercicio están más propensos a los dolores de costado. Los principiantes están más aptos para hacer respiraciones más superficiales y rápidas, y quizá también puedan presionarse antes de que sus músculos abdominales estén listos para lidiar con el ejercicio. Esos músculos pueden no ser lo suficientemente fuertes para proteger contra la fuerza que empuja a los órganos internos y jala sobre el diafragma.

También es posible que la comida agregue tensión sobre el diafragma. Una comida con alimentos grasos y menos digeribles antes de hacer ejercicio, puede hacer que el estómago esté más pesado y aumente los tirones sobre el diafragma.

A veces puede sentir un dolor de costado que llega hasta el hombro. Pero esta clase de dolor *puede* ser una señal de un ataque cardiaco, especialmente si persiste después de que pasó varios minutos estirándose. Y si tiene un dolor de costado cada vez que hace ejercicio, podría tener un problema con el flujo sanguíneo hacia el intestino.

Alivio del síntoma

A menudo, sólo con disminuir el paso se aliviará el dolor de costado. Si no, trate estos métodos.

Deténgase y sople. Si no puede recostarse cuando le dé el dolor, al menos deténgase y presione profundamente con sus dedos sobre la parte que le duele, dice la doctora Shangold. Generalmente será justo abajo de las costillas, del lado derecho. Entonces, apriete sus labios y sople lo más fuerte que pueda. Eso debe aliviar la tensión sobre su diafragma y correrá sin dolor, de acuerdo con la doctora Shangold.

Alcance las nubes. Si camina lentamente, con los brazos levantados sobre su cabeza, realizará otra forma rápida para eliminar la tensión, de acuerdo con el doctor Kim Edward LeBlanc, profesor asistente clínico de medicina familiar en la Escuela de Medicina de la Universidad Estatal de Louisiana, en Nueva Orleans. Inhale profundamente a medida que eleva sus brazos y exhale lentamente a medida que los vaya bajando.

160

Conviértase en un respirador abdominal. Para detener los dolores de costado antes de que empiecen, respire completa y profundamente empujando el abdomen hacia afuera con cada inhalación mientras está haciendo ejercicio. Para que sienta cómo se hace, dice el entrenador de corredores y doctor Owen Anderson, editor de *Running Research News,* recuéstese sobre su espalda con un libro sobre el abdomen. El libro debe elevarse con cada inhalación y sus hombros no deben moverse. La respiración abdominal también ayuda a fortalecer las paredes abdominales. "Los músculos abdominales fuertes brindan una `faja interna' de soporte; así hay menos rebote y menos presión sobre el diafragma", dice el doctor Anderson.

Encuentre su paso. "Vaya con lentitud cuando empiece una nueva actividad (sugiere el doctor LeBlanc). Aumente poco a poco la intensidad y duración de su ejercicio, hasta que su cuerpo y su respiración estén acondicionados al aumento de actividad."

Posponga su ejercicio después de la cena. Si es propenso a los calambres, espere una o dos horas después de comer o cenar antes de hacer ejercicio, dice el doctor LeBlanc.

Tenga cuidado con la grasa. Los alimentos grasos, altos en proteínas, como la carne roja y los productos lácteos tienden a permanecer más tiempo en su estómago, afirma el doctor Anderson. Eso puede causar presión y bajar el diafragma. Si debe comer y correr, busque alimentos más digeribles, como, por ejemplo, medio plátano maduro.

Dolor durante el coito

CUÁNDO CONSULTAR A SU MÉDICO

- Tiene dolor recurrente durante el coito.
- El dolor evita que usted o su compañero disfrute del sexo.
- El dolor es profundo en su pelvis y es intenso.
- El dolor se acompaña de comezón vaginal, secreción o resequedad.
- También experimenta ardor al orinar.

LO QUE SU SÍNTOMA LE DICE

"*E*sta noche no, querido". Nunca hubiera pensado que alguna vez estaría diciendo esto con tanta frecuencia. Y no es una jaqueca la que afecta su libido estos días. Es porque el sexo le duele y no está segura de por qué.

Con frecuencia algo tan simple como una posición sexual desacostumbrada puede causarle dolor. Si sólo es por una postura nueva no se preocupe, sólo mencióneselo a su doctor en su siguiente revisión, aconseja el doctor Roger Smith, profesor de ginecología y obstetricia en el Colegio Médico de la Clínica y Hospital Georgia, en Augusta.

A veces alguna mecánica sencilla del cuerpo puede causar dolor durante el acto sexual (como la resequedad, o tal vez una abertura vaginal pequeña o tensa; también las causas emocionales son importantes), si el sexo se ha convertido en algo muy tenso y rápido para poderlo disfrutar, eso puede contribuir a la falta de lubricación y al dolor.

Si el dolor que siente es básicamente durante la penetración, las causas más comunes son una inflamación o una infección en la vulva o en los labios. Si duele más cuando el pene está a nivel más profundo, la infección vaginal podría ser el problema.

También una infección en la vejiga o en el conducto urinario puede ser la causa de un coito doloroso.

ALIVIO DEL SÍNTOMA

*E*l dolor durante el coito no es peligroso para su salud, dice el doctor Smith. Pero no hay razón para no atenderlo. He aquí cómo ayudar a regresar el placer al hacer el amor.

Cambie sus posiciones. "No se necesita una barra de trapecio en la recámara", comenta el doctor Smith. Aun con un pequeño cambio de posición es factible ayudar. "Las mejores posiciones son donde la mujer controla el empuje, ya sea estando encima o recostados uno junto a otro (añade). Encuentren posiciones que sean cómodas para ambos, tanto mecánica como psicológicamente. Si no puede encontrar una posición sin dolor, dígale al médico cuáles son las posiciones que le producen más dolor y cuáles menos. Esta información ayudará a su médico a determinar dónde está el problema."

Relájese, no se apure. "Si sus músculos vaginales están muy tensos y rechazan el coito, enfóquese en los juegos previos suaves", sugiere el doctor

Smith. A menudo la sensibilidad de su cuerpo responderá claramente a las emociones, como miedo al embarazo, o dolor, o rechazo a tener sexo. No se permita presionarse y si el malestar persiste, platíquelo con su médico. "Hacer el amor no tiene que incluir un intercambio sexual (nos recuerda el doctor Smith). Puede ser tierna y estar relajada y hacer cosas como cepillarse el pelo uno al otro durante una hora."

Venza la resequedad. A medida que se aproxima la menopausia, se presenta un problema común con el adelgazamiento y la resequedad de los tejidos vaginales. Existen varias soluciones. Si se siente seca sólo ocasionalmente trate con un lubricante con base de agua. Para la humedad continua, trate con alguno de los productos más nuevos, que brindan estabilidad en los fluidos de los tejidos vaginales, sugiere el doctor David Eschenbach, profesor y jefe de la División de Ginecología en la Escuela de Medicina de la Universidad de Washington, en Seattle. Si el problema es crónico, deseará discutir sobre la terapia de sustitución de estrógenos con su médico.

Prevenga infecciones de la vejiga. Si tiene sensaciones de ardor durante el coito y cuando orina, es muy posible que tenga una infección en el conducto urinario. Una vez que su médico la haya examinado, que diagnostique una infección urinaria y prescriba tratamiento apropiado, la parte más importante es decisión suya: prevenir infecciones repetidas. "Orine a intervalos regulares de no menos de tres a cuatro horas", recomienda el doctor Jack Lapides, urólogo en Ann Arbor, Michigan. De otro modo, su vejiga puede estrecharse, retener orina, inflamarse y verse invadida por bacterias.

Sane el herpes. Si el virus del herpes es la raíz de su problema, debe evitar la relación sexual hasta que pase el brote. Aunque el herpes necesita un tratamiento a largo plazo, puede entrar en remisión y hasta curarse, dice el doctor Don Gambrel Jr., profesor clínico de endocrinología, obstetricia y ginecología en el Colegio Médico de la Clínica y Hospital Georgia, en Augusta. Las precauciones más importantes que debe usted tomar durante estos episodios dolorosos son "evitar sexo durante los brotes y usar siempre condón", dice. (Para más información sobre cómo tratar con infecciones vaginales, véase Vagina con comezón.)

Véase también Vagina (Resequedad en la).

Dolor en todo el cuerpo

CUÁNDO CONSULTAR A SU MÉDICO

- El dolor empeora o continúa durante más de cinco días.

LO QUE SU SÍNTOMA LE DICE

*L*as ventanas relucen, las paredes están lavadas y el pórtico está limpio. La primavera llegó y ya hizo su limpieza anual. Se mete bajo las sábanas para disfrutar una noche de sueño, bien ganada y aguardada por mucho tiempo, lista para admirar y disfrutar los resultados de su faena a la luz del nuevo día. Pero cuando llega la mañana, le duele todo el cuerpo.

El exceso de ejercicio es una de las razones más comunes para el dolor en todo el cuerpo. Las infecciones virales, artritis y otros padecimientos pueden ser responsables, en ausencia de actividad excesiva, según dicen los médicos.

Si usted realiza algo extenuante que no está acostumbrado a hacer, como la limpieza de primavera (un ejercicio muy duro) o una carrera de costales en la reunión familiar, es muy posible que al día siguiente esté adolorido. Pero no se sorprenda si los dolores no empiezan sino hasta dos o tres días después del ejercicio, afirma el doctor Clayton W. Kersting, médico familiar en Newport, Washington. El dolor muscular puede tomarse su tiempo para aparecer.

Esto es especialmente cierto si una caída o un accidente aquejan a todo el cuerpo, de acuerdo con la doctora Anne Simons, profesora asistente de medicina familiar y comunitaria en la Universidad de California, en San Francisco, y coautora de *Before You Call the Doctor*. "Y el dolor puede crecer progresivamente durante un par de días, antes de que mejore."

Aparte del ejercicio o el daño físico, las infecciones virales, desde un resfriado hasta la neumonía, pueden hacerle sentir como si hubiera construido su casa la tarde anterior, no sólo limpiado. La invasión de su cuerpo con un virus produce inflamación y su sistema inmunitario intenta contrarrestarla, causando dolor muscular, explica el doctor Kersting.

Las mordidas de las garrapatas portadoras de la enfermedad de Lyme pueden causar dolor en las articulaciones de todo el cuerpo. Aunque el riesgo de esos pequeños insectos se ha abatido, todavía es un problema, dice el doctor Kersting. Usted tendrá una pista de que es la enfermedad de Lyme porque le saldrá un salpullido de "ojo de buey" o puede aparecer un enrojecimiento de la piel en el lugar de la mordida u otra parte del cuerpo. (Otra pista puede ser el haber hecho un viaje al bosque unas cuantas semanas antes del ataque de dolor.)

Hay otros padecimientos que atacan las articulaciones y transfieren el dolor hacia los músculos a los que están conectados, lo que le ocasiona un dolor total en el cuerpo. Los padecimientos autoinmunes o del tejido conectivo, como son la artritis reumatoide o (en raros casos) el lupus, pueden ser los culpables, de acuerdo con el doctor David R. Rudy, profesor de medicina familiar y consejero del Departamento de Medicina Familiar en la Escuela Médica de Chicago/ Universidad de Ciencias de la Salud. "Hay niveles de gravedad en estos problemas, y formas más leves que pueden confundirse con alguna otra cosa."

El dolor de la artritis reumatoide a menudo es peor por la mañana, después de que se levanta tras una noche de inmovilidad, pero se mejora a los 30 o 60 minutos, en cuanto empieza a moverse, señala el doctor Rudy. La artritis de "usar y rasgar" (llamada osteoartritis) generalmente es peor hacia el final del día.

ALIVIO DEL SÍNTOMA

*L*os dolores por el exceso de actividad y por los producidos por infecciones se alivian con el tiempo. Los casos más rebeldes requieren de un tratamiento con más determinación. Aquí sugerimos cómo puede sentirse un poco mejor, sin importar lo que esté causando el problema.

Remójese usted mismo. Veinte a 30 minutos de calor, tres veces al día, brindan alivio y relajamiento para los dolores en todo el cuerpo, asevera el doctor Kersting. Los saunas, *jacuzzis*, regaderazos calientes y las inmersiones prolongadas en la tina llena de agua caliente le harán sentir mucho mejor. También el calor seco de una manta eléctrica o el calor químico de uno de esos ungüentos térmicos lo hará sentir bien, dice el doctor Kersting. (Precaución: no use una manta eléctrica o una almohada de calor al mismo tiempo que los ungüentos. Puede quemarse gravemente.)

Descanse. Si un accidente o una enfermedad viral está causando los dolores, sólo tómelo con calma por un par de días, hasta que se sienta lo suficientemente bien para reanudar sus actividades, establece la doctora Simons.

Tómese una tableta. La aspirina u otro medicamento antiinflamatorio que no requiera de receta, como el ibuprofeno, generalmente ofrecen alivio temporal ante dolores moderados, de acuerdo con la doctora Simons, pero no lo eliminarán, a menos que la fuente sea una inflamación.

En caso de dolores más molestos, su médico podría prescribirle drogas más potentes. Los médicos recetan antibióticos para la enfermedad de Lyme e inyecciones y antiinflamatorios para dolores del tejido conectivo.

Muévase. Para dolores relacionados con exceso de ejercicio o artritis, los ejercicios ligeros y de estiramiento le harán sentir mejor. "No se rinda con los dolores," aconseja el doctor Rudy. Elija ejercicios como la natación o entrenamiento con peso ligero, que llevan sus músculos y articulaciones hacia sus máximos niveles de movimiento, sin forzar las articulaciones.

E

Encías (Problemas en las)

- Sus encías sangran y también hay hinchazón, inflamación, dolor o mal aliento persistente.
- Se desarrollan llagas bajo su dentadura.

LO QUE SU SÍNTOMA LE DICE

No estamos hablando sobre un bastón de menta que pierde su sabor con mucha rapidez. Hablamos de problemas con la base de su sonrisa, del tejido color coral que ancla sus dientes. Desde luego, hablamos de sus encías. Ámelas o deje sus dientes atrás.

El problema más común en las encías es el sangrado, la señal de una inflamación en las encías o lo que los dentistas llaman gingivitis. Pero ésta sólo es la puerta para otra "itis" más seria: periodontitis. Una vez que el problema de su encía ha llegado tan lejos, puede perder sus dientes.

La gingivitis es causada por la acumulación alrededor de los dientes y las encías de la *placa*, una combinación de alimentos y saliva llena de bacterias. Como cualquiera que alguna vez ha enfrentado una limpieza dental sabe —si no se cepilla y pasa el hilo dental con frecuencia— que es la razón principal para que sus dientes se conviertan en un almacén para la placa. No obstante, otros factores pueden interferir con los problemas en las encías.

Por alguna razón el síntoma es sexista. Las mujeres son mucho más susceptibles a la gingivitis que los hombres, de acuerdo con la doctora JoAnne Allen, dentista con práctica privada en Albuquerque. Durante los periodos menstruales, las encías de las mujeres generalmente están más hinchadas, suaves e inflamadas, dice la doctora Allen. También sus encías sangran con mayor facilidad. "Eso no predispone a las mujeres a padecimientos en las encías, pero puede empeorar si se presentan otros factores, como la falta de higiene."

Ella dice que también casi todas las mujeres que se embarazan tienen una gingivitis temporal con hinchazón y sangrado, que empeora a medida que el embarazo llega a término.

De hecho, el bebé puede heredar esa tendencia a tener problemas de encías de su madre o padre. "Los problemas de encías pueden ser hereditarios", afirma el doctor Paul A. Stephens, dentista con práctica privada en Gary, Indiana, y presidente de la Academia de Odontología General. "Algunas personas parece que sólo tienen un poco de placa sobre sus dientes por naturaleza. Otros parecen acumular mucha y con rapidez."

Algunos medicamentos pueden causar que las encías sangren o se inflamen, dice el doctor Eric Z. Shapira, miembro del consejo nacional de la Academia de Odontología General y dentista con práctica privada en Half Moon Bay, California. Los medicamentos que pueden causar problemas incluyen anticonceptivos orales, antidepresivos, antidescongestivos, antihistamínicos, atomizadores nasales y medicamentos para la presión sanguínea elevada (hipertensión) y enfermedades cardiacas.

Los problemas en las encías son más comunes entre personas con diabetes y leucemia y en quienes tienen la boca seca, los que fuman o quienes están bajo mucha tensión.

Estas últimas dos categorías —los fumadores y los tensos— son especialmente susceptibles a la inflamación en las encías, un padecimiento común entre los soldados de la Primera Guerra Mundial, conocido actualmente como gingivitis ulcerativa necrosante. (Tiene que añadir una mala higiene a esa mezcla para tener el riesgo). Las personas con esta clase de gingivitis tienen úlceras muy dolorosas en las encías, sangrado y un aliento que va de malo a infernal.

LAS DENTADURAS PUEDEN CAUSAR PESARES CON LAS ENCÍAS

Si las dentaduras no ajustan adecuadamente, o si la mandíbula está tan deteriorada que no puede mantener la dentadura en su lugar, la persona puede tener ulceraciones en las encías. Las llagas no son necesariamente dolorosas, dice el doctor Samuel B. Low, decano asistente y director de periodontología para posgraduados en el Colegio de Odontología en la Universidad de Florida, en Gainesville. Pero eso no significa que deban ser ignoradas.

"Es una forma de atrofia de presión, al igual que sucede con su brazo cuando ha estado usando unas vendas de yeso durante mucho tiempo", explica. La superficie de las encías se afloja y el hueso bajo las encías se disuelve.

ALIVIO DEL SÍNTOMA

*L*as encías con sangre e irritadas son igual que la mayor parte de los problemas de salud: si las atrapa antes de que empeoren, sanarán fácilmente. "La gingivitis es absolutamente reversible en sus primeras etapas", afirma el doctor Allen. Para revertir las encías sangrantes, ponga las manos sobre el hilo dental y el cepillo. Pero asegúrese de sujetar el cepillo en la forma correcta.

Ponga un nuevo ángulo en su cepillado. La mejor forma de eliminar la placa que anida entre los dientes y las encías es usando un cepillo dental con cerdas suaves, sostenerlo en un ángulo de 45 grados contra sus dientes y moverlo con cuidado con movimiento de serrucho o circular. Este movimiento también es efectivo para eliminar la placa de los dientes mismos.

Decídase a diario. Lo ideal es que se cepillara después de cada comida, aconseja el doctor Bruce Pihlstrom, profesor y director del Centro de Investigación de la Clínica Dental en la Universidad de Minnesota, en Minneapolis. Si no puede hacerlo, asegúrese de cepillarse al menos una vez al día.

Para usar hilo dental, haga una C y saque 10. La clave para usar el hilo dental adecuadamente es curvar el hilo (sin importar si es con o sin cera, dicen los dentistas) en forma de C alrededor de cada diente. Asegúrese de ir ligeramente por debajo de la línea de la encía, moviendo el hilo hacia adelante y atrás, por arriba y por abajo hasta que el diente por ambas caras se sienta limpio y el hilo rechine, instruye el doctor Pihlstrom.

Si sangra un poco las primeras veces no se preocupe mucho: "Usar el hilo dental causa un poco de irritación en una área inflamada con gingivitis", dice.

No sea un extraño con su dentista. "Muchas personas deben hacerse una limpieza cada seis meses, mientras que otros podrían querer ver al dentista con mayor frecuencia", sugiere el doctor Pihlstrom. Los que podrían querer verlo con más frecuencia incluye a quienes describimos al principio del capítulo como más propensos a enfermarse de las encías, como fumadores y personas con diabetes, personas que toman medicamentos que causan problemas de las encías y personas con historia familiar de enfermedades en las encías.

También las mujeres embarazadas, por ser más propensas a enfermedades de las encías, deben consultar a su dentista y pedir una limpieza al menos tres veces durante su embarazo.

Habrá una razón de desagrado si no visita regularmente al dentista. Tendrá que remover su sonrisa cada noche antes de ir a la cama. "Las personas que aguardan más de seis meses entre visitas al dentista, tienden a perder sus dientes eventualmente", advierte el doctor Allen.

CUANDO LA GINGIVITIS SE AGRAVA

El cepillado, el uso de hilo dental y la visita semestral para limpieza dental no servirán para gran cosa si su gingivitis es grave o se ha vuelto una enfermedad periodontal. En ese punto, su dentista tiene que sacar su equipo para remover la placa, que ahora es una sustancia similar al concreto, llamada cálculo o sarro, que se ha endurecido dentro de los espacios que forman unas bolsillas entre sus dientes y las encías deterioradas.

Deje que su dentista lo raspe. El dentista lo raspará hasta la superficie de las raíces de sus dientes, en un proceso llamado descascarado y cepillado. Puede requerir de anestesia local, dice el doctor Pihlstrom, y probablemente necesitará dos o tres citas antes de terminar el trabajo.

Vea a un especialista. Si el deterioro es grave, el dentista puede enviarlo con un periodontólogo, un especialista en padecimientos de la boca, encía y hueso. "El periodontólogo puede presentarle muchas opciones", asegura el doctor Pihlstrom. Entre ellas están los injertos de hueso, reparación y reconstrucción de las bolsillas profundas de la encía y la restauración de la línea de la encía.

CONSEJOS PARA LOS DIENTES POSTIZOS

Aun cuando haya perdido sus dientes reales y use dentaduras totales o parciales, debe cuidar sus encías. Por lo tanto:

Siga cepillándose. Las dentaduras no se llaman *dientes* postizos por nada. Debe cepillarlos, para prevenir problemas en las encías. También deseará cepillar las encías. Nunca se deje puestas las dentaduras por la noche, pues las encías requieren de un descanso.

Pida un par nuevo. Las dentaduras no duran para toda la vida. "Es un error pensar que el primer par es suficiente," dice el doctor Low. Esto es porque una vez que se pierden los dientes reales el hueso maxilar puede erosionarse, con lo que las dentaduras ya no ajustarán igual.

"Quedan flojas y causan irritación, pero las personas tienden a no hacer nada al respecto", concluye. Su dentista deben verificar el ajuste una vez al año y las probabilidades son de que usted requiera de una placa nueva cada cinco años.

Entumecimiento

CUÁNDO CONSULTAR A SU MÉDICO

- Cualquier entumecimiento inexplicable, sobre todo si está acompañado de síntomas que afectan la cabeza, la visión o todo un lado de su cuerpo, necesita de atención médica inmediata.

LO QUE SU SÍNTOMA LE DICE

Generalmente no es tan atemorizante como una novela de Stephen King, pero el entumecimiento en verdad puede ser una experiencia inquietante.

En casi todos los casos la sensación de picazón que experimenta cuando su brazo o pierna se entumen o "duermen" es la señal inofensiva de que se pellizcó momentáneamente un nervio. Una vez que cambia de posición, el nervio revive en unos cuantos segundos.

El entumecimiento se vuelve más común con los años. "Es más probable que suceda con la edad porque, a medida que envejece, el cuerpo no puede recuperarse tan bien. Así que la misma cantidad de presión sobre un nervio es más probable que produzca entumecimiento en una persona mayor, que en una más joven", explica el doctor C. Conrad Carter, profesor clínico de neurología en la Universidad de Ciencias de la Salud de Oregon, en Portland.

Otra causa de entumecimiento de las extremidades es la hiperventilación que algunas personas experimentan cuando están ansiosas o asustadas. Aunque el entumecimiento casi siempre es un síntoma inofensivo, los doctores advierten que cualquier entumecimiento súbito e inexplicable podría ser una señal de un padecimiento serio y que debe observarse.

171

Entre las causas más serias de entumecimiento está la mala circulación sanguínea, artritis reumatoide, esclerosis múltiple, diabetes y síndrome del túnel del carpo (una compresión en los nervios de la muñeca que causa entumecimiento en la mano y los dedos).

El entumecimiento también puede ser un signo de alerta ante un infarto inminente o un ataque isquémico transitorio, un miniinfarto que causa síntomas temporales de un infarto mayor, como parálisis o visión borrosa. Sin el tratamiento médico adecuado, el ataque transitorio puede conducir a un infarto fulminante que puede causar daño físico o mental permanente.

ALIVIO DEL SÍNTOMA

"*E*s importante que no minimice los síntomas que experimenta, aun si sólo duran por unos cuantos minutos", advierte el doctor Gilbert Toffol, neurólogo en Phoenix. "Si tiene un entumecimiento o debilidad repentinos en cualquier parte de su cuerpo y no hay una explicación lógica para ello, debe buscar atención médica de inmediato."

Sin embargo, si el entumecimiento es porque las extremidades "se le duermen", aquí está lo que puede hacer para despertarlas.

Mueva el cuerpo. El ejercicio regular como caminar, correr y nadar aumentan la circulación sanguínea y pueden ayudar a reducir el entumecimiento que siente al sentarse, dormir o estar mucho tiempo de pie. Pero tenga cuidado con el ejercicio que elija. Los deportes como el ciclismo, que involucra estar sentado, puede causar entumecimiento en la ingle y, de hecho, contribuye al problema, dice el doctor Carter. Debe consultar con su médico cuál es el ejercicio adecuado para usted, aconseja.

Deje de fumar. El tabaquismo puede dañar la circulación sanguínea e incrementar la probabilidad de que se llegue a sentir entumecimiento en las manos, los brazos, los dedos de los pies y las piernas.

Mueva la billetera. Si tiene un entumecimiento en la pierna, es posible que si lleva una billetera gruesa u otros objetos en los bolsillos traseros, éstos contribuyan al problema. "Al llevar la billetera en su bolsillo posterior se presiona el nervio ciático que pasa a lo largo de las nalgas y continúa por la parte posterior de la pierna", explica el doctor Paul Gross, neurólogo en la Clínica Lahey en Burlington, Massachusetts. ¿La solución?, encontrar otro lugar donde llevar sus valores.

Se merece un descanso. Si realiza muchas tareas repetitivas como escribir a máquina, tejer, coser o martillar, puede desarrollar el síndrome del túnel del carpo. Si se toma un descanso cada 30 ó 60 minutos y gira con cuidado la muñeca durante un minuto o dos, puede prevenir ese problema, aconseja el doctor Alexander Reeves, profesor de neurología y anatomía en la Escuela Médica Darmouth en Lebanon, New Hampshire.

Equilibrio (Problemas del)

CUÁNDO CONSULTAR A SU MÉDICO

- Cuando tiene un cambio repentino en la audición o tiene un zumbido en los oídos.
- Sus oídos se sienten tapados todo el tiempo.
- Se siente con náusea o pierde el equilibrio y cae.

LO QUE SU SÍNTOMA LE DICE

*E*n sus sueños pasea ágilmente a través de las Cataratas del Niágara sobre un alambre. Pero en realidad, está tan firme sobre sus pies como Woody Allen bailando *El Lago de los Cisnes* en tutú.

¿Qué pasa aquí? Normalmente sus ojos, oídos internos, músculos, cerebro y nervios trabajan conjuntamente para que usted se mantenga en posición erguida mientras va a su trabajo diario. Es difícil que note esta colaboración tan afinada, pero una vez que se interrumpe, experimenta problemas con el equilibrio.

Hay una multitud de padecimientos que pueden marearlo, incluyendo problemas en el oído, alergias, debilidad muscular, problemas de visión, artritis e infarto.

173

ALIVIO DEL SÍNTOMA

*E*n muchos casos puede volver a conseguir su sentido del equilibrio con unos cuantos ajustes muy simples:

Observe lo que come. Algunos alimentos y aditivos a los alimentos ocasionan reacciones alérgicas que pueden afectar su sentido del equilibrio. "Yo tengo una sensibilidad particular al glutamato monosódico. Me causa problemas respiratorios, y algunas veces me causa inestabilidad", narra el doctor Ronald Amedee, profesor asociado de cirugía de cabeza y cuello en el Centro Médico de la Universidad de Tulane, en Nueva Orleans. Si sospecha que una alergia alimentaria puede estar contribuyendo a su problema de equilibrio, intente eliminar esa comida de su dieta y consulte con su doctor al respecto, aconseja el doctor Amedee.

Pregunte sobre sus medicamentos. Algunos fármacos causan problemas de equilibrio como un posible efecto colateral. Pida a su médico que revise los medicamentos que pueda estar tomando, tanto los prescritos como los que no requieren de receta. Él podría sugerirle alternativas.

Aléjese del alcohol. "El alcohol crea una sensación en el oído interno similar a la que tiene un astronauta cuando flota sin peso en el espacio (explica el doctor Amedee). Si bebe regularmente y en exceso, va a tener un problema con su equilibrio. La forma más fácil de tratar el problema es eliminando su consumo de alcohol."

Reduzca el consumo de café. El café contrae los vasos sanguíneos y reduce drásticamente el flujo sanguíneo al cerebro. "Rutinariamente decimos a los pacientes con problemas del equilibrio que reduzcan su consumo de café", comenta el doctor Dennis O'Leary, director del Centro de Equilibrio en el Hospital Universitario de la Universidad del Sur de California, en Los Ángeles. "Una o dos tazas de ocho onzas (240 ml) están bien; cinco o seis ya no."

Aléjese del problema. Algunas personas tienen dificultades para mantener su equilibrio porque tienen músculos débiles. "Saben lo que necesitan para mantener su equilibrio, pero no tienen la fuerza para hacerlo", dice el doctor Peter Roland, otólogo del Centro Médico Sudoccidental de la Universidad de Texas, en Dallas. "El levantamiento de pesas y algunas formas de ejercicio cardiovascular, como aeróbicos, caminata o montar en bicicleta estacionaria, son terriblemente importantes para las personas, en particular las mayores, quienes desean volver a tener su habilidad para mantener el equilibrio."

Úselo o piérdalo. El ejercicio regular quizá también ayude al sistema de equilibrio de su cuerpo para adaptarse y sanar. "Debería intentar cualquier actividad mientras se mueve y tratar de conservar el equilibrio al mismo tiempo", aconseja Jim Buskirk, fisioterapeuta en el Centro del Equilibrio y Mareo en Wilmette, Illinois. "Los deportes de raqueta, como el tenis, son especialmente buenos, porque desarrollan la coordinación ojo/mano y le fuerzan a enfocarse sobre el objeto que se mueve."

Camine sobre una superficie suave. Mientras más suave sea la superficie sobre la que camine, más difícil le será mantener el equilibrio, dice el doctor O'Leary. Si practica la caminata sobre un trozo de hule espuma, una alfombra gruesa o hasta un colchón, puede aprender a estar de pie más erguido o a plantar sus pies en forma diferente para sentirse más estable al caminar sobre todo tipo de superficies, añade. Si lo intenta, debe tener a una persona a su lado lista para apoyarlo en caso de una caída.

Diseñe un refugio seguro. La seguridad empieza por casa y esto es particularmente cierto para las personas con problemas de equilibrio. Las superficies resbalosas son peligrosas, así que retire las alfombras sueltas y evite los pisos pulidos, recomienda el doctor O'Leary. Consiga una luz para la noche y haga que sus escaleras tengan pasamanos. Para ayudarse a mantener el equilibrio mientras se baña, conserve los ojos abiertos.

Use su imaginación. La imaginación o visualización pueden ayudarle a aprender a volver a recuperar su equilibrio, dice el doctor Dennis Gersten, psiquiatra en San Diego, que publica *Atlantis: The Imagery Newsletter*. Para intentarlo, siéntese en una silla y respire profundamente para relajarse. Después cierre los ojos e imagine que está en una habitación con dos palos en el piso formando una gran X. A la mitad de la X hay un palo vertical cercano a donde usted está. "En su imaginación, póngase de pie al centro de los tres palos e intente mantener el equilibrio (explica el doctor Gersten). Cada vez que se mueva o se caiga del centro, vuelva a pararse en el centro y vuélvase a equilibrar. Siga practicándolo hasta que el mantener su equilibrio se vuelva en su mente una tarea sin esfuerzo."

Véanse también Mareo; Caminar (Dificultad para).

Eructos

LO QUE SU SÍNTOMA LE DICE

*D*espués de rebañar un plato especialmente sabroso de su guisado favorito, surge un ruido que parecería tirar los Alpes Bávaros. La reacción de su anfitrión: una invitación para la fiesta de polka del próximo año. La de su estómago: de gratitud por dejarme sacar un poco de vapor, o al menos, un poco de aire atrapado.

Mientras usted mastica y sorbe, el aire se abre camino rutinariamente a través de su boca y se desliza por el esófago cuando traga. A partir de ahí pueden suceder dos cosas: el aire es impulsado hacia su estómago o se mantiene en el fondo del esófago, en espera del siguiente elevador para subir. Entonces, como una burbuja en el fondo de un refresco, el aire de pronto se deja arrastrar hacia su garganta y sale por su boca.

"Usted podría llenar el estómago de alguien con aire y no hay garantías de que eructará", dice el doctor James Cooper, profesor de medicina en la Universidad Georgetown en Washington, D.C., y vocero de la Asociación Americana de Gastroenterólogos. "Pero si tiene un aire atrapado en el esófago, es un excelente candidato."

"La deglución de aire probablemente sea una de las causas más comunes que producen el eructo", asevera el doctor Wendell Clarkston, un profesor asistente y director del Programa de Entrenamiento en Gastroenterología y Hepatología en la Escuela de Medicina de la Universidad de San Luis.

Las alergias a los alimentos y la sensibilidad a la leche también pueden contribuir, así como una deficiencia en un estómago ácido.

ALIVIO DEL SÍNTOMA

*A*unque eructar no se considera un problema de salud, puede ser duro para su amor propio, en especial cuando está en público. Aquí encontrará cómo mantener su decoro.

176

Trague menos aire. Aunque no hay evidencia de que masticar con la boca cerrada ayude a detener los eructos, sí los detendría masticar más despacio y con cuidado, dice el doctor Clarkston. También refuerza la digestión y ayuda a eliminar los gases y las molestias estomacales.

Prohibido el nerviosismo. Algunas personas no dejan de mover sus dedos o de golpetear cuando están nerviosos. Otros tragan literalmente galones de aire a medida que tratan de aliviar su boca y garganta resecas, afirma el doctor Cooper. Trate de canalizar su energía nerviosa. Párese y estírese o vaya a darle una vuelta a la manzana.

Olvide el fzz. Las bebidas carbonatadas saben muy bien cuando van hacia adentro. Lo que es menos satisfactorio es la forma en que el aire a presión a veces obliga su salida, comenta el doctor Alan R. Gaby, médico de Baltimore y presidente de la Asociación Americana de Medicina Holística. Si usted desea no oír el sonido del eructo hasta *después* de la fiesta, sería prudente elegir una bebida no carbonatada.

Deje el chicle. La goma de mascar ayuda a crear saliva que después es tragada con aire, dice el doctor Clarkston.

Beba de un vaso. Si bebe con popotes y en fuentes de sodas cada vez se mezcla más aire con el líquido, explica el doctor Cooper. Beba directamente de un vaso o una taza.

Modere la ingesta de alimentos con aire. Los alimentos batidos como leches malteadas y souflés tienden a contener aire, lo que aumenta su probabilidad de eructar, asegura el doctor Cooper.

Haga la dieta de la eliminación. Si ninguno de los consejos previos parece ayudar a aliviar el exceso de eructos, posiblemente la culpable sea una alergia a algún alimento o sensibilidad a la leche. La eliminación cuidadosa de algunos productos de su dieta puede darle alguna luz en el problema. Algunos de los culpables más frecuentes son la leche, los huevos, el trigo, el maíz, la soya, los cacahuates, las frutas cítricas, las colas y los chocolates.

"Muchas personas tienen alergias a alimentos y cuando se alejan de ese alimento sus síntomas desaparecen milagrosamente", dice el doctor Gaby. Si deja de beber leche durante varios días, por ejemplo, y cesa su malestar, quizás haya encontrado la raíz del problema. Sólo asegúrese: tome un poco más de leche, y si regresan los eructos, puede empezar a buscar otra buena fuente de calcio, añade.

Haga una prueba. Si ha investigado varias causas del exceso de eructos y todavía no tiene una pista, pida a su médico que le aplique una prueba de

Heidelberg. Este procedimiento muy rápido se ejecuta en el consultorio; se verifica el nivel ácido en su estómago. En tanto que el ácido adicional puede producir úlceras, la baja de ácidos puede causar digestión lenta y originar los eructos, dice el doctor Gaby.

Agregue un poco de ácido. Si está un poco bajo en ácido estomacal, quizá quiera agregar un poco con las primeras mordidas de su comida. Hay tabletas de ácido hidroclorhídrico en casi todas las tiendas naturistas, concluye el doctor Gaby.

Escalofríos

CUÁNDO CONSULTAR A SU MÉDICO

- Un niño que tiene escalofríos y también está irritable o letárgico debe llevarse al médico de inmediato; ésta puede ser una emergencia médica.
- Sus escalofríos son tan fuertes que los dientes castañetean.
- Ha tenido escalofríos durante más de una hora o los escalofríos son recurrentes.
- También tiene dolor o siente malestar en cualquier parte del cuerpo.
- Usted tiene una anomalía en una válvula del corazón y recientemente, o le han realizado un trabajo dental, o tuvo una infección.
- Tiene un trastorno que compromete su sistema inmunitario, como la diabetes.
- Ha estado tomando esteroides por vía oral o le están tratando por cáncer.

LO QUE SU SÍNTOMA LE DICE

Cuando usted sale en pijama en una fría mañana de invierno para recoger el periódico, la respuesta natural de su cuerpo es un ligero escalofrío. Cuando el termostato de la casa está muy bajo, puede producir la misma reacción: ¡Brrr, tengo frío!

Además de este sencillo tipo de *escalofríos*, un escalofrío es más probable que sea una señal de su cuerpo de que la fiebre está en camino. Cuando los virus o las bacterias invaden su organismo, los confiables glóbulos blancos liberan proteínas que envían un mensaje al centro de control cerebral de la temperatura. Para combatir la infección, este centro de control empieza a elevar su temperatura contrayendo sus vasos sanguíneos y lo hacen tiritar. A medida que tirita, el incremento en la actividad muscular produce calor y los vasos sanguíneos en la piel se contraen para prevenir la pérdida de calor.

Cuando tiene escalofríos, su piel puede *sentirse* más fría, pero como la sangre se diversifica de la piel hacia lo más profundo del cuerpo, la temperatura en el centro de su cuerpo de hecho empieza a aumentar. Los escalofríos no suelen durar más de 15 minutos antes de que la fiebre sea muy obvia, dicen los médicos.

El virus de la gripe y otros más a menudo causan escalofríos, pero cualquier infección es una posibilidad, desde infecciones del conducto urinario o pélvico, hasta neumonía. Si sus escalofríos son tan fuertes que le hacen sacudirse de arriba a abajo, sospeche que hay una infección que se esparció al torrente sanguíneo. Y si recientemente viajó hacia los trópicos, podría ser paludismo.

ALIVIO DEL SÍNTOMA

Cuando se estremece, le castañetean los dientes y retiembla; he aquí la cura y el alivio.

Trate la fiebre. Las medicinas que no requieren de receta médica que generalmente usa para la fiebre, también ayudarán a la respuesta del escalofrío, dice el doctor Harry Greene, jefe de medicina general en el Colegio de Medicina de la Universidad de Arizona, en Tucson. El acetaminofén y el ibuprofeno son muy efectivos. (Para la exposición completa sobre la forma de tratar la fiebre, vea la página 221.)

Hidrátese y descanse. Los cuidados básicos para tratar un virus se aplican también para los escalofríos, asevera el doctor Greene. Asegúrese de aumentar su ingesta de líquidos y descanse lo suficiente, aconseja.

Use estrategias de alivio. Intente con estos pasos cuando le ataque un escalofrío, sugiere el doctor John C. Rogers, vicepresidente del Departamento de Medicina Familiar en el Colegio de Medicina Baylor, en Houston. "Durante los escalofríos tápese con mantas. Muy pronto tendrá fiebre. Entonces tome Tylenol y siéntese en una tina con el agua a temperatura del cuerpo. Use un lienzo para frotarse la piel, lo que dilatará los vasos sanguíneos y, a medida que el agua se evapora lentamente, usted se enfriará."

Evite las friegas de alcohol. No use el alcohol para frotar su cuerpo, recomienda el doctor Rogers. El alcohol para friegas se evaporará rápidamente en su piel pero aumentará su malestar. "No necesita bajar su temperatura con tanta rapidez, y si tiene escalofríos, su piel se sentirá aún más fría.

Evite al San Bernardo. Quizá se sienta con ganas de tomar un brandy cuando tenga escalofríos pero no lo haga, aconseja el doctor Rogers. "El alcohol afectará sus habilidades mentales y puede enmascarar síntomas más peligrosos ante los que necesita estar alerta. Cuando viene la fiebre, el alcohol también puede causar desmayos y una caída en la tina."

Vea al doctor. Cuando los escalofríos y la fiebre son realmente persistentes, su médico necesitará evaluar cualquier otro síntoma que pueda tener, como un dolor o tos. Si tiene síntomas respiratorios, quizá quiera una muestra de su esputo para ver qué bacteria podría ser la responsable. Si se diagnostica una infección tratable, su médico le prescribirá antibióticos, concluye el doctor Greene. En el improbable caso de que tuviera paludismo, hay una gran variedad de drogas disponible.

Espalda (Dolor en la parte alta de la)

CUÁNDO CONSULTAR A SU MÉDICO

- El dolor en la parte alta de la espalda irradia al frente del pecho, la parte baja de la caja torácica o su abdomen.
- Tiene una historia familiar de enfermedad cardiovascular.
- No tiene idea del porqué le duele la parte alta de la espalda.

LO QUE SU SÍNTOMA LE DICE

*P*iensa en el dolor en la parte alta de su espalda como la voz de su mamá. ¿Recuerda cuando ella le pedía que se enderezara? Casi todo el tiempo es lo que la parte superior de su espalda trata de decirle cuando duele: *Por favor, párese derecho.*

La mala postura puede llegar a debilitar los músculos y forzar las articulaciones y ligamentos, preparando el escenario para más dolor en la parte alta de la espalda.

También puede causar dolor el uso excesivo de los músculos de la parte alta de la espalda. (Por ejemplo, si ha estado pintando el techo, *usted sabe* por qué le duele la espalda.) Y si tiene pechos particularmente grandes, el sólo estirarse para pararse derecha puede causarle dolor en la parte alta de la espalda.

Hay causas más serias de dolor de espalda que incluyen la osteoporosis, la rotura de un disco espinal o alguna lesión. La osteoporosis es un padecimiento en el que el hueso se vuelve poroso y frágil, tan frágil que una vértebra puede hacerse añicos sólo con el propio peso de la columna. Afortunadamente es muy rara la ruptura de un disco en la parte alta de la espalda, pero puede generar muchísimo dolor. En lo que respecta a las lesiones, un accidente de tráfico puede causar un latigazo, lo que tensa los músculos superiores de la espalda además de dañar el cuello.

Por último, una enfermedad cardiaca u otra enfermedad seria pueden anunciarse en la forma de dolor en la parte alta de la espalda.

Entre las áreas más comunes de dolor están las del trapecio, esos músculos grandes de la parte superior de la espalda con forma triangular, y los omóplatos.

ALIVIO DEL SÍNTOMA

*S*i ha tenido problemas en la parte alta de la espalda y no sabe por qué, es buena idea que su médico la revise para que haga un diagnóstico y le dé un tratamiento. Si tiene osteoporosis o una enfermedad cardiaca, o una lesión en su espalda, definitivamente necesita el cuidado de un médico.

Si le duele la espalda por un problema mecánico, como por ejemplo un estiramiento o mala postura, hay algunas cosas que puede hacer por su cuenta.

Maneje el dolor usted mismo. El automasaje durante un minuto cada hora en el área adolorida de la parte superior de su espalda ayudará a aliviar el espasmo muscular, sugiere el doctor Morris Mellion, ex presidente de la Academia Americana de Médicos Familiares y director médico del Centro de Medicina del Deporte, en Omaha, Nebraska. "El masaje profundo sobre el lugar más exquisitamente sensible produce resultados en muy corto tiempo". Sólo cruce su mano hacia el hombro opuesto y frótelo.

181

Obtenga el masaje que necesita. El masaje cuidadoso en el músculo del trapecio alivia el dolor al aflojar el área y aumentar la circulación, dice Patrice Morency, terapista de masajes y especialista en el manejo de lesiones del deporte en Portland, Oregon, quien trabaja con aspirantes a participar en las Olimpiadas. Pida a un amigo o a su esposo(a) que "amase" con las palmas de las manos los músculos de la parte izquierda y después los de la derecha de la parte superior de la espalda. Deben presionar repetidamente y con cuidado, de la misma forma en que un gato lo hace con sus patas.

Aleje el dolor con el codo. Otra técnica de masaje para aliviar la espalda con dolor en la parte alta es emplear el codo de alguien. Simplemente haga que su asistente presione su trapecio cuidadosamente con su codo durante 15 a 30 segundos. Libere y luego repita, ilustra Morency. La presión sobre el área disminuye brevemente el suministro de sangre y al liberar se inunda el área con sangre y oxígeno, lo que a menudo permite que el músculo con espasmo se relaje, explica.

Pruebe con sujetador deportivo. Las mujeres con grandes pechos pueden experimentar alivio inmediato para el dolor de la parte superior de la espalda después de cambiar sus sujetadores diarios por unos deportivos, que tienen mejor soporte, recomienda el doctor Karl B. Fields, profesor asociado de medicina familiar y director de la Comunidad de Medicina Deportiva en el Hospital Memorial Moses Cone en Greensboro, Carolina del Norte.

Mantenga la cabeza en alto. Cuando lea en su escritorio, en vez de llevar los ojos y la cabeza hacia el papel, intente llevar al papel a sus ojos. "Las personas constantemente adoptan malas posiciones corporales cuando leen", observa el doctor Hubert Rosomoff, director médico del Centro de Dolor y Rehabilitación de la Universidad de Miami, en Miami Beach. "En vez de sostener erguida la cabeza, tienden a llevar la cabeza y el cuello hacia los hombros."

Sostenga el teléfono. En vez de detener el auricular entre la cabeza y el cuello, posición que puede forzar los músculos de la parte superior de la espalda, sostenga el teléfono con su mano. O mejor aún, ponga un equipo para auriculares o un altoparlante, aconseja el doctor Rosomoff.

Mejore su postura. La mala postura elimina la curva natural en S para soportar el peso, lo que debilita a menudo los músculos de la parte superior y les hace susceptibles de estiramientos, dice el doctor Fred Allman Jr., cirujano ortopédico y director de la Clínica de Medicina del Deporte de Atlanta. La postura saludable: pecho afuera, estómago adentro, nalgas plegadas, restaura esa S, facilitando las cosas para los músculos de la parte alta de su espalda. Si con frecuencia sufre de dolor en esa parte, pida a su médico que estudie su postura y, si es necesario, que le recomiende con alguien que pueda enseñarle ejercicios que le restaurarán la buena postura.

Impulse la parte alta de su espalda. Nunca sabe cuándo va a torcerse la parte alta de su espalda o a sufrir una lesión del tipo de latigazo. Pero si los músculos de la parte superior de la espalda y los del cuello son fuertes, es menos probable que sufra de un fuerte tirón o un desgarro en esa área, dicen los médicos. "Si esos músculos le apoyan, entonces parte de esa tensión la absorbe el músculo y no el hueso ni los ligamentos u otros tejidos", asegura el doctor Fields. Puede fortalecer la parte superior de su espalda con este ejercicio sencillo: sostenga una lata de sopa en cada mano y mantenga los brazos rectos a cada lado. Levante los hombros hacia sus orejas contando hasta dos, después haga los hombros hacia atrás, presionando sus omóplatos juntos. Relájese y repita de 8 a 12 veces.

Véase también Espalda (Dolor en la parte baja de la).

Espalda (Dolor en la parte baja de la)

CUÁNDO CONSULTAR A SU MÉDICO

- Su dolor dura más de 72 horas.
- Su dolor es tan fuerte que interfiere con su trabajo.
- Su dolor parece irradiar hacia sus piernas, pies o dedos.

LO QUE SU SÍNTOMA LE DICE

No cabe la menor duda: el dolor en la parte baja de la espalda realmente es un dolor en ya-sabe-dónde; interrumpe su trabajo, lo aleja de sus pasatiempos y lo fuerza a cojear por la casa.

Quéjese si lo desea, sólo no compre el mito de que debe de aguantarse. En tanto que sólo un pequeño grupo de los que sufren de dolor en la parte baja de la espalda (menos del 1%) *sí* terminan requiriendo de cirugía, su dolor probablemente no sea más que la noticia que le da su cuerpo de que usted se está excediendo. Ha presionado demasiado los ligamentos, los músculos y las articulaciones de la espalda y ahora se están rebelando.

"Si le pregunta a alguien qué es lo que causa su problema, generalmente le dirá que hizo demasiado ejercicio, o que se resbaló... algo de ese tipo", dice el doctor David Imrie, coautor de *The Back Power Program* y director médico de Medifit of America en Teaneck, Nueva Jersey. "El problema, creo, es que por lo general tenemos muy *pocas* actividades físicas, así que cuando nos sobrepasamos, estamos en problemas."

"La mayor parte de los dolores de espalda surgen por debilidad muscular, tensión muscular y problemas articulares, cosas que no pueden verse con los rayos x", añade.

Otra causa del dolor en la parte baja de la espalda puede ser porque un disco se deslizó o se lesionó (es el cojín parecido a la gelatina que funciona como amortiguador entre las vértebras de la columna). ¿Cómo puede usted decir si se deslizó un disco? El dolor es tan fuerte que irradia de su espalda hacia una de las piernas.

ALIVIO DEL SÍNTOMA

*A*ntes de intentar cualquier tratamiento de autoayuda, puede determinar si requiere ver a un médico de inmediato aplicándose este examen: mientras se recuesta en una cama o colchón firme, estire una pierna y levántela a 90 grados. Si tiene dolor irradiando hacia abajo de la pierna, busque ayuda médica lo antes posible.

Si la parte inferior de su espalda meramente gime pidiendo ayuda, intente estos tratamientos para un alivio rápido.

Péguese al piso. Para este remedio del doctor Brent V. Lovejoy, miembro de la junta de administración del Colegio Americano Osteópata de Medicina Preventiva y director del Grupo Médico Rocky Mountain en Denver, necesitará de algún espacio en el piso, una almohada y un paquete chico de hielo (una bolsa de hielo envuelta en una toalla o un lienzo puede servir). Recuéstese en el piso sobre su espalda y ponga la almohada bajo las rodillas, eso las elevará ligeramente, retirando algo de presión de la parte baja de su espalda. Ahora

184

coloque el hielo bajo el área adolorida durante casi 20 minutos. Si es muy incómodo estar recostado sobre el hielo, no lo use. Sólo por estar recostado en esta posición tendrá alivio, afirma el doctor Lovejoy.

Enfríela. Pida a su esposo(a) o a algún amigo que frote el área dolorida con hielo durante unos 20 minutos cada par de horas. Continúe el tratamiento con hielo durante tres días después de la lesión. Además de adormecer el dolor y relajar los espasmos musculares, el hielo también reduce la hinchazón, avala el doctor Hubert Rosomoff, director médico del Centro de Dolor y Rehabilitación de la Universidad de Miami, en Miami Beach.

Algunos lo prefieren caliente. También puede beneficiarse con calor húmedo aplicado en la parte adolorida de su espalda. Trate de usar o una botella con agua caliente o una toalla remojada en agua caliente. El calor aumenta el flujo de sangre y oxígeno hacia el área lesionada, lo que acelera la curación, asegura el doctor Lovejoy. Como el calor puede propiciar la inflamación, no lo use sino hasta 72 horas después de la lesión, añade.

E-s-t-í-r-e-s-e. Una vez que su anestésico casero (hielo) haya surtido efecto, estire su espalda con cuidado. La mejor técnica en una emergencia, de acuerdo con el doctor Vert Mooney, profesor de cirugía ortopédica en la Universidad de California, Centro Médico de San Diego y director del Centro de Acondicionamiento de Espina y Articulaciones es: recuéstese sobre su estómago, luego doble sus brazos, colocando las manos con las palmas hacia el piso directamente bajo sus hombros. Levante lentamente su torso hasta los codos durante diez segundos, baje su cuerpo y repita. Este movimiento fuerza los nutrientes y el oxígeno hacia los discos de la parte baja de la espina y la salida de productos de desecho, como ácido láctico, lo que ayuda a aliviar los espasmos musculares, explica el doctor Mooney.

Acuéstese. Si padece un fuerte dolor en la parte baja de la espalda, el reposo en la cama es valioso, pero la cantidad debe ser limitada. De hecho, por cada tres horas que esté recostado, dicen los médicos que debería estar sobre sus pies de 20 minutos a una hora. "Sabemos los efectos nocivos que ocasiona estar sobre su espalda (advierte el doctor Lovejoy). Pierde calcio de sus huesos y los músculos empiezan a debilitarse."

Camine por las calles. Algunas personas parecen mejorar si hacen caminatas cortas, dice el doctor Lovejoy. La razón: a diferencia de estar sentado, la caminata *reduce* la cantidad de tensión sobre la parte baja de la espalda.

Mate a los matadolores, si puede. Los analgésicos por prescripción *le ayudarán* en los casos más graves de dolor de espalda. Pero trate de limitar su

185

uso a dos o tres días después de la lesión, recomienda el doctor Lovejoy. Estos narcóticos tan poderosos y que causan adicción sólo tratan el dolor y no la causa. "Rara vez permito a mis pacientes usarlos", añade.

Pida antiinflamatorios no esteroideos. Hay medicamentos antiinflamatorios no esteroideos que no requieren de receta médica, que ayudan a reducir la hinchazón, generalmente asociada con lesiones musculares y tejidos suaves, dice el doctor Lovejoy. La aspirina es de este tipo, pero también puede considerar tomar ibuprofeno, que, se piensa, es un antiinflamatorio no esteroideo más poderoso, agrega el doctor Lovejoy.

Intente con un quiropráctico. Tanto un quiropráctico como un osteópata pueden manipular su espina para ayudarle a aliviar el dolor en la parte baja. Ambos usan los rayos x e historias clínicas del paciente muy detalladas para poder diagnosticar, indica el doctor Lovejoy. Los osteópatas tienen permiso para prescribir medicamentos, pero los quiroprácticos no. "De 50 a 60% de los problemas de espalda se pueden tratar una o dos veces con manipulación y resolverse."

Tome ENET. Si su dolor en la parte baja de la espalda aún persiste, quizá quiera preguntar a su médico sobre la estimulación nerviosa eléctrica transcutánea (ENET), un tratamiento de emergencia pequeño, pero poderoso. La electricidad de un pequeño aparato pasa por unos electrodos adheridos a su espalda y estimula los músculos de la parte inferior para terminar con los espasmos. Aunque no fortalece los músculos, las unidades de ENET también pueden usarse después de una cirugía para ayudar a aliviar el dolor, concluye el doctor Lovejoy.

Cómo combatir el dolor de espalda en el trabajo

Sin duda alguna usted se siente seguro al estar sentado en su escritorio, en la oficina con aire acondicionado. ¿Pero sabía que tiene las mismas probabilidades de desarrollar dolor en la parte baja de la espalda que el que tiene alguien que trabaja en el exterior? En un estudio, los investigadores descubrieron que las mujeres que trabajaban en oficinas tenían la misma clase de cambios degenerativos en la espalda, como pérdida de agua de sus discos vertebrales, que las que realizaban trabajos domésticos, informa Annie Pivarski, consultora en cuidados de la espalda y entrenadora personal en San Francisco, quien ayudó a rehabilitar al mariscal de campo de los 49's, Joe Montana, después de

186

su cirugía en la espalda en 1986. Para ayudar a mantener bien su espalda en el trabajo, pruebe estos consejos.

Sea un checador del reloj. No es suficiente cambiar su peso sobre el asiento. Debe *moverse*. Póngase de pie al menos una vez cada hora y estírese, dice Pivarski. Ésta es una buena forma de estirarse del doctor Lovejoy: póngase de pie erguido y coloque sus manos en la parte baja de su espalda. Dóblese hacia atrás ligeramente subiendo su pecho hacia arriba y hacia afuera. Sosténgase, luego relájese y repita. Aumente lentamente el estiramiento haciendo su cabeza hacia atrás y déjese ir lo más posible sin que duela. Sostenga la postura sólo un momento. Ahora, lentamente, enderece su cabeza y después su cuerpo hasta volver a quedar erguido. Repita.

Divida y vencerá. Estructure su rutina laboral de tal forma que pueda alternar entre estar de pie y sentado, recomienda Pivarski. "Cualquier cosa que le permita cambiar su posición puede ayudarle a remediar el síndrome del exceso de uso".

Elija la silla adecuada. Las así llamadas sillas ergonómicas (amigables para el usuario) pueden tener un efecto devastador en su espalda si no son las adecuadas para *usted*. Si puede, consiga una silla que tenga un asiento ajustable, con forma, de tal manera que sus caderas estén ligeramente más arriba que sus rodillas. Si la silla está muy baja, sentirá presión en el último hueso de la columna; si está muy alta sentirá presión en la parte inferior de sus muslos.

Si la silla tiene descansos en los brazos, deberán ser ajustables para que sus brazos puedan descansar libremente a sus costados. Los descansos para brazos muy largos evitan que pueda acercarse demasiado al escritorio, lo que ocasiona que tenga que reclinarse hacia adelante en el asiento. "Esto provoca más carga sobre la parte baja de la espalda que casi cualquier otra cosa que la gente pueda hacer", dice Pivarski. Las sillas con reclinatorio (para rodillas) también pueden ayudar a reducir la presión sobre la parte baja de la espalda, dependiendo de la tarea a realizar, afirma. (Las sillas con reclinatorio definitivamente no son la respuesta para las personas que también tienen problemas con las rodillas, añade.)

Vaya por un rollo. Ya sea que consiga un rollo de hule espuma diseñado especialmente o sólo una almohada pequeña, colóquela en la parte baja de la espalda cuando se siente para darle soporte lumbar y ayudar a retener la curvatura natural de la columna mientras está sentado, sugiere Pivarski.

Ponga la computadora al nivel de su barba. Si el monitor de su computadora está muy bajo, corre el riesgo de reclinarse hacia adelante mientras escribe y forzar su espalda y su cuello, dice Pivarski. Tampoco es bueno reclinarse hacia atrás. Una buena guía: asegúrese de que el centro de su monitor esté al nivel de su barbilla. Un par de directorios telefónicos antiguos bajo el monitor pueden ser todo lo que necesita para que coloque el monitor al nivel adecuado.

QUÉ SE DEBE Y QUÉ NO SE DEBE HACER AL MANEJAR

Otro lugar donde su dolor en la parte baja de la espalda puede originarse es el asiento delantero del coche. Si maneja frecuentemente no tiene por qué tomar el camino del dolor de espalda. Considere estos consejos.

Siéntese bien. En vez de echarse un clavado detrás del volante al meterse al coche, siéntese hacia atrás con cuidado, después gire y balancee sus piernas hacia el interior. "Muchas personas no entran ni salen adecuadamente de los autos", indica el doctor Rosomoff.

No tenga su asiento bajo. ¿Alguna vez ha visto personas que se sientan tan abajo y tan echadas hacia atrás en sus autos que con trabajo pueden ver lo que sucede tras el volante? Pueden parecer muy importantes, pero están rogando tener problemas en la parte baja de la espalda, afirma Pivarski. "Lo que sucede a menudo es que al estirar las piernas, jala la espalda y la despega del respaldo y empieza a hundirse. Ésas son malas noticias para la espalda". Ajuste su asiento para que se siente ligeramente reclinado al manejar.

Ayúdese usted mismo. El soporte para la parte baja de la espalda lo venden en muchas farmacias y tiendas de suministros médicos y es de mucha ayuda al manejar o viajar en auto, especialmente si el suyo tiene asientos de cubo, recomienda Pivarski. Evite los de cuentas de madera, porque pueden causar problemas durante un accidente, nos advierte.

Dése un descanso. Puede sonar poco práctico, pero los doctores sugieren que después de permanecer sentado en un auto durante una hora, debería tomarse tiempo para detenerse y estirar la espalda. Si eso no es posible, también puede moverse en el asiento de lado a lado, menear los pies y contraer los músculos del estómago para ayudar a darle un descanso a la espalda.

SALVADORES CASEROS DE ESPALDA

Si instituye estos pasos salvadores de espaldas en su casa, transcurrirá un largo camino aliviando los episodios repetidos de dolor en la parte baja de la espalda.

Duerma dulcemente. De ahora en adelante, antes de irse a dormir, coloque una almohada bajo su cabeza y dos almohadas bajo sus rodillas, dice el doctor Lovejoy. También puede recostarse de lado, con su cabeza sobre una almohada y otra bajo sus pies y la parte inferior de sus piernas, añade. Esas posiciones le asegurarán una buena noche de sueño y le quitarán presión de la parte baja de la espalda. También, un colchón firme es mejor para su espalda que uno blando, complementa.

Hágalo fácil. Saltar bruscamente de la cama es una buena forma de lastimar su espalda. ¿Por qué? Mientras usted dormía, los discos de su columna se estaban llenando de agua, haciendo que se inflaran y causando un poco de hinchazón en los músculos circundantes. Para protegerse de los movimientos súbitos que pueden causar microdesgarres en los discos dorsales, simplemente ruede sobre su costado e impúlsese con los brazos. Finalmente, balancee los pies hacia el suelo, aconseja Pivarski.

Sea listo con el lavabo. Cuando se dobla sobre el lavamanos para cepillarse los dientes o rasurarse, también puede tensar la parte baja de su espalda. En vez de hacer sólo el esfuerzo, abra la puerta del gabinete bajo el lavabo y descanse su pie adentro. Después asegúrese con una mano, explica Pivarski. También puede poner su pie en un pequeño escalón o sobre una caja. Cambie de pie cada varios minutos.

Suba una pierna. En vez de hundirse en su silla favorita, reduzca la tensión sobre su espalda al mantener una rodilla más alta que el nivel de sus caderas. Una técnica: un pie sobre un escalón, frente a usted, dice el doctor Lovejoy.

MOVIMIENTOS CORRECTOS PARA ESTIRARSE

Como una espalda flexible generalmente es una espalda libre de dolor, la mayoría de los médicos recomiendan que su tratamiento incluya estiramientos. El doctor Lovejoy sugiere incluir estos estiramientos en su programa de protección a la parte baja de su espalda.

Rodilla al pecho. Recuéstese boca arriba y suba ambas rodillas a la altura del pecho. Sostenga la posición durante 20 segundos. Después regrese los pies al suelo y relájese. Puede realizar este ejercicio también con una pierna cada vez.

Estiramiento de gato. Colóquese sobre sus rodillas y manos. Primero relájese, dejando que su espalda se incline y se combe. Arquéese y estírese como un gato enojado durante 10 segundos. Repítalo 10 veces.

Estire la parte lateral del tronco. Recuéstese sobre su espalda con las rodillas dobladas y los pies planos sobre el piso. Ahora cruce su pierna derecha sobre la izquierda. Deje que ambas rodillas vayan lentamente a la derecha hacia el piso. Estírese sólo hasta donde le sea cómodo y sostenga la posición por 10 segundos. Cambie las piernas y repita.

CÓMO CONSTRUIR UNA ESPALDA MEJOR

Después de estirarse, puede aumentar su fuerza y protegerse contra el dolor bajo de espalda con la siguiente serie de ejercicios recomendados por los médicos. ¿No está convencido de que son importantes? Un estudio entre los bomberos de Los Ángeles mostró que quienes se ejercitaron regularmente con pesas tuvieron la mitad de lesiones en la espalda que sus colegas menos activos, menciona el doctor Lovejoy.

Curvatura abdominal. Recuéstese boca arriba con las rodillas dobladas y los pies planos en el piso. Ahora levante lentamente la cabeza y los hombros del piso, manteniendo los ojos fijos en el techo. Sostenga esta posición a la cuenta de dos, después baje lentamente la cabeza y el cuello. Repita 20 veces.

Levantamiento opuesto de brazos y pierna. Recuéstese boca abajo con los brazos estirados frente a usted. Ahora levante su brazo derecho y su pierna izquierda y despéguelos varios centímetros del piso y espere a la cuenta de 10. Descanse y repita, usando el brazo y la pierna opuestos. Si recientemente sufrió de dolor de espalda, haga el ejercicio sólo una o dos veces. A medida que aumenta su fuerza, considere la posibilidad de usar pesas de medio kilogramo en el tobillo y sostener una lata de sopa en cada mano, sugiere Jennifer Stone, entrenadora de atletas en el Centro de Entrenamiento Olímpico estadounidense, en Colorado Springs.

Póngase aeróbico. Algunos de los mejores ejercicios para la parte baja de la espalda no parecen ser para la espalda. Cualquier actividad aeróbica, como caminar o nadar, reta a la mayor parte de los músculos corporales, incluyendo a los de la parte baja de la espalda, asegura el doctor Lovejoy. Realice su ejercicio aeróbico favorito tres veces por semana, al menos durante 20 minutos, concluye.

Espalda
(Dolor en la parte media de la)

CUÁNDO CONSULTAR A SU MÉDICO

- Su dolor ha persistido más de tres días.
- Experimenta dolores extremadamente fuertes o punzantes.
- Tiene entumecimiento en la parte media de la espalda.
- Tiene una enfermedad cardiaca.

LO QUE SU SÍNTOMA LE DICE

¿Qué es "media"? Podría estar teniendo una crisis a media vida. Pero la peor "media" de todas, es la parte media de la espalda cuando duele. *Hace daño.*

La causa más común del dolor de espalda en la parte media es la tensión sobre ligamentos y músculos. Están tensos porque son débiles crónicamente o porque levantó algo de manera equivocada. Una forma menos común es la artritis de la espina. Otra posibilidad es la escoliosis, un padecimiento que altera la curva natural de la columna.

Como la vesícula biliar está cerca de la espalda, los cálculos pueden causar dolor en la parte media. Lo mismo los padecimientos, cardiacos, aneurisma (cuando se forma una especie de globo en la pared de una arteria), neumonía, úlceras pépticas e infecciones del riñón. Finalmente, hay una causa de dolor en la parte media de la espalda que cualquier madre recuerda: el embarazo.

ALIVIO DEL SÍNTOMA

Si su dolor es intenso o dura más de tres días, consulte a su médico. Los problemas como desgarros de los ligamentos, úlceras, infecciones del riñón y cálculos biliares requieren de tratamiento médico.

191

Casi siempre puede aliviar el dolor en la parte media de la espalda usted mismo. He aquí cómo hacerlo.

Prenda el poder de la regadera. Para algunos dolores musculares en la parte media de la espalda, el alivio está sólo a un regaderazo de agua caliente de distancia, de acuerdo con el doctor Karl B. Fields, profesor asociado de medicina familiar y director de la Comunidad de Medicina del Deporte en el Hospital Memorial Moses Cone en Greensboro, Carolina del Norte. El calor de la regadera aumenta el flujo sanguíneo del área, lo que ayuda a acelerar la curación, afirma. Si el dolor es fuerte, dése al menos dos regaderazos al día.

Pruebe los ejercicios ligeros. Definitivamente no va a sudar con esta rutina: mientras empieza a salir el agua caliente de la regadera, restablezca el movimiento de la parte media de su espalda girándola y doblándola por unos cuantos minutos. Pero *no* se mueva más de 6 a 10 centímetros de lado a lado, ni adelante hacia atrás, advierte el doctor Fields.

Remójese. Si se remoja en una tina de hidromasaje con agua bien caliente 40°C (104°F) durante 20 minutos o más, aumenta su temperatura interna, causando que se relajen los espasmos musculares dolorosos, indica el doctor Fields.

Tenga una pelota. Esta técnica de masaje trabaja mejor ante el dolor en la parte media y en la baja de la espalda, dice Patrice Morency, terapista en masaje y especialista en manejo de lesiones por deporte en Portland, Oregon, que trabaja con candidatos para las Olimpiadas. Tome dos pelotas de tenis, póngalas en un calcetín y amarre el extremo. Recuéstese sobre el calcetín, asegurándose que hay una pelota a cada lado de la espina. Después ruede suavemente su espalda hacia arriba y hacia abajo, dejando que las pelotas le den masaje a su espalda, hasta que sienta alivio, explica.

Enfríe y tuerza. Después de envolver un paquete de hielo sobre el área dolorosa con un vendaje elástico, rote cuidadosamente su tronco de izquierda a derecha. Repita este movimiento varias veces al día, recomienda el doctor Vert Mooney, profesor de cirugía ortopédica en la Universidad de California, Centro Médico en San Diego y director del Centro de Acondicionamiento de Columna y Articulaciones. "Va a lastimar *un poco* al principio (dice), pero necesita asegurarse que adquiera más movimiento cada día. El descanso absoluto es lo peor que puede hacer." El exceso de tiempo en la cama promueve que los músculos se debiliten, afirma. No haga este ejercicio si parece empeorar el dolor.

Ejercite la musculatura y erradique el dolor

Una vez que el dolor haya pasado, es tiempo de empezar a pensar cómo hacer que la parte media de su espalda sea a prueba de dolor. Una de las mejores formas es fortaleciendo sus abdominales, aconseja el doctor Fields. "Si no mantiene una buena fuerza abdominal se fatigará y cuando se fatigue es mucho más probable que tenga una lesión muscular", añade. Pruebe estas técnicas.

Inclinación pélvica. Póngase de pie erguido, con la espalda contra la pared. Lentamente incline su pelvis hacia arriba, presionando la curva de su espalda hacia la pared y sostenga por tres o cuatro segundos. Repita 10 veces. "Tratamos de inclinar la pelvis hacia una posición más correcta anatómicamente", concluye el doctor Fields.

Gire el tronco. Con los brazos sueltos al costado (o descansando sobre la cadera) y con la cadera fija, gire cuidadosamente su tronco, la parte superior del cuerpo y la cabeza de lado a lado, 20 veces.

Curvas. Recuéstese sobre la espalda en el piso con las manos a los costados y las rodillas dobladas. Poco a poco curve la parte superior de su cuerpo, levantando los hombros seis a ocho centímetros del piso. Baje y repita. "Debe ayudar a todos si lo hacen 20 a 30 veces por día", finaliza el doctor Fields.

Espalda rígida

CUÁNDO CONSULTAR A SU MÉDICO

- Su espalda rígida está interfiriendo con su trabajo o con las actividades de su hogar.

LO QUE SU SÍNTOMA LE DICE

*L*a rigidez en la espalda a menudo es un mensaje del cuerpo que dice algo como: *Lea mis caderas, columna y hombros; no más movimientos incorrectos.*

193

Eso es porque realizamos movimientos impropios que pueden causar rigidez y dolor. El reacomodo de los muebles de la sala, preparar el jardín para plantar, armar una trifulca con los nietos; en general cualquier actividad a la que no esté acostumbrado y para la que no esté en forma, puede torcer los músculos de la espalda o los ligamentos, o bien lesionar los discos de la columna. (Los discos son las almohadas gomosas, en forma de dona, que se localizan entre las vértebras de la columna.) Entonces la espalda se pone rígida para protegerse de una lesión mayor.

"Los movimientos impropios son los que causan la mayoría de los problemas de espalda", dice Philip Paul Tygiel, fisioterapeuta que sirve como consultor para la Clínica de Dolor de Espalda en el Centro Médico de la Universidad de Arizona, en Tucson. "¿Cuántas personas dicen que desarrollaron lentamente la rigidez de espalda? No, se movieron mal se doblaron demasiado rápido, recogieron algo en la forma incorrecta y ahora están rígidos y tienen dolor."

Desde luego, los movimientos impropios no son la *única* causa de una espalda rígida. Un colchón muy suave o muy duro, o dormir en una posición extraña también pueden ocasionar rigidez de espalda.

ALIVIO DEL SÍNTOMA

*S*u espalda rígida puede parecerle que está hecha de piedra, pero si sigue estos consejos, puede regresar a la normalidad, al movimiento sin dolor.

Imite a una cobra. Aquí tiene una postura simple de yoga que puede aflojar su espalda. Primero recuéstese boca abajo sobre el piso. Coloque sus palmas en el piso directamente bajo sus hombros. Ahora, levante con cuidado su torso del piso, sosteniéndose con sus brazos y manteniendo la cadera en el piso. Llegue al punto de tensión y entonces regrese hacia abajo. Relájese por un momento y repita el ejercicio varias veces, intentando llegar un poco más lejos cada vez, aconseja el fisioterapista Wayne Rath, codirector de *Summit Physical Therapy* y colaborador del Instituto Internacional MacKenzie, en la sede de los Estados Unidos, en Syracuse, Nueva York, y profesor asistente clínico en el Departamento de Terapia Física en la Universidad Thomas Jefferson, en Filadelfia. No realice el ejercicio si es doloroso.

Camine. La caminata equilibra la tensión mecánica sobre la columna, causada por agacharse y sentarse y permite a los discos la libertad de moverse hacia su posición original, agrega Rath.

Desate esos nudos. Coloque sus manos en la curva de la espalda, póngase de pie erguido y cuidadosamente inclínese hacia atrás sin doblar las rodillas. Esto mueve su columna en la dirección opuesta de casi todas sus actividades, ayudando a equilibrar la tensión mecánica sobre sus discos, explica Rath. Si trabaja ante un escritorio, repita este movimiento dos veces al día.

Hágalo con calor. En los problemas crónicos de espalda, el calor húmedo puede ayudar a una espalda rígida. El calor aumenta el flujo de sangre y oxígeno al área lastimada, lo que acelera la curación y trae alivio, afirma el doctor Brent V. Lovejoy, miembro del consejo de administración del Colegio Americano de Osteópatas de Medicina Preventiva y director del Grupo Médico en Rocky Mountain, en Denver. Remoje una toalla en agua caliente, exprímala y colóquela en el área rígida de su espalda hasta que se enfríe. Una precaución: no aplique calor en los primeros tres días subsecuentes a una lesión.

No sea un suave. ¿Su cama se mece cuando se sube a ella? Si lo hace, quizá sea el momento de considerar la compra de un nuevo colchón. Un colchón que le brinde soporte firme generalmente es más amable con su espalda y puede aliviar la rigidez matutina.

Véanse también Espalda (Dolor en la parte baja de la); Espalda (Dolor en la parte media de la); Cuello con rigidez; y Espalda (Dolor en la parte alta de la).

Esputo (Coloración del)

CUÁNDO CONSULTAR A SU MÉDICO

- Su flema es amarilla, verde, café o color óxido durante más de una semana.
- También tiene fiebre, escalofríos, falta de aliento o dolor al inhalar profundamente.

LO QUE SU SÍNTOMA LE DICE

¿*T*ose mucho y expectora?

No existe una clave de color para comparar la mucosidad con un síntoma de padecimiento, pero si su esputo es algo más que transparente o blanco, significa que tiene una infección viral o bacteriana en algún lugar del tubo respiratorio o una inflamación en sus pulmones, explica la doctora Sally E. Wenzel, profesora asistente de medicina en el Centro Nacional Judío de Inmunología y Medicina Respiratoria en Denver. La infección podría ser tan mundana como un resfriado o tan seria como bronquitis o neumonía.

Mientras la flema amarillenta parecida al pus significa un tipo de infección moderada, cualquier irritante fuerte como fumar o un alergeno también pueden ser los responsables, de acuerdo con la doctora Anne L. Davis, profesora asociada de medicina clínica en la División de Medicina Pulmonar y cuidado Crítico en el Centro Médico de la Universidad de Nueva York, y asistente del director del servicio de pecho en el Centro Hospitalario Bellevue, en la ciudad de Nueva York.

Algunas infecciones también pueden colorear el esputo de verde. El tono café u óxido en su mucosidad puede significar una infección o puede ser sangre vieja y seca que llegó a sus pulmones por alguna razón, añade el doctor Davis.

Alivio del síntoma

Si su flema tiene un color anormal, las probabilidades son de que usted haya notado otros síntomas que son un poco más notorios: una tos molesta, dificultad para respirar, congestión en el pecho, fiebre o un horrible malestar general. Dependiendo de la gravedad de su enfermedad, usted puede resistirlo o llamar al médico, quien probablemente le prescribirá algún antibiótico. Una infección respiratoria simple en una persona anciana o en alguien con un padecimiento pulmonar crónico es más seria. Por lo que respecta al espectro del esputo, hay un par de puntos que debe tener en mente.

Hágalo al doble. Doble la cantidad de líquido que bebe normalmente, dice el doctor Wenzel. "Además de la coloración, la mucosidad puede ser espesa y los líquidos la adelgazarán y la aflojarán."(*Véase* Congestión, para contar con más sugerencias para combatir las flemas.)

Tosa. No tome supresores de la tos, aconseja el doctor Wenzel. Su tos tiene un propósito: liberarlo de la mucosidad, cualquiera que sea su color.

Estómago (Calambres en el)

CUÁNDO CONSULTAR A SU MÉDICO

- También tiene fiebre o excrementos con sangre.
- Los calambres persisten durante una semana o más.

LO QUE SU SÍNTOMA LE DICE

*L*os calambres en el estómago son los secuaces de su intestino. Nunca son la mente maestra de su propio crimen. Pero se les puede encontrar haciendo algo del trabajo sucio de los tipos malos que están normalmente en el estómago, son los maleantes de la diarrea, el estreñimiento, la infección viral, el síndrome del intestino irritable, la diverticulosis, la intolerancia a la lactosa y hasta el envenenamiento por alimentos. Desde luego que todos estos desórdenes digestivos tienen otros síntomas. Pero como una sirena en la patrulla policiaca, los calambres o retortijones son los que llaman su atención.

"Los calambres estomacales generalmente son una sensación dolorosa de opresión que va y viene durante unos minutos. Van en *crescendo* y luego disminuyen", explica el doctor Bruce Luxson, profesor asistente de gastroenterología en la Escuela de Medicina de la Universidad de San Luis, en Missouri. La sensación de opresión no siempre se origina en el estómago, por cierto. En ocasiones el problema está más abajo.

Por ejemplo, tome el síndrome del intestino irritable, un problema digestivo inexplicable, que causa dolor, retortijones, diarrea y estreñimiento. Lo que percibe como calambres estomacales, son de hecho espasmos de los intestinos. "En los casos menos graves del síndrome del intestino irritable, tiene retortijones cuando es urgente que vaya al baño y se quitan una vez que defecó," asevera el doctor Andrew H. Soll, profesor de medicina y director del programa de capacitación en gastroenterología afiliado a la Universidad de California,

197

en Los Ángeles, y jefe de gastroenterología en el Hospital de la Administración de Veteranos.

Lo que haya comido puede ser otra causa común de calambres estomacales. La intolerancia a la lactosa: la dificultad para digerir el azúcar en los productos lácteos afecta a un tercio de la población estadounidense y puede causar retortijones. Una ensalada de papas con alguna papa descompuesta durante el día de campo de la oficina, o cualquier otro alimento que se manejó inadecuadamente, generalmente conduce a una batalla campal bacteriana, llamada envenenamiento por alimentos, que se caracteriza por calambres, vómito y a veces diarrea. Y no ingerir suficiente fibra o agua, pueden ser las causas principales tanto de la constipación como de la diarrea, vinculadas generalmente con los calambres, agrega el doctor Luxson.

La diverticulosis es un padecimiento caracterizado por pequeñas bolsitas llenas de excremento o de bacterias irritantes que se forman en la pared muscular del intestino delgado. No sólo ocasionan espasmos y calambres, sino también hemorragias, dice el doctor Soll. Otro problema médico también puede causar calambres: la infección viral.

Al parecer el estrés también puede provocar los calambres estomacales, tanto en los niños como en los adultos, informa el doctor John Boyle, gastroenterólogo y jefe de gastroenterología pediátrica en el Hospital Rainbow Babies and Children, en Cleveland. "No *causa* los calambres, pero puede hacer que surjan."

ALIVIO DEL SÍNTOMA

Si come los alimentos adecuados y mantiene la tensión bajo control, puede minimizar la posibilidad de los calambres estomacales. He aquí como:

Sea sabio con el agua. Cuando el estreñimiento está causando retortijones estomacales, beba agua. Beber casi un galón de agua al día (eso es ocho vasos de 240 ml/8 oz) debería ayudar a regularizarlo, afirma el doctor Luxson. No abuse del café y las bebidas de cola. La cafeína es un diurético y puede disminuir con rapidez el suministro de agua a su cuerpo, agrega.

Siga claro. Cuando tenga una infección por virus o envenenamiento por comida, tome líquidos claros, como el agua, hasta que el problema ceda.

Limite la lactosa. Los gases, los calambres y las diarreas se manifestarán hasta con un vasito de leche si tiene intolerancia a la lactosa, dice el doctor Luxson. Para probar si tiene ese problema elimine todos los productos lácteos de su dieta por tres días y luego añada un vaso de 240 ml (8 oz) de leche descremada a su dieta. Gradualmente añada más productos lácteos, como yogur sin grasa y quesos. Si regresan los calambres en cualquier momento, puede haber encontrado al culpable. Si encontró que es intolerante a la lactosa, puede comprar Lactaid, un producto que contiene la enzima digestiva lactasa, que debe tomar cuando consuma productos lácteos. Lactaid está disponible en tabletas o forma líquida.

Trate con salvado. Un cuarto de taza de salvado u otro suplemento de fibra que agregue a su desayuno cada mañana, puede ser justo lo que el doctor ordenó para terminar con los calambres de su estómago. La fibra no sólo ayuda a acabar con el estreñimiento y la diarrea, sino a controlar la diverticulosis y el síndrome del intestino irritable, asegura el doctor Soll. Sin embargo, si come mucha fibra sin dar tiempo a que su cuerpo se ajuste, sólo puede causarle más gases y diarrea. Si logró un alivio en los calambres, pero empezó a padecer con los gases, trate de añadir otra forma de fibra a su dieta, como las barras de fibra prefabricadas, añade. (Para mayor información para combatir el Estreñimiento, vea la página 208.)

Relájese. Como algunos médicos creen que muchas de las causas que producen calambres las origina la tensión, es importante controlar el estrés. Caminar tres veces por semana durante 30 minutos o aprender biorretroalimentación, probablemente le den algo de alivio a sus calambres, pronostica el doctor Boyle. La biorretroalimentación es una técnica que enseña cómo relajarse usando un monitor, para que "retroalimente" su nivel de tensión muscular. Pida a su médico que le recomiende con alguien que le pueda brindar entrenamiento.

Véase también Estómago con dolor.

Estómago con dolor

CUÁNDO CONSULTAR A SU MÉDICO

- De improviso, usted experimenta intenso dolor abdominal.
- El dolor persiste durante más de cuatro días.
- También tiene sangrado rectal o pérdida de peso.
- Experimenta dolor abdominal recurrente y diarrea.

LO QUE SU SÍNTOMA LE DICE

Si cenó anoche abundantemente en la Casa de los Jalapeños y eso lo tiene hablando solo, haga de tripas corazón, porque sólo sufre de un anticuado malestar estomacal. En unos cuantos días más, cuando mucho, volverá a estar listo para otra cena.

Pero supongamos por un momento que usted fue a la segura y optó por arroz con frijoles y aun así tiene un problema abdominal serio y persistente. ¿Qué lo está causando?

No es por alarmarlo, pero podría estar sufriendo de una úlcera. Las úlceras se caracterizan por lesiones en la parte interior de su tubo digestivo y se dan de todos los tamaños, formas y ubicaciones. (De hecho, el dolor de estómago que se *alivia* por un corto tiempo al comer puede ser un síntoma de una úlcera péptica o duodenal, que se localiza en sus intestinos.) Sin embargo, a diferencia de un dolor de estómago temporal, las úlceras siempre regresan.

Y mientras los doctores no estén exactamente seguros de lo que ocasionan las úlceras (la evidencia reciente las vincula con la molesta bacteria *Helicobacter pylori* que vive en el estómago), hay cosas como tomar diariamente dosis de aspirinas o beber demasiadas tazas de café diariamente, que pueden empeorar su úlcera.

"Algunos medicamentos, como la aspirina, de hecho bloquean la capacidad del estómago para curarse a sí mismo", dice el doctor Jorge Herrera, profesor asistente de medicina en el Colegio de Medicina de la Universidad del Sur de

Alabama, en Mobile, y miembro de la Asociación Americana Gastrointestinal y el Colegio Americano de Gastroenterología.

Pero, usted quizá no tiene una úlcera. Quizá sólo tiene una antigua indigestión, que es la forma que tiene su estómago de hacerle saber que no aprecia su selección de comida. Entre las causas más comunes: los alimentos condimentados y ácidos, como los legendarios jalapeños de José.

Otra causa de dolor abdominal, el síndrome del intestino irritable, es señal de un sistema digestivo alterado. Aquí no hay úlceras, sólo intestinos que tienen problema para mover su comida a través de su cuerpo. Un signo indicativo del síndrome del intestino irritable es el dolor abdominal acompañado por diarrea o estreñimiento e hinchazón. Después de un viaje al baño se alivia el dolor, pero regresa una y otra vez.

El envenenamiento por comida es otro posible detonador del dolor. Quizá pudo haber comido inadvertidamente un emparedado de ensalada de pollo que estuvo en su refrigerador demasiados días, pero sus intestinos reconocerán la diferencia.

Y entonces aparecen los gases. El aire que se traga al masticar, o el metano que se produce durante la digestión de alimentos como los frijoles, puede quedar atrapado en su aparato digestivo y causarle incomodidad hasta que se libere arrojándolo.

Por desgracia, varios padecimientos digestivos que pueden hacer surgir ataques de dolor abdominal intenso también son muy comunes. Incluyen colitis ulcerativa, enfermedad de Crohn, enfermedad de la vesícula biliar, apendicitis, diverticulitis y pancreatitis.

ALIVIO DEL SÍNTOMA

Debería ver a su médico, y pronto, ante cualquier dolor abdominal intenso y muy agudo. Las causas del dolor agudo y recurrente a menudo son serias y deberían recibir atención médica.

Pero hay unas cuantas cosas que puede intentar por su cuenta para aliviar un poco el malestar de su abdomen.

Tome un poco de té. El ácido tánico en una taza de infusión de té aparentemente ayuda al cuerpo a liberarse de algunas de las bacterias o químicos que pueden causar dolor estomacal, especialmente si también tiene diarrea, aconseja el doctor Thomas A. Gossel, profesor de farmacología y toxicología, y decano asociado del Colegio de Farmacología en la Universidad del Norte de Ohio, en Ada. "Debería sentir alivio como en una hora", añade.

201

Trate con un antiácido. Casi todos los antiácidos que no requieren de prescripción médica contienen ingredientes que realizan un buen trabajo al neutralizar el exceso de ácido estomacal, dice el doctor Wendell Clarkston, profesor asistente y director del Programa de Entrenamiento en Gastro-enterología y Hepatología en la Escuela de Medicina de la Universidad de San Luis. (Para otras pistas y consejos sobre control del ácido del estómago, vea Agruras.)

CÓMO CONTROLAR EL DOLOR DE ÚLCERA

Los médicos pueden no saber exactamente qué causa las úlceras, pero sí saben cómo deshacerse de ellas. Pruebe con estas técnicas.

Use el medicamento adecuado. Hay una variedad de prescripciones H2 antagonistas y otros medicamentos que de hecho bloquean la capacidad del estómago de secretar ácidos, asevera el doctor Herrera. La investigación muestra que esos poderosos fármacos tienen una tasa de curación del 95 a 98%, en seis a ocho semanas. "Creo que la mayoría de las personas podrían usarlo como su terapia principal", agrega.

Haga equipo con Tagamet. Los medicamentos que requieren prescripción como el Tagamet o el Zantac, de hecho cortan la producción del ácido que provoca las úlceras estomacales, comenta el doctor William B. Ruderman, consejero del Departamento de Gastroenterología en la Clínica Cleveland-Fort Lauderdale.

Pida un antibiótico. Si tiene un dolor abdominal persistente y diarrea, podría necesitar la prescripción de un antibiótico para ayudarle a eliminar las bacterias que tomaron su estómago como residencia, dice el doctor Clarkston.

Beba un poco de leche. Si bebe un vaso de leche descremada durante un ataque de úlcera, puede brindarle alivio rápido. "La leche trabaja como un antiácido. Cuando llega al estómago, neutraliza el ácido y el dolor se irá", completa el doctor Herrera. Sin embargo sea precavido: algunas personas que beben leche para el dolor por úlcera informaron sentirse peor al poco tiempo, advierte el doctor Herrera.

Coma con inteligencia. Los doctores aprendieron hace mucho que los alimentos condimentados, como los antojitos mexicanos, o los ácidos como los pepinillos, no causan úlceras. Pero pueden hacer que una úlcera ya molesta se sienta todavía peor. "El tejido de la úlcera es más sensible y se lastima más cuando come alimentos condimentados o ácidos", dice el doctor Ruderman.

No tiene que llevar una dieta blanda, pero sí alejarse de los alimentos que inician el ardor.

Evite las tazas. Una vez más, no hay evidencia contundente de que los bebedores de café vayan a tener una úlcera, pero el café puede agravar una que ya exista, sostiene el doctor Herrera. "Como regla, pedimos a los pacientes que usen la cafeína con moderación: quizá no más de dos o tres tazas de bebidas cafeinadas por día."

Evite el exceso de aspirina. La investigación muestra que el uso excesivo del ingrediente activo en la aspirina, el ácido salicílico, destruye la capa interna del estómago y ocasiona sangrado, informa el doctor Herrera. "Si toma aspirina por dos o tres días porque tiene un resfriado, no hay problema. Pero si la toma diariamente por más de tres meses, entonces pueden empezar los problemas", dice. Pida a su médico que le recomiende alternativas que no le irriten el estómago.

Deje de fumar. La nicotina daña la capa del estómago y empeora las úlceras, concluye el doctor Herrera. Pida ayuda profesional para dejar de fumar, si lo requiere.

CÓMO TRATAR EL SÍNDROME DEL INTESTINO IRRITABLE

Las malas noticias sobre el síndrome del intestino irritable son que todavía es un poco misterioso. Las buenas noticias es que para cuando se lo diagnostiquen todos los problemas serios de salud ya habrán sido descartados, comenta el doctor Herrera. Para manejar el problema, intente lo siguiente:

Que no cunda el pánico. Como generalmente es difícil determinar la causa del síndrome del intestino irritable, necesitará ser paciente mientras su médico busca una explicación. "Cuando todas las pruebas son negativas y ninguna indica qué está pasando, es natural preocuparse", dice el doctor Herrera.

Llénese con fibra. Los vegetales y los granos enteros no sólo están cargados con nutrientes, sino que también ayudan a evitar el estreñimiento y domestican su intestino irritable. "Simplemente usted no obtiene fibra suficiente de las hamburguesas", especifica el doctor Clarkston. Si la idea de masticar todos esos vegetales le hace sentir como conejo, considere uno de los muchos suplementos de fibra que no requieren de receta médica. Hay desde tabletas y galletas, hasta polvos que se agregan al jugo, y se venden en supermercados y farmacias.

Elimine la grasa. Los alimentos grasosos han sido relacionados con el síndrome del intestino irritable, establece el doctor Herrera.

Evite condimentos. Se sabe que los alimentos condimentados comparten responsabilidades en estos problemas, añade el doctor Herrera.

Intente la dieta de eliminación. Aunque no todos los médicos especialistas en estómago están de acuerdo, algunos gastroenterólogos creen que el síndrome del intestino irritable puede ser causado por una alergia a ciertos alimentos. Puede tratar una dieta de eliminación para determinar si una alergia a un alimento puede estar contribuyendo con su problema, sugiere el doctor Herrera. Algunos de los alimentos más comunes que causan reacciones alérgicas son leche, huevos, trigo, maíz, soya, cacahuates, frutas cítricas, colas y chocolate. Durante una dieta de eliminación, evite un grupo de alimentos al mismo tiempo, vigilando con cuidado los síntomas. Si los síntomas desaparecen puede haber encontrado al culpable.

Pregunte sobre la medicación. Si sufre del síndrome del intestino irritable, pregunte a su médico sobre antiespasmódicos, que relajan los músculos intestinales, para usarlos durante los episodios muy graves, concluye el doctor Clarkston.

Estómago que gorgotea

LO QUE SU SÍNTOMA LE DICE

Después de años de estudiar los ruidos del estómago, la investigación ha probado que el aparato digestivo ¡tiene un lenguaje propio! Los gorgoteos largos y bajos que ocurren a media mañana, por ejemplo, se han traducido como:

"Perdónenos, pero tenemos que valorar de nuevo este asunto del desayuno. Y, bueno... hablando por todo el grupo, quisiéramos establecer un compromiso. Si usted se asegurara de alimentarnos antes de, digamos, las 9:30 a.m., prometeríamos quedarnos quietos durante las juntas importantes que sostiene por las mañanas. Si no, nos veremos forzados a intervenir en nuestros propios intestinos."

Fuera de broma, los doctores *tienen* una palabra para los ruidos estomacales. Se llama *borborygmi*, que son básicamente los sonidos que provienen del aparato digestivo, cuando se mueven a través de él la comida, el aire y el gas. Para tener una idea de lo que está sucediendo después de una comida, piense en el movimiento de una serpiente. Bañada con el ácido de su estómago, su comida se exprime y desliza ligeramente hacia adelante y ligeramente hacia atrás a través de su tubo digestivo, ayudando a romper la comida y a absorber nutrientes y, a veces, en crear ruido. A las cuatro o seis horas, la mayoría del alimento se vació del estómago, explica el doctor Jorge Herrera, profesor asistente de medicina en el Colegio de Medicina de la Universidad del Sur de Alabama, en Mobile, y miembro de la Asociación Americana Gastroenterológica y del Colegio Americano de Gastroenterología.

Sin embargo y sin importar si comió o no, cada una o dos horas hay un flujo de jugos digestivos que barren a través del tubo digestivo para retirar cualquier remanente, agrega el doctor Herrera. Esto también puede ocasionar sonidos gorgoteantes, dice.

Un estómago molesto y el síndrome del intestino irritado también pueden causar ruidos estomacales.

ALIVIO DEL SÍNTOMA

Si su estómago está intentando atrapar su atención y usted ya está cansado de la molestia que le causa, pruebe estos consejos.

Beba un poco de refresco de limón caliente. El refresco carbonatado de limón caliente o el *ginger ale* pueden ser justo lo que el doctor ordenó para el estómago que gorgotea, si las causa el gas o el aire, asegura el doctor Thomas A. Gossel, profesor de farmacología y toxicología y decano asociado del Colegio de Farmacología en la Universidad del Norte de Ohio, en Ada. Al caer las burbujas de soda en su estómago pueden ayudar a que el gas atrapado ahí salga como eructo, añade el doctor Gossel.

Coma un bocadillo. Probablemente no tenga tiempo para una comida, pero un bocadillo puede silenciar su estómago. "Si tiene prisa, puede comerse una galleta o un trozo de pan. Eso debe detener los ruidos y evitar que sucedan", dice el doctor Gossel.

No lo trague. ¿Alguna vez trató de respirar profundamente para detener los gorgoteos del estómago? Podría empeorar la situación, comenta el doctor Gossel. "Usted está ingiriendo más aire, que es parte del problema en primer lugar. Así que si realiza una respiración profunda, trate de no tragarse el aire."

Para más información sobre el síndrome del intestino irritable y otros problemas digestivos que provocan incomodidad, además de los ruidos gorgoteantes, vea Estómago con dolor.

Estornudos

CUÁNDO CONSULTAR A SU MÉDICO

- Sus ataques de estornudos se vuelven a presentar y no le ayudan los remedios caseros ni los antihistamínicos que no requieren de prescripción médica.

LO QUE SU SÍNTOMA LE DICE

*A*quí viene el trenecito chu-chu. Pero sería preferible que usted no fuera el conductor. Debería quedarse en la plataforma de la estación y decir adiós a medida que el chu-chu se esfuma en el horizonte.

Usted puede, pero primero tiene que entender lo que causa esas molestias nasales.

Un estornudo simplemente es la respuesta de la nariz a un alergeno o a un irritante, explica el doctor Elliot Middleton, profesor de medicina y pediatría en la Universidad Estatal de Nueva York, en Buffalo, y alergólogo en el Hospital General de Buffalo. Quienes estornudan sólo son más sensibles a una o varias de las muchas cosas que vuelan entre las fosas nasales. Algunas narices las ignoran. Otras personas estornudan y sacan el irritante y siguen su vida. En las personas alérgicas, el cuerpo libera histamina como respuesta a los invasores microscópicos. Además de hacerlos estornudar estrepitosamente, la histamina los aflige con una nariz con escurrimientos y comezón; congestión nasal y del pecho así como ojos rojos y llorosos.

Esos alergenos que causan estornudos incluyen polen, pasto, moho, pelo de mascota y motas de polvo, agrega el doctor Middleton. Los irritantes más comunes son el humo y los perfumes, dice la doctora Susan R. Wynn, alergóloga con práctica privada en Fort Worth Allergy and Asthma Associates, en Texas.

Los resfriados y las infecciones del tubo respiratorio superior además de causar estornudos, traen consigo otros síntomas. Un cambio rápido en la tem-

206

peratura, como caminar de una habitación con aire acondicionado al calor de la tarde, también puede hacerlo estornudar. Las mujeres embarazadas se quejan a menudo por los estornudos y por tener tapada la nariz, pues los cambios hormonales producen lo que se llama rinitis del embarazo. Y a ciertas personas la luz del sol les produce el deseo de estornudar cuando lo miran.

Para saber la causa de sus accesos continuos de estornudos, el doctor Wynn dice que se tome la temperatura y observe su nariz. Si no tiene fiebre pero la nariz le pica, tiene una alergia. Si no tiene comezón en la nariz o si tiene temperatura, probablemente tenga un resfriado o alguna otra infección respiratoria superior.

ALIVIO DEL SÍNTOMA

Cuando empiece a ah... ah... ah... no reprima el ¡chuuu! "Es malo contener un estornudo", dice el doctor Wynn. Si permite que esa fuerte carga de aire llegue a su cabeza en vez de explotar hacia fuera, puede introducir bacterias en sus senos y en el oído medio. También podría perforar sus tímpanos, previene. Resígnese a los "salud" y pruebe estas formas más efectivas para terminar con sus estornudos.

Juegue a ser Dick Tracy. "La principal forma para tratar un estornudo es descubrir y evitar al culpable que los provoca", sugiere el doctor Middleton. Si está alerta, eventualmente hará asociaciones entre lo que respira y cuándo estornuda.

Los estornudos pueden detenerse fácilmente si su trabajo detectivesco concluye con que un osito de peluche o el gato del vecino es el culpable. Es mucho más difícil si el criminal es tan común como el polen, agrega el doctor Middleton.

Pruebe un antihistamínico. A pesar de los diversos nombres y presentaciones, todos los antihistamínicos que no requieren de receta médica, poseen casi la misma efectividad antialergénica para secar su nariz y detener la picazón. También todos ellos pueden causar aletargamiento, especialmente si los toma con alcohol o algunos otros medicamentos, concluye el doctor Middleton.

Prevéngase y tome su dosis. "Si va a un día de campo y es alérgico al pasto o si va a empezar la limpieza de primavera y el polvo le provoca una gran irritación nasal, tome el antihistamínico *antes* de que el contaminante haga que se eleven las histaminas", aconseja.

Disfrace su alergia. Si tiene que estar afuera para cortar el pasto, reunir las hojas o quitar las malas hierbas y no puede encargarle la faena a alguien más, use una máscara con filtro, recomienda la doctora Wynn. "No evitará por completo que los alergenos lo alcancen, pero sí lo disminuirá", añade.

Ciérrese al mundo exterior. Quizá no tenga que hibernar durante todo el año, mantenerse adentro en una barricada y recibir provisiones por una rendija en la puerta, pero usted *debería* mantener cerradas las ventanas y poner un ventilador en el aire acondicionado. "De esa forma podrá crear un ambiente relativamente libre de polen, donde puede refugiarse", estima la doctora Wynn.

Reprograme sus salidas. El conteo de polen en el aire es más alto al empezar el día y disminuye durante la tarde, señala la doctora Wynn. "Trate de salir a caminar o a correr más tarde."

Exponga su piel. Si no puede descubrir lo que le hace estornudar o si no puede controlarlo, visite al médico para que le haga un examen alergénico, previene el doctor Middleton. Las pruebas cutáneas son más sensibles que las pruebas sanguíneas para determinar a qué es alérgico. Dependiendo de los resultados y de la respuesta a la medicación, usted podría tener que aplicarse algunas inyecciones para alergias.

Estreñimiento

CUÁNDO CONSULTAR A SU MÉDICO

- Está incómodo por no haber podido ir al baño.
- Sus hábitos intestinales cambiaron de pronto.
- También está sufriendo de dolor abdominal o de vómito.

LO QUE SU SÍNTOMA LE DICE

Veamos ahora: una vez a la semana lava la ropa, riega las plantas y va al supermercado. No es un mal programa. Pero si sus movimientos intestinales de pronto se han sumado a la lista de actividades semanales y usted se siente inflado y molesto, posiblemente esté estreñido.

"Hablando en forma general, su nivel de comodidad probablemente sea el mejor indicador del estreñimiento", dice el doctor Barry Jaffin, especialista en desórdenes de la motilidad e instructor clínico en el Departamento de Gastroenterología en el Hospital Monte Sinaí en la ciudad de Nueva York. "Pero si pasó de hacer una visita diaria al baño a realizar una por semana, ese seguramente no es un buen signo." Otros síntomas de la constipación o estreñimiento, de acuerdo con el doctor Jaffin son: esfuerzo, heces pequeñas y duras y hemorroides.

Hay muchas cosas cotidianas que pueden alterar el volumen del llamado de la naturaleza: algunos medicamentos, falta de fibra o de agua, falta de ejercicio y demasiado hierro. Pero también pueden causar el estreñimiento algunos problemas digestivos. Éste varía de grado de gravedad, desde el síndrome del intestino irritable hasta condiciones más serias, como cáncer en el colon, colitis, enfermedad de Crohn, diverticulitis e isquemia (disminución del flujo sanguíneo hacia el colon). El padecimiento digestivo llamado *colonic inertia*, puede impedir los movimientos intestinales por más de dos semanas. Esta enfermedad hace que el colon no pueda exprimir adecuadamente.

No trate de culpar a la edad por el estreñimiento. Por lo que se refiere a los médicos, con un poco de cuidado su sistema digestivo está construido para funcionar durante toda la vida.

"No hay evidencia de que el intestino deje de trabajar cuando envejece", asegura el doctor Nicholas J. Talley, profesor asociado de medicina en la Escuela Médica de la Clínica Mayo en Rochester, Minnesota. "De hecho, probablemente trabaja igual de bien cualquiera que sea la edad."

ALIVIO DEL SÍNTOMA

Si no sufre de dolor abdominal, probablemente usted mismo puede tratar su estreñimiento. Pruebe estos consejos.

Llénese con fibra. La fibra, ese volumen no digerible que encontramos en productos integrales, frutas y vegetales, trabaja al menos en dos formas importantes para ayudarle a prevenir la constipación, indica el doctor Peter Holt, jefe de la División de Gastroenterología en el Centro Hospitalario St. Luke-Roosevelt y profesor de medicina en el Colegio de Médicos y Cirujanos de la Universidad Columbia en la ciudad de Nueva York. En vez de convertirse en sopa durante la digestión, la fibra actúa como esponja, absorbiendo líquido en el intestino y el colon, promoviendo evacuaciones firmes, añade el doctor Holt.

Pero los beneficios de la fibra no terminan ahí: al llegar al fibra al colon éste recibe luz verde para contraerse. Y como el colon es la última parada en la jornada digestiva para la comida, pronto recibirá usted la señal para ir al baño.

Así que, ¿cuánta fibra debe tomar? Como 25 gramos al día, recomienda. "Si usted acata la recomendación de cinco raciones de frutas y vegetales al día, entonces usted debe tener fibra más que suficiente en su dieta", añade.

Incluya otros productos con fibra que no requieren de receta médica. Si no desea o es incapaz de masticar toda esa fibra, ocasionalmente puede añadir algún producto con fibra, de los que venden en las farmacias y no requieren de receta médica. Pero úselos con cuidado: si no les añade agua suficiente, podría terminar más estreñido que cuando empezó, advierte el doctor Talley. Por eso es importante seguir con cuidado las indicaciones de la etiqueta.

No se olvide de los líquidos. Ya sea que prefiera agua o jugo, la mayoría de los médicos recomiendan que beba entre seis y ocho vasos de 240 ml (8 oz) para prevenir el estreñimiento, indica el doctor Jaffin.

Evite laxantes artificiales. ¿Está usando laxantes estimulantes una vez a la semana para mantenerse regular? Tenga cuidado, hay evidencia de que podría estar dañando su colon, advierte el doctor Talley. "El uso sostenido de esos productos, si usa uno diariamente durante un año o más, por ejemplo, es una de las peores cosas que puede hacer a largo plazo."

Haga un poco de ejercicio. Aquí está nuevamente otra razón para ponerse los zapatos para caminar: el ejercicio puede ayudarle a prevenir el estreñimiento al estimular el colon, dice el doctor Holt.

Vigile el hierro. Aunque el hierro es un mineral importante, especialmente para las mujeres, el exceso puede causarle estreñimiento. A menos de que lo ordene el médico, usted probablemente cubra sus requerimientos de hierro con un buen multivitamínico, en vez de tomar un suplemento de hierro por separado, sugiere el doctor Jaffin.

Verifique los medicamentos. Algunas medicinas pueden causar estreñimiento al bloquear la creación de un químico que ayuda a empujar el desecho a través del intestino, dice el doctor Jaffin. Esto incluye medicamentos para aliviar la presión arterial alta, las medicinas antipsicóticas y aun algunos antihistamínicos y analgésicos que no requieren de receta médica. Si está tomando cualesquiera de estos últimos, deje de hacerlo y vea si hay algún cambio. Sin embargo, antes de dejar de usar cualquier medicina prescrita, consúltelo con su médico.

Pruebe un enema. Los casos de estreñimiento rebelde pueden requerir de un enema, un producto que no requiere de receta médica, que contiene un líquido que se inserta en el recto y causa que el colon se contraiga, induciendo así un movimiento intestinal. Úselo sólo ocasionalmente y como se indica, aconseja el doctor Holt.

Consulte a su médico. Si usted está siguiendo lineamientos dietéticos con grandes esperanzas y no toma ninguna medicina que pueda causar estreñimiento y aun así tiene problemas, pida a su médico que le realicen una sigmoidoscopia u otros exámenes para ver su colon. Este procedimiento es sencillo, se realiza en el consultorio y le permite a su médico ver mejor su colon y cualquier cosa en él que pudiera estar causando un problema, concluye el doctor Jaffin.

Evacuaciones con sangre

CUÁNDO CONSULTAR A SU MÉDICO

- Consulte a su médico en cuanto vea sangre en sus heces fecales.

LO QUE SU SÍNTOMA LE DICE

Si cenó pimiento rojo en la ensalada de anoche, hay una ligera posibilidad de que haga un viaje a través de su sistema digestivo y surja tan rojo como siempre.

Pero hablando genéricamente, cuando ve algo rojo en sus evacuaciones, no necesita de un título médico para saber de qué se trata.

"Si ve algo que parece como sangre en sus evacuaciones, salvo raras excepciones, es sangre", advierte el doctor Samuel Labow, presidente de la Sociedad Americana de Cirujanos de Colon y Recto y con práctica privada en Great Neck, Nueva York.

Quizá las causas más comunes de sangre en las evacuaciones o en el inodoro son las hemorroides o la fisura anal, sostiene el doctor Nicholas J. Talley, profesor asociado de medicina en la Escuela de Medicina de la Clínica Mayo en Rochester, Minnesota. Una hemorroide es un pequeño trozo de tejido abolsado, que dejó su propio lugar dentro del recto y formó una protuberancia fuera, donde se supone que no debe estar. Hasta con sólo un poco de limpieza o sobresfuerzo puede empezar a sangrar. Las fisuras anales son grietas en la piel que rodea al ano, causadas también por el esfuerzo.

En ambos casos la sangre se agrega a las heces al salir. Cuando la sangre está de hecho en las heces, varias cosas pueden ser las causantes. Si está tomando una gran cantidad de aspirina o algunos otros antiinflamatorios no esteroideos como alivio para su artritis, puede notar algo de sangre en sus heces, dice el doctor Barry Jaffin, especialista en desórdenes de la motilidad gastrointestinal e instructor clínico en el Departamento de Gastroenterología en el Hospital Monte Sinaí, en la ciudad de Nueva York. Muchos de estos medicamentos pueden irritar el estómago y el intestino delgado, e incluso causarles úlceras que pueden ser indoloras, pero que a veces *pueden* sangrar, dice.

También la enfermedad intestinal inflamatoria, un desorden digestivo sin causa conocida, puede originar heces con sangre. Este trastorno a menudo va acompañado de dolor, añade el doctor Jaffin.

Aunque menos probable, las heces con sangre también pueden significar que ha desarrollado un pólipo o hasta un tumor canceroso en el colon. "Muchos de los pólipos pequeños no dan señales, pero cuando llegan a tener un cierto tamaño, sangran (explica el doctor Labow). Si están lo suficientemente adentro de su colon, la sangre estará sobre la superficie de las heces y posiblemente también mezclada."

La diverticulosis también puede ser una causa de la evacuación con sangre, aunque haya una pequeña duda cuando la esté sufriendo. Como una protuberancia en una llanta, la diverticulosis es un lugar débil en la pared del colon que a veces puede sangrar, dice el doctor Labow. Cuando lo hace, el sangrado no es algo que usted pueda ignorar, advierte. "Usted no va al baño y ve un poco de sangre en el tejido, o un par de gotas en el tazón del inodoro y dice `¡Oh, es mi diverticulosis!' La diverticulosis, por su naturaleza, generalmente le dará un sangrado muy, muy significativo. Es una hemorragia", añade el doctor Labow.

ALIVIO DEL SÍNTOMA

Si tiene una hemorragia nasal, podría controlarla con gasa de algodón. Si se corta el dedo puede ponerse un vendaje adhesivo. Su primera línea de defensa contra una evacuación con sangre es: una llamada al médico.

212

"Es vital que verifiquen las heces con sangre lo antes posible", previene el doctor Talley.

Aquí hay algunas cosas ante las que debe estar alerta.

Beba más líquidos. Una de las formas más sencillas para terminar con el esfuerzo que pueden causar las hemorroides o fisuras anales que en ocasiones producen evacuaciones con sangre es beber más líquidos. De hecho, si bebe al día entre seis y diez vasos de 240 ml (8 oz) de líquidos, como agua o jugo, ayudará a prevenir el estreñimiento, aconseja el doctor Jaffin. (Para más consejos de cómo poner fin al Estreñimiento, vea la página 208).

Alterne sus medicamentos. Si está tomando aspirina o algún otro analgésico antiinflamatorio para la artritis, debería consultar con su médico sobre sus medicamentos.

Espere pruebas. Una vez que hagan la revisión del intestino, probablemente el médico realice una sigmoidoscopia. Durante este procedimiento de consultorio, su médico usará la magia de las fibras ópticas para ver dentro de su colon lo que sea que esté causando el problema, finaliza el doctor Jaffin.

Evacuaciones negras

LO QUE SU SÍNTOMA LE DICE

Sus heces están negras. Pero no es razón para que su humor también lo esté. Quizá comió un par de raciones de los betabeles de su tía Lolita que han ganado hasta premios. Quizás ha estado tomando un suplemento de hierro. Tal vez disfrutó de un paquete de chiclosos de orozuz. Tal vez se excedió en las fiestas y después se bebió una botella completa de Pepto-Bismol buscando alivio. Cualquiera de estas cuatro cosas son causa de que las heces se pongan negras, sostiene el doctor Barry Jaffin, especialista en desórdenes de la motilidad gastrointestinal e instructor clínico en el Departamento de Gastroenterología en el Hospital Monte Sinaí, en la ciudad de Nueva York.

213

Pero también hay una fuerte probabilidad de que su evacuación sea negra porque contenga sangre. Las heces fecales negras son una señal de algunos padecimientos digestivos potencialmente serios que requieren de atención médica. En caso de que haya evacuaciones con sangre roja consulte el apartado anterior.

Evacuaciones pálidas

CUÁNDO CONSULTAR A SU MÉDICO

- Experimenta dolor abdominal.
- Detecta un ligero tono amarillento en su piel o en lo blanco de sus ojos.
- También está perdiendo peso.

LO QUE SU SÍNTOMA LE DICE

*L*a falta consistente de color de esta parte de la paleta de la vida, puede ser la clave de un problema digestivo que amenaza.

Desde luego, las cantidades masivas de puré de manzana, de arroz o de otro alimento de poco color pueden ocasionar que las heces fecales estén pálidas un día o dos. Pero si ha notado las evacuaciones pálidas durante una semana, otra cosa es la culpable.

En una digestión saludable, la bilis de color oscuro fluye desde su hígado hacia los intestinos. Una vez ahí, la bilis ayuda a digerir con rapidez. También le añade color a su evacuación, explica el doctor Barry Jaffin, especialista en desórdenes de la motilidad e instructor clínico en el Departamento de Gastroenterología en el Hospital Monte Sinaí, en la ciudad de Nueva York.

Si las heces fecales no son oscuras, entonces no está llegando al intestino la cantidad adecuada de bilis. Puede haber un cálculo o algo más bloqueando un conducto biliar, forzando al pigmento biliar hacia el torrente sanguíneo. La enfermedad del hígado, a menudo causada por el virus de la hepatitis, también puede causar heces pálidas, además de una considerable cantidad de dolor. También se ha relacionado un mal funcionamiento del páncreas con las evacuaciones pálidas.

ALIVIO DEL SÍNTOMA

No se asuste a la primera señal de una evacuación pálida. Pero si la evacuación es pálida y su orina oscura durante varios días seguidos, consulte a su médico, aconseja el doctor Nicholas J. Talley, profesor asociado de medicina en la Escuela de Medicina de la Clínica Mayo en Rochester, Minnesota. Esto es algo que usted no puede manejar solo. Espere que le realicen varios exámenes para buscar la causa del problema en su aparato digestivo.

Evacuaciones sueltas

LO QUE SU SÍNTOMA LE DICE

Los médicos dicen que virtualmente no hay diferencia entre evacuaciones sueltas y un caso de diarrea.

"Básicamente son la misma cosa, con causas similares", estima el doctor Barry Jaffin, especialista en desórdenes de motilidad gastrointestinal e instructor clínico en el Departamento de Gastroenterología en el Hospital Monte Sinaí de la ciudad de Nueva York.

Véase también Diarrea.

Evacuar
(Realizar gran esfuerzo para)

LO QUE SU SÍNTOMA LE DICE

*A*unque el genio ha sido descrito como 1% de inspiración y 99% de transpiración, éste es un caso donde un poco *menos* de esfuerzo puede realizar una obra maestra y muchos problemas de salud menores.

Esto es porque esforzarse al evacuar, tratar con gran fuerza para lograrlo puede ser peligroso. "De hecho podría desgarrarse justo la entrada del conducto anal (una fisura anal) cuando se esfuerza demasiado, causando dolor y sangrado rectal de color rojo brillante", asegura el doctor Samuel Labow, presidente de la Sociedad Americana de Cirujanos de Colon y Recto, con práctica privada en Great Neck, Nueva York. "Sin duda alguna, el esfuerzo durante un movimiento intestinal para evacuar también puede inflamar y hacer sangrar las hemorroides, aumentando su malestar."

Los años de esfuerzo excesivo también pueden empujar su recto hacia afuera, debilitando sus músculos anales y, en última instancia, causando que pierda control de sus movimientos intestinales, previene el doctor Richard Billingham, profesor asistente clínico en el Departamento de Cirugía en la Universidad de Washington, en Seattle. "Una vez que se ha salido, su recto está expuesto a lesiones, simplemente al limpiarlo después de una evacuación", añade el doctor Billingham.

Asimismo, el esfuerzo puede causar una hernia, lo que también hará más difíciles las evacuaciones, dice.

Hay tanto por lo que usted no debe esforzarse. La pregunta apropiada en este punto es: ¿por qué *hace* esfuerzo? Y la respuesta, en una palabra, por estreñimiento.

Alivio del síntoma

Su mejor apuesta para prevenir el esfuerzo es evitar usted mismo estar estreñido, en primer término, sugiere el doctor Labow.

"No acepte el hecho de que por sentarse en el inodoro durante 45 minutos o una hora es la forma en que el mundo va al baño (concluye el doctor Labow). No lo es..."

Véase también Estreñimiento.

Fatiga

- Tiene sensaciones inexplicables de letargo y pérdida de energía que han durado dos semanas o más.
- Su fatiga se acompaña de dolores musculares, dolor, náusea, fiebre, depresión o cambios de humor.

LO QUE SU SÍNTOMA LE DICE

Se siente como si acabara de correr el maratón, sólo que se acaba de levantar. Está completamente desgastado. Exhausto. Sin combustible. No sólo hoy, sino todos los días.

Llámele fatiga, agotamiento, lo que sea. Si lo tiene, no está solo. "La fatiga, después del dolor, es el síntoma más común que los médicos encuentran en sus pacientes", dice el doctor David S. Bell, investigador sobre fatiga crónica en la Escuela de Medicina en Harvard y el Hospital Cambridge, en Massachusetts. "Una cuarta parte de todos los estadounidenses, a la larga padecerán grandes episodios de letargo y cansancio. Esto podría ser debido a cualquier cosa, desde habladurías y ejercitarse demasiado, hasta una enfermedad más seria."

Los consumidores de energía se relacionan generalmente con el estilo de vida de una persona, afirma el doctor D.W. Edington, director del Centro de Investigación del Estado Físico en la Universidad de Michigan, en Ann Arbor. "Los malos hábitos alimentarios, obesidad, dietas estrictas, falta de descanso y de ejercicio, fumar, beber alcohol, todos le cobran una cuota al organismo (asegura). La tensión, las presiones del trabajo y la depresión pueden ir acumulándose hasta que simplemente lo desgastan..." Incluso algo como no beber suficiente agua puede ser un factor de fatiga.

Virtualmente cualquier enfermedad puede afectarlo, aun semanas después de haber terminado. La infección viral, mononucleosis, la enfermedad hepática de la hepatitis y la gripe, son notorios socavadores de la energía. También podría tener un desorden hormonal, como la enfermedad de Addison o la actividad disminuida de la glándula tiroides. La anemia, la hipoglucemia y la baja presión sanguínea también pueden dejarle tan débil como un gatito recién nacido. Lo mismo puede suceder con los medicamentos que se utilizan para tratar esas enfermedades.

Desde luego, siempre existe la posibilidad de que tenga el síndrome de fatiga crónica (SFC). Es posible, pero no tan probable como podría imaginar, dado lo mucho que se ha escrito al respecto en la prensa popular durante los últimos años.

El SFC, llamado también la gripe *"yuppie"*, es una enfermedad debilitante que deja a las personas inmóviles e inactivas durante meses, hasta años. Esta enfermedad generalmente se manifiesta después de un ataque de gripe o de alguna infección. Durante años se supuso que el SFC era causado por el virus Epstein-Barr. Hoy los médicos admiten que todavía no saben qué lo ocasiona.

"Es probable que no tenga una sola causa sino la combinación de infecciones virales, un sistema inmunitario alterado y otros factores", comenta el doctor Nelson Gantz, consejero del Departamento de Medicina y jefe de la División de Enfermedades Infecciosas en el Centro Médico Policlínico en Harrisburg, Pennsylvania, y profesor clínico de medicina en el Colegio de Medicina de la Universidad Estatal de Pennsylvania, en Hershey.

El SFC es una enfermedad que le deja fatigado crónicamente. Sin embargo, sólo porque se siente fatigado todo el tiempo no significa necesariamente que tenga SFC. Los Centros para el Control y Prevención de Enfermedades en Atlanta han establecido criterios que los médicos usan para determinar si alguien tiene este síndrome. Una persona con SFC:

- Estaba sano previamente.
- Ha experimentado una reducción de 50% en su actividad durante los últimos seis meses y no tiene otras enfermedades que le causen fatiga.
- Tiene una fiebre ligera, garganta irritada, ganglios dolorosos, dolores de cabeza y músculares, dolores articulares y sueño sin reposo.

El SFC no tiene cura, pero eventualmente termina su curso y algunas personas se recuperan totalmente. Otros tienen algunos síntomas que vienen y van.

ALIVIO DEL SÍNTOMA

Regrese y levántese con estos guerreros de la fatiga.

Obtenga suficiente descanso. El descanso en la cama, insuficiente e irregular, puede agotar el cuerpo de cualquiera.

Empiece un programa de ejercicio. El cuerpo en reposo tiende a seguir en reposo. El ejercicio moderado, incluso una caminata de 10 minutos, puede ser energizante. Un programa de ejercicio aeróbico puede ayudar a desvanecer la fatiga y conservarla en el olvido, sugiere el doctor Edington. Eso significa 20 minutos de algo como caminata vigorosa, natación, correr o ciclismo al menos tres veces por semana. Añada ejercicios de estiramiento y fortalecimiento a medida que su energía se recupera, aconseja.

Coma adecuadamente. ¿Está a dieta? Dése por advertido que el suprimir comidas puede privarlo de toda la energía que necesita. Las mujeres deben procurar como 1 500 calorías al día; los hombres requieren de 2 000. Lo que coma es tan importante como cuánto come. Las deficiencias nutricionales también pueden causar fatiga, de acuerdo con el doctor James A. Corea, fisioterapeuta registrado en Moorestown, Nueva Jersey, y ex entrenador del equipo de futbol profesional *Aguilas* de Filadelfia.

La porción principal de sus comidas debe consistir en granos enteros, frutas y vegetales, aconseja el doctor Corea. Recomienda el siguiente plan de comidas.

Desayuno: cereal, fruta fresca, pan integral tostado y leche descremada.

Comida: cualquier combinación de pescado, pasta, arroz, papa asada, fruta, ensalada, vegetal, carne magra o sopa.

Cena: una cena ligera con sopa, cereal, ensalada y fruta.

Beba agua. A menudo la fatiga resulta de la deshidratación. Trate de beber al menos ocho vasos de agua al día, dice el doctor Edington.

Automotívese. "A menudo es útil una indulgencia al realizar actividades que le complazcan y eleven su estado de ánimo, como escuchar música o ver una buena película", alega el doctor Bell. Sea bueno consigo mismo: tome unas vacaciones, cómprese ropa nueva o dedíquese a un pasatiempo, cualquier cosa que le levante el ánimo.

Organice y asigne prioridades. Las vidas de la mayoría de las personas están llenas de tareas, cargas y responsabilidades. A medida que las obligaciones y proyectos se acumulan, el sólo *pensar* en ellos ya le cansa. Una buena estrategia es dividir y conquistar, dice el doctor Edington. Rompa su carga de trabajo en pequeñas subdivisiones y ataque un problema a la vez.

Consulte con su médico. Si la fatiga permanece dos semanas o más, es tiempo de ir al médico para ver si encuentra alguna enfermedad que pueda estar causando el problema. Los tratamientos pueden incluir antibióticos, antidepresivos u otros medicamentos.

Revise sus medicamentos. La fatiga es un efecto colateral de muchos medicamentos. Haga una lista de todos los que está tomando, tanto los prescritos como los que no requieren de receta, muéstresela a su médico. Si es apropiado, él puede sugerirle algunas alternativas.

Véanse también Insomnio; Malestar.

Fiebre

CUÁNDO CONSULTAR A SU MÉDICO

- Si tiene una temperatura de 39°C (103°F) o más.
- Si la fiebre persiste por más de 72 horas.
- También tiene una fuerte jaqueca o el cuello rígido, si tose con flema de color anormal o tiene dolor al orinar.
- Si tiene antecedentes de padecimientos cardiacos, diabetes u otra enfermedad crónica.
- Busque ayuda médica inmediata para cualquier niño menor de tres meses que tenga fiebre.

LO QUE SU SÍNTOMA LE DICE

Créalo o no, la fiebre es su amiga.

Y como cualquier amiga cercana, la fiebre le dice un par de cosas que a usted quizá no le gusten pero que necesita saber. Primero, la fiebre es un primer signo

221

de prevención de que una infección viral o bacteriana ha invadido su cuerpo. Segundo, le permite saber que las defensas de su cuerpo están resistiendo vigorosamente esa invasión.

Pero aún más importante, la fiebre por sí misma es parte de una lucha defensiva. Cuando una infección viral o bacteriana se introduce en su cuerpo, sus glóbulos blancos liberan sustancias llamadas pirógenos endógenos. Estos pirógenos estimulan una parte del cerebro llamada hipotálamo, que aumenta su temperatura corporal interna, causando fiebre, la cual puede acelerar su recuperación.

"Al calentarse por sí mismo, el cuerpo hace más lento el desarrollo de los organismos invasores", explica el doctor John C. Rogers, vicepresidente del Departamento de Medicina Familiar en el Colegio de Medicina Baylor, en Houston. "Eso facilita al sistema inmunitario rastrear y matar a los invasores."

En la mayor parte de los casos la fiebre es causada por padecimientos menores, como gripe o resfriado. Pero cualquier infección aunada a otros trastornos y padecimientos puede inducir la fiebre.

ALIVIO DEL SÍNTOMA

*L*as fiebres de 39.5°C (103°F) o más deben ser evaluadas por un médico. Pero si tiene menos de 39°C y no se siente muy mal, el doctor Rogers recomieda dejar que la fiebre termine en forma natural, sin tratamiento.

"Casi todas las fiebres de menos de 39°C no lo dañarán (sostiene el doctor Rogers). Yo probablemente no consideraría dar tratamiento a una persona, a menos que su fiebre fuese de 38.5°C o más. Aún entonces, sólo trataría de que se sintiera más cómodo."

Aquí hay algunas ideas para que usted mismo se trate la fiebre.

Beba con frecuencia. Tome suficiente agua, pero también beba jugos, tés, bebidas para deportistas y caldos de pollo y res, recomienda el doctor Gerald Rogan, médico familiar en Walnut Creed, California. "Usted puede deshidratarse cuando tenga fiebre, así que es importante beber muchos líquidos, especialmente algo como una bebida para deportistas, que le restaurará a su cuerpo el suministro de minerales vitales", afirma.

Coma sólo si lo desea. "El dicho de que hay que alimentarse cuando hay fiebre es un mito (dice el doctor Rogers). Si tiene hambre, coma; si no, no lo haga, porque todos tenemos una reserva de grasa para resistir un día o dos sin comer. Es más importante que beba toda clase de líquidos adecuados."

Enfríese. "Remoje una esponja en agua templada, que no se sienta ni caliente ni fría al tacto, y pásela por la piel (sugiere el doctor Rogers). A medida que el agua se evapora del cuerpo la piel se enfría y también los vasos sanguíneos bajo ella, lo que puede ayudar a reducir su fiebre." Repita el baño cada dos horas, si es necesario.

Tome aspirina, pero no se la dé a los niños. Dos tabletas de aspirina cada cuatro horas puede ayudar a los adultos a controlar la fiebre. Pero nunca dé aspirina a menores de 12, advierte el doctor Rogers. La aspirina puede causar que los niños febriles desarrollen el síndrome de Reye: una enfermedad potencialmente fatal que afecta el cerebro y el hígado. En su lugar, déles acetaminofén en la dosis recomendada por el fabricante.

Conozca sus medicamentos. Las alergias a los fármacos pueden causar fiebre. Algunos de los principales sospechosos incluyen antibióticos como la penicilina y medicinas para la hipertensión, como metildopa. Aun el ibuprofeno y la aspirina pueden causar fiebre en algunas personas. "No hay una epidemia de fiebre inducida por fármacos, pero las personas pueden ser alérgicas a casi cualquier cosa", previene el doctor Philip Mackowiak, consejero asociado del Departamento de Medicina en la Escuela de Medicina de la Universidad de Maryland. Si sospecha que alguna reacción a un fármaco le está causando fiebre, pida a su médico que le prescriba otro medicamento.

Encuentre su normalidad. Para determinar si tiene o no fiebre, o cuándo se terminó, no es algo tajante. Para estar preparado para combatir la fiebre, es conveniente conocer su temperatura normal.

Sólo porque tenga una temperatura que no sea 36.5°C (98.6°F) significa que es anormal. En un estudio practicado en 148 hombres y mujeres sanos, entre 18 y 40 años de edad, los investigadores de la Universidad de Maryland descubrieron que las temperaturas normales en el grupo oscilaban entre 35.5 a 37.9°C (96 a 99.9°F). "Con base en nuestro estudio, consideramos la fiebre como cualquier temperatura superior a los 37.9°C. Pero cada individuo podría ser capaz de redefinirlo si conociera su propia temperatura normal", añade el doctor Mackowiak, uno de los autores del estudio. Para determinar su temperatura normal, regístrela cada cuatro horas a partir de que despierte, durante tres días. Esto debe darle un indicador razonable de su intervalo normal de temperaturas en particular.

Furúnculos

- Cuando tiene un furúnculo y está enrojecido a su alrededor.
- Tiene rayas rojas que se esparcen desde el furúnculo.
- También tiene fibre.
- También tiene diabetes.
- Está tomando medicamentos con antibióticos o con cortisona.

LO QUE SU SÍNTOMA LE DICE

*U*n furúnculo es justo lo que parece: un grano grande, que se siente caliente y doloroso.

La molesta hinchazón roja y el dolor son el resultado de una infección, infección que generalmente involucra la bacteria *Staphylococcus cuteus*. Los gérmenes del estafilococo aman los hospitales, así que es muy fácil contraer furúnculos durante una estancia hospitalaria prolongada. O podría haber un portador de la bacteria del estafilococo en su familia o entre sus conocidos. Es difícil decir quién es el culpable. Las personas portadoras de la bacteria que causa los furúnculos pueden no tenerlos nunca. Los gérmenes pueden quedarse en los conductos nasales, sin causar ningún síntoma, mientras no llegan a otra persona.

También puede tener un furúnculo después de tomar antibióticos. Los estafilococos pueden volverse resistentes a los antibióticos y con toda su competencia eliminada pueden esparcirse y crear problemas, como los furúnculos. La cortisona puede disminuir la resistencia a los furúnculos.

Los médicos dicen que es más probable que desarrolle un furúnculo si tiene una enfermedad como la diabetes o si tiene suprimido el sistema inmunitario.

ALIVIO DEL SÍNTOMA

Sólo hay un tratamiento casero que se recomienda uniformemente para los furúnculos. Además de eso, para resultados seguros y efectivos, consulte a su médico.

Alívielo con calor. Intente tratar el furúnculo con una compresa caliente, aconseja el doctor J. Michael Maloney, dermatólogo con práctica privada en Denver. "Ponga un lienzo en agua caliente y póngalo sobre el furúnculo durante cinco minutos, o siéntese en una palangana con agua caliente si tiene el furúnculo en esa zona", dice. Después de varios días con compresas calientes, el furúnculo se romperá espontáneamente y drenará un material similar a la pus, amarillo y de mal olor. Después se sentirá mucho mejor, afirma el doctor Maloney.

Que lo abran. Si su furúnculo no responde a las compresas, debería ver a su médico, quien puede decidir abrirlo, recomienda el doctor Alan R. Shalita, profesor y asesor en dermatología en el Centro de Ciencias de la Salud de la Universidad Estatal de Nueva York, en Brooklyn. "Su médico adormecerá la zona, puncionará el centro y drenará el contenido."

Nunca lo abra usted mismo, advierte, porque puede esparcir la infección.

Cura de la infección. Es probable que su médico pida un cultivo de la bacteria para tratarla con el antibiótico apropiado, dice el doctor Shalita. A menudo se tratan los furúnculos con dicloxacilina, un derivado de la penicilina diseñado específicamente para infecciones por estafilococos, agrega. Si sus furúnculos se presentaron en las áreas genital y axilar, podrían estar relacionados con un tipo de acné, no con una infección. En ese caso su médico podría recomendarle antibióticos a largo plazo, asevera la doctora Libby Edwards, jefa de dermatología en el Centro Médico Carolinas, en Charlotte, Carolina del Norte.

Para esas clases de furúnculos, necesitará tomar antibióticos con propiedades antiinflamatorias, como tetraciclina, eritromicina o minociclina, dice. La penicilina no le ayudará a quitarlos.

Manténgalo limpio. Una vez que drenó su furúnculo, asegúrese de mantener el área limpia con un jabón antibacteriano, sugiere el doctor Maloney.

Considere la cortisona. Si su médico dice que su furúnculo es de hecho un quiste epidérmico o un principio de acné y el centro no está demasiado lleno de líquido, "una pequeña cantidad de cortisona inyectada puede mejorarlo tremendamente en el lapso de un día", dice el doctor Edwards.

Limpie a los portadores. Si parece que los furúnculos están pasando por toda la familia, su médico puede ayudarle a romper el ciclo, sostiene el doctor Ralph Coskey, profesor clínico de dermatología en la Escuela de Medicina de la Universidad Estatal Wayne, en Detroit. "Los antibióticos en la nariz pueden prevenir el contagio repetido entre miembros de la familia", añade. Su médico puede realizar un simple cultivo nasal para determinar quién está portando la infección.

G

Ganglios inflamados

- Los ganglios persisten inflamados por más de dos semanas después de que pasó una infección.
- Tiene ganglios inflamados por todo el cuerpo.
- Tiene ganglios inflamados y no tuvo recientemente un resfriado o sinusitis, o bien una infección de oído o de vías respiratorias superiores.
- Tiene un ganglio grande y duro y no se mueve fácilmente.
- Además de los ganglios inflamados en el cuello, tiene fiebre, problemas para deglutir, garganta irritada crónica o problemas para respirar, especialmente si fuma o bebe alcohol.
- Uno de sus ganglios inflamados del cuello está creciendo más que los demás.

LO QUE SU SÍNTOMA LE DICE

Sus ganglios inflamados en cierto momento pueden sentirse casi como los bultos del cuello de Frankenstein, pero en realidad son la base para un ejército de los chicos buenos.

A lo largo de todo el cuerpo hay más de 500 ganglios linfáticos. Son los lugares de reunión para los glóbulos blancos, que son las células que el sistema inmunitario de su cuerpo utiliza para combatir la infección. Los ganglios se inflaman cuando los glóbulos blancos montan una defensa contra las bacterias invasoras. Los ganglios también son parte del sistema de drenaje que su cuerpo utiliza para eliminar los desechos que se acumulan cuando combate una infección. Los ganglios linfáticos drenan hacia nódulos linfáticos mayores que están encadenados en varias áreas del cuerpo, incluyendo axila, ingle y mandíbula. Esos nódulos a veces se inflaman en respuesta a una infección en un lugar distante; por ejemplo, un pie infectado podría producir la inflamación de un ganglio en la ingle.

Un nódulo linfático normal es una masa suave, blanda, móvil, de menos de 0.7 cm (1/4 pulgada) de diámetro. Cuando los ganglios se hinchan se agrandan, endurecen y se vuelven sensibles.

Es más probable que se inflamen los ganglios del cuello, por ser la respuesta común ante un resfriado o una infección respiratoria superior. ¿Por qué el cuello? Poco más de 30% de los ganglios linfáticos de su cuerpo están por encima de la clavícula en el cuello y la garganta, explica el doctor Frederick Godley, otolaringólogo del Plan de Salud de la Comunidad de Harvard, en Providence, Rhode Island.

Los ganglios del cuello inflamados también pueden indicar o una garganta irritada por virus, o una infección bacteriana, como estreptococos. Las infecciones en los senos, los oídos o piel también pueden ocasionar que se inflamen los ganglios del cuello. Y un problema dental puede provocar la inflamación, al igual que una infección resultante de un arañazo de gato. Hay causas más serias, aunque menos probables, para que se inflamen los ganglios del cuello, como mononucleosis, tuberculosis, sífilis y algunos tipos de cáncer, como la enfermedad de Hodgkins.

ALIVIO DEL SÍNTOMA

Como los ganglios inflamados generalmente son causados por una infección, la clave para eliminarlos es tratar la infección preexistente. Aquí está lo que usted puede hacer.

Trate con calor. Mientras trata la infección, puede aliviar el dolor en los ganglios inflamados aplicando un lienzo caliente o una almohadilla caliente durante 15 minutos tres a cuatro veces al día, sugiere el doctor Godley.

Acabe con los estreptococos. Es importante tratar los estreptococos en la garganta, ya que si permanecen ahí pueden ocasionar fiebre reumática, una enfermedad que puede dañar el corazón, previene el doctor Nelson Gantz, consejero del Departamento de Medicina y jefe de la División de Padecimientos Infecciosos en el Centro Médico de la Policlínica en Harrisburg, Pennsylvania, y profesor clínico de medicina en el Colegio de Medicina de la Universidad Estatal de Pennsylvania, en Hershey. Así pues, si sus ganglios inflamados van acompañados de dolor o irritación de garganta persistentes, necesitará ver a su médico. Él pedirá o tomará muestras para un cultivo. Si tiene estreptococos, el médico prescribirá un tratamiento con antibióticos para curar la infección, añade el doctor Gantz.

Investigue otras infecciones. Las infecciones cutáneas en el cuero cabelludo, la sien o la cara, así como las infecciones en los senos o el oído, pueden ocasionar que se inflamen los ganglios, dice el doctor Randy Oppenheimer, otolaringólogo en Encinitas, California. Su médico tratará ésta y otras infecciones con una prescripción de antibióticos, agrega.

Espere resultados de las pruebas. Si no es fácil determinar la causa de sus ganglios inflamados, su médico podría pedirle que regrese a varias consultas o a exámenes posteriores. Además de pruebas de sangre o rayos x en algunos casos, su médico puede tomar muestra del tejido de los nódulos linfáticos usando una técnica llamada aspiración con aguja, ilustra el doctor Godley. "En la mayor parte de los casos, éste es un procedimiento corto y simple que se realiza en el consultorio", explica. Después de que su piel se adormece con un anestésico local se pasa una aguja hacia el ganglio y se toman algunas células para examen.

Tome un acercamiento al nódulo linfático. Su médico puede usar rayos x para ayudar a diagnosticar la causa de sus ganglios inflamados. O puede remover quirúrgicamente un solo nódulo linfático después de la aspiración con aguja. En el caso poco probable de que tuviera algo maligno en el sistema linfático, concluye el doctor Godley, sería tratado con medicamentos para combatir el cáncer.

Garganta (Aclarar la)

CUÁNDO CONSULTAR A SU MÉDICO

- Si durante una semana o más tiene la garganta reseca constantemente.
- Si su garganta reseca le perturba el sueño o afecta su habla.
- Si por su garganta reseca ha empezado a tener molestias o dolor en la zona.
- También tiene problemas para respirar o para deglutir.

LO QUE SU SÍNTOMA LE DICE

A ham. Carraspear es una forma muy celebrada para llamar la atención con educación. Sólo pregúntele a la señorita Distinción. Pero usted puede suceder

229

que carraspee con tanta frecuencia que atraiga la atención *negativa*. Quizás algún miembro de la familia se pregunte si tiene algún problema en su garganta. Esto ya empieza a abrumarle.

Las probabilidades son de que sea sólo un hábito que empezó cuando hace poco tuvo una infección de vías respiratorias superiores o de la garganta. Aun cuando las secreciones originales que produjeron la carraspera hayan pasado, usted sigue aclarando la garganta. Carraspear repetidamente ha hecho que se unan las cuerdas vocales, y cuando se confrontan así se inflaman y crean la sensación de que hay algo ahí *todavía* en su garganta. ¿Su respuesta? Aham y ahem, *más* inflamación, *más* sensación y el ciclo continúa.

Otra causa común de garganta reseca es el reflujo de ácido: del exceso de ácido estomacal que regresa por el esófago e irrita su garganta, generalmente mientras duerme. Puede tener reflujo aun sin experimentar agruras, dicen los doctores.

La ingestión inadecuada de líquidos y el tabaquismo también pueden secar e irritar la garganta, provocando que usted carraspee. Un buen caso de pánico escénico puede provocar lo mismo.

La edad también tiene un efecto secante sobre las membranas mucosas y ocasiona que carraspee. Si ha pasado por terapia de radiaciones, probablemente también le produjeron sequedad de garganta.

ALIVIO DEL SÍNTOMA

*H*ay mucho que usted puede hacer para aclarar el problema.

Aumente su nivel de líquidos. Necesita de un apoyo si quiere eliminar el hábito de carraspear, afirma el doctor David Alessi, otolaringólogo de Los Ángeles. Y ese apoyo es el agua. "¿Se siente con deseos de carraspear? Espere y piense, en vez de eso, beba. Lleve siempre una botella de agua con usted (recomienda). En tres semanas habrá roto con el hábito."

Hidrátese para el pánico escénico. "Los líquidos calientes son buenos si está luchando contra el pánico escénico", sostiene el doctor Howard Levine, director del Centro Nasal y de Senos del hospital Monte Sinaí, en Cleveland. "La boca y la garganta se resecan más cuando está atemorizado", señala. Intente esto cuando necesite hablar en público: agua caliente con jugo de limón y miel. "Crea humedad, recubre la garganta y le da alivio", dice el doctor Levine.

Humedezca el aire. En el invierno, cuando el aire es frío y seco en el exterior y caliente y seco en el interior, use humidificadores, sugiere el doctor Steven Zeitels, otolaringólogo de la Enfermería de Ojo y Oído de Massachusetts, en Boston. El vapor aliviará las membranas irritadas de la garganta.

Trague el problema. "En vez de carraspear, trague fuerte y prolongadamente como si tuviera algo en la garganta", sugiere Glenn Bunting, patólogo del lenguaje en la Enfermería de Ojo y Oído de Massachusetts. "Puede aliviar la sensación de que hay algo ahí."

Trate con cosas duras. Bunting recomienda chupar caramelos duros para aumentar la saliva y humedecer la garganta. Pero no use pastillas de mentol, dice, pueden resecarla.

Sea delicado. Sus cuerdas vocales son muy pequeñas, como del grosor de una moneda chica, describe la doctora Bonnie Raphael, entrenadora vocal del Teatro Americano de Repertorio, en Cambridge, Massachusetts. Imagine que sopla dentro de un pequeño instrumento musical, sugiere. "¿Qué tan fuerte soplaría? Necesita evitar sobrecargar el mecanismo vocal y pensar mejor en darle sólo una brisa uniforme y suave." Aquí está su prescripción para reducir su hábito de carraspear.

"La mejor forma de refrescar la garganta es inhalar rápido y después tragar. Si siente que debe carraspear, hágalo silenciosamente, sin emitir sonidos. Mientras más evite abusar de su garganta, menos dañará sus cuerdas vocales."

Seque las gotas. Si el goteo posnasal de una alergia o sinusitis es el culpable, trate estos trastornos subyacentes primero, sugiere el doctor Levine.

Alivie el reflujo. "Si necesita refrescar la garganta después de los alimentos o cuando está dormido, puede ser resultado del reflujo", dice el doctor Zeitels. Intente tomar antiácidos. (Para mayor información para reconocer el reflujo y para algunos consejos para tratarlo, vea Agruras y Regurgitación.)

Véanse también Nariz con escurrimiento; Goteo posnasal; y Problemas de sinusitis.

Garganta enrojecida

LO QUE SU SÍNTOMA LE DICE

*U*sted quizá hace ahahahhhg delante del espejo, cuando se lava los dientes, cuando nota que su garganta se ve un poco roja, aunque en realidad no le duele. ¿Debe preocuparse?

Si no hay otros síntomas que acompañen a su garganta roja, puede ser sólo una reacción al reflujo de ácido; del ácido estomacal que se regresa por el esófago, sobre todo cuando usted duerme (véanse Agruras y Regurgitación). También pueden causar el enrojecimiento de la garganta una alergia u otra inflamación, dice el doctor Frederick Godley, otolaringólogo con el Plan de Salud de la Comunidad de Harvard en Providence, Rhode Island.

"No se preocupe por ello. Una garganta enrojecida sin irritación generalmente desaparecerá", aclara el doctor Robert M. Centor, profesor y consejero de la División de Medicina Interna General en el Colegio Médico/Universidad Commonwealth de Virginia, en Richmond.

Véase también Garganta irritada.

Garganta irritada

CUÁNDO CONSULTAR A SU MÉDICO

- Además tiene fiebre de 38.5 °C (101°F) o mayor, dificultad para deglutir, ganglios inflamados en el cuello o manchas blancas en sus amígdalas o donde sus amígdalas solían estar.

232

- Ha estado expuesto o a estreptococos de la garganta o mononucleosis, o bien hay una epidemia en la comunidad.
- Tiene historia de fiebre reumática.
- También tiene un salpullido rojizo, como lija, en el torso.
- Con frecuencia tiene dolor e irritación de garganta y no ha ido al médico.

LO QUE SU SÍNTOMA LE DICE

C uando su garganta le duele, generalmente significa que hay una inflamación en algún lugar, entre la parte posterior de su lengua y la laringe. Una causa puede ser por respirar a través de la boca porque la nariz esté congestionada, o por un poco de ácido estomacal que se regresó por el esófago. Al fumar o inhalar el humo del cigarrillo de alguien más, también puede irritársele la garganta, y lo mismo sucede con los humos y químicos del medio ambiente o al exponerse a sustancias a las que es alérgico. El aire reciclado y seco del interior de las casas en los meses invernales también puede irritar su garganta y provocar dolor.

Su garganta irritada también puede ser resultado de una infección, como la mononucleosis o la producida por estreptococos.

ALIVIO DEL SÍNTOMA

A fortunadamente, se puede hacer mucho para aliviar el dolor.

Respire por la nariz. Si la nariz está congestionada, sin lugar a dudas estará respirando por la boca, una práctica que reseca e irrita la garganta. Si disminuye la inflamación en sus conductos nasales para que pueda volver a respirar por ellos, puede aliviar también su garganta, asevera el doctor Frederick Goldey, otolaringólogo del Plan de Salud de la Comunidad de Harvard en Providence, Rhode Island. (Para descongestionar su nariz, véase Nariz tapada.)

Humecte y aleje su malestar. Duerma con el rocío del humidificador, particularmente durante los meses que tenga encendida la calefacción para aliviar ese dolor de garganta, recomienda el doctor Godley.

Huméctese usted también. Cuando tiene dolor de garganta porque está irritada, beba un vaso de agua con cada comida y otro antes de dormir, aconseja el doctor Godley. Una garganta bien hidratada es menos probable que duela.

Haga gárgaras. Las gárgaras con agua salada aliviarán el dolor de su garganta irritada. Use 1½ cucharaditas de sal en un litro de agua caliente,

233

aconseja el doctor Edward Mortimer, pediatra y epidemiólogo en la Universidad Case Western Reserve, en Cleveland.

Evite los humos. Ya sea su propio humo de tabaco o si es un fumador pasivo de un cigarrillo cercano, aléjese de él, aconseja el doctor Robert M. Centor, profesor y consejero de la División de Medicina Interna General en el Colegio Médico/Universidad Commonwealth de Virginia, en Richmond. Los irritantes del humo del tabaco no sólo inflaman su garganta, sino que también pueden ocasionarle cáncer, advierte.

Compre algunas plantas. Existe la evidencia creciente de que los vapores de pegamentos, alfombras y mobiliario en los edificios nuevos pueden causar problemas de salud, incluyendo la irritación de garganta, informa el doctor Godley. "Los arquitectos y contratistas ahora están `horneando' los nuevos edificios a 33°C (90°F) durante dos semanas antes de que se ocupen, para eliminar toxinas y vapores de pegamentos."

¿No puede meter su propia casa u oficina al horno? Mantenga plantas en sus habitaciones y asegúrese de tener acceso a las ventanas para abrirlas y tener aire fresco, sugiere el doctor Godley. Las plantas absorberán toxinas y el aire fresco mejorará el clima para su garganta, añade.

Sane su reflujo. Aun cuando no sienta los síntomas de las agruras, la irritación de su garganta puede ser causada por el reflujo del ácido del estómago que regresa por el esófago hacia la garganta durante la noche. (Para controlar el reflujo véanse Agruras y Regurgitación.)

CAMPEONES PARA ALIVIAR LA GARGANTA

Sin importar lo que cause la irritación de su garganta, usted deseará aliviar el dolor. Intente estas preparaciones para aliviarla y reconfortarla.

Chupe una pastilla. Hay muchas pastillas para la garganta, pero lo que importa es que elija la adecuada para usted, sostiene el doctor Centor. Algunos médicos recomiendan pastillas que contienen fenol, que mata los gérmenes de la superficie de la garganta y la adormece un poco.

Cubra su garganta. Los emolientes son ingredientes que contienen mucílago, que cubre y alivia las membranas irritadas de la garganta, dice el doctor Varro E. Tyler, profesor de farmacología en la Universidad Purdue en West Lafayette, Indiana.

"Por ejemplo, la resbaladiza corteza de olmo es un buen emoliente para la garganta irritada y ha sido aprobada por la Administración de Alimentos y

Medicamentos estadounidense como un medicamento", dice el doctor Tyler. Busque pastillas que contengan olmo en farmacias y tiendas naturistas.

Cuando vaya a la tienda naturista puede comprar un poco de raíz de malvavisco o gordolobo para preparar un té que recubra su garganta, sugiere el doctor Tyler. La miel que le agregue aportará otro emoliente a su garganta.

Pruebe un analgésico. Los analgésicos que no requieren de receta, como acetaminofén o ibuprofeno pueden ayudarle a eliminar el dolor de garganta, afirma el doctor Mortimer. Pero si trata a un niño o un adulto joven, evite la aspirina. En los niños y adultos jóvenes que tienen gripe, varicela o cualquier fiebre, la aspirina puede causar síndrome de Reye, un padecimiento neurológico que amenaza la vida.

LOS PASOS ANTE LOS ESTREPTOCOCOS

Aunque es muy común, resulta difícil diagnosticar la presencia de estreptococos en la garganta, pero es crucial tratarla, porque este tipo de infecciones si no se tratan pueden poner en riesgo su corazón. Por eso, si persiste la irritación de la garganta debe notificárselo a su médico.

Es probable que su médico sospeche la presencia de estreptococos en su garganta si tiene cualquier combinación de estos síntomas, además de la irritación de garganta: fiebre, manchas blancas en el área de las amígdalas, ganglios inflamados en el cuello y dificultad para tragar, dice el doctor Centor.

Hágase un examen o dos. Un examen de sangre y un exudado faríngeo o un cultivo ayudarán a su doctor a distinguir entre la bacteria del estreptococo y un virus, explica el doctor Godley, pero los cultivos no son infalibles. La mononucleosis, por ejemplo, puede tardar semanas en aparecer. Su médico puede necesitar que usted se presente varias veces a exámenes.

Termine el tratamiento. La parte más importante del tratamiento para los estreptococos, señala el doctor Mortimer, es que lo tome sus antibióticos durante todos los días que se los prescribieron, aunque ya se sienta bien después de un día o dos. La medicación normal es un tratamiento de diez días con penicilina o eritromicina.

La fase contagiosa de esta enfermedad cederá a las 24 ó 36 horas después de empezar el tratamiento, pero necesitará continuarlo para que la infección no regrese.

Use los antibióticos con cuidado. El doctor Centor añade una advertencia importante: "Aun si sospecha una infección bacteriana, no tome antibióticos como amoxicilina o ampicilina para la garganta irritada." Si tiene mononucleosis aún no detectada, esos medicamentos pueden producir un salpullido similar al de la alergia a la penicilina y usted quedaría etiquetado erróneamente como alérgico a la penicilina.

Garganta (Placas blancas en la)

CUÁNDO CONSULTAR A SU MÉDICO

- Cualquier mancha blanca en su garganta que permanezca más de siete o diez días, particularmente si fuma o mastica tabaco.
- Las manchas blancas son firmes, elevadas o dolorosas.

LO QUE SU SÍNTOMA LE DICE

*E*stá pasando el hilo dental por los dientes y nota unas cuantas manchas blancas en la parte superior de su garganta. ¿Son causa de alarma? Probablemente no.

Hay muchas causas de manchas blancas en su garganta y la mayor parte son por trastornos temporales e inofensivos. Se irán y lo mismo sucederá con las manchas. (Pero si las placas persisten, consulte a su médico.)

Las manchas blancas comúnmente acompañan a muchas de las infecciones de la garganta, desde la dolorosa lesión por estreptococos hasta la de la monilia o infecciones con aftas. Su cuerpo a veces produce desechos suaves y blancos que se juntan en pequeñas zonas de las amígdalas llamadas criptas. Pueden ocasionarle malestar y mal aliento. Son inofensivas y generalmente se van con el tiempo.

A veces su sistema inmunitario se sale de control y confunde a su cuerpo con un enemigo, lo que provoca una reacción "autoinmune". Esta clase de reacción puede causar una enfermedad en la mucosa de la boca y la garganta llamada de liquen plano. Parece como un enrejado y no requiere de tratamiento a menos que se vuelva doloroso.

236

Otra forma común de las manchas blancas en la garganta, sobre todo en quienes fuman o mastican tabaco, es la leucoplasia. Éstas pueden convertirse en cáncer, pero 80% son benignas.

Otra forma de masticar, de masticar paja u otros objetos recogidos del suelo, puede causar una alteración por hongos llamada actinomicosis que deja su tarjeta de presentación como áreas blanquecinas en la parte posterior de la lengua y en el paladar. Y la masticación de tabletas de aspirina puede ocasionar quemaduras de apariencia blanca en la boca y la garganta. (De hecho, *cualquier* lesión química puede causar este problema.)

En ocasiones las personas desarrollan una hinchazón en la parte inferior de la boca llamada leucoedema, que se muestra como pequeñas áreas blancas en la boca y la garganta. No se conoce la causa, pero es muy común y no hay de qué preocuparse.

La sífilis también puede causar lesiones con apariencia blanquecina en la garganta, que se vuelven rojas después de tres semanas.

ALIVIO DEL SÍNTOMA

*H*ay varias cosas que puede hacer para limpiar las manchas blancas de su garganta, así como una gran variedad de tratamientos que su médico puede tratar.

Determine si es normal. Si su médico le dice que sus placas blancas son leucoedema, relájese. Es un cambio normal de su cuerpo que no necesita tratamiento, aclara el doctor Sanford Archer, profesor asistente de otolaringología en la Universidad de Kentucky, en Lexington.

No se preocupe por el liquen plano. El doctor Charles Krause, jefe de asuntos médicos en el Centro Médico de la Universidad de Michigan, en Ann Arbor, dice que no debe preocuparse si la parte posterior de su garganta parece un enrejado de rosales sin rosas: tiene liquen plano y es inofensivo. Si molesta o está irritado, su médico puede prescribirle una crema con hidrocortisona o pastillas para chupar.

Pida que le examinen las amígdalas. Si tiene muchas placas blancas en la garganta no se preocupe. Es muy raro que este trastorno llegue a preocupar lo suficiente como para quitar las amígdalas.

No mastique paja. Si en ocasiones le gusta chupar una hoja o paja que recogió del piso, deje ese hábito y evite problemas con el hongo de actinomicosis,

237

previene el doctor Charles Ford Jr., profesor de otolaringología en la Universidad de Wisconsin, en Madison.

Trague su aspirina. Tome las tabletas de aspirina en la forma usual: tráguelas enteras con agua, recomienda el doctor Archer. De esta forma evitará la posible quemadura de su garganta.

APRENDA ALGO SOBRE LA LEUCOPLASIA

Aunque la leucoplasia es generalmente un cambio menor en la apariencia de la piel en su boca o garganta, debe ser observada con cuidado por su médico, en busca de cambios precancerosos.

Permanezca alerta. Cualquier persona con manchas delgadas de leucoplasia debe someterse a revisiones médicas a intervalos regulares, observa el doctor Krause. Si las manchas engrosan, su médico le aplicará una pequeña cantidad de anestésico local y retirará parte del tejido para un examen más minucioso, añade.

Aléjese del tabaco comprimido. "La masticación del tabaco, así como fumarlo, es una causa muy fuerte de leucoplasia," previene el doctor Ford. Su médico puede tratar la leucoplasia con un régimen que dura un mes con altas dosis de vitamina A, agrega. Pero no trate de automedicarse. Demasiada vitamina A puede dañarlo. Necesita una prescripción.

Gases

CUÁNDO CONSULTAR A SU MÉDICO

- Tiene gases y dolor estomacal o abdominal durante más de tres días.
- Tiene gases y pérdida de peso inexplicable.
- Si su dolor es más fuerte que cualquiera que haya tenido antes, vea al médico de inmediato.

Lo que su síntoma le dice

*L*a próxima vez que rompa vientos varias veces el mismo día y alguien le llame Sr. Metano, agradézcale y dígale que sólo está haciendo lo que sale naturalmente de alguien con una dieta sana.

Si está comiendo muchos granos enteros, frutas y vegetales (como deber ser) es probable que su sistema digestivo esté liberando una cantidad saludable de gas. Esto es porque los alimentos como frijoles, avena y papas contienen grandes cantidades de carbohidratos indigeribles: fibra. Esos carbohidratos sirven como alimento a las bacterias microscópicas que viven en su estómago y en sus intestinos, explica el doctor Thomas A. Gossel, profesor de farmacología y toxicología y decano asociado del Colegio de Farmacia en la Universidad del Norte de Ohio, en Ada. A medida que las bacterias disfrutan del festín, liberan gases como hidrógeno, dióxido de carbono, nitrógeno y metano. "Y esos gases no tienen otro lugar a dónde ir, como no sea hacia afuera", dice el doctor Gossel.

En realidad no hay necesidad de preocuparse si su flatulencia es particularmente olorosa; simplemente significa que se produjeron pequeñas cantidades de gas metano (el que tiene olor ofensivo) durante el proceso.

Es perfectamente natural una pequeña cantidad de flatulencia, pero las personas que cambian a una dieta saludable generalmente se preocupan innecesariamente por estar produciendo demasiados gases.

Sin embargo, hay varias condiciones que *producen* excesiva flatulencia. Éstas incluyen úlceras pépticas, infecciones del estómago, cálculos biliares, síndrome del intestino irritable (una combinación de dolor estomacal, gases, flatulencia y movimientos irregulares), intolerancia a la lactosa (inhabilidad para digerir leche) y alergias alimentarias. También si traga mucho aire mientras mastica, puede hacer que pase gas.

Alivio del síntoma

*S*i tiene gases pero no dolor, intente seguir estos consejos.

Una gota o dos pueden bastar. Durante años se ha utilizado una gota de extracto de menta, canela o jengibre mezclada en una taza de agua como remedio casero contra los gases, dice el doctor Gossel. "Se ha usado por años y años", y agrega: los producto químicos de los extractos presumiblemente relajan los músculos del esófago, permitiendo que el gas atrapado se escape.

239

Puede comprar cualquiera de estos extractos en casi todas las tiendas naturistas.

No tema a la fibra. Si está mejorando su dieta con alimentos como manzanas, albaricoques, plátanos, frijoles, colecitas de bruselas, col, frutas cítricas, apio, berenjena, cebollas, papas, ciruelas, rábanos y pasas, podría haber encontrado que ha obtenido más ruido de lo que esperaba haber comprado, literalmente. Pero no deje que un poco de ruido le aleje de estos alimentos importantes y saludables. Sólo esté prevenido de que el gas viene con el territorio, dice el doctor Gossel. A medida que su cuerpo se acostumbre a digerir más fibra, los gases dejarán de ser un problema.

Elimine las comidas flatulentas innecesarias. Aunque usted *nunca* quiera sacrificar nutrientes, algunos alimentos causan más gases que otros. Aquí, dice el doctor Gossel, están los productores de gases más prolíficos, muchos de los cuales no cubren necesidades nutricionales: tocino, bagels, salvado, frituras de maíz, jugo de fruta, postres de gelatina, galletas Graham, pastas secas, pretzels, palomitas de maíz, papas fritas y germen de trigo.

Coma como pájaro. Si come frecuentemente pequeñas raciones, en vez de unas cuantas muy abundantes, aparentemente reduce también la cantidad de bacterias en el estómago, creando menos gases, dice el doctor Gossel.

Haga del *Lactaid* su aliado. Si es intolerante a la lactosa, el azúcar en la leche es difícil de digerir para usted. En ese caso, el doctor Gossel aconseja que trate con productos hechos específicamente para los intolerantes a la lactosa, que tienen una enzima especial que rompe el azúcar. Sin embargo, puede añadir yogur y quesos duros; el yogur contiene bacterias benéficas que ayudan a la digestión y quesos duros, como el *cheddar*, que son bajos en lactosa.

Use la sustancia rosa. Una cucharada de Pepto-Bismol inmediatamente después de comer puede reducir el gas intestinal, predice el doctor George Wu, profesor de medicina y fisiología y jefe de la División de Gastroenterología y Hepatología en la Escuela de Medicina de la Universidad de Connecticut, en Farmington.

Pruebe el carbón activado. Disponible en muchas tiendas naturistas, el carbón activado es un desintoxicante que contiene un ingrediente que previene la formación de gases, informa el doctor Alan R. Gaby, médico en Baltimore y presidente de la Asociación Americana de Medicina Holística. "Deberá experimentar si debe tomarlo antes o después de las comidas, pero ha funcionado bien en nuestros pacientes", agrega. No lo use por más de dos semanas, a menos que esté bajo supervisión médica.

240

Trate con simeticona. Un ingrediente en la mayor parte de los productos antigás que no requieren de receta médica y que está disponible en muchas farmacias es la simeticona, que le ayuda a mover las burbujas de gas más irritantes de los pliegues del estómago y del intestino y las vuelve más grandes, para que puedan ser arrojadas por arriba o pasar como flatulencia, afirma el doctor Gossel. "Es segura, es efectiva, no hay razón para que las personas no tomen este producto", dice. Tómela como se indica.

Use el Beano. No hay necesidad de temer los efectos de los frijoles con este producto, aclara el doctor Gossel. Beano es una enzima líquida, un químico que digiere. Si pone unas cuantas gotas en sus frijoles antes de comerlos, ayudará a romper su fibra, previniendo el exceso de gases.

Escríbalo. Si está preocupado por la cantidad de gases que tiene, lleve un registro del problema escribiendo cada vez que suceda y la comida que lo precedió. Si encuentra un patrón, elimine uno de los alimentos que podría estar causando el problema durante unos cuantos días y vea si hay diferencia, aconseja el doctor Gossel.

Consulte a su médico. Si tiene gas y dolor abdominal o pérdida de peso, podría tener un problema que requiere de atención médica, como úlcera o cálculos biliares.

Genitales (Comezón en los)

CUÁNDO CONSULTAR A SU MÉDICO

- Su comezón ha durado más de una semana y no hay alivio.
- La comezón va acompañada de enrojecimiento grave, úlceras o supuración.
- La comezón precede la formación de una ampolla o una úlcera.
- Sus genitales tienen una comezón tremenda y la sensación parece haberse esparcido a otras partes del cuerpo.

LO QUE SU SÍNTOMA LE DICE

No tiene que ser un atleta, ni siquiera tiene que aparentar serlo, para contraer comezón en los genitales.

La fricción y los hongos son las dos causas primarias de comezón genital. El roce de la piel contra la piel genera calor y sudor, lo que produce zonas dolorosas, rojas y con picazón, dice el doctor William Dvorine, jefe de la Sección de Dermatología en el Hospital St. Agnes, en Baltimore, y autor de *Dermatologist's Guide to Home Skin Treatment*. Las personas que son físicamente activas u obesas son especialmente sensibles. La picazón puede aparecer con un poco de enrojecimiento en cualquier lugar de los genitales pero puede degenerar en una inflamación más seria, con escaros y descamaciones o zonas sensibles y húmedas donde la piel se peló.

Si es causada por hongos, la comezón y el enrojecimiento aparecerán más gradualmente, explica el doctor Dvorine. Las zonas de piel descamada se definirán con bordes anulares, lo que recibe el hombre médico de *Tinea cruris*, o serpigo de la ingle.

La comezón causada por hongos predomina en el verano, advierte el doctor Jack L. Lesher Jr., profesor asociado de dermatología en el Colegio Médico de la Escuela de Medicina de Georgia, en Augusta. "A esa clase de hongos les gustan los lugares calientes y húmedos para crecer (añade), pero no necesita de una infección por hongos para tener comezón en la zona."

La comezón desesperante en las partes pudendas puede ser causada por escabiasis o piojo púbico. En una mujer, la comezón también puede ser el primer signo de una infección por levaduras, especialmente si está tomando antibióticos. Y en ambos sexos, la comezón severa así como el dolor puede preceder a la rotura de ampollas por herpes.

ALIVIO DEL SÍNTOMA

Puede tratar la comezón sencilla en casa, quizá después de un viaje a la farmacia, pero hágalo antes de que el área se inflame y posiblemente se infecte. Los ataques de comezón más serios probablemente requerirán de una visita al médico para que le prescriba un supresor de la comezón. He aquí cómo detener la comezón, antes de que se convierta en un problema serio.

Polvéese. Para reducir el roce que ocurre naturalmente cuando camina, trate de polvearse con fécula de maíz, aconseja el doctor Dvorine. "Puede actuar como un buen amortiguador para reducir la abrasión." El polvo de talco también puede ser efectivo, pero las mujeres deben ser precavidas en cuanto a la frecuencia con que lo usan. "En las mujeres, el uso diario del polvo de talco puede conducir a otros problemas", dice. Algunos estudios muestran una asociación con cáncer en los ovarios.

El ungüento salva el día. Las cremas que no requieren de receta médica tratan efectivamente esta comezón, afirman los dermatólogos. Pero para seleccionar el producto adecuado, es importante conocer qué está causando el problema. "El roce puede agravarse con medicamentos para hongos, porque esas preparaciones no hacen nada por reducir la fricción", previene el doctor Dvorine.

Los ungüentos que contienen óxido de zinc o hidrocortisona trabajan bien ante la comezón ocasionada por el roce. Por otra parte, si tiene comezón causada por hongos, opte por bálsamos preparados con miconazol o clortimazol. Deben ser usados ante el primer indicio de comezón.

Manténgase limpio. El sudor alberga bacterias que causan o irritan los genitales con comezón, aclara el doctor Dvorine. Si suda mucho en el trabajo o durante su ejercicio, asegúrese de bañarse en cuanto pueda. Lleve una muda de ropa limpia y seca si se va a bañar lejos de casa.

Manténgalos secos, manténgalos sueltos. Séquese muy bien después de lavarse, usando una secadora de pelo en baja velocidad, si es necesario, recomienda el doctor Dvorine. Y no se oprima dentro de ropas tan ajustadas que puedan rozarle la piel entre las piernas o que eviten que fluya el aire.

El hielo es bueno. Si ya tiene comezón, alivie su piel irritada con compresas frías, aconseja el doctor Lesher. Envuelva unos cuantos cubos de hielo en una toalla o remoje un lienzo en agua muy fría, añade. "Sólo asegúrese de secarse muy bien cuando termine."

Tome un descanso. Mientras sana su piel, no se ponga de pie. "Caminar sólo genera más fricción", dice el doctor Lesher.

Vaya desnudo. ¿Por qué desperdiciar una razón para recostarse sobre la piel? Tener una buena oportunidad para curar la comezón genital es una buena excusa para usar su traje de recién nacido. "Trate de estar sin ropas (sugiere el doctor Lesher). Ventilará la piel inflamada y le dará mejor oportunidad de secarse."

CÓMO DESHACERSE DE LOS QUE LO ESTÁN MOLESTANDO

Si los tratamientos contra la comezón no parecen funcionar o la irritación produce la incontrolable urgencia de rascarse frenéticamente, sus genitales pueden estar infestados por piojos o por escabiasis, dos bichos bastante comunes.

Combata el ácaro. Los bichos de la escabiasis son ácaros microscópicos que entran en la piel e infestan no sólo los genitales sino otras áreas de su cuerpo: pechos, cintura, axilas, manos. Además de comezón, producen lesiones en la piel que pueden infectarse. "Vemos muchos casos de escabiasis (comenta el doctor Lesher). Cualquier contacto cercano con alguien infestado lo puede contagiar, no se necesita del contacto sexual."

Sólo la prescripción de medicamentos puede eliminarlos, dice, pero debe tratarse todo el cuerpo, no sólo los genitales.

Obligue a los piojos a huir. En contraste con la escabiasis, los piojos púbicos son muy visibles. "Puede ver a esos pequeños traviesos reptando por ahí (afirma el doctor Lesher). Si los tiene, sabrá que los tiene." Parecen pequeñas hojuelas blancas de piel o de caspa, pero se mueven.

Hay medicamentos efectivos contra ellos que no requieren de receta médica, de acuerdo con el doctor Lesher. Si no funcionan en un plazo de una semana, consulte a su médico para que le prescriba otro medicamento.

Véanse también Genitales (Úlceras en los); Vagina con comezón.

Genitales irritados

CUÁNDO CONSULTAR A SU MÉDICO

- Si hay salpullido o decoloración de la piel en o cerca de los genitales que persiste durante más de una semana.
- Hay una protuberancia como verruga o aparece salpullido en cualquier zona de sus genitales.

LO QUE SU SÍNTOMA LE DICE

*L*a piel es la piel, ya sea la punta de su nariz o la de su pene, los labios de su cara o los de su vagina. "Es igual que el resto de su cuerpo", dice el doctor

Alfred L. Franger, profesor asociado de ginecología y obstetricia en el Colegio Médico de Wisconsin, en Milwaukee. "Desde los salpullidos y reacciones alérgicas hasta abrasiones y granos, la piel de los genitales está sujeta a todas las enfermedades que la piel de cualquier otra parte."

Pero debido a lo que hacemos con nuestros genitales y donde los ponemos, están expuestos a algunas enfermedades diferentes de las que la piel del resto del cuerpo normalmente entra en contacto. Y como el tejido es tan sensible y lleno de terminaciones nerviosas, las pequeñas erupciones que podríamos pasar por alto en cualquier otro lugar se vuelven muy molestas.

Los folículos pilosos en los genitales, por ejemplo, pueden enterrarse y formar granos, del mismo modo que lo hacen en la cara; quizá aún más, dado el roce adicional, la sudoración y los ungüentos y lubricantes que a veces se utilizan. Las verrugas genitales se transmiten sexualmente, pero son causadas por el mismo culpable que produce esas feas protuberancias en sus dedos y pies. (No, no el repulsivo virus humano del papiloma). Los jabones y los productos de higiene pueden causar un salpullido alérgico sobre sus genitales, así como lo hacen en su brazo.

ALIVIO DEL SÍNTOMA

A sí pues, ¿qué debe hacer? ¿Oprime un grano en sus genitales de la misma forma que lo hace en su cara? ¿Puede usar el mismo removedor de verrugas que aplica sobre su dedo? ¿Qué podría estar causando ese terrible salpullido ahí abajo? Aquí hay un conjunto de remedios para algunas de las quejas genitales más comunes.

CUIDADO CON LAS VERRUGAS

Ya sea que aparezcan solas o en un racimo tipo coliflor, las verrugas son fáciles de adquirir; todo lo que necesita es entrar en contacto con una, establece el doctor William Dvorine, jefe de la Sección de Dermatología en el Hospital Santa Agnes, en Baltimore, y autor de *A Dermatologist's Guide to Home Skin Treatment*. Las verrugas genitales generalmente son indoloras, pueden ser planas o sobresalir, ser del color de la piel, blancas o grises, grandes o chicas. Una vez que usted contrae cualquiera de las casi 60 cepas del virus, la tendrá de por vida y tendrá tendencia a recurrir.

No busque la cura en el botiquín. No, no puede derretir esas verrugas con un compuesto. Las verrugas deben ser tratadas por un médico antes de que se esparzan. Los medicamentos que puede comprar en la farmacia sin necesidad de receta no remueven las verrugas genitales, de acuerdo con el doctor Dvorine. "Esos medicamentos son muy irritantes para la piel", advierte.

Hay medicamentos cutáneos que se aplican por prescripción médica para tratar verrugas, aunque algunos médicos también pueden quitarlas quirúrgicamente, dice el doctor Dvorine.

Sea muy precavida si es mujer. Excepto porque se encuentran en sitios delicados y porque se puede pasar fácilmente a otros, la verruga genital no representa ningún riesgo para la salud en los hombres, pero en las mujeres se asocia con un mayor riesgo de cáncer cervical, advierte el doctor Dvorine. El riesgo es aún más grave, porque las mujeres pueden ignorar las verrugas dentro de la vagina. Esta es una razón *más* para que las mujeres se realicen un examen pélvico anual como rutina.

UN BARRO NO ES TAN SIMPLE

Los barros que salen en los genitales no deben ser exprimidos ni tocados. En vez de ello, aquí está lo que los médicos recomiendan.

Cuidado con las cremas. No use una preparación con peróxido de benzoílo para tratar los granos genitales, advierte el doctor Dvorine. "Volará hasta el techo (asegura). Así de irritante es en sus genitales."

Deje que el médico lo haga. Los médicos normalmente prescriben un medicamento superficial suave o un antibiótico para granos genitales, dice el doctor Franger. O pueden remojar la zona inflamada con una compresa caliente antes de abrir y drenar.

Cuidado con las hinchazones. En ocasiones un trastorno similar al acné, llamado *Molluscum contagiosum* surge en los genitales, de acuerdo con el doctor Franger. Esos grupos de hinchazones rosáceas, brillantes y suaves pueden distinguirse de los granos por las muescas que tienen en el centro.

Definitivamente no puede tratar esto como si fuera acné de la cara, pues el *Molluscum* es muy contagioso, así que no lo toque. Es fácil tratarlo con un procedimiento quirúrgico sencillo, establece el doctor Franger.

NO SE DESESPERE CON EL SALPULLIDO

La antigua dermatitis de contacto puede ser la causa de salpullido en los genitales, de acuerdo con el doctor Jack L. Lesher Jr., profesor asociado de dermatología en el Colegio Médico de la Escuela de Medicina de Georgia, en Augusta. Intente si desea la lista de técnicas, pero si no se quita lo rojo en una semana, programe una visita con el médico. Y si tiene ampollas o úlceras vea al médico de inmediato.

Elimine lo obvio. La única forma de averiguar si su salpullido es dermatitis de contacto, es mediante un proceso de eliminación, suspendiendo cualquier producto nuevo o ropa que haya podido entrar en contacto con sus genitales, aconseja el doctor Lesher. Los nuevos detergentes o jabones de baño pueden haber desencadenado la reacción alérgica. Los atomizadores y las cremas en las mujeres pueden producir un salpullido ocasional.

Considere el condón. Los condones de látex son una fuente un poco más oscura de dermatitis de contacto, pero pueden provocar un salpullido rojo y comezón, dice el doctor Lesher. Puede tratar de cambiar a los condones de piel de oveja, pero debe estar advertido que sólo el látex ofrece la mejor protección para el virus que causa SIDA.

Mejor seguro que con sífilis. A la sífilis, el padecimiento de transmisión sexual, a menudo se le llama el gran imitador porque sus principales síntomas, en ciertas etapas, pueden ser salpullidos rojizos, de acuerdo con la doctora Mary Ellen Brademas, jefa de dermatología en el Hospital San Vicente en la ciudad de Nueva York. Aunque un salpullido probablemente sea benigno si practica el sexo sin protegerse, la posibilidad de la sífilis es lo suficientemente grave para garantizar una cita con el doctor, finaliza.

Genitales (Úlceras en los)

CUÁNDO CONSULTAR A SU MÉDICO

- Aparece una ampolla o una úlcera en cualquier parte de sus genitales, ya sea que ocasione dolor o no.
- Las úlceras están acompañadas por inflamación en los ganglios pélvicos, hay jaqueca o fiebre.

LO QUE SU SÍNTOMA LE DICE

Si tiene una ampolla en su dedo o en el pie después de un día de trabajo o de trotar varias horas, no es de extrañar. Punza un poquito seguramente, pero la lava, se pone una curación, la cuida y se olvida de ella.

Pero si tiene una ampolla en sus genitales es mucho más complicado e importante. Si duele, le va a doler muchísimo. Puede tomarle mucho tiempo sanar y es muy probable que reaparezca si no la trata de manera adecuada. Y como casi invariablemente indica un padecimiento de transmisión sexual, representa un riesgo para la salud no sólo de usted, sino de cualquiera con quien usted intime.

La única forma en que usted sabrá absolutamente que una úlcera genital no es por herpes o sífilis es cuando su médico realiza exámenes de sangre. Aun ante ojos entrenados, los salpullidos supurantes o las ampollas pueden ser indistinguibles, digamos, de un caso grave de comezón en los genitales. Las úlceras genitales se presentan en varias formas y tamaños, de acuerdo con el doctor Dale Kay, director de la línea abierta para la Prevención Nacional de Enfermedades Transmitidas Sexualmente, de los Centros para el Control y Prevención de Enfermedades, en Research Park, Carolina del Norte. Pueden ser tan grandes como una moneda o tan pequeñas como la cabeza de un alfiler. Pueden estar llenas de líquido o parecer secas. Las úlceras pueden surgir solas o agruparse. Pueden aparecer en cualquier parte de los genitales; en el pene o en los labios, dentro de la vagina, en el escroto o entre los genitales y el recto.

ALIVIO DEL SÍNTOMA

*L*os análisis de sangre y tejidos, los cultivos y las prescripciones médicas son la única forma de diagnosticar y tratar las úlceras genitales. Pero hay pasos que puede dar para el tratamiento adecuado. Aquí está lo que los expertos sugieren.

No juegue al doctor. El automedicar una úlcera genital asaltando el botiquín de amigos o familiares es una de las peores cosas que puede hacer, de acuerdo con la doctora Mary Ellen Brademas, jefa de dermatología en el Hospital San Vicente en la ciudad de Nueva York.

"No piense, mi hermana tiene unas píldoras que podrían curar esto'" previene. Los antibióticos y otras drogas interfieren con las pruebas de sangre y tejido que tienen que practicarse antes de que el médico pueda diagnosticar la úlcera.

El tiempo entorpece el proceso de curación. Mientras más tarde en ir al doctor, más difícil le será identificar y tratar la úlcera, dice la doctora Brademas. Así que haga una cita de inmediato.

Más vale prevenir que lamentar. La mejor forma de protegerse contra las úlceras genitales es tener una sola pareja sexual, monógama y no infectada, sugiere Kay. Otros métodos sexuales menos seguros incluyen limitar su número de compañeros y estar seguros de su historial de padecimientos sexuales.

Levante una buena barrera. Algunos padecimientos de transmisión sexual aún pueden contagiarse cuando las úlceras no son visibles, dice Kay. Si existe la más ligera duda sobre la posibilidad de sexo saludable, siempre use condón de látex. "Pero el condón sólo es efectivo en el área que cubre", advierte Kay. Las úlceras en cualquier otro lugar de los genitales, la boca o el resto del cuerpo, siguen siendo contagiosas.

Goteo posnasal

CUÁNDO CONSULTAR A SU MÉDICO

- Tiene goteo posnasal denso, con coloración y prevalece más de una semana.
- También tiene fiebre y dolor facial o está tosiendo con mucosidad desde sus pulmones.
- Su goteo posnasal es crónico y también experimenta garganta irritada, carraspea repetidamente o tiene ronquera.

LO QUE SU SÍNTOMA LE DICE

*T*odos nosotros tenemos drenaje posnasal todo el tiempo. Las narices más sanas y los senos fabrican diariamente casi un litro de moco delgado y transparente. Este arroyo constante de moco limpia, humecta y calienta el aire antes de que llegue a sus pulmones y, normalmente, usted lo traga sin darse cuenta.

Sólo percibe el goteo posnasal cuando el moco se espesa. Quizás hasta produzca *menos* mucosidad que cuando es delgada y clara, pero se siente como más. A esa enfermedad es a la que frecuentemente se le llama goteo posnasal.

¿Qué causa el goteo posnasal?

El aire seco de los sistemas de calefacción o aire acondicionado o los ácidos estomacales que irritan la parte posterior de la garganta. Agruras. O la contaminación del aire y no sólo la que procede de coches y generadores de humo. La polución del interior, como el humo del cigarro, también lo puede ocasionar.

El goteo posnasal también puede resultar de una alergia al moho, al polvo, a los ácaros del polvo, al polen o a las pequeñas partículas de piel que se caen con el pelo de las mascotas.

La sinusitis crónica, la infección repetida de los senos, se acompaña a menudo de jaqueca y (adivinó) de goteo posnasal. En este caso tendrá que tratar la sinusitis si quiere cerrar la llave del goteo.

250

ALIVIO DEL SÍNTOMA

*E*l goteo posnasal puede ser recurrente, pero hay una variedad de tácticas para adelgazar su flujo.

Déle humedad. Use solución salina nasal en atomizador generosamente y tan a menudo como lo desee, para adelgazar secreciones, sugiere el doctor Robert Enberg, alergólogo en el Hospital Henry Ford, en Detroit. "Es un descongestionante ligero, pero actúa esencialmente como humidificador nasal," afirma. Puede conseguir el atomizador de solución salina en las farmacias sin necesidad de receta. También puede poner un humidificador en su recámara para ayudar a mantener bien las secreciones mientras duerme, recomienda el doctor Frederick Godley, otolaringólogo en el Plan de Salud de la Comunidad de Harvard en Providence, Rhode Island.

Beba suficiente agua. "Para combatir el goteo posnasal, manténgase bien hidratado con seis a ocho vasos de agua al día", dice Lee Smith, un médico con práctica privada en Princeton, West Virginia, y secretario de la Academia Americana de Alergia Otolaríngica.

Suprima el café. El agua es un gran líquido para ingerirlo, pero el café cafeinado no lo es, dice el doctor Smith. La cafeína es un diurético que lo deshidratará y hará que espese el escurrimiento posnasal. Disfrute de una taza de café descafeinado o de té de hierbas en su lugar.

Evite el humo... y el coctel. "Manténgase alejado de cualquier clase de humo (aconseja el doctor Smith). Si alguien fuma alrededor de usted, pídale que lo haga en otro lugar."

¿Y el coctel? El alcohol es otro deshidratador que se debe evitar mientras tenga goteo posnasal. Pero si *no* lo puede evitar, el doctor Smith recomienda beber tres vasos con 240 ml (8 oz) de agua antes de irse a dormir, lo que compensará el efecto secante del alcohol.

Intente los medicamentos para adelgazar la mucosidad. Los agentes que no requieren de receta médica, como los jarabes de guaifenesina, adelgazarán el moco posnasal, asevera el doctor Richard Mabry, profesor clínico de otolaringología en el Centro Médico del Suroeste, en Dallas.

Si el problema persiste, su médico puede darle una receta médica. Hay soluciones con guaifenesina que requieren de prescripción y son fuertes, advierte el doctor Mabry.

Haga algo contra alergias. Si su médico piensa que las alergias ocasionan el goteo posnasal, entonces tomar un antihistamínico puede ser apropiado. (Para otros consejos sobre alivio de alergias, véase Nariz con escurrimiento.)

Verifique sus senos nasales. Si la infección crónica de los senos está causando ese flujo espeso de mucosidad, su médico podrá prescribir antibióticos, descongestivos y agentes adelgazantes, dice el doctor Mabry. (Para más formas de tratar con problemas de senos, véase Problemas de sinusitis.)

Elimine obstáculos. Si los remedios sencillos no le sirven, su médico puede examinar su nariz y sus senos con un instrumento llamado endoscopio, con el cual se observa si un pólipo nasal o un tabique desviado (la pieza de cartílago que separa las narinas) es la fuente de la sinusitis. Algunos pólipos se reducen con tratamiento de esteroides, agrega el doctor Enberg, y los grandes pueden quitarse quirúrgicamente con instrumentos pequeños. Los tabiques desviados también pueden corregirse con cirugía.

Véase también Problemas de sinusitis.

Granos

CUÁNDO CONSULTAR A SU MÉDICO

- Las medicinas del botiquín contra el acné no están resultando.
- Sus granos forman cicatrices después de sanar.

LO QUE SU SÍNTOMA LE DICE

¿Recuerda cuando sólo un grano era suficiente para arruinarle la semana? Su familia se quejaba porque usted no salía del baño. Pero no era la vanidad lo que lo mantenía adherido al espejo, era la desesperación.

El acné generalmente empieza en la adolescencia, cuando las hormonas empiezan a estar en boga. Además de la producción de la mayor parte de los cambios corporales, como la barba o los senos, esas hormonas también pueden producir suficiente aceite para mantener un negocio petrolero de por vida. Con el suministro adicional de aceite más espeso, los pequeños ductos de las glándulas sebáceas hacia la superficie de la piel pueden estrecharse o taparse.

A veces el aceite queda atrapado en la apertura del poro y cuando toca el aire se oxida y se pone oscuro, formando un punto negro. Esos puntitos negros (espinillas) tan irritantes *no* son por limpieza inadecuada, dicen los dermatólogos. Usted podría lavarse la cara seis veces al día y seguir propenso a los puntos negros. Cuando la grasa no puede escapar de un poro tapado, se forma un pequeño quiste blanco. Ya sea que se infecte el punto negro o el quiste blanco, se produce la inflamación y el enrojecimiento de un grano de acné.

Pero la variación hormonal de la juventud no es la única causa del problema. Los aceites externos en su piel pueden causar granos: limpiadores grasosos, productos para el cabello o cosméticos, o hasta aceites que encuentra en su trabajo. La tensión desempeña también su papel. Algunos investigadores dicen que los químicos liberados por la piel durante el estrés pueden empeorar la inflamación.

El acné en adultos es esencialmente el mismo que la plaga de los adolescentes. La piel vieja tiende a reaccionar de manera un poco diferente, produciendo lesiones más profundas y menos quistes blancos y puntos negros.

Otra clase de acné es exclusiva en los adultos. Se le llama rosácea o "la maldición de los celtas". Es un trastorno de la piel que se da en las personas de mejillas rosadas, descendientes de escoceses-irlandeses. Estas personas tienen la tendencia a ruborizarse con facilidad y el aumento en el flujo sanguíneo de la piel sobreestimula las glándulas sebáceas. Con el tiempo esta enfermedad puede producir granos del tipo del acné. (Para mayor información sobre cómo lidiar con la rosácea, véase Nariz , Enrojecimiento de la).

ALIVIO DEL SÍNTOMA

*H*ay mucho que usted puede hacer para eliminar los granos.

Use los productos adecuados. Las preparaciones que no requieren de receta médica pueden ser de gran ayuda para el acné, si sabe cuáles usar, según dicen los dermatólogos. Hay varios productos con peróxido de benzoílo, que combaten la infección y promueven que se seque, comenta el doctor Ralph Coskey, profesor clínico de dermatología en la Escuela de Medicina de la Universidad Estatal Wayne, en Detroit.

Algunos contienen también ácido salicílico y azufre, tanto para cubrir como secar el grano, informa el doctor Tor Shwayder, dermatólogo pediatra en el Hospital Henry Ford, en Detroit.

Manéjelo con cuidado. La limpieza cuidadosa es clave para prevenir el acné. Dos veces al día lávese con un jabón antibacteriano y un paño común, recomienda el doctor Stephen Webster, dermatólogo en Lacrosse, Wisconsin. "No use esponjas abrasivas", añade el doctor Coskey. "Pueden empeorar el acné."

Evite también los astringentes, aconseja el doctor Thomas D. Griffin, dermatólogo en el Hospital de Graduados, en Filadelfia. Los astringentes pueden ser irritantes, causan hinchazón en los folículos y pueden propiciar brotes posteriores.

Remoje y no pellizque. Las compresas calientes pueden aliviar la inflamación por acné, dice el doctor Shwayder. Moje un lienzo en agua caliente, exprímalo y aplíquelo sobre el área afectada durante 20 minutos dos veces al día. Evite la tentación de pellizcar las lesiones, porque puede dejar cicatrices.

Use maquillaje que no tape sus poros. Sólo use cosméticos etiquetados como "no comedogénicos", que no le taparán los poros, aconseja el doctor Griffin.

Alivie su tensión. Si retira las fuentes de tensión de su vida, se acompaña con técnicas diarias de relajamiento y ejercicio, aliviará el estrés que puede agravar el acné, afirma el doctor George Murphy, dermatólogo en la Escuela de Medicina de la Universidad de Pennsylvania, en Filadelfia. "Los estudios muestran que el estrés puede ser parte del problema de su piel", comenta.

No la toque. Si toca su cara con frecuencia sólo propicia la inflamación, concluye el doctor Griffin. Trate de mantenerse alerta y deje atrás este hábito nervioso.

AYUDA DEL MÉDICO

Afortunadamente, hasta el peor caso de acné puede ser temporal. Aquí leerá cómo le puede ayudar su dermatólogo.

Abra sus poros. Una forma de la vitamina A llamada tretinoína (Retin-A) ha recibido mucha publicidad por su efecto para reducir las arrugas. Pero la misión primaria de Retin-A es tratar el acné, pelando las capas superiores de la piel en los poros tapados. Su médico puede prescribirle Retin-A en tanto tenga problemas con el acné. Al principio su piel podría irritarse, pero el médico puede ajustar la dosis a la concentración que mejor le convenga.

Otro efecto colateral de Retin-A es el aumento de la sensibilidad al sol, previene el doctor Webster. Si está usando Retin-A, aplique un filtro solar no grasoso con un factor de protección solar de 30 *cada vez* que salga, dice. "Verifique en las etiquetas. Debe buscar un filtro solar tipo gelatina, que contenga alcohol."

Matar bacterias. Para el acné persistente, los dermatólogos prescriben a menudo medicinas con peróxido de benzoílo para ser aplicadas en la piel. El peróxido de benzoílo corta la actividad bacteriana en los poros y a la vez produce un efecto similar al despellejar, asegura el doctor Webster.

Pregunte sobre antibióticos. Su médico también podría prescribir cremas antibióticas o lociones para eliminar las bacterias en la piel, añade el doctor Webster. Las bacterias normales en su piel descomponen el aceite en ácidos grasos, los cuales pueden causar inflamación. En caso de lesiones más graves, su médico puede prescribirle antibióticos por vía oral, aconseja.

Desprenda los granos. Los ácidos frutales llamados alfahidroxiácidos son nuevas armas en el arsenal contra el acné, dice el doctor Griffin. "Un químico ligero para despellejar que brinda control rápido sobre el acné, puede requerir de dos a tres aplicaciones ligeras, repetidas cada mes."

Su dermatólogo aplicará una solución diluida de ácido glucólico en el consultorio, explica. Sentirá picazón y ardor como por 30 minutos y experimentará algo de hinchazón y enrojecimiento. Si lo realiza un viernes, para el lunes sólo tendrá una descamación ligera, que puede cubrir con el maquillaje.

Destrúyalos con zinc. Las cremas con zinc requieren de prescripción médica; a menudo están mezcladas con un antibiótico como la eritromicina, que pueden hacer más lento el proceso inflamatorio y ayudar a la curación, advierte el doctor Schwayder.

Tenga cuidado con el Accutane. El Accutane es un medicamento que requiere de receta médica, es muy fuerte y se usa para el acné quístico, que no cede ante ningún otro tratamiento, informa el doctor Coskey. Pero el Accutane puede causar defectos de nacimiento y debe usarse con extremo cuidado en mujeres en edad reproductiva. Si usted es una mujer que usa Accutane, su médico necesitará que use un método confiable de control natal y que verifique regularmente si está embarazada. Otros efectos colaterales que se relacionan con Accutane son nariz extremadamente seca, hemorragias nasales, ojos secos, dolores musculares y triglicéridos y colesterol elevado.

El tratamiento con Accutane dura 16 a 20 semanas y es 80% efectivo en caso de acné grave, concluye el doctor Coskey.

Gusanos o lombrices

CUÁNDO CONSULTAR A SU MÉDICO

- Consulte al médico cada vez que vea gusanos o huevos de gusanos en sus heces o en su ropa de cama.

LO QUE SU SÍNTOMA LE DICE

Generalmente los gusanos anuncian su presencia en el cuerpo mediante síntomas como dolor abdominal persistente, picazón anal o diarrea. Pero ciertas clases de gusanos ocasionalmente aparecen fuera del cuerpo.

"Es raro que se den casos en Estados Unidos, debido a su buena sanidad y nutrición", afirma el doctor William B. Ruderman, consejero del Departamento de Gastroenterología en la Clínica Cleveland-Florida, en Fort Lauderdale.

¿Pero qué sucede si usted (estremecimiento) ve uno en sus heces fecales o (doble estremecimiento) encuentra uno en la mañana en su cama junto a usted.

ALIVIO DEL SÍNTOMA

Bueno, si los gusanos o lombrices se muestran, le han hecho un gran favor, porque ahora que sabe que están ahí, puede eliminarlos fácilmente. Esto es lo que hay que hacer.

Captúrelo. Aunque puede sonar como algo desagradable, capture ya sea al gusano o la materia fecal infectada; colóquelo en una bolsa de plástico o un recipiente sellado y llévelo a analizar, explica el doctor Jorge Herrera, profesor asistente de medicina en el Colegio de Medicina de la Universidad del Sur de Alabama, en Mobile, y miembro de la Asociación Americana de Gastroenterología y el Colegio Americano de Gastroenterología. "Eso nos dirá exactamente de qué clase de gusano se trata y qué tratamiento necesitará", dice.

El tratamiento siempre es de la forma apropiada de medicación antiparasitaria. El Vermox, por ejemplo, uno de los medicamentos antigusanos más fuertes

256

que requiere de receta médica, es tan efectivo que en la mayoría de los casos puede eliminar al gusano con una tableta, asegura el doctor Herrera. "Sólo para asegurarme, lo prescribo a toda la familia durante tres días y generalmente ahí termina todo", añade.

Ponga una trampa de cinta adhesiva. Si cree haber visto o sentido un gusano pero no está seguro, puede poner una trampa para lombrices con una cinta adhesiva enrollada en forma de cilindro, con el lado pegajoso hacia afuera. Justo antes de irse a dormir, coloque la cinta en cualquiera de los dos lados cerca de su ano. Cuando el gusano salga a poner sus huevos, éstos o el gusano pueden quedar atrapados en la cinta. Por la mañana, guarde la cinta (y el gusano, si lo hay) y llévela al médico para analizarla, explica el doctor Ruderman. (Ésta es una buena técnica para usarla con niños que se quejan de comezón anal durante la noche.)

Lave las sábanas. Si usted o su hijo están siendo tratados contra lombrices (¡inmediatamente!) lave completamente su ropa de cama en agua caliente para eliminar cualquier huevecillo que pudiera quedar en las sábanas. "Los huevos pueden quedarse en la sábana y pasar así de una persona a otra."

Y sus manos. ¿Alguna vez trabaja con tierra y después come sin lavarse las manos? Puede estar introduciendo gusanos a su cuerpo. Los huevos y las larvas pueden estar bajo sus uñas cuando está trabajando en el exterior, advierte el doctor Herrera.

Evite que se chupen los dedos. Los deditos que han estado jugando en el arenero no deben encontrar su camino hacia la boca de su niño, previene el doctor Herrera.

Déjese puestos los zapatos. Como hay algunos gusanos llamados *ascaris*, que pueden penetrar por la piel, es mejor dejarse los zapatos puestos cuando camine en tierra o pasto, aconseja el doctor Herrera.

Coma cerdo, res y pescado sólo bien cocidos. Algunos gusanos que viven en los cerdos, las reses y el pescado pueden llegar a hacer su casa dentro de usted si las larvas que viven en la carne no mueren durante la cocción, advierte el doctor Mark Babyatsky, gastroenterólogo especialista en la Escuela Médica de Harvard.

Gusto (Pérdida del)

CUÁNDO CONSULTAR A SU MÉDICO

- Vea al médico siempre que sienta que pierde su sentido del gusto.

LO QUE SU SÍNTOMA LE DICE

¿*R*ecuerda cuando probó su nueva receta para aquella sopa de zanahoria, delicadamente sazonada, lo maravillosamente *interesante* que le supo? Agradézcale a su nariz ese recuerdo.

Las papilas gustativas sobre su lengua son de hecho, muy limitadas; reconocen sólo cuatro sabores: dulce, salado, amargo y ácido. Su *nariz* es la que huele la sutileza del sabor. Por eso debe asegurarse de leer Olfato (Pérdida del), una vez que termine este capítulo. Los mismos factores que causan su pérdida del sentido del olfato, interferirán generalmente con su sentido del gusto.

De hecho, de 80 a 90% de las personas que piensan que han perdido el sentido del gusto *no lo han hecho*, ya que de hecho han perdido su sentido del olfato. Para el 10 o 20% restantes, el problema *está* en sus papilas gustativas y puede ser causado por (siga sentado, pues daremos otro giro al asunto) infecciones del oído o haber sufrido cirugía del oído medio. Esto es porque el nervio principal que sensibiliza las papilas gustativas pasa por el oído medio. Esos problemas de oído no causan una pérdida total de la sensación del gusto, pero sí provocan sabores extraños en su boca. (La mayor parte de los problemas del gusto reducen o distorsionan su sentido del gusto. Es raro que el sentido del gusto desaparezca por completo.)

Una infección por levaduras (candidiasis) o por hongos en la lengua también puede jugar una mala pasada a sus papilas gustativas. La falta de higiene bucal, las infecciones en los dientes y las caries pueden bloquear su capacidad para degustar. Y si está usando antibióticos, hay una infección en la boca llamada glositis que puede afectar su paladar.

258

Ingerir muy poco hierro en su dieta puede acarrearle una anemia, que podría causar una inflamación en la lengua que interfiere con su sentido del gusto, dice el doctor James Stankiewicz, otolaringólogo del Centro Médico de la Universidad Loyola en Maywood, Illinois. Los investigadores también han encontrado que las deficiencias de vitamina B_{12}, folato y zinc pueden causar problemas de pérdida del gusto.

Y si enciende un cigarrillo después de una cena pobre en esos nutrientes, tiene un doble problema: el cigarro puede destruir sus papilas gustativas.

Las personas que han pasado por terapia de radiación contra el cáncer a menudo refieren pérdida del gusto, así como también quienes han tenido heridas graves en la cabeza. Las infecciones de vías respiratorias superiores también pueden ocasionar una pérdida del gusto. Y, en raras ocasiones, los tumores de la cavidad bucal, del cerebro o del tallo cerebral, pueden dañar el sentido del gusto.

ALIVIO DEL SÍNTOMA

Como en el caso de la pérdida de olfato, en muchos casos la pérdida del gusto será reversible por sí misma o con ayuda de su médico. Ésta es una forma de condimentar esta experiencia.

Use el doble de especias. "Cambie a alimentos muy condimentados si siente que el gusto es el problema", sugiere el doctor Donald Leopold, otolaringólogo en el Centro Médico Francis Scott Key de la Universidad John Hopkins, en Baltimore. "Use lo picante con profusión, los sabores ácidos y amargos, como mostazas, chiles, pimienta y jugo de limón para disfrutar de su comida."

Complazca a su dentista. Renueve su compromiso para mantener la higiene bucal adecuada, sugiere el doctor William H. Friedman, otolaringólogo, cirujano plástico facial y director del Instituto Park Central, en St. Louis. Hágase el propósito de ir a revisiones dentales periódicas y, mientras está ahí, pida instrucciones sobre cepillado adecuado y técnicas para el uso del hilo dental.

Deje de fumar. "El tabaquismo es una causa muy común del sentido del gusto embotado", dice el doctor Friedman. Fumar ocasiona inflamación, que empeora mientras más fume. Renuncie al hábito y su comida sabrá mejor.

Tome suficientes vitaminas y minerales. Para asegurarse de que está obteniendo cantidades adecuadas de vitaminas y minerales, especialmente hierro, considere tomar a diario un suplemento multivitamínico.

"Tome suplementos de hierro sólo como lo recomendó su doctor (sugiere el doctor Sankiewicz). Las inyecciones de B₁₂ y los medicamentos de zinc que requieren de prescripción deben tomarse bajo vigilancia médica." Los medicamentos con zinc que no requieren de receta médica no son recomendables, previene.

Enjuague las infecciones bucales. Si desarrolla glositis mientras toma antibióticos para curarse otra infección, use un enjuague bucal con sal para aliviar el asalto sobre sus papilas gustativas.

"Use una cucharada de sal en un vaso de 240 ml (8 oz) de agua caliente para aliviar la glositis", sugiere el doctor Friedman. Si no funciona, su médico puede recomendarle un enjuague fungicida. Los enjuagues o tabletas que requieren de prescripción también pueden eliminar una infección por levaduras en la boca, añade.

Déle tiempo para sanar. Si tuvo una infección en el oído, debe dar tiempo suficiente a que se recupere su sentido del gusto adormecido después de haber sanado totalmente, dice el doctor Richard Doty, director del Centro del Gusto y Olfato en la Escuela de Medicina de la Universidad de Pennsylvania, en Filadelfia. Sólo espere un poco de tiempo.

H

Hemorragia

- Sangra abundante y persistentemente al cortarse o herirse.
- Si la sangre sale a chorros, acuda a una sala de urgencias.

LO QUE SU SÍNTOMA LE DICE

Su cena sofrita terminó siendo un bocadillo en la cama mientras esperaba que su dedo dejara de sangrar, después de que usted se *lo cortó* en vez de la cebolla. Y ayer, casi perdió su autobús porque una cortada al afeitarse le tomó media hora (y medio rollo del papel sanitario) para que dejara de sangrar.

Pocos de nosotros se escapan de nuestra "cortada de la vida", ya sea del cuchillo de la cocina, la rasuradora en el baño o la navaja en el taller. Pero mucha sangre no significa que haya un gran daño.

"La cara y el cuero cabelludo están densamente revestidos por pequeños vasos sanguíneos y una cortadura al afeitarse o en el cuero cabelludo pueden sangrar profusamente", explica el doctor Kurt Kleinschmidt, director del Programa de Emergencias Médicas en el Hospital Darnall de la Armada en Fort Hood, Texas.

Normalmente el flujo de sangre de una cortada pequeña se detiene pronto por sí mismo o con simples medidas de control. Si el sangrado parece continuar por más tiempo de lo normal, puede ser porque tomó aspirina recientemente, que es un analgésico que retarda la coagulación. De hecho, muchas personas propensas a los infartos toman aspirina para prevenir la coagulación anormal y para mantener su sangre líquida y fluida. La contraparte es que también mantiene el flujo de la sangre por las heridas menores. "Al tomar sólo una aspirina, se puede interferir con la coagulación hasta por dos semanas", previene el doctor Kleinschmidt.

261

También puede sangrar excesivamente cuando se corta o se lastima si toma warfarina (un medicamento anticoagulante prescrito para problemas cardiacos) o vitamina E.

Otros factores vinculados con un sangrado anormal o profuso incluyen desórdenes hormonales y daño en los vasos sanguíneos internos, causado por una infección, úlcera o gastritis.

ALIVIO DEL SÍNTOMA

Su médico debería evaluar cualquier sangrado denso o persistente para encontrar la causa, dice el doctor Kleinschmidt. Esto también ayudará a prevenir la anemia por deficiencia de hierro, que puede resultar de una gran pérdida de sangre.

Para una cortadura o arañazo ordinario, aquí está lo que hay que hacer.

Presione firmemente. Para cualquier hemorragia, presione firme y directamente sobre la herida, usando un lienzo limpio. "La presión sella los vasos sanguíneos rotos y permite que el coágulo natural se forme más rápido", asegura el doctor Kleinschmidt. Pero no levante el lienzo por ningún motivo, pues al moverlo alterará el mecanismo de coagulación. Si la sangre traspasa el lienzo, simplemente coloque otro por encima del que se manchó y no deje de aplicar presión.

Una vez que el sangrado se haya detenido por diez minutos, retire el lienzo, limpie la herida con agua y jabón, aplique una crema antibiótica y cubra la herida con un vendaje hermético adhesivo.

Respire profundamente. "La vista de la sangre, especialmente si hay mucha, oprime el botón del pánico en algunas personas", dice la doctora Clorinda Margolis, profesora clínica de psicología y comportamiento humano en el Colegio Médico Jefferson de la Universidad Thomas Jefferson, en Filadelfia. Si respira en forma lenta y profunda varias veces, podrá reducir su pánico y hasta puede ayudar a coagular y a sanar más rápido, agrega.

Evite las aspirinas antes de una cirugía. "Recomendamos a las personas no tomar aspirinas durante ocho a diez días antes de una cirugía o de visitar al dentista", aconseja el doctor Robert E. Clark, director de la Unidad de Cirugía Dermatológica y Oncología Cutánea en el Centro Médico de la Universidad Duke en Durham, Carolina del Norte. Lo mismo se aplica a la vitamina E y otros anticoagulantes. Si usted requiere tomar un analgésico, pruebe con acetaminofén, no evita la coagulación.

Use lápiz astringente. Algunas personas, como quienes tienen riesgo de infarto, *deben* tomar anticoagulantes. Para ellos, una hemorragia nasal o una cortadura al rasurarse puede convertirse en un goteo interminable. Los lápices astringentes pueden ayudarles a salvar el día, dice el doctor Clark. Los ingredientes activos en estas pequeñas varitas mágicas angostan los vasos sanguíneos, estiran la piel y ayudan a acelerar la coagulación en cortaduras menores.

Maneje con cuidado los objetos filosos. Si toma algún anticoagulante, tenga siempre a la mano un botiquín de primeros auxilios o vendajes adhesivos siempre que vaya a usar utensilios o herramientas filosos. Para prevenir, use guantes protectores cuando use objetos puntiagudos como mondadores. "Siempre es aconsejable usar guantes al rebanar los vegetales," aconseja el doctor Clark. Y sin importar lo que haga, cuando maneje algo filoso, *no lo haga de prisa*. Por ejemplo, tómese su tiempo para rasurarse la cara o las piernas, especialmente cuando el rastrillo rodea el hueso de la mandíbula o el del tobillo, donde es más probable arañarse.

Hinchazón abdominal

CUÁNDO CONSULTAR A SU MÉDICO

- Tiene hinchazón o inflamación abdominal persistente e inexplicable, durante más de tres días.
- También tiene dolor abdominal.

LO QUE SU SÍNTOMA LE DICE

*U*na sola bola de helado de vainilla con cereza; algunos tragos a una malteada de fresa; unas cuantas mordidas a una *omelette* con queso crema... por mucho que adore los productos lácteos, ellos no parecen adorarlo a usted. Incluso comer hasta las porciones más modestas hace que su estómago parezca un balón y que se sienta repleto e incómodo.

Los médicos llaman a este estado con gases, hinchazón y malestar que se presenta después de consumir productos lácteos "intolerancia a la lactosa".

Significa que su estómago no puede digerir la lactosa o azúcar de la leche en los derivados lácteos.

Por desgracia, muchos adultos tienen este problema en cierto grado, de acuerdo con el doctor Jay A. Perman, profesor asociado y director de la División de Gastroenterología y Nutrición en el Departamento de Pediatría en la Escuela de Medicina de la Universidad Johns Hopkins, en Baltimore. Él dice que a medida que las personas envejecen producen menos lactasa, que es la enzima necesaria para digerir la lactosa. Sin lactasa, el azúcar lácteo sin digerir se fermenta y forma gases. El gas atrapado hace que su estómago se hinche.

Otros alimentos difíciles de digerir, como frijoles, nueces, semillas, frutas, colecitas de bruselas, avena, cebada, miel y levadura, también pueden causar gases e hinchazón abdominal.

Las alergias a los alimentos también pueden ocasionar que su estómago se inflame. Pero ésta es una reacción del sistema inmunitario que involucra a todo el cuerpo y generalmente los síntomas prominentes son la urticaria y el escurrimiento nasal.

Si su sistema digestivo es muy sensible y tiene lo que se llama intestino irritable, entonces la leche, los frijoles y otros alimentos comúnmente problemáticos pueden ser más intolerables. Con un intestino irritable, los nervios pueden sobreactuar ante alimentos y bebidas irritantes. Esto ocasiona espasmos en la pared muscular del intestino grueso. Su contenido no puede moverse, por lo que causa estreñimiento. Esto distiende el intestino. A medida que se fermenta el contenido, se producen gases, haciendo que se hinche aún más.

Si come su alimento con mucha rapidez traga aire, lo que también irrita el intestino.

La hinchazón persistente y con dolor podría indicar varios padecimientos digestivos. Éstos incluyen obstrucciones en el intestino o riñón, diverticulitis, apendicitis, cálculos biliares, úlceras o un tumor.

ALIVIO DEL SÍNTOMA

*E*sto es lo que hay que hacer si se siente inflado.

Dé un paseo después de comer. Además de que ayuda a mover el contenido intestinal, el ejercicio puede liberar las hormonas que alientan la actividad intestinal, de acuerdo con Ralph Bernstein, profesor clínico de medicina en la Universidad de California y jefe de gastroenterología en el Hospital Highland, en Oakland.

264

Líberese del gas. Pruebe con algún medicamento de los que no requieren receta médica, a base de simeticona, que ayuda a romper rápidamente las burbujas de gas, aconseja el doctor Ronald Hoffman, director del Centro Hoffman de Medicina Holística en la ciudad de Nueva York.

Trate con té de hierbas. Para un alivio local, pruebe con una taza de té de manzanilla, hierbabuena o hinojo, añade el doctor Hoffman. Estas hierbas ayudan a aliviar las molestias que producen los gases.

Tome más fibra. La fibra suaviza el contenido intestinal y parece ayudar si la hinchazón es causada por espasmos intestinales. Puede agregar fibra a su dieta comiendo vegetales y granos enteros, dice el doctor Roger Gebhard, gastroenterólogo en el Centro Médico y Administración de Veteranos y profesor de medicina en la Universidad de Minnesota, en Minneapolis. Pero la fécula del trigo puede causar hinchazón, agrega, así que trate de cambiarlo por arroz y papas, cuyo contenido de féculas es tolerado con más facilidad. O intente con una cucharada de un laxante con fibra mezclado con el jugo, una vez al día. "En algunas personas el Metamucil puede causar gases, aunque generalmente parece ser una forma más tolerable de fibra", dice el doctor Gebhard.

Evite los estimulantes. El café, el té y el chocolate pueden sobreestimular el tubo digestivo, advierte el doctor Gebhard. La grasa es otro alimento que a veces es difícil de digerir y puede estimular espasmos en el intestino, lo que trae como consecuencia la hinchazón, agrega.

Tenga respeto por la leche. Sólo porque la leche y sus derivados le ocasionen hinchazón no significa que tenga que renunciar a ellos. Puede beber leche libre de lactosa, que es más dulce, o añadir lactasa líquida a sus productos lácteos, sugiere el doctor Perman. Tanto la leche que se tolera más fácilmente, como la enzima digestiva, están disponibles en casi todos los supermercados y tiendas de comida naturista. El yogur no congelado y los quesos añejos como el Romano, sólo tienen pequeñas cantidades de lactosa, por lo que puede comerlos sin problema, dice el doctor Perman.

Evite alimentos muy calientes o muy fríos. Puede estar tragando aire inconscientemente al estar probando los alimentos que están a temperaturas extremas, alerta el doctor Gebhard. Las bebidas con burbujas y la goma de mascar también pueden hacerle tragar aire, por lo que es buena idea evitarlos.

Disminuya la velocidad; mastique con cuidado. Cuando come con rapidez puede atrapar mucho aire en su estómago. Al masticar lenta y cuidadosamente, toma menos aire y envuelve bien el alimento con saliva, explica el doctor

Hoffman. La saliva contiene enzimas que empiezan a transformar el alimento antes de llegar a su estómago.

Tome un suplemento para el síndrome premenstrual. "Antes de la menstruación, el abdomen femenino se vuelve un depósito de todos los fluidos, en la forma que lo hace la joroba del camello", asevera la doctora Michele Harrison, profesora de psiquiatría en la Universidad de Pittsburgh y autora de *Self-Help for Premenstrual Syndrome*. Las mujeres que toman suplementos que contienen vitaminas del complejo B, calcio y magnesio parecen tener menos quejas sobre la hinchazón, añade.

Lleve un diario sobre la hinchazón. Las personas tienen diferentes reacciones ante alimentos específicos, de acuerdo con el doctor Hoffman. Un diario le ayudará a identificar sus propios productos problemáticos para que reduzca las porciones o los elimine.

Obtenga un diagnóstico. La hinchazón puede evidenciar varios problemas digestivos serios, dice el doctor Gebhard. Si ninguno de estos remedios de autoayuda le sirven, consulte a su médico para que le haga un examen completo.

Véanse también Estreñimiento; Gases; Retención de líquidos.

Hiperactividad

CUÁNDO CONSULTAR A SU MÉDICO

- El comportamiento hiperactivo y de falta de atención en su niño interfiere con su educación y constantemente irrita a las personas con quienes entra en contacto.

LO QUE SU SÍNTOMA LE DICE

Vivir con un niño hiperactivo puede ser como tratar de lazar a un chupamirto con un hilo.

"A menudo, para cuando los padres acuden al médico con el problema, ya llegaron al límite de su resistencia", explica el doctor Paul Horton, psiquiatra en Meriden, Connecticut. "No pueden entender el comportamiento del niño."

Hay una lista muy larga de cosas que pueden causar hiperactividad en un niño, incluyendo problemas de audición o de visión, de tiroides, de aprendizaje, aburrimiento, depresión, ansiedad, envenenamiento por plomo, abuso sexual, enfermedad mental y efectos colaterales de medicamentos. Pero si su hijo es hiperactivo, la causa más probable es algo conocido como problema de déficit de atención a la hiperactividad. Es un desorden que dificulta la concentración del niño, que se siente en silencio o siga indicaciones. Los investigadores estiman que puede afectar a casi 5% de los niños estadounidenses.

Los niños son hasta cinco veces más susceptibles de ser hiperactivos que las niñas. El desorden puede ser notorio aun antes de que el niño empiece a caminar y puede continuar hasta su juventud, dice el doctor Stephen Sulkes, profesor asociado de pediatría en el Centro Médico de la Universidad de Rochester, en Nueva York.

Nadie está seguro de lo que ocasiona este problema, pero algunos investigadores sospechan que una porción del cerebro, llamada corteza frontal, que trabaja con otras regiones cerebrales para controlar el movimiento y la atención, no está trabajando de manera adecuada, comenta la doctora Marty Teicher, psiquiatra en la Escuela de Medicina de Harvard, en Cambridge Massachusetts.

ALIVIO DEL SÍNTOMA

Si sospecha que su hijo es hiperactivo, haga una cita con el pediatra. Puede resultar que algo tan simple como unas gafas nuevas o el cambio de medicamentos regresen la paz a su familia. Pero si le diagnostican el déficit de atención por hiperactividad, hay mucha ayuda disponible.

"El pronóstico a largo plazo para un niño con hiperactividad y déficit de atención es bueno si recibe el tratamiento adecuado", dice el doctor Larry Waldman, psicólogo en Phoenix y autor de *Who's Raising Whom: A Parent's Guide to Effective Child Discipline.* "Pueden desempeñarse lo suficientemente bien en la escuela y continuar ya muy bien como adultos."

Considere con cuidado los medicamentos. Su médico puede recomendarle una combinación de tratamiento de fármacos, incluyendo antidepresivos y estimulantes. (Algunos medicamentos que actúan como estimulantes en los adultos pueden mejorar el foco de atención infantil y dar como resultado un comportamiento menos activo.)

267

Sin embargo, todas estas medicinas tienen efectos colaterales. Algunos son moderados, como pérdida del apetito o insomnio. Pero en algunos casos los efectos pueden causar tics faciales, enfermedad del corazón o daño al hígado, previene el doctor Horton. Asegúrese que su médico le explique *todo* sobre los riesgos del medicamento. También puede ser aconsejable pedir una segunda opinión de otro pediatra o psiquiatra infantil antes de permitir que su hijo tome estos medicamentos tan potentes, sugiere el doctor William Womack, profesor asociado de psiquiatría infantil en la Escuela de Medicina de la Universidad de Washington, en Seattle.

Una vez que su hijo tome un medicamento, deberá ver mejoría en su comportamiento en una o tres semanas, dependiendo de la medicación. Si nota cualquier efecto colateral o percibe que no hay mejoría en ese plazo, insista en que le cambien el medicamento o se lo descontinúen.

Recompense el buen comportamiento. Una forma efectiva para motivar a un niño hiperactivo con déficit de atención puede ser el sistema de estrellas o puntos, que le permita ganar créditos por buen comportamiento o por completar una actividad, dice el doctor Waldman. El niño puede intercambiar los créditos por recompensas como una hora extra de televisión o una pizza. Sin embargo, asegúrese de que las tareas estén dentro de las capacidades del niño y que las recompensas puedan ser justas e inmediatas. "Si un niño no recibe su recompensa por tres semanas, le será difícil recordar por qué intentaba ser bueno, en vez de ser salvaje", observa la doctora Ann Saunders, profesora asistente de psiquiatría en el Colegio de Medicina Baylor, en Houston.

Aléjese del problema. Los niños con hiperactividad y déficit de atención a menudo hacen berrinches. Una forma de manejar el problema es alejarse mientras esto sucede, dice el doctor Waldman. Si el niño lo sigue hacia otra habitación, enciérrese en el baño o en su recámara, para que el niño no llegue a usted. Cuando su hijo se dé cuenta de que no tiene audiencia para su explosión, puede terminar su berrinche. "También le da al niño el mensaje de que él es responsable por calmarse y que usted sabe que lo puede hacer", agrega el doctor Saunders.

Critique con cuidado. Aun cuando su hijo no realice bien una tarea o se porte menos que bien, encuentre una forma de alabarlo. "Si al niño le toman 30 minutos y varios recordatorios para ponerse los zapatos, evite decirle: `¡Mira cuánto tiempo perdiste para ponerte los zapatos!' Mejor intente decirle: `Muy bien, por fin te pusiste los zapatos. Sabía que podías hacerlo, pero vamos a ver si lo puedes hacer más rápido la próxima vez'. Aunque usted sienta que el esfuerzo fue 200% suyo, no olvide reconocer que él concluyó la tarea."

Disminuya la velocidad, usted va muy rápido. Muchos niños que presentan hiperactividad con déficit de atención no tienen concepto del tiempo ni de la velocidad. "Si le pido a uno de estos niños que atraviese rápido la habitación y que luego camine despacio, difícilmente podrá notar la diferencia", hace notar el doctor Saunders. Los ejercicios de relajamiento, como respirar profundo o yoga le pueden ayudar. (Su doctor puede referirle con alguien que enseñe yoga a los niños.) Hay juegos como Simón Dice que hacen que los niños escuchen con cuidado y realicen algo en el momento adecuado; esto puede ayudarle a hacer las cosas con más lentitud y a poner atención.

Divida y vencerá. Los niños con hiperactividad y déficit de atención tienen lapsos de atención muy cortos y dificultad para seguir instrucciones complejas. Por eso es importante desmenuzar las tareas en muchos pedacitos pequeños. Si su niño tiene 25 problemas matemáticos, pídale hacer cinco cada vez, a lo largo de toda la tarde, hasta que complete la tarea, sugiere el doctor Womack. Además, cuando le dé instrucciones a sus hijos, que sean cortas y sencillas. "Si sus indicaciones son más largas que una oración, es demasiado para esos niños."

Hipo

CUÁNDO CONSULTAR A SU MÉDICO

- El hipo persiste durante más de una hora.
- Ha estado teniendo ataques de hipo varias veces al día o varios días de la semana.
- También tiene dolor de pecho, agruras o dificultad al tragar.

LO QUE SU SÍNTOMA LE DICE

¡*B*uuu!
¿Todavía lo tiene, eh? Bueno. El viejo truco del susto nunca fue un remedio efectivo contra el hipo.

269

¿Y qué remedio lo es? En todos los avances de la medicina a lo largo de los años y décadas, la ciencia todavía no ha encontrado una cura segura para estos pequeños espasmos tan abrumadores, que le hacen sonar temporalmente como todo un borracho.

Un hipo normal es sólo un tic audible. El nervio frénico que excita los músculos del diafragma, por razones desconocidas, tiene espasmos incontrolables, señala el doctor Ravinder K. Mittal, profesor asociado de medicina en el Departamento de Medicina Interna en la Universidad de Virginia, en Charlottesville.

El esófago también puede ser objeto de contracciones involuntarias, de acuerdo con el doctor John Renner, presidente del Instituto de Investigación en Salud para la Información al Consumidor en la ciudad de Kansas, Missouri. Una deglución impropia o si la comida se atora en el esófago ocasionará un espasmo nervioso en el esófago, cerca de donde se encuentra con el estómago.

El hipo viene y va inocentemente, pero a veces, cuando persiste, indica un problema médico más serio, de acuerdo con el doctor Monte Bobele, profesor asociado en el departamento de asesoría psicológica en la Universidad de Our Lady of the Lake, en San Antonio. A menudo las personas que se están recuperando de cirugía gástrica o de la espalda, jadean por los extensos ataques de hipo. Otros tienen hipo posquirúrgico, como reacción al anestésico.

Si desarrolla una falla renal puede originar un hipo continuo o recurrente, dice el doctor Mittal, así como el crecimiento de un absceso o tumor en el pecho o cerca de él, en el diafragma o en el esófago.

Y algunas personas desarrollan hipo por razones psicológicas, afirma el doctor Bobele. En una reacción similar a la parálisis que sufrían algunos soldados cuando tenían miedo de ir a combatir, estas personas subconscientemente tienen hipo como una forma de evitar algo desagradable.

ALIVIO DEL SÍNTOMA

*P*ara curar el hipo necesita detener el espasmo del diafragma o del esófago. Puede hacerlo ya sea distrayendo la atención de la persona o haciendo que jadee. Generalmente es todo lo que se requiere.

"Si el hipo no se va, es que está tratando demasiado que se vaya (afirma el doctor Bobele). Se está enfocando sobre su pecho y está tensando su diafragma. Pero el tensarse y tratar de suprimir el siguiente hipo sólo lo empeora." He aquí cómo hacerlo correctamente.

Trague algo ácido. Al ingerir algo con un sabor fuerte puede sacarlo del espasmo, dice el doctor Mittal. Trate de chupar un limón o de tragar una cucharadita de vinagre.

Ordene el vómito. Ponga su dedo en la garganta, como si estuviera forzándose a vomitar, indica el doctor Mittal, aunque no debe de llegar al vómito en realidad. Un poco de estímulo podría ser suficiente para interrumpir el ritmo de su hipo.

Ahóguelo. Si toma firmemente un vaso grande lleno de agua, a tragos regulares y uniformes, puede interrumpir el ritmo del hipo, asegura el doctor Renner. También le ayudará a lavar cualquier alimento en el fondo de la garganta que pudiera estar irritando ahí el nervio.

Beba agachado. "Pompis arriba" adquiere todo un nuevo significado con esta cura para el hipo. Doble la cintura sobre el lavabo, explica el doctor Bobele, y beba agua por la orilla del vaso que está más lejos de su cuerpo.

Intente algo de sustos. Si sorprende a la víctima del hipo, reventando una bolsa o gritando bu, puede causar un sobresalto momentáneo que interrumpa el espasmo, dice el doctor Bobele.

Déjelo colgando de un hilo. Una cura muy popular para el hipo infantil entre los hispanos del sur de Texas es la de colocar un hilo rojo o una tira de tela roja a la mitad de la frente del bebé, cerca del puente de la nariz. "Quizá porque el bebé cruza sus ojos y distrae su atención, es todo lo que necesita para interrumpir el hipo", comenta el doctor Bobele.

Endúlcelo. Espolvoree algo de azúcar en la parte posterior de su lengua y trague, sugiere el doctor Bobele. O mezcle una cucharadita en algo ácido y tráguelo rápido.

Jale. Abra la boca mucho la próxima vez que tenga un ataque de hipo, sostenga su lengua, déle un pequeño jalón y sosténgala varios segundos. Esta cura era la preferida por el médico personal del presidente Kennedy, dice el doctor Bobele. (Es opcional intentar pronunciar "Ich bin ein hiccupper" con la lengua en la mano.)

Ponga dinero. Finalmente, el remedio favorito del doctor Bobele para el hipo promedio, que dice que nunca le ha fallado: la próxima vez que alguien empiece con hipo saque un billete de 50 pesos, colóquelo sobre la mesa y apueste a quien tiene el hipo a que no podrá hipar durante el próximo minuto. Sin falla, la persona no podrá liberar otro hipo.

"Una vez que deja de tratar de evitarlo, incorpora todo un conjunto de músculos al juego y los espasmos cesan (observa el doctor Bobele). Siempre funciona. No he perdido dinero todavía."

271

Vaya a practicarse exámenes. Si el hipo le irrita con frecuencia o por lapsos excepcionalmente prolongados, probablemente su médico le solicitará un estudio con rayos x, después de darle a beber bario en líquido, para destacar cualquier obstrucción en su esófago, señala el doctor Renner. Para solucionar un hipo persistente que no es causado por alguna obstrucción, su médico puede prescribirle un medicamento, dependiendo en dónde considera que radica el problema.

Hombro con dolor

CUÁNDO CONSULTAR A SU MÉDICO

- Es incapaz de levantar el brazo por encima de su cabeza.
- Es incapaz de mover su hombro.
- Siente que su hombro está fuera de lugar.

LO QUE SU SÍNTOMA LE DICE

*E*l hombro es la articulación más compleja en su cuerpo; es una maravilla biomecánica que hace que la robótica parezca un proyecto escolar de ciencias.

Pero sus hombros tienen al menos una cosa en común con la maquinaria ordinaria: pueden resistir bastante maltrato antes de que empiecen a funcionar mal. Y afortunadamente para usted, esa descompostura generalmente significa dolor.

Una de las causas más frecuentes del dolor de hombro es la inflamación de los tendones que rodean a la articulación. La tendinitis, como se le llama, a menudo es causada por el uso excesivo. Cuando hace cosas como serruchar madera o jugar golf, los tendones de su hombro rozan contra el hueso, lo que puede causar irritación y dolor, explica el doctor Robert Bennett, profesor de medicina y consejero de la División de Artritis y Padecimientos Reumáticos en la Universidad de Ciencias de la Salud de Oregon, en Portland.

272

La bursitis, compatriota de la tendinitis en la desdicha del hombro, también es causada por el sobreuso. Pero presenta un problemas más grave: la inflamación menor de las bursas, sacos suaves localizados en la articulación, dice Tab Blackburn, fisioterapeuta que ha tratado miembros de los equipos profesionales de beisbol *Bravos* de Atlanta y *Astros* de Houston, y vicepresidente de los Centros de Rehabilitación y Desempeño Humano, en Columbus, Georgia.

Si tiene dolor en los hombros al levantar sus brazos, posiblemente la culpa sea de los depósitos de calcio, asegura el doctor Bennett. Estos depósitos se forman en un tendón subyacente, donde se unen el omóplato y la clavícula. Esta enfermedad se conoce como síndrome de impacto.

Y también está el dolor de hombro causado por accidentes. Una caída puede causar un hombro dislocado, donde literalmente se zafa el antebrazo de su lugar en la articulación del hombro. Al evitar una caída con el brazo puede desgarrar el rotor de los gemelos (los tendones que mueven el brazo). Sin cirugía, un rotor desgarrado puede originar problemas en los hombros para el resto de su vida, sostiene Blackburn.

ALIVIO DEL SÍNTOMA

*O*bviamente, cualquier dolor ocasionado por un accidente o caída debe ser tratado de inmediato por un médico. Algunos hombros dislocados pueden regresarse a su lugar con ayuda del médico. Las lesiones más graves a veces requieren de cirugía.

Si su dolor es a consecuencia del exceso de uso, las siguientes técnicas le serán útiles.

Cambie sus costumbres. Si el hombro le duele generalmente después de trabajar o de hacer su pasatiempo favorito, trate de pensar en maneras para dar a sus hombros un respiro de cualquier movimiento repetitivo que pueda estar causando el problema, aconseja el doctor Fred Allman, Jr., cirujano ortopedista y director de la Clínica de Medicina del Deporte de Atlanta. Aunque no debe dejar el ejercicio. Por ejemplo, si es pitcher (lanzador) de beisbol como pasatiempo, déle un descanso a su hombro montando en bicicleta durante algunos días.

El hielo es bueno. A la primera señal de dolor en el hombro, aplique un paquete de hielo en el área dolorida varias veces al día, por no más de 20 minutos cada vez, recomienda Blackburn. El hielo entume el área y reduce la inflamación y la hinchazón.

Conecte el calor. Después de tres días de tratamiento con hielo y una vez que el dolor se ha atenuado, aplique una compresa caliente y húmeda en el área. Úsela durante 20 a 30 minutos varias veces al día, indica Blackburn. El calor aumenta el flujo de la sangre, irrigando el área afectada. Aun el golpe del agua caliente al bañarse en regadera puede ser útil, dice.

Considere tratar con antiinflamatorios no esteroideos. Estos medicamentos no curarán su problema, pero le pueden dar alivio temporal, afirma el doctor Bennet. Hay muchas variedades que no requieren de receta médica, que las venden en farmacias.

Consulte a su médico. Si no puede sacudirse el dolor después de unos cuantos días, o se está volviendo a lastimar constantemente, tal vez sea tiempo de visitar a su médico. Él podría sugerirle ultrasonido, esteroides o cirugía. Combinada con anestesia local, una sola inyección de esteroides puede darle alivio casi durante un año, sostiene el doctor Bennett. "Todo depende de qué tan activo esté después. Si reanuda y sigue haciendo lo que lo provoca, el dolor regresará en unas cuantas semanas", dice.

Algunas personas requieren de una operación para raspar un poco del hueso que está presionando contra el tendón, informa el doctor Bennett. Otros pueden requerir de una compostura en el rotor. Pero cualquier lesión que tenga, asegúrese de tener al menos dos opiniones antes de permitir que alguien lo opere, previene.

ESTIRANDO Y FORTALECIENDO

Si el dolor de hombro parece ser un problema recurrente, probablemente sea una buena idea condicionar los músculos y tendones en esa área, dice el doctor Bennett. Trate esta serie de movimientos, conocidos como los "Supersiete". Si no tiene un equipo de pesas ligeras, puede usar latas de sopa o vegetales.

Abducción horizontal boca abajo. Recuéstese sobre su estómago sobre una mesa o cama, con su brazo colgando a un lado. Sostenga un peso de medio kilogramo en la mano, con la palma lejos de usted. Mantenga el brazo recto y levante el peso hasta que llegue al nivel del ojo. Repita de 8 a 12 veces.

Encogerse de hombros. Párese con los brazos a un lado y con una pesa de medio kilogramo en sus manos. Levante los hombros hacia sus oídos a la cuenta de dos, después haga los hombros para atrás, poniendo sus omóplatos juntos. Relaje y repita de 8 a 12 veces.

Abducción supina. Recuéstese sobre la espalda y coloque las manos bajo su cabeza. (La palma izquierda debe estar arriba, hacia su cabeza; su palma derecha, por debajo.) Ahora con su brazo izquierdo jale con cuidado su brazo derecho hacia su oreja izquierda. Permita que su brazo derecho lo resista ligeramente. Cuente hasta dos. Relaje y repita de 8 a 12 veces. Cambie de brazo (con la palma derecha hacia arriba) y repita el ejercicio.

Siéntese. En la orilla de una silla firme siéntese sujetando la silla con las manos a cada lado suyo. Ahora trate de levantarse de la silla. Repita de 8 a 12 veces.

Rotación externa. Recuéstese sobre su lado izquierdo con el codo derecho contra su lado derecho y su brazo flexionado en un ángulo de 90 grados. Sostenga un peso de medio kilogramo en su mano derecha y deje que caiga a través de su estómago. Ahora, manteniendo tenso el codo contra su costado, levante el peso lo más posible. Sostenga a la cuenta de dos. Relaje y repita de 8 a 12 veces.

Abducción de hombros. Levántese con un peso de medio kilogramo en cada mano. Levante los brazos a los costados de su cuerpo tan alto como sea posible, mientras rota las palmas hacia arriba. Sostenga mientras cuenta hasta dos. Relájese y repita de 8 a 12 veces.

Rotación externa. Recuéstese sobre su estómago en una mesa firme con el hombro y el antebrazo sobre la mesa y su brazo colgando en la orilla. Sostenga un peso de medio kilogramo en la mano, levante la mano hasta que esté igual que la altura de la mesa. Relájese y repita de 8 a 12 veces.

Véanse también Articulaciones inflamadas; Articulaciones, Dolor en las).

I

Ictericia

- Su piel y la parte blanca de sus ojos se ponen amarillos.

LO QUE SU SÍNTOMA LE DICE

¡Oh! ¿Qué es lo que ve en el espejo del baño? Una coloración amarillo-verdosa ligera sobre su piel y en sus ojos? Es un día soleado y no hay sombra. Mira más de cerca. El cambio de color definitivamente está ahí... y definitivamente es molesto.

Hay varias cosas que pueden dar a la *piel* un tinte amarillento, desde comer muchas zanahorias; pero sólo la verdadera ictericia puede pintar la piel y los ojos de amarillo y hacer orinar del color del café o del té oscuro, de acuerdo con el doctor William B. Ruderman, consejero del Departamento de Gastroenterología en la Clínica Cleveland-Florida, en Fort Lauderdale.

De hecho este cambio de color puede ser una buena noticia si actúa en consecuencia. Esto es porque la ictericia de su cuerpo puede estar alertándolo contra una infección en el hígado o el bloqueo de un conducto biliar. Normalmente su vesícula biliar envía un suministro continuo de bilis oscura a través del ducto biliar hacia el hígado para ayudar a acelerar la dieta. A veces el cálculo biliar (un trozo duro de colesterol) o los bloques que se van por el ducto biliar fuerzan la bilis hacia el torrente sanguíneo. El color oscuro de la bilis se manifiesta en los ojos y la piel.

"Es como si un tinte que se supone debe circular por sus intestino viajara por todo su sistema", alerta el doctor Samuel Labow, presidente de la Sociedad de Cirujanos de Colon y Recto y con práctica privada en Great Neck, Nueva York. "Y se tiñe su piel, sus ojos y su orina." También puede experimentar dolor abdominal.

La hepatitis, que causa inflamación dolorosa del hígado, también puede causar ictericia, añade el doctor Labow.

276

ALIVIO DEL SÍNTOMA

A unque la ictericia por sí misma no amenaza su salud, es un signo de que algo necesita de atención médica.

Espere medicamentos o análisis. Si su médico sospecha de hepatitis, debe seguir una dieta baja en grasas, alta en carbohidratos mientras dure el padecimiento. Si no se encuentra infección en el hígado, su médico le mandará hacer un número de análisis para encontrar qué bloquea al flujo de la bilis del hígado. Los cálculos biliares o los tumores deben extirparse quirúrgicamente.

Incontinencia

CUÁNDO CONSULTAR A SU MÉDICO

- Orina cuando no debería, porque no percibe cuando su vejiga está llena.
- Los métodos de autoayuda no lo mantienen seco.

LO QUE SU SÍNTOMA LE DICE

E l problema ciertamente es muy común. Casi 30% de todas las mujeres tienen cierta inhabilidad para contener su orina. Muchas han tenido hijos o pasaron la menopausia, pero la edad y los antecedentes de sus embarazos no son siempre un factor, de acuerdo con la doctora Margaret M. Baumann, jefe asociada de los asesores en geriatría y cuidado extensivo en el Centro Médico West Side de la Administración de Veteranos, en Chicago. Es menos probable que los hombres experimenten incontinencia pero ellos también pueden tener el problema, en especial después de una operación de próstata.

La incontinencia recae dentro de tres categorías principales, aunque las personas pueden tener escurrimientos por una combinación de causas. Primero, hay *incontinencia tensional*, en la que usted orina accidentalmente cuando ríe, tose, estornuda o ejercita. Esto sucede ya sea cuando el cuello de la vejiga se mueve fuera del alcance de los músculos internos que la presionan, o cuando esos músculos fallan en su trabajo, debido a la edad, a cirugía o a la maternidad.

En la *incontinencia por impulsos* la vejiga desarrolla "una mente propia," contrayéndose y vaciando cada vez que se llena, a pesar de los esfuerzos conscientes del individuo para resistir. Un infarto, la enfermedad de Alzheimer, años de orinar forzadamente para compensar cálculos en la vejiga o el crecimiento de la próstata y la edad, todos pueden causar esta clase de incontinencia.

"Digo a mis pacientes con incontinencia por impulsos que sus vejigas actúan ahora como las de los bebés", explica el doctor Joseph M. Montella, profesor asistente y director de la División de Uroginecología en el Departamento de Obstetricia y Ginecología en el Colegio Médico Jefferson en la Universidad Thomas Jefferson, en Filadelfia. "Se llena a determinada capacidad, sienten el impulso de ir, la vejiga se contrae por sí misma, pero ellos no pueden controlarla."

Y la *incontinencia por desbordamiento*, donde pierde por completo la sensación de que tiene que ir. Los medicamentos o las enfermedades neurológicas avanzadas pueden matar los nervios responsables de avisarle de esa necesidad, explica el doctor Montella. Pero también se puede desarrollar la incontinencia por desbordamiento por hábito: años y años de estar suprimiendo el impulso. "Les pasa a trabajadores por turnos, choferes de camión, maestros y doctores", dice. Después, cuando van, no vacían completamente porque la vejiga ha perdido fuerza. Y una vejiga medio llena necesita mucho menos tiempo para volver a llenarse.

En lo que determina por qué no puede controlarse, los médicos verifican el delirio (problemas neurológicos por la edad o por un infarto), infección (como cistitis o una enfermedad de transmisión sexual); vaginitis atrópica (el deterioro de los músculos por deficiencia hormonal); problemas psicológicos (depresión grave); causas farmacológicas (medicamentos por prescripción como diuréticos, beta bloqueadores, antidepresivos y pastillas para dormir); exceso de orina (simplemente por beber muchos líquidos o por sufrir de una enfermedad como la diabetes); movilidad restringida (que le impide llegar al baño) e impacto de las heces fecales (estreñimiento severo, crónico, que también afecta su forma de retención de la orina). Cualesquiera que sean los factores, solos o en combinación, deben considerarse primero al tratar de ayudarlo a ir, sólo cuando desea hacerlo.

Esas causas son tan obvias al sentido común que con frecuencia no se toman en cuenta, dice la doctora Baumann. "No puedo decirles cuántos son los

278

médicos que no verifican una infección del conducto urinario (afirma). Drogas, infecciones, vaginitis; es sorprendente lo que no toman en cuenta."

ALIVIO DEL SÍNTOMA

*L*a incontinencia puede ser un tema humillante para discutirlo con su doctor. "Las personas se apenan por padecerla (sostiene el doctor Montella). Además, muchos médicos no se sienten cómodos con el sujeto porque no saben qué hacer si no hay una causa identificable. Es una real área gris." Y entonces, están esos comerciales de pañales para adultos. Aunque han alertado a las personas de que existe el problema, dice, siente que pueden sembrar la idea de que la única solución es usar pañales.

Todo lo contrario; la incontinencia no es parte natural de la edad o del destino femenino. Tampoco la cirugía o los pañales son el único recurso. Si usted aprendió qué hacer y obtiene la clase adecuada de ayuda, siempre mejorará, si no es que se cura", anota el doctor Lewis Wall, profesor asistente de ginecología y obstetricia en la Escuela de Medicina de la Universidad Emory, en Atlanta.

Es apropiado ver al médico para diagnosticar y tratar este síntoma. Sin embargo, aquí hay varias cosas que considerar.

Mida su rendimiento. Detener el flujo podría ser tan fácil como beber menos líquido. Y si no lo es, los médicos desearán al menos un registro de 24 horas de cuánto orinó y qué tan a menudo. Puede usar una botella de refresco de dos litros para medir. Un gran volumen de orina, digamos de cuatro a cinco litros, no causa necesariamente su incontinencia, establece la doctora Baumann, "pero puede estar contribuyendo."

Busque en su botiquín. Muchos medicamentos pueden ocasionar que orine más, o que se relajen sus músculos pélvicos lo suficiente para hacerle perder el control sobre su impulso de orinar, dice la doctora Baumann. Éstos incluyen diuréticos, antagonistas del calcio, antidepresivos, sedantes, algunos medicamentos para la presión sanguínea y algunos antihistamínicos. Ésta es una causa muy probable de incontinencia en las personas mayores, añade.

Hacer desaparecer la incontinencia puede ser tan fácil como tomar sus píldoras para la presión sanguínea elevada por la mañana, en vez de hacerlo antes de ir a dormir, observa la doctora Baumann. Pregunte a su médico si cualquiera de sus medicamentos que le han recetado o los que toma sin necesidad de receta, podría ser responsable y si es posible hacer sustituciones. "Generalmente hay alternativas para los medicamentos que contribuyen a la incontinencia", asegura la doctora Baumann.

Controle sus reflejos con ejercicio. Los ejercicios Kegel han sido honrados con el tiempo como el mejor recurso para enfrentar varias clases de incontinencia, asevera el doctor Montella. Si los realizan adecuada y diligentemente, puede haber un alivio o la cura entre el 70 y 90% de las personas con incontinencia tensional.

La primera vez que haga los Kegel puede localizar los músculos con los que va a trabajar interrumpiendo deliberadamente el flujo de orina mientras va al baño o introduzca un dedo en su vagina o en el recto y trate de oprimir sin tensar el abdomen, los muslos o las nalgas.

Puede ser difícil de realizar, especialmente si los músculos están débiles. "Muchas personas no pueden hacer los ejercicios Kegel correctamente con instrucciones verbales o escritas", observa la doctora Baumann. Así que si no puede sentir los músculos, pida a su médico que le refiera con alguien que le pueda mostrar esos movimientos.

Una prescripción normal de Kegel es la de contraer (u oprimir) los músculos 10 veces seguidas, durante 10 segundos y hacerlo tres veces por día. Necesitará entre 8 y 12 semanas de esfuerzos concertados antes de ver resultados.

No practique cuando en realidad está en el baño. "Es un mal hábito realizar Kegel mientras su vejiga se contrae para orinar", advierte el doctor Montella. "Si no envía orina de regreso a los riñones, puede disminuir la capacidad de su vejiga para ejercitar ese músculo en lugar de hacerlo más fuerte." Eso podría *contribuir* a su problema de continencia.

Y asegúrese de relajarse completamente entre contracciones. "Fisiológicamente, un músculo que no se relaja no puede volver a contraerse efectivamente", señala la doctora Baumann.

Tome un antihistamínico. La incontinencia tensional menor puede remediarse simplemente al tomar algunos medicamentos antihistamínicos, asegura el doctor Montella. Éstos y otras preparaciones para los resfriados contraen los músculos suaves, como la uretra, que no puede ser contraída voluntariamente. Pero el efecto dura sólo unas cuantas horas y finaliza cuando deja de tomar la medicina. "Quizá no puedan ayudar a controlar la incontinencia tensional causada por la mala posición del cuello de la vejiga, y no debe hacer esto durante mucho tiempo sin el consentimiento del médico. Puede buscarse otros problemas y efectos colaterales con su uso a largo plazo."

Vaya con el reloj. El reentrenamiento de la vejiga para que vaya cuando quiera ir, no cuando la vejiga quiera, a menudo puede ser una cura efectiva (o al menos le ayudará a manejarla), para la incontinencia por impulso y por desbordamiento. Usted puede tanto expandir la capacidad de la vejiga, como forzarla a vaciarse regularmente. Primero, conserve un registro de 24 horas, de cuándo orinó, cuánto orinó y cuánto tiempo transcurrió desde que fue el baño o tuvo accidentes de incontinencia. Quizá sea una hora, quizá sean varias horas. "Verá muchas variaciones (establece la doctora Baumann), así que tome el mínimo entre cada episodio y empiece a trabajar desde ahí."

Durante una o dos semanas, ya sea que realmente lo necesite o no, vaya al baño de acuerdo con su horario al tiempo mínimo que aguantó. "Si lo hace al mínimo, no debe tener ningún problema", concluye la doctora Baumann.

Pero especialmente a medida que fortalece los músculos pélvicos mediante los Kegel, puede tratar de ampliar los periodos entre cada vez que orine, empezando sólo con un extra de cinco o diez minutos cada semana o dos, con el propósito de ser capaz de sostenerse durante tres a cuatro horas. "Si gotea un poco, está bien", dice el doctor Montella. Conserve su horario de expansión lenta. "La idea es aferrarse a él y tratar de suprimir la contracción. Usted está diciendo a su vejiga: 'No te vaciarás hasta que yo lo diga'".

Tenga cuidado con la cirugía. Excepto en el caso de incontinencia tensional causada por la mala posición del cuello de la vejiga, la cirugía es el último recurso para problemas de incontinencia, de acuerdo con el doctor Montella. Las operaciones para cortar los nervios de la vejiga o expandir su capacidad con un trozo de intestino son cosas "que usted no deseará, a menos que tenga que hacerlo".

Use un sifón. Si el entrenamiento de su vejiga con toma de tiempo no le ayuda a la incontinencia por desbordamiento, podría considerar la autocateterización, en la que inserta un pequeño tubo a través de su uretra y hasta su vejiga para extraer la orina. "Es incómodo y requiere de coordinación", explica el doctor Montella, "pero las personas pueden aprender a hacerlo en diez minutos y sólo bajo el cuidado de un médico."

Llame a un experto. Su médico familiar puede ser capaz de ayudarle a lidiar con su incontinencia, pero quizá sea una mejor idea si localiza a un urólogo, un ginecólogo o un uroginecólogo que se especialice en mantener a las personas secas. Pida a su doctor una referencia o póngase en contacto con una escuela médica en su área para más información.

Inflamación

CUÁNDO CONSULTAR A SU MÉDICO

- Una inflamación inexplicable o relativamente pequeña persiste durante más de un día. (Las áreas con inflamaciones grandes deben ser vistas de inmediato.)
- La zona con inflamación está decolorada, entumida o impide sus movimientos.
- La inflamación es consecuencia de una mordedura de araña, víbora o insecto.
- La inflamación es causada por una quemadura que forma ampollas o rompe la piel.
- Vea al médico inmediatamente si la inflamación ocurre en su garganta o cuello, si tiene cualquier dificultad para respirar o si se siente mareado o por desmayarse.

LO QUE SU SÍNTOMA LE DICE

Si alguna vez se han reído de usted o se han burlado, sabe qué fácil es que un insulto personal haga que sus pensamientos se inflamen de ira. Sin embargo, cuando se refiere a la sensibilidad, el más delicado de los egos no puede compararse con nuestra piel. También obtiene su dotación de insultos de tipo *físico:* cualquier cosa, desde el trauma de un golpe; un aguijón de abeja hasta un irritante que sólo la rozó en la forma incorrecta. Pero mientras usted puede callarse y dejar que un insulto le pase por encima, la piel no desea poner la otra mejilla.

Su enojo no tiene reservas para dejar que el mundo sepa que está irritada y no pierde el tiempo para responder en forma rápida y furiosa. Pero en vez de golpear y gritar con furia, la piel libera su furia reventando como globo.

Su piel, alguna vez pacífica, se vuelve un semillero de actividad. "Un insulto a la piel desencadena una variedad de reacciones como mecanismo de au-

282

todefensa", dice el doctor William Dexter, profesor asistente de medicina clínica familiar y de la comunidad en el Centro Médico Dartmouth-Hitchcok en Lebanon, New Hampshire. "Los vasos y capilares se dilatan y expanden a medida que el cuerpo intenta llevar más sangre al área. El fluido puede gotear desde esos vasos y juntarse en el tejido de la piel. Las células también emigran al lugar de la lesión y liberan sustancias llamadas histaminas, que estimulan la inflamación atrayendo más células. Y el sistema inmunitario del cuerpo entra en acción, produciendo que células adicionales combatan la infección y reparen los tejidos dañados."

¿Qué clase de cosas estimulan este proceso inflamatorio? ¡Muchas! Ya discutimos el daño a la piel por un traumatismo. Ahora imagine un ataque encubierto y sutil a la piel. "En cualquier parte donde haya una rotura en la piel, agentes extraños como bacterias, hongos o virus pueden invadir y causar una infección llamada celulitis", ilustra el doctor Kevin Ferentz, profesor asistente de medicina familiar en la Escuela de Medicina de la Universidad de Maryland, en Baltimore. "Esto puede ocurrir en el sitio de la entrada o los invasores pueden emigrar a cualquier otro lugar a través de la piel."

A veces la piel es hipersensible a algunas sustancias y el mero contacto es suficiente para causar gran agitación. A esta alteración los dermatólogos la llaman *dermatitis de contacto*. La inflamación resultante puede producirse en dos formas. Una *dermatitis irritante* a menudo resulta de la exposición a jabones, detergentes y otros químicos, generalmente en las manos o por el uso repetido de ellos. Una *alergia de contacto* es una respuesta alérgica a cualquier cosa, desde cosméticos hasta joyería; desde plantas hasta ortigas.

Las causas de la *dermatitis atópica* o eczema no son bien conocidas. Esta erupción crónica y recurrente, acompañada por zonas rojas, con comezón, se cree que puede ser heredada y que esté relacionada con el consumo de algunos alimentos.

Los alimentos y los medicamentos también pueden causar que algunas personas tengan una serie de granos inflamados que ocasionan comezón, llamados urticaria. Estas zonas inflamadas, que duran de minutos a horas, representan una respuesta alérgica a medicinas como aspirina y penicilina y a alimentos como fresas, jitomates o mariscos. En su forma más seria, la urticaria puede llegar a lo que llamamos anafilaxis, una emergencia que pone en riesgo la vida, en la que la garganta y los pulmones se inflaman y llenan de líquido.

Alivio del síntoma

*L*a inflamación prolongada de la piel puede conducir a daño del tejido, así que es importante controlarla con rapidez. Trate de seguir estos consejos para controlar la inflamación.

Enfríe y levante. Los baños fríos, o la bolsa de hielo aplicada en el área inflamada durante 15 minutos varias veces al día, propiciará la constricción de los vasos sanguíneos, asegura el doctor Jeffrey S. Dover, jefe de dermatología en el Hospital New England Deaconess, en Boston, y profesor asistente de dermatología en la Escuela Médica de Harvard. La constricción reduce la mayor parte de las inflamaciones. También mantener el área inflamada elevada ayudará a drenar fluidos y a reducir la inflamación.

Aplique calor en casos de celulitis. Las toallas calientes y húmedas, envueltas alrededor del área con infección y celulitis atraerá más sangre al área y ayudará a controlar la difusión de las bacterias y otros microbios infecciosos y puede poner este tipo de hinchazón bajo control, dice el doctor Ferentz. El calor debe aplicarse de 15 a 20 minutos cada vez y repetirse cada dos horas.

Aplique hidrocortisona. Muy pocos medicamentos tópicos ayudan a la inflamación por dermatitis de contacto. La única excepción es la crema de hidrocortisona al 0.5 y 1%, disponible en las farmacias. La crema aliviará la inflamación menor y la comezón, afirma el doctor Lawrence C. Parish, profesor clínico de dermatología en el Colegio Médico Jefferson, de la Universidad Thomas Jefferson, en Filadelfia. Pero no debe usarse si hay infección, pues sólo la empeoraría.

Verifique dos veces su lista de compras. Y su guardarropa. Y sus accesorios. Si tiene en su casa o en su trabajo cualquier producto nuevo que entre en contacto con su piel, podría estar causando la alergia y debe ser sustituido, advierte el doctor Stephen M. Schleicher, instructor clínico de dermatología en la Escuela Médica de la Universidad Temple y del Colegio de Medicina Osteópata de Filadelfia y codirector en el Centro Dermatológico, en Filadelfia. "A veces sólo con suspender el contacto, es todo lo que se necesita para detener la inflamación", asevera.

Use guantes. Si entra en contacto con muchos químicos y sustancias que pueden causar irritación, como detergentes o aceites industriales, use alguna protección exterior, como guantes de goma, botas y delantales. Pero sea cuidadoso: a veces estos productos son tratados con formaldehídos o hechos con látex, y ambos pueden ser irritantes.

284

Tome un antihistamínico. Muchos medicamentos orales que no requieren de receta médica pueden disminuir la inflamación, dice el doctor Dover.

Pregunte por antibióticos orales. Muchas infecciones de la piel no responden a medicamentos tópicos y tendrán que ser tratados con antibióticos orales, como lo prescribió su médico, aconseja el doctor Ferentz.

Evite aspirina y anestésicos. La aspirina es considerada como un medicamento antiinflamatorio, pero de hecho puede empeorar la inflamación al alentar el sangrado, previene el doctor Dextger. Y los anestésicos tópicos como la benzocaína sólo agravarán la inflamación.

Evite rascarse y frotarse. Si hay más irritación sobre el área sólo empeorará la inflamación. Mantenga sus manos lejos y trate de usar ropa suelta que no roce la parte inflamada, recomienda el doctor Ferentz.

Retire el aguijón y limpie. Un aguijón o cualquier otro objeto extraño que permanezca sobre la piel continuará causando la inflamación mientras no sea retirado. Si sobresale de la piel, sáquelo con pinzas, después lave con agua y jabón, sugiere el doctor Ferentz. Si el aguijón está más profundo, consulte al médico para que lo extraiga.

Trate su piquete como un bistec. Si espolvorea un poco de ablandador de carnes sobre un piquete de abeja o mosquito, puede reducir algo de la inflamación así como el dolor y la comezón, de acuerdo con el doctor Parish.

Ingle (Protuberancias en la)

CUÁNDO CONSULTAR A SU MÉDICO

- Cualquier protuberancia debe ser notificada a su médico.

LO QUE SU SÍNTOMA LE DICE

A diferencia de un grano sólido, una protuberancia es suave y generalmente se retrae cuando la empuja o presiona. Si tiene una protuberancia, probablemente será en su ingle o en la parte superior del muslo y quizá sea una hernia.

Una hernia se presenta cuando hay debilidad de los músculos y el tejido conectivo en la pared abdominal que mantiene los intestinos en su lugar. El intestino atraviesa la pared y esa protuberancia es la hernia.

Las hernias son bastante comunes. Los hombres son las víctimas más probables, porque tienen un área más débil en el músculo de la ingle, donde está la intersección por el conducto que lleva la esperma. Al levantar cosas pesadas o al hacer esfuerzos al evacuar aumenta sus probabilidades de tener una hernia. También al reír o toser puede surgir una.

Las hernias rara vez ponen en riesgo la vida, pero pueden ocasionar complicaciones. Si el intestino se atora en la abertura, puede desarrollar un bloqueo intestinal o hasta gangrena, advierte el doctor John C. Rogers, vicepresidente del Departamento de Medicina Familiar en el Colegio de Medicina Baylor, en Houston.

ALIVIO DEL SÍNTOMA

*E*l tratamiento para la hernia es sencillo. Aquí presentamos alguna información que puede ser de utilidad para que considere sus opciones.

Olvide el braguero. El braguero es una almohadilla elástica que evita que la protuberancia sobresalga. Pero los bragueros son estorbosos y si la hernia crece puede cortar el suministro de sangre y complicar el tratamiento.

Considere la cirugía. La mayoría de los médicos recomienda la cirugía. "Usar un braguero es sólo un paliativo. La única forma segura de curar una hernia es con cirugía", establece el doctor Glen Hollinger, internista en el Hospital del Buen Samaritano, en Los Angeles.

En muchos casos puede practicarse la cirugía ambulatoria en menos de una hora, e irse a casa un poco después. En dos o cuatro días podrá regresar a trabajar y reanudar casi todas sus actividades.

"Generalmente la cirugía de hernias es menor y previene complicaciones más serias. Así que, en mi opinión, bien vale la pena realizarla", concluye el doctor Rogers.

Insomnio

CUÁNDO CONSULTAR A SU MÉDICO

- Ha estado teniendo problemas para dormir casi todas las noches durante más de un par de semanas.
- Teme irse a la cama porque no sabe si tendrá que pasar una noche más sin dormir.
- Está mortalmente cansado durante el día y no puede concentrarse ni funcionar adecuadamente.
- Está recurriendo al alcohol o a medicinas para quedarse dormido.

LO QUE SU SÍNTOMA LE DICE

T odos sufren ocasionalmente de una noche sin sueño. Pero estar acostado despierto, noche tras noche, es otro asunto. El insomnio generalmente es una señal de otro problema, ya sea un problema médico o un desajuste emocional.

Los trastornos crónicos dolorosos, como la artritis, pueden mantener a Juan Pestañas lejos de la cama, al igual que una urticaria por ortigas. Una pelea con su cónyuge puede hacerle dar vueltas a la almohada toda la noche, mientras que los problemas en el trabajo se convierten en forcejeos con las sábanas.

También un cambio en su rutina regular puede alterar su ritmo biológico natural, lo suficiente para causar el problema. Si pasa de un turno diurno al de la noche puede interponerse en una buena noche de sueño, por ejemplo, al igual que un vuelo transcontinental.

El insomnio generalmente empieza con unas cuantas noches con los ojos abiertos, ocasionadas digamos, por una lesión o una perturbación emocional menor, de acuerdo con el doctor Edward Stepanski, psicólogo clínico y director de la clínica de insomnio en el Centro de Investigación sobre Desórdenes del Sueño en el Hospital Henry Ford, en Detroit. Esas pocas noches sin sueño crean

287

hábitos que pueden conducir a un problema a largo plazo, como por ejemplo, tomar una siesta durante el día o un refrigerio en la noche; ver la televisión en la cama o asaltar el refrigerador a las 2 a.m. Cuando menos cuenta se dé estará haciendo esto regularmente y habrá desarrollado lo que se conoce como insomnio del comportamiento.

"Todas las cosas que la mayoría de las personas realizan y que supuestamente mejoran su sueño, de hecho sólo lo empeorarán (afirma el doctor Stepanski). El problema original se va, pero el insomnio permanece. Desarrollaron hábitos de sueño terribles, que no permitirán que nadie duerma, además de que ahora están viendo el reloj y se vuelven temerosos a medida que se aproxima la hora de dormir". Para entonces, los ritmos naturales del insomne crónico estarán tan desafinados como si bailara watusi cuando la orquesta toca un vals antiguo.

ALIVIO DEL SÍNTOMA

Si usted dormía bien antes, dormirá bien otra vez, dicen los expertos. Pero no espere milagros con una noche experimental de buenos hábitos de sueño. "Probablemente le tomó mucho tiempo a su sueño ponerse tan mal como está (comenta el doctor Stepanski). Mejorará poco a poco. No sucederá instantáneamente la primera noche."

¿No puede dormir? Entonces no vaya a la cama. "Si hay alguna recomendación que yo podría hacer contra el insomnio, es demorar la hora de acostarse una hora, quizá dos", dice el doctor Stepanski. Una de las peores prácticas que siguen las personas es irse a acostar cuando no están realmente cansadas. "Ni siquiera tienen sueño, pero piensan que es tiempo de ir a la cama", agrega. Y pocas cosas pueden aumentar tanto la tensión como estar recostado en la oscuridad, escuchando gotear el lavabo y preguntándose por qué no puede dormir.

Una vez entre las sábanas, si no se queda dormido en 20 minutos, levántese, deje la recámara y realice algo mundano. "No sude. Levántese y observe el último programa en la tele y disfrútelo", aconseja el doctor Stepanski.

Practique buenos hábitos de sueño. Los expertos en el sueño gustan de dar una lista de lo que consideran consejos para la higiene del sueño: no use la recámara para nada más que sexo o sueño; levántese a la misma hora cada mañana, sin importar a qué hora se acostó; no tome siestas; haga ejercicio al atardecer o temprano por la noche; no se acueste con hambre. La mayoría de las personas que luchan contra el insomnio recorren la lista, intentan cada aspecto uno o dos días, la descartan y regresan a sus antiguos hábitos.

"Terminan por concluir que ninguna de estas cosas sirve pero realmente deben tratar todas simultáneamente y darse la oportunidad (agrega el doctor Stepanski). El sueño al instante no surgirá la primera noche que deje de tomar una taza de café o que se vaya a dormir a la 1:00 a.m., en vez de a la medianoche."

Caliéntelo con agua. Un baño caliente, en tina o *jacuzzi*, antes de retirarse puede relajar los músculos y calentarlo para un buen sueño, dice la doctora Suzan Jaffe, directora clínica del Programa de Sueño del Centro Médico Hollywood, en Florida.

Relájese al máximo. Una charla amable y tranquila o un masaje muscular puede relajar al monstruo de tensión que asusta a Juan Pestañas. Lo mismo pasa con el yoga o el entrenamiento para relajarse.

Vea la luz. La terapia con luz brillante puede ayudarle a restaurar su ritmo natural de sueño, sobre todo si el insomnio fue inducido por un cambio de horario por viaje o en su trabajo, sugiere el doctor Stepanski. Intente caminar media hora al amanecer. "Envía un mensaje al cuerpo para activarse durante el día, y estará más preparado para dormir en la noche."

No asalte el refrigerador; no encienda un cigarrillo. Si se despierta en mitad de la noche, nunca se fume un cigarrillo ni se vaya a la cocina en busca de algo para comer. "Puedo tomar a los mejores dormilones del mundo y despertarlos cinco noches seguidas para ofrecerles un emparedado o un cigarrillo (explica el doctor Stepanski). A la sexta noche y de ahí en adelante, despertarán por sí mismos. Ambos deben estar absolutamente prohibidos entre la hora de acostarse y la de levantarse."

Los medicamentos son difíciles de tragar. Los médicos especialistas en el sueño se muestran reacios a prescribir sedantes sin más ni más, dice la doctora Jaffe, excepto en el caso de un trauma obvio, como la muerte de un cónyuge y aun así, sólo por un corto periodo. El manejo inadecuado de las píldoras para dormir puede causar el insomnio que la prescripción estaba destinada a tratar, previene.

¿Y qué hay del uso ocasional de las píldoras para dormir que no requieren de receta médica? "No las tome rutinariamente" aconseja la doctora Jaffe. "No conocemos su efecto a largo plazo. Pero no son absolutamente benignas. Contienen ingredientes que pueden causar adicción."

Irritabilidad

CUÁNDO CONSULTAR A SU MÉDICO

- Su irritabilidad persiste por más de una semana y está afectando adversamente su rendimiento laboral y sus relaciones con la familia, amigos y compañeros de trabajo.
- También se siente bajo presión constante en el trabajo o en la casa.
- También tiene jaquecas persistentes.

LO QUE SU SÍNTOMA LE DICE

*E*sa piel gruesa que tenía parece estar más delgada. Una broma amable de su cónyuge ocasiona un arrebato. Un incidente menor de tráfico provoca su furia. Una crítica bien intencionada en el trabajo lo saca de sus casillas en tal forma que las personas de su oficina murmuran sobre usted durante días. Lo raro es que usted no sabe por qué está tan fuera de control.

"La irritabilidad ocasional es parte normal del ser humano", dice el doctor Paul Horton, psiquiatra en Meriden, Connecticut. "Los adolescentes, por ejemplo, pasan por periodos de irritabilidad. Un momento están irritables y diez minutos después, están bien. Los padres no deben preocuparse por eso, porque los adolescentes son como el clima tropical: cambian momento a momento."

"Pero la irritabilidad también puede ir de la mano con casi cualquier enfermedad. Con mucha frecuencia, las personas que empiezan a enfermarse están irritables, pero no saben por qué."

La irritabilidad puede ser una señal de gripe, de un resfriado, del síndrome premenstrual, de fatiga, depresión, ansiedad, abuso de drogas o alcohol, estrés, diabetes, esquizofrenia, enfermedad de Alzheimer, padecimientos tiroideos, infarto o tumor cerebral. También puede ser un efecto colateral de ciertos medicamentos.

ALIVIO DEL SÍNTOMA

Como tantas cosas pueden producir irritabilidad, los ataques repetidos o persistentes deben informarse a su médico. Sin embargo, si sólo se levantó del lado equivocado de la cama, o cuando se sienta en su límite, trate de llevar a cabo estas sugerencias.

Identifique la causa. Si siente que está más irritable que lo normal, tómese un momento para pensar qué puede causar la irritación. "Identificar una causa puede ayudarle a darse cuenta de que su irritabilidad es temporal y sólo necesita ser más paciente y muy cuidadoso con las personas que lo rodean durante un tiempo. Puede ayudarle a evitar hacer o decir algo que después pudiera lamentar", recomienda la doctora Betsy Comstock, profesora de psiquiatría en el Colegio de Medicina Baylor, en Houston. Sólo el saber que el síndrome premenstrual la hace más irritable dos días al mes, por ejemplo, puede ayudarle a controlarse.

No lo esconda. En vez de tratar de esconder sus sentimientos, advierta a quienes le rodean que se siente gruñón. "Las personas a veces se meten en problemas cuando no reconocen sus sentimientos hacia otros. Si no les avisa que está irritable, estarán perplejos por su comportamiento", dice el doctor Roland D. Maiuro, director del Programa de Ira y Violencia Doméstica en el Centro Médico Harborview, en Seattle. "Si tengo uno de esos días, diré: `Sólo quiero que sepan que no estoy bien hoy. Así que si parezco irritable, por favor, perdónenme'. Esto puede ayudar a las personas a entender de dónde viene esa situación y aminorarla."

Tome la pausa que refresca. Trate de realizar una labor que le distraiga de lo que lo está irritando. "Hay un viejo dicho: `La ociosidad es la madre de todos los vicios'. Algunas personas sólo necesitan tener las manos ocupadas (afirma la doctora Comstock). Dé un paseo, lave la ropa, escriba una carta, riegue el pasto. Necesita hacer algo que reduzca su tensión y ocupar parte de su tiempo (debería tomar de 15 minutos a una hora, dependiendo del tiempo que necesite para enfriarse), para no reaccionar impulsivamente."

Verifique los sistemas. Antes de que confronte a alguien, asegúrese de que sus pensamientos y acciones estén controladas, sugiere el doctor Maiuro. ¿Está pensando en palabras que exageran, como: "siempre", "debería", "tendría" o "nunca"? ¿Se está enfocando en lo que piensa de la persona, más que en resolver el problema? ¿Está teniendo pensamientos de venganza o de ajustar cuentas con esa persona? ¿No es capaz de sentirse ecuánime? ¿Está hablando fuerte y golpeando la mesa con el puño? ¿Siente tensión muscular en la espalda o en el cuello? "Si está teniendo un pensamiento o sentimiento como ése, entonces probablemente no está listo para enfrentar la situación (dice el doctor Maiuro). Si confronta a alguien en ese punto, es probable que usted distorsione o complique más el problema, en vez de resolverlo."

Fije el tiempo. Si alguien lo irrita y usted siente que explotará si se habla del problema en ese momento, trate de negociar un tiempo en el que piensa que podría discutir la situación calmadamente con la otra persona, recomienda el doctor Maiuro.

Sea positivo. Si le parece que está teniendo pensamientos negativos como: "Hoy va a ser un día horrible", trate de sustituirlos con pensamientos positivos, sugiere el doctor Dennis Gersten, psiquiatra en San Diego que publicó *Atlantis: The Imagery Newsletter*. "Si se despierta de mal humor, cierre los ojos por un momento y visualice que el día transcurrirá apacible y exitosamente (dice). Use automensajes positivos, como: `Me pregunto qué clase de retos me ofrecerá el día de hoy. ¿Qué aprenderé hoy?, repita palabras de estado anímico positivo como `lograrlo', `tener éxito' una y otra vez en su mente, pues quizá le puedan ayudar ante su irritabilidad."

J

Jaquecas

- Nunca tuvo jaquecas antes, pero ahora las tiene.
- Su jaqueca persiste por más de 72 horas o evita que usted pueda realizar sus actividades normales.
- La jaqueca se siente como una "explosión súbita" en su cabeza.
- Experimenta también problemas de visión, dificultad al hablar, problemas con la coordinación, debilidad en los brazos y piernas o dificultad para pensar claramente.
- También tiene rigidez en el cuello o fiebre.
- Tiene jaqueca cada vez que hace ejercicio.
- También tiene vómito, pero no siente náuseas.
- Sus jaquecas se están volviendo más frecuentes y severas.

LO QUE SU SÍNTOMA LE DICE

A veces parece que nada se siente peor que un terrible dolor de cabeza. Punza, estalla, oprime. Puede sentirse como si estuvieran torciéndole la cabeza por dentro y extrayendo toda la energía de su cuerpo.

"Las jaquecas están increíblemente difundidas", dice el doctor George H. Sands, neurólogo y especialista en jaquecas en el Centro Médico Monte Sinaí en la ciudad de Nueva York. Como el 90% de los estadounidenses tienen al menos una jaqueca en su vida, de hecho, casi el 60% de todos los hombres y el 75% de todas las mujeres probablemente tuvieron al menos una jaqueca el mes pasado.

Nueve de cada diez jaquecas son por contracciones musculares, conocidas también como jaquecas tensionales, explica el doctor Egilius Spierings, director de la Sección de Jaquecas en el Hospital Brigham and Women, en Boston. A menudo provocados por estrés y fatiga, estas jaquecas son causadas por la contracción sostenida de los músculos de la cabeza y el cuello. Las jaquecas tensionales a menudo empiezan al finalizar la tarde y pueden sentirse como si tuviera una banda amarrada alrededor de la cabeza.

La migraña sucede cuando los vasos sanguíneos del cuero cabelludo se dilatan. Con frecuencia empieza temprano por la mañana, con dolor intenso en un lado de la cabeza o detrás de los ojos. El dolor puede durar desde varias horas hasta tres días. Algunas personas que padecen migrañas experimentan auras (relámpagos de luz o líneas luminosas en zigzag) 15 a 30 minutos antes de que se presente el dolor. Las migrañas también pueden causar náusea, vómito y sensibilidad a la luz. Las migrañas afligen a menos de 7% de los estadounidenses, pero entre 65 y 75% de las personas que tienen migrañas son mujeres.

"El dolor de cabeza en las mujeres puede relacionarse con el ciclo menstrual", afirma el doctor Sid Gilman, profesor y consejero del Departamento de Neurología en el Centro Médico de la Universidad de Michigan, en Ann Arbor. "Las jaquecas del tipo migrañoso son mucho menos comunes después de la menopausia."

Sin embargo, los hombres son más propensos a tener jaquecas localizadas en un lugar fijo, un tipo de dolor de cabeza con ardor extremo en un ojo o alrededor de él, que aflige a menos de 1 de cada 100 estadunidenses. Considerados como uno de los más dolorosos tipos de jaqueca, este tipo de ataques puede durar hasta dos horas y aparecer una o dos veces al día, durante un mes, y después no presentarse durante seis meses o hasta varios años, dice el doctor Spierings.

Las jaquecas también pueden ser la señal de un resfriado, gripe, presión sanguínea alta, hemorragia cerebral, infarto, tumor cerebral, meningitis, enfermedad de Lyme, tenia, glaucoma, abscesos dentales o supresión de cafeína. También pueden ser efecto colateral de ciertas drogas.

ALIVIO DEL SÍNTOMA

*A*fortunadamente, menos de cinco jaquecas de cada 100 son un signo de alguna enfermedad preexistente, dice el doctor Spierings. Para la mayoría de nosotros, las jaquecas son una parte dolorosa pero rutinaria de la vida. Sin embargo, puede controlarlas un poco. He aquí cómo.

Duerma un poco. Las jaquecas por mucha tensión se alivian con un poco de sueño profundo, asegura el doctor Donald Farrel, profesor de neurología en la Escuela de Medicina de la Universidad de Washington, en Seattle. Aunque dormir también puede *causar* una jaqueca, dice el doctor Spierings, si duerme muy poco o demasiado. Por eso es importante establecer un horario regular para acostarse durante la noche y levantarse por la mañana.

Suspenda el rechinido nocturno. "Algunas personas están tan tensas durante el sueño que rechinarán sus dientes y despertarán con jaqueca por la mañana", dice el doctor Farrell. (Para terminar con el tema de los dientes que rechinan, vea la página 152.)

Déle combustible a su cuerpo. Si omite alguna de las comidas puede tener jaqueca tan fácilmente como si omitiera dormir. "No sabemos por qué, pero puede ser que cuando nuestro cuerpo está bajo de combustible, activa la parte del sistema nervioso que aumenta la tensión de los músculos de todo el cuerpo", explica el doctor Spierings.

Juegue al detective de la dieta. "Las personas que tienen jaquecas frecuentes deben considerar la posibilidad de que los alimentos consumidos dos o tres horas antes tuvieran algo que ver con su padecimiento", comenta el doctor Gilman. Los ofensores comunes en los alimentos contienen tiramina, un aminoácido conocido por ocasionar jaquecas a muchas personas. Los alimentos y bebidas que contienen tiramina u otras sustancias que provocan jaquecas incluyen la mayor parte de las bebidas alcohólicas, quesos añejos, carnes curadas, encurtidos, chocolates, frutas cítricas, pizza y cualquier cosa que contenga glutamato monosódico. "Si sospecha que los alimentos causan sus jaquecas, trate de eliminar uno por uno de su dieta y vea lo que sucede," concluye el doctor Spierings.

Evite el tinto. La próxima vez que le ofrezcan vino tinto, piénselo dos veces, pues contiene muchos químicos que pueden dilatar los vasos sanguíneos y causar jaquecas, dice el doctor Spierings.

No más terceras tazas. No beba cantidades excesivas de café. "Si bebe tres o más tazas de café al día en la oficina y se duerme hasta tarde los sábados, podría despertarse con una jaqueca por la falta de cafeína", advierte el doctor Sands. Para prevenirlo, los médicos sugieren que no beba más de una o dos tazas de café de 240 ml (8 oz) al día.

Pise las colillas. "Fumar es malo para todos y hará que empeoren algunas jaquecas (previene el doctor Sands). Si fuma, deje ese hábito."

Haga su propia sombra. "Algunas personas tendrán una jaqueca si van a la playa y se sientan frente al reflejo del agua (asegura el doctor Sands). Sugiero que esas personas usen buenos lentes para el sol y un sombrero de ala ancha."

Muévase. "El ejercicio es un tratamiento efectivo y sorprendente para las jaquecas (afirma el doctor Gilman). Parece raro, pero hay personas que al jugar un partido vigoroso de pelota descubren que sus jaquecas se esfumaron." El ejercicio alivia la tensión y puede favorecer la producción de los analgésicos naturales, llamados endorfinas, dice el doctor Sands. Sólo con caminar 30 minutos diarios tres veces por semana puede ser suficiente para prevenir jaquecas y fortalecer su salud en otras formas. Si su jaqueca se acompaña de fiebre, deberá buscar ayuda médica y posponer el ejercicio hasta que se recupere.

Caliéntese. "Un remedio casero importante es usar una almohadilla de calor sobre el cuello y los hombros de 15 a 20 minutos diariamente. Es una buena forma para reducir gradualmente la frecuencia de sus jaquecas tensionales", recomienda el doctor Spierings. La almohadilla de calor ayuda a aliviar los músculos tensos y previene que se les corte la circulación. Cuando atraviesa por algún problema, puede darse un baño caliente en la regadera o en la tina, pero nada es tan efectivo como la almohadilla o compresas, asegura.

Aprenda a relajarse. "El manejo del estrés, como la biorretroalimentación y el yoga, pueden ser muy valiosos para las personas que sufren de jaquecas tensionales recurrentes", dice el doctor Farrel. (La biorretroalimentación incluye el uso de un aparato electrónico para aprender a cómo controlar las funciones biológicas sobre las que normalmente no tiene control consciente.) Pida a su médico que le recomiende con alguien que pueda enseñarle esas técnicas de relajamiento.

Imagine que no hay jaqueca. La imaginación guiada es una forma muy efectiva de liberarse de sus jaquecas, asegura el doctor Dennis Gersten, psiquiatra en San Diego, quien publicó *Atlantis: The Imagery Newsletter*. Imagine que está recostado en una playa, con el sol calentándolo confortablemente. Las olas le pasan suavemente por encima. Cada vez que las olas regresan al mar, se llevan más y más tensión de su cuerpo.

Después de que se haya relajado, el doctor Gersten sugiere intentar esta imagen: enfoque su atención en su dolor. Imagine que el dolor tiene cierto tamaño, forma y color. ¿Cómo se siente? ¿Es liso o áspero? ¿Se mantiene en un sólo lugar en su cabeza o se mueve por ahí? Deje que la jaqueca se convierta en un líquido. Deje que el dolor se escurra hacia su cuello, después por un hombro, hacia su mano y finalmente a las puntas de los dedos. Después permita que el líquido se escurra por los dedos y observe cómo fluye fuera de la habitación o el lugar donde está.

LA ALTERNATIVA DE LOS MEDICAMENTOS

Si los remedios naturales no le sirven, hay muchos medicamentos que no requieren receta y otros, que sí necesitan de ella, que podrían aliviar su jaqueca. Éstos son sólo ejemplos.

Busque una aspirina. "Muchas personas encuentran excelente alivio para sus jaquecas si toman dos aspirinas o acetaminofén (dice el doctor Gilman). La aspirina disminuye la inflamación, y ambos, aspirina y acetaminofén, son buenos analgésicos."

No olvide el café. Si tiene una jaqueca de moderada a fuerte, pruebe tomar su aspirina con una taza de café fuerte, sugiere el doctor Spierings. La cafeína acelerará la absorción de la aspirina.

Tome un antihistamínico. Los antihistamínicos que también contienen medicamento para el dolor pueden ayudar en su jaqueca tensional si toma una o dos tabletas cada cuatro horas, ilustra el doctor Spierings. Puede tomar hasta 300 miligramos por día, pero no exceda los límites diarios que vienen en la etiqueta del paquete, previene.

"Esos antihistamínicos pueden causar el relajamiento muscular si se toman repetidamente (advierte el doctor Spierings). Son efectivos y le mantienen alejado de los medicamentos para el dolor. Al principio lo noquearán un poco, pero mientras más los tome, serán más efectivos contra la jaqueca y se sentirá menos mareado."

Respire el gran O. El oxígeno es una arma efectiva contra las jaquecas localizadas y también puede beneficiar a las personas que padecen migrañas, dice el doctor Sands. Los médicos no están seguros de cómo el oxígeno alivia el dolor, pero sí disminuye el flujo sanguíneo al cerebro y tiene un efecto positivo sobre las células cerebrales. Pregunte a su médico si respirar 100% de oxígeno de un tanque puede ayudarle. Si es apropiado, su médico podrá prescribirle oxígeno e indicarle un proveedor.

¿Es tiempo para una prescripción? Para jaquecas muy severas, necesitará un medicamento recetado por un médico como la ergotamina, la dihidroergotamina o sumatriptan. Pregunte a su médico si un medicamento así sería lo indicado para usted.

Manténgase alerta ante los analgésicos. "No hay nada peor para una jaqueca que el uso regular de analgésicos (indica el doctor Spiering). Cualquier medicamento para el dolor, ya sea por prescripción o que no requiere de receta médica, no debe usarse más de dos veces por semana para las jaquecas, porque el uso regular de estos medicamentos de hecho disminuye su resistencia al dolor y aumentará la frecuencia de sus jaquecas." Si está consumiendo demasiados analgésicos vea a su médico, quien puede ayudarlo a diseñar un programa para deshacerse de sus jaquecas.

Juanetes

LO QUE SU SÍNTOMA LE DICE

*É*sta es la historia de Juanito, no el que trepó por las habichuelas mágicas hasta el castillo del gigante en una nube, sino de la gran protuberancia en la articulación de su dedo gordo del pie.

Es probable que su juanete haya estado con usted desde que nació: muchos médicos dicen que la propensión hacia los juanetes es heredada. La razón por la que aparentemente un día sale a relucir es que ha estado usando zapatos muy ajustados.

A medida que usted crece, los zapatos ajustados pueden causarle un desarrollo óseo adicional y producir un saco lleno de fluido en las articulaciones de los dedos en ambos lados del pie. Y eso es suficiente para hacer que las articulaciones se hinchen y duelan, para causar erosión en el cartílago circundante o hasta poner presión dolorosa sobre el resto de sus dedos, dice el doctor Michael Coughlin, ex presidente de la Sociedad Americana de Ortopedia de Pie y Tobillo, y cirujano ortopédico en Boise, Idaho.

ALIVIO DEL SÍNTOMA

*P*ara tratar los juanetes siga estos consejos.

Estire esos zapatos. Si su par de zapatos favorito está causando o irritando un juanete, llévelos a reparar y pida que los hormen, o hágalo usted mismo con una horma comercial, aconseja el doctor Myles Schneider, en Annandale, Virginia, podiatra y coautor del libro *How to Doctor Your Feet without a Doctor*.

Use sandalias. Si su forma de vestir es más relajada, considere el uso de sandalias o hasta andar descalzo, sugiere el doctor Steve Guida, en Fort Lauderdale, Florida, podiatra que ha tratado a cientos de pacientes ancianos. El zapato más abierto significa menos tensión y, como resultado, menos oportunidad para incomodar el juanete, dice.

Protéjase usted mismo. Las almohadillas llamadas protectores para juanetes pueden servir como una barrera cómoda entre usted y sus zapatos, informa el doctor Guida. Después de que el protector se coloca directamente sobre el juanete, el adhesivo de la parte posterior lo conserva en su sitio. Para uso prolongado, pruebe los protectores para juanetes hechos con silicón, recomienda el doctor Guida. Ambos tipos están disponibles en las farmacias.

Lustre sus zapatos. Algunos lustres para calzado aplicados una vez por semana pueden suavizar la piel del zapato, lo que podría ayudar a que su par favorito se amolde a la forma de su juanete en vez de presionarlo, dice el doctor Schneider.

Ejercite esos juanetes. La siguiente receta ayuda a aflojar la rigidez que a veces acompaña a los juanetes, sugiere el doctor Schneider. Con un trozo de tela de algodón o una cuerda delgada, de 2.5 por 50 cm, dé la vuelta en cada extremo a los dos dedos gordos de los pies. Mientras mantiene los talones sobre una superficie plana, con la tela o cuerda extendida entre los pies, separe cuidadosamente los dedos de los pies y sostenga por cinco segundos. Repita 10 veces, dice el doctor Schneider. Aumente esta rutina con una repetición diaria, hasta alcanzar 25.

Intente con soportes. Los soportes de arco hechos a la medida, llamados órtesis, también pueden ayudarle a aliviar el dolor reduciendo la cantidad de movimiento del pie en el zapato. Las tarifas varían, desde 50 dólares para unos de goma dura, hasta 350 dólares para los hechos con grafito, añade el doctor Coughlin.

Compre zapatos para usted. Los zapatos fabricados con su juanete en mente nunca deberán irritar o molestar esa área tan delicada, dice el doctor Guida. Hay podortistas, personas especializadas en fabricar zapatos para personas con problemas de pie, cuyos honorarios varían, según el doctor Guida. Antes de empezar su trabajo, toman una impresión de su pie en yeso y luego fabrican el zapato sobre él, dice Charley Simpson, podortista certificado y propietario de Simpson Shoes, en Boston.

Considere una cirugía. Si el dolor continúa a pesar de todos sus intentos, podría considerar la cirugía. Durante este procedimiento, el médico puede quitar parte del hueso que está causando la molestia y reforzar la articulación o hasta sustituirla. La cirugía debe ser siempre el último recurso, concluye el doctor Coughlin.

299

L

Labios amoratados

- Si sus labios se tornan azules repentinamente y tiene taquicardia, está sudando o tosiendo y tiene dificultad para respirar, vea al médico de inmediato.
- Si su hijo tiene los labios y/o las uñas azules y tos, fiebre o dificultad para respirar, acuda al médico de inmediato.

LO QUE SU SÍNTOMA LE DICE

*S*i sus labios están azules, su cuerpo estará triste, pues no está recibiendo suficiente oxígeno.

Cuando se expone al frío intenso, su cuerpo dirige el flujo de sangre lejos de la piel y hacia el corazón, en un esfuerzo para proveer de sangre adecuada para mantener calientes los órganos vitales, como corazón, cerebro y riñones, y conservar así el calor corporal. Esto reduce el suministro de oxígeno de los pequeños vasos sanguíneos cerca de la superficie de la piel. Vista a través de la piel de sus labios, esta sangre pobre en oxígeno parece tinta azul.

Los labios azulosos también pueden ser una señal de que su sangre ha sido privada de oxígeno, por respirar humos tóxicos o por fumar.

Si sus labios están azules y la piel pálida, puede tener anemia con deficiencia de hierro. El hierro es un componente vital de la hemoglobina, la sustancia que da a la sangre su coloración roja. Además de las deficiencias nutricionales, otras causas del bajo nivel de hierro incluyen periodos menstruales muy pesados o úlceras, cualquier problema de salud que dé como resultado la pérdida regular de sangre.

En los niños, los labios azules junto con tos "de perro", puede indicar una forma grave de crup, una enfermedad respiratoria común.

Los labios que *repentinamente* se tornan de rojos a azules, además del pulso rápido y dificultad para respirar, son la forma que tiene su cuerpo para decir que el corazón o los pulmones están en problemas. Puede tener un problema cardiaco grave, o sus pulmones quizá no reciban suficiente oxígeno por neumonía, bronquitis, asma o enfisema. Un coágulo en los pulmones también puede ocasionarlo. Vaya a una sala de urgencias.

ALIVIO DEL SÍNTOMA

Si sus labios se ponen azules sin que exista una causa obvia, vea a su médico. Probablemente verificará sus problemas circulatorios o anemia; si se ponen azules porque usted es sensible al frío, aquí está lo que debe hacer.

Envuélvase de pies a cabeza. Envuélvase en una toalla gigante o en una manta que le cubra la cabeza. "Mientras más pronto caliente todo su cuerpo, más rápido aumentará su temperatura interna y la sangre podrá volver a fluir hacia sus labios, al igual que a los dedos de los pies y de las manos", dice el doctor John Abruzzo, profesor de medicina y director del Centro de Reumatología y Osteoporosis en el Hospital de la Universidad Thomas Jefferson, en Filadelfia. Beber líquidos calientes puede ayudar al proceso porque dilata los vasos sanguíneos y promueve el mejor fluido sanguíneo. Pero evite el café, advierte el doctor Abruzzo. La cafeína constriñe los vasos sanguíneos. (Para mayores consejos para calentar sus extremidades, vea Manos y pies fríos.)

Brinque. El movimiento aeróbico que involucra el movimiento ininterrumpido de brazos y piernas hace que la sangre se mueva y lleve oxígeno a los tejidos. "Rápidamente traerá un color de rosa a su piel y a sus labios", dice el doctor Abruzzo.

Evite la nicotina. El humo del cigarro corta el oxígeno y también constriñe los vasos sanguíneos, finaliza el doctor Abruzzo.

Labios partidos

CUÁNDO CONSULTAR A SU MÉDICO

- Sus labios partidos tienen varias grietas y fisuras.

Lo que su síntoma le dice

*S*i sus labios partidos y ásperos pudieran hablar (por sí mismos, claro), rogarían dos cosas: humedad y algo para sellar la humedad. ¿Pero cómo es que los labios *pierden* su humedad? Si tiene un hábito muy común, como chuparse los labios o pasar la lengua, tiene un escenario seguro para que se partan. Así es como sucede.

Con el aire seco, como el de una casa con calefacción durante el invierno, por ejemplo, la humedad se evapora de sus labios. Inconscientemente, usted nota esa resequedad y se chupa los labios para humedecerlos otra vez. Después, cuando esa humedad se evapora, le roba a sus labios aún más humedad, así que tiene la necesidad de pasar la lengua de nuevo. La quemadura de sol en los labios también puede hacer que usted se los chupe y eso los resecará.

Otra causa común de los labios partidos es una reacción alérgica a los cosméticos del lápiz labial.

Algunas personas tienen grietas en las comisuras de sus bocas y la causa puede ser la forma de sus labios. Si sus labios se voltean hacia abajo cuando relaja su cara, la saliva puede juntarse en las comisuras y causar que se partan las orillas de sus labios.

Alivio del síntoma

*L*os labios partidos pueden ser irritantes y feos. ¿Las buenas noticias? Casi siempre podrá curarlos usted mismo.

Remoje para hidratar. Para dar a sus labios partidos e irritados el último tratamiento, use diariamente compresas frías con agua salada, sugiere la doctora Caroline Koblenzer, profesora clínica asociada de dermatología en la Universidad de Pennsylvania, en Filadelfia.

"Use una cucharadita de sal por dos tazas de agua. Remoje un lienzo en la solución y colóquela sobre sus labios. Manténgalo fresco y húmedo por un rato, después seque con toquecitos", explica. Puede tratar de hacerlo justo antes de irse a dormir. Hágalo diario por una semana.

Selle la humedad. Después de la compresa, aplique una capa gruesa de un ungüento emoliente, como petrolato puro (vaselina) o algún bálsamo labial que contenga ceras o lanolina para sellar la humedad, recomienda el doctor Alan R. Shalita, profesor y consejero en dermatología en el Centro de Ciencias de la Salud de la Universidad de Nueva York, en Brooklyn.

Pase a la cortisona. Si una semana con compresas y emolientes no le dan resultado, puede agregar un ungüento con 1% de hidrocortisona a su tratamiento, aconseja Tor Shwayder, dermatólogo pediatra en el Hospital Henry Ford, en Detroit. Use la hidrocortisona bajo el emoliente, sugiere. Inténtelo durante dos semanas.

No chupe el problema. Es difícil dejar de chuparse los labios porque es una conducta generalmente inconsciente, como parpadear. Pero detenerse es el primer paso para sanar, dice el doctor Shwayder. Y también comenta que para detenerse es preciso saber que chuparse los labios es la causa del problema.

Cambie de lápiz labial. Si sospecha que alguna alergia a un ingrediente en su lápiz labial está causando que sus labios se partan, la doctora Koblenzer ofrece su sencilla prueba casera de alergias: "Ponga un poco de lápiz bajo una tela adhesiva en la parte interna de su brazo y déjelo durante ocho horas (explica). Si en realidad es alérgica a algo en el lápiz labial, tendrá una reacción con comezón."

¿Otras opciones con lápiz labial? Evite usarlos todos juntos u opte por una marca hipoalergénica, sugiere.

No se queme. La piel delicada sobre sus labios se daña fácilmente y se parte con las quemaduras de sol, dice el doctor Shalita. Mientras que desarrolla el hábito del ungüento labial, asegúrese de elegir uno que contenga filtro solar, aconseja.

Lengua (Problemas en la)

CUÁNDO CONSULTAR A SU MÉDICO

- Hay cambio de color o aparece una capa que recubre su lengua, especialmente si es blanca, parecida al requesón o fibrosa, y no desaparece con el cepillado regular.
- Desarrolla una úlcera en el costado de su lengua.

Lo que su síntoma le dice

*A*bra su boca, saque la lengua y diga:"A-a-a-a-a-h".

Cuando el doctor le pide hacer eso, sólo trata de quitar la lengua del camino para ver su garganta. Usted puede hacerlo frente al espejo del baño si nota que algo extraño sucede, y hay muchas cosas extrañas que *pueden* mostrarse en la lengua.

La lengua normal es de un saludable color rosa coralino y áspera como lija fina, cubierta por fisuras, ranuras y pequeñas proyecciones parecidas a vellosidades, llamadas papilas. La lengua normal también es un campo fértil para toda clase de desarrollos desagradables.

"Es una incubadora para bacterias y hongos de toda clase", dice el doctor J. Frank Collins, dentista con práctica privada en Jacksonville, Florida. "Las grietas pueden llenarse con placa y alimentos, y entonces las bacterias se establecen ahí."

Las bacterias pueden proliferar por mala higiene. Y por muchas razones, el balance bacterial puede inclinarse en favor de sólo una especie, que entonces florece, explica el doctor Collins. En ese momento suceden las cosas extrañas.

Las papilas, por ejemplo, pueden crecer de sólo un milímetro o dos, hasta 20 milímetros, haciendo que parezca que en su lengua está saliendo barba. Por si no fuera lo suficientemente malo, dice el doctor Collins, los vellos y desechos en medio y debajo adquieren coloración: blanca, negra, verde o roja, dependiendo de la bacteria en particular y de la materia alimentaria involucrada.

En contraste con la apariencia vellosa, la lengua también puede estar demasiado suave. Eso sucede con frecuencia por una deficiencia nutricional. Las pequeñas papilas no se caen, explica el doctor Collins. En su lugar, el tejido inflamado de la lengua se inflama y las rodea.

Las úlceras también pueden mostrarse sobre la lengua. Pueden ser benignas, como aftas, o ser causadas por una mordida. También, pueden ser un poco más serias, acaso una ampolla por fiebre. Las úlceras en los costados de la lengua son una preocupación más significativa. Aunque pudieran ser por cualquier causa de las ya dichas, también puede tratarse de cáncer bucal y necesitan ser observados por un médico, dice el doctor Collins.

Y si faltan papilas en ciertas áreas, la persona podría tener lo que se conoce como lengua geográfica. Suena exótico, pero no hay de qué preocuparse, de acuerdo con el doctor Louis M. Abbey, profesor de patología bucal en la Escuela de Odontología de Virginia del Colegio Médico/Universidad Commonwealth de Virginia, en Richmond. La persona con lengua geográfica tiene áreas rojas suaves sobre la lengua, que parecen cambiar de ubicación de tiempo en tiempo. Estos casos se dan en 20 ó 30% de la población", dice.

La lengua geográfica *no* es como esas pequeñas manchas brillantes intercaladas con áreas blanquecinas que son parte de una lengua sana y rosa.

La lengua geográfica se asemeja a una especie de mapa topográfico y si la tiene, alguien en su familia probablemente también la tiene, porque coincide en las familias, aunque no se haya probado que sea hereditaria.

ALIVIO DEL SÍNTOMA

*S*i el cambio de color de su lengua no puede ser achacado fácilmente a una botella de vino, un vaso de leche o un caramelo verde, pudo haber contraído algo que sólo el médico puede remediar. Aquí están sus opciones.

Tome el cepillo. Siempre que encuentre un cambio de color o una capa sobre su lengua, el primer recurso es usar el cepillo dental en ella, aconseja el doctor Collins. "Si no se quita con el cepillado y si persiste varios días, vaya a ver al dentista y pregúntele de qué problema se trata. Si se le quita y la lengua vuelve a la normalidad, sólo siga cepillando."

Cambie su prescripción. Muchas medicinas, como algunos analgésicos, la tetraciclina y otros antibióticos, cambian el balance de la flora bacteriana en la boca, sostiene el doctor Collins. Eso permite que ciertas cepas más fuertes crezcan como dientes de león en un campo primaveral. Si está tomando medicamento y su lengua cambia de color o empieza a desarrollar algo, él recomienda que siga cepillando la lengua de manera regular. Y pregunte a su médico si puede descontinuar la medicina o tomar otra cosa que sea menos probable que altere su lengua como efecto colateral.

No fume. El uso de tabaco puede agravar o causar problemas en la lengua, advierte el doctor Abbey. Ya lo ha escuchado antes, pero aquí lo tiene otra vez: deje de fumar.

Tome la B para no patinar. La lengua resbalosa o demasiado suave generalmente es signo de anemia perniciosa, causada por una deficiencia de vitamina B$_{12}$. "*Generalmente* es anemia perniciosa, pero ese no es *siempre* el caso (advierte el doctor Collins). Si no es perniciosa, hay probabilidades de que sea anemia de otro tipo, quizá deficiencia de hierro. O puede ser otro problema sanguíneo congénito." Su médico tendrá que diagnosticar la causa de la lengua resbalosa. Puede tratarla con una inyección de vitamina B12, o recetarle un suplemento. Mientras tanto, asegúrese de comer suficientes alimentos altos en B12, como pescado, yogur bajo en grasa y queso *cottage*.

Asegúrese de que está bien. La lengua geográfica puede causar sensación de ardor en la boca. De ser necesario, hable con su médico sobre posibles tratamientos. Además de eso, la lengua geográfica no es motivo de preocupación, asegura el doctor Abbey, "aunque usted y su dentista deberán observarla para asegurarse de que no se convierta en algo más".

Las bebidas de dieta lo hacen. Algunos alimentos pueden causar incomodidad o quemaduras a las personas con lengua geográfica, dice el doctor Collins. "He visto personas a quienes les irritan las bebidas de dieta o el aceite de hierbabuena en la goma de mascar", añade. Tendrá que experimentar eliminando diferentes bebidas o alimentos de su dieta para ver si alivia la irritación.

No culpe a sus dientes. Si desarrolla una úlcera (dolorosa o no) en el costado de su lengua, programe una visita al médico. Puede ser una úlcera o un afta. Pero por alguna razón, los costados son el lugar favorito del cáncer bucal, advierte el doctor Collins. "Podría creer que la causó al rozar con algún diente afilado, pero eso no tiene que ver con un diente (previene). Los dientes generalmente no causan úlceras en la lengua."

Libido (Pérdida de la)

LO QUE SU SÍNTOMA LE DICE

*L*a última vez que usted estuvo ardiente en la cama fue cuando el aire acondicionado se descompuso. Y lo único que se enciende una vez que se apagan las luces es la alarma del despertador.

Quizá su cónyuge lo moleste con realizar más la danza del colchón que lo que usted quiere. Quizá se siente obligado, pero en realidad no quiere y en realidad no lo disfruta. ¿Hay algo mal en usted?

Los terapistas sexuales no gustan de jugar con los números al hablar sobre frecuencia en el coito y lo que se considera normal. Están más preocupados en determinar lo que es adecuado para que una pareja mantenga una relación sana.

"Si usted está en una relación y hace el amor una o dos veces al mes, o menos, podría considerarse como bajo", opina Shirley Zussman, terapista sexual y marital certificada en la ciudad de Nueva York y directora de la Asociación para la Disfunción Sexual Masculina. "Pero, ¿quién puede decir qué nivel de deseo es más deseable?"

La libido baja se convierte en un problema que debe ser tratado sólo cuando se percibe como problema, dicen los terapistas sexuales. "Generalmente sólo en el marco de una pareja se puede convertir en un problema (señala la doctora Zussman), y es cuando hay una discrepancia en el deseo entre la persona y el compañero, o cuando las personas sienten que hay algo mal en ellas porque tienen un nivel de deseo bajo."

Todos experimentan picos y valles en el deseo sexual, altibajos en la libido que pueden ser causados por una gran variedad de factores, desde una mala infancia hasta un mal día o una mala enfermedad; desde demasiado estrés a demasiado poco tiempo. Ocasionalmente, algún desequilibrio hormonal o un medicamento prescrito pueden alterar el manejo sexual. Y, desde luego, hay una diferencia entre manejo sexual y función sexual. Usted es capaz de ser estimulado y llegar al orgasmo aunque tenga muy poco o ningún interés en hacerlo. (Por ello, buscar ayuda profesional de su médico o de un terapista sexual calificado no es mala idea si su problema persiste.)

Si persiste la baja en su libido y usted percibe que hay un problema ¿qué puede hacer al respecto?

ALIVIO DEL SÍNTOMA

*L*a libido es un apetito, dice la doctora Zussman. Y a menudo puede ser difícil ayudar a alguien a adquirir el gusto por algo, o a reconocer ellos mismos que realmente tienen hambre por algo delicioso. "Puedes presentar alimentos tentadores, como un postre delicioso, pero eso no ayudará necesariamente a alguien que no tiene hambre o que no siente placer por comer cosas dulces."

Aquí está lo que los terapistas sexuales pueden sugerir para cultivar un gusto sexual dulce y poner ritmo a su libido.

Inspírese en el especiero sexual. Para muchas parejas, el sexo se vuelve tan excitante como lavar los platos porque siempre hacen lo mismo. Si leen un manual sexual y tratan nuevas posiciones o nuevas técnicas pueden añadir un toque renovado y sazón al hacer el amor, aconseja la doctora Zussman.

307

No se olviden de tocarse. Las personas con libidos bajas a menudo son reticentes a expresar cualquier clase de afecto hacia sus compañeros, de acuerdo con Jo Marie Kessler, enfermera registrada, terapista sexual certificada y educadora con práctica privada en San Diego. Ellos pueden creer que pueden fastidiar con sus gestos o que desatarán un debate sobre hacer el amor, pero la pérdida de las caricias puede hacer que su compañero no se sienta deseado ni amado.

"Siempre los aliento a mantener o reasumir expresiones de afecto: un beso en la mejilla o los labios, toques casuales en el brazo u hombro, pasar la mano por el pelo. Ambos necesitan demostrarse que se quieren, pero en el entendido de que una muestra de afecto no es señal para tener sexo."

Lea algo sugestivo. No tiene que andar con lentes oscuros, gabardina y entrar a una librería para adultos, dice Kessler, "pero podría leer novelas románticas, poemas de amor o literatura erótica para tratar de nutrir o reforzar su propia sensualidad."

Pase una hora en la regadera. No trate la hora del baño sólo como los tres minutos de aseo antes de correr hacia la puerta para ir a trabajar. "Aproveche todas las experiencias sensuales en la regadera o la tina," sugiere Kessler. Sienta el placer del agua a medida que resbala sobre su piel. Frótese suave y sensualmente, quizá con una esponja en vez de con un lienzo. Use sales de baño y velitas perfumadas.

Deje que sus dedos hablen. Tómese el tiempo y el placer para conocer su propio cuerpo y el de su pareja sin ninguna presión de un coito o un orgasmo, aconseja Kessler. "Enfóquese en la exploración sin prisa del cuerpo del otro y compartan la alegría y la intimidad." Tóquense el uno al otro, sientan y cuiden los genitales del otro, note las sensaciones en sus dos cuerpos a medida que se mueven. Díganse lo que se siente bien.

No dude en ayudarse. La autogratificación sexual no es algo sucio ni erróneo, dice Kessler. De hecho, una persona con baja libido puede usar la masturbación para aprender lo que se siente bien en su cuerpo, de tal forma que el sexo le brinda una retroalimentación positiva, y no negativa. Practique primero en privado, sugiere, donde no esté demasiado tenso, después aborde el tema de la masturbación mutua con su compañero.

PONGA ATENCIÓN SOBRE ASUNTOS SEXUALES

Conjuntamente con las técnicas de reforzamiento sensual, los terapistas sexuales también sugieren otra clase de estrategias para elevar la libido baja.

"Puede tratar con el problema inmediato a base de técnicas, pero eso no podría ayudar para siempre, ni salvaría una relación", advierte la doctora Zussman.

Aquí hay unas cuantas formas de acercamiento.

Salga del hoyo. La depresión puede producir algunos síntomas físicos muy agudos y es una de las causas más comunes de la inhibición del manejo sexual, asevera la doctora Zussman. "Cuando esté deprimido, no se interesa prácticamente en nada. De hecho, también su libido puede disminuir. Sólo vuela por la ventana." (*Vea* Depresión.)

Busque en su cofre de medicinas. Varios medicamentos que requieren de prescripción y de los que no necesitan de receta médica, en especial algunos tipos de fármacos psiquiátricos y antidepresivos y algunas píldoras para hipertensión, pueden estancar la libido tanto de hombres como de mujeres, afirma el doctor Richard C. Reznichek, terapista sexual certificado, profesor asistente clínico de urología en la UCLA y urólogo en Torrance, California. Algunas drogas también interfieren con su habilidad para ser estimulado. Si está utilizando medicamentos que piensa son responsables por el decremento en su manejo sexual, no deje de tomarlos, aconseja el doctor Reznichek. Primero hable con su médico y pídale medicinas alternativas.

Pida ayuda. De su cónyuge; así es. Cuando menos al principio. Él o ella podría ser, después de todo, quien primero notara la baja de la libido. Ya sea explorando la sensualidad del otro, experimentando con nuevas posiciones o tratando de estar predispuesto más a menudo, explique a su cónyuge que usted podría sentirse raro, cohibido y un poco tenso al intentar cambiar, pero que quiere hacerlo por el bien de su relación, aconseja la doctora Zussman. "Evoque su cooperación. Diga que requiere de su ayuda y comprensión."

Hable con usted mismo... o quizá con un amigo. Pregúntese por qué su manejo sexual se encontró con un dique, sugiere la doctora Zussman. ¿Siempre fue así? ¿Qué sucedía en su vida o en su relación cuando usted cambió? Considérelo bien en su mente, después hable con su compañero, un amigo o un miembro de la familia que le conozca bien, aconseja la doctora Zussman. Quizá puedan ayudarle a encontrar alguna luz.

Tome tiempo para dirigir su estrés. Él trabaja. Ella trabaja. Él está cansado al final del día. Ella llega tarde a casa varias tardes a la semana. Los niños tienen tareas que necesitan revisión. La ambición por desarrollarse profesionalmente, las demandas de la educación de los hijos, la necesidad de mantener conexiones sociales, todos esos factores tensionantes frenan el manejo sexual, comenta la doctora Zussman. "Pueden conducirle a un estado de apatía en lo referente al sexo", añade.

Ninguna de esas preocupaciones diarias, semanales, deja mucho tiempo, ambición o energía emocional para hacer el amor, dice la doctora Zussman. Sugiere que una pareja puede necesitar dar al sexo una alta prioridad en su relación. "Trate de hacer una cita con su compañero. No sólo para hacer el amor, sino para hablar con el otro, sostener su mano, compartir sus sentimientos y preocupaciones. Esto puede ayudar a restaurar su interés sexual."

Ayuda para esas hormonas

También es posible que su libido haya estado noqueada por un desequilibrio hormonal. Aquí está lo que debe considerar.

Trate abiertamente con la menopausia. Algunas mujeres pueden notar una declinación en su interés por el sexo durante la menopausia, informa Kessler. Es un efecto secundario común, mientras el cuerpo intenta ajustarse. La terapia con sustitución de estrógenos puede ayudar a regresar su libido a la normalidad, dice. "Una vez que los síntomas desagradables de la menopausia se detengan, el deseo regresa y hasta puede fortalecerse." Si usted está pasando por la menopausia, pregunte a su médico sobre la terapia de sustitución de hormonas.

Espere la pausa del embarazo. Los cambios hormonales durante el embarazo, especialmente del último trimestre y de la lactancia, a menudo pueden estancar el deseo de sexo, de acuerdo con Kessler. "Las hormonas están presentes a diferentes niveles en esos tiempos, dice. La pérdida de libido inmediatamente después del parto y durante la lactancia es una forma natural para espaciar los niños."

Verifique su testosterona. Si usted es un hombre que no parece tener una razón psicológica para la falta de deseo, quizá quiera solicitar al médico que le practique una prueba sanguínea para determinar su nivel corporal de testosterona, de acuerdo con el doctor Reznichek.

Los niveles bajos de la hormona masculina no son una causa común para que disminuya su sexualidad, pero siempre debe sospecharse, comenta el doctor Reznichek. Dependiendo de la causa, el médico podría prescribir o inyecciones de testosterona, o bien un medicamento que actúe en contra de otras hormonas que están suprimiendo la presencia natural de la testosterona, concluye.

Lunares

CUÁNDO CONSULTAR A SU MÉDICO

- Tiene un lunar que cambia en tamaño, forma o color.
- Tiene un lunar que arde, sangra, da comezón o picazón.
- Desarrolló un lunar nuevo que crece rápidamente.

LO QUE SU SÍNTOMA LE DICE

*L*os lunares pueden dejarnos tan perplejos como el hockey sobre hielo, las convenciones de *Viaje a las Estrellas*, la política y la mayor parte de los programas televisivos.

"Nadie ha averiguado en realidad por qué las personas tienen lunares. No tienen sentido y no parecen tener ningún propósito", dice el doctor Kevin Welch, profesor asistente de dermatología en el Centro de Ciencias de la Salud de la Universidad de Arizona, en Tucson.

En muchos casos, los lunares son viajeros inofensivos que realizan un viaje gratis por su espalda, brazos, piernas o cara. Pueden durar de 10 a 40 años y después desvanecerse.

Sólo una persona de cada 100 nace con lunares.

Generalmente salen a la edad de cinco o seis años, afirma el doctor Marc Bauder, médico familiar que practica en Sun City West, Arizona.

"La persona promedio no nace con lunares, ni una persona que vive un tiempo promedio muere con lunares (añade el doctor Welch). Tienden a llegar e irse a medida que uno crece, así que para cuando tiene 70 u 80, ya posee muy pocos."

Pero en tanto los médicos conocen muy poco sobre el origen de los lunares, saben que cualquier cambio dramático en un lunar puede ser una señal de advertencia de cáncer en la piel, tanto en las variedades maligna (melanoma) y benigna (carcinoma de células basales). También saben que la exposición

311

prolongada al sol aumenta las probabilidades de que un lunar se vuelva canceroso.

"Su riesgo de tener cáncer en la piel en realidad no está determinado por cuántos lunares tiene o de qué tamaño son (dice el doctor Bauder). Tiene más relación con su exposición acumulada al sol durante su vida. El exceso de luz solar puede producir o un nuevo cáncer a partir de células con apariencia normal, o causar que un lunar se malignice y se convierta en cáncer."

ALIVIO DEL SÍNTOMA

"*E*n realidad no hay forma de prevenir que salga un lunar (explica el doctor Bauder). Pero si nota cualquier cambio en uno, vea a su médico en cuanto le sea posible."

La detección temprana del cáncer en la piel es vital, especialmente si es melanoma. "De todos los trastornos de la piel, el melanoma es la causa de muerte predominante. Por eso es muy importante diagnosticarlo con oportunidad, mientras puede ser curado", previene el doctor Martin A. Weinstock, jefe de dermatología en el Centro Médico para Asuntos de Veteranos en Providence, Rhode Island.

Aquí está lo que necesita saber sobre los lunares.

Revise bien. Cada mes hágase una revisión de la cabeza a los pies por toda la piel. Busque cualquier cambio de tamaño, color, forma o apariencia de cualquier lunar, aconseja el doctor Bauder. Use un espejo de mano para verificar las áreas difíciles de ver, como la parte posterior de las piernas. Si no está seguro de cómo autoexaminarse, pídale a su médico que se lo muestre.

Permita que también su médico lo haga. Su médico debe inspeccionar su piel al menos una vez al año, advierte el doctor Robert J. Friedman, profesor asistente clínico de dermatología de la Escuela de Medicina en la Universidad de Nueva York, en la ciudad de Nueva York. Si usted tiene antecedentes familiares de cáncer en la piel (melanoma) y tiene muchos lunares, haga que le revisen la piel dos veces por año.

Retribuye ser suspicaz. El cambio en un lunar no significa automáticamente cáncer en la piel. A menudo es sólo el resultado de un golpe o moretón. Aun así, sería prudente que le revisen cualquier lunar con apariencia sospechosa. Lo más probable es que su médico tome una muestra del lunar y lo envíe a analizar para una biopsia. Incluso si es canceroso, el extirparlo podría ser el único tratamiento que requiriera.

Cree una barrera. Al usar un filtro solar con factor de protección (SPF) de 15 cuando menos, protegerá su piel y sus lunares de la mayoría de los rayos dañinos de sol, dice el doctor Welch. Si tiene muchos lunares en las piernas, puede ser especialmente importante que use filtro solar. En un estudio realizado en 341 enfermeras, los investigadores encontraron que quienes tenían 12 o más lunares en la parte baja de las piernas, tuvieron 4.2 veces más riesgo de desarrollar melanoma, que quienes no tenían lunares en las piernas.

Véase también Marcas de nacimiento con cambios.

M

Mal aliento

- El cepillado regular y completo de los dientes y lengua y el uso de hilo dental no eliminan el mal olor.
- El mal olor de su aliento se acompaña de sangrado, inflamación o dolor en su boca o garganta.

LO QUE SU SÍNTOMA LE DICE

*T*iene que imaginar por qué no se discute con mayor frecuencia sobre el mal aliento en las series de televisión. Después de todo, si cree en los anuncios de la TV, la razón principal por la que el amor joven resulta victorioso y el amor antiguo se renueva, es porque el aliento de los amantes era tan dulce como... bueno, como saborizante a menta o cereza.

Sí, el aliento como el amor son acres. Pero lo que *realmente* mantiene los violines sonando es el cepillo y el hilo dentales. Esto es porque el mal aliento con mayor frecuencia indica una inflamación en las encías llamada gingivitis o un padecimiento más dañino en las encías, la periodontitis.

Por cualquier número de razones, pero generalmente porque no se ha cepillado ni usado hilo dental como debiera, las bacterias se acumulan en su boca, sobre los dientes y las encías, como el moho en la esquina húmeda de la regadera. Si no mantiene los dientes y las encías libres de la acumulación de bacterias, empezarán a causar mal olor a medida que las bacterias pudran las partículas de alimento que quedaron en su boca. Esta acumulación de bacterias también conduce a la enfermedad en las encías, de acuerdo con el doctor Timothy Durham, director de odontología de adultos en el Centro Médico de la Universidad de Nebraska, en Omaha. También podría notar algo de sangrado o inflamación en las encías, además del mal aliento, dice.

Si la gingivitis y la placa no son las que le dan un aliento que podría tirar las flores, quizá sea la boca seca. Mientras que algunas personas tienen crónicamente seca la cavidad bucal, muchos de nosotros sentimos esa resequedad al despertarnos. "Durante la noche el flujo de saliva se reduce significativamente (explica el doctor Durham), y la saliva contiene enzimas protectoras que ayudan a mantener bajas las bacterias en la boca." Sin saliva, no se requiere mucho para que la cuenta bacteriana aumente. Cuando se despierta tiene aliento matutino y lo único que desea besar o que lo bese es una botella de enjuague bucal.

Los medicamentos también pueden hacer acre su aliento. "Los antihistamínicos y muchos medicamentos que no requieren de receta para los problemas de sinusitis, pueden causar mal aliento porque secan la boca junto con la nariz", asegura el doctor Durham. Algunos medicamentos antidepresivos tienen un efecto colateral similar al disminuir la saliva.

Otros productores de mal aliento, dicen los dentistas, incluyen las infecciones en los senos y las vías respiratorias, las amígdalas o las adenoides inflamadas, respirar por la boca, úlceras en la boca, deterioro dental, abscesos dentales y padecimientos del hígado o pulmones. Las personas con diabetes tienen una esencia dulce y ácida en su aliento que puede ser algo objetable. Los problemas digestivos, en los que la comida encuentra su forma de regresar al esófago, pueden crear también un olor desagradable.

ALIVIO DEL SÍNTOMA

A un si tiene gingivitis avanzada o una enfermedad periodontal, "lo mejor que puede hacer para eliminar el mal aliento es cepillarse y usar el hilo dental y ver a un dentista para consultar y tratar con el problema de las encías", aconseja el doctor Durham. Vea el capítulo correspondiente a los problemas de encías, sobre cómo cepillarse correctamente y verifique esos refrescantes del aliento.

Cuide sus mejillas. No olvide cepillarse la parte interior de sus mejillas, recuerda el doctor Durham. "Debe remover cualquier residuo y acumulación ahí también. No necesita tallar. Unos cuantos pases con el cepillo bastarán."

Cepille su lengua. A menudo puede eliminar el mal aliento simplemente cepillando su lengua, que sostiene la misma placa y bacterias que hay alrededor de sus encías, recomienda el doctor Durham. Trate de cepillar su lengua lo más atrás posible, sugiere.

Deje que el enjuague se vaya al drenaje. Todos esos enjuagues bucales que ve en la TV y en las repisas de la farmacia, son un poco más que inútiles para controlar la fuente real del mal aliento. "Cepillar sus dientes es mejor solución que enjuagarse la boca", dice el doctor Michael Weisenfeld, vocero de la Academia de Odontología General y consultor dentista con práctica privada en Livonia, Michigan. "Lo que hacen todos los enjuagues es enmascarar el problema real y ni siquiera son una buena forma de cubrirlo. Casi todos son agua con sabor." Las raras excepciones están disponibles sólo bajo prescripción, afirma.

El doctor Durham concuerda. "Si usa un enjuague bucal es como si alguien que no se baña durante varios días usa mucho perfume para cubrir el olor", dice.

Acepte el compromiso. Si sufre de boca seca y elige usar un enjuague bucal, busque una preparación que no contenga un alto contenido de alcohol, aconseja el doctor Durham. El alcohol secará más su boca y fortalecerá las emisiones nocivas.

Moje su silbido. Si mantiene su boca húmeda prevendrá la acumulación de bacterias y placa, dicen los dentistas. (Para consejos de cómo tratar con la boca seca, vea la página 54.)

Respire con su dentista. Si después del cepillado escrupuloso todavía tiene un aliento que podría detener a una estampida, es tiempo de visitar al dentista porque, lo más probable, es que la placa haya formado sarro y que su gingivitis esté empeorando. "Si no mantiene fuera a la placa, tiene que venir con nosotros (dice el doctor Weisenfeld), y tenemos que eliminarla." Si eso no sirve, el dentista tendrá que buscar otras causas.

Malestar

CUÁNDO CONSULTAR A SU MÉDICO

- Se siente desanimado durante más de cinco días.
- Le duele el abdomen o ha notado cambios en sus movimientos intestinales.
- Orina con dolor o con dificultad, o tiene secreción de su vagina o pene.

LO QUE SU SÍNTOMA LE DICE

"*U*n sentimiento indefinido de falta de salud a menudo es indicativo de la llegada de una enfermedad", es lo que el Webster tiene que decir sobre este síntoma, lo que significa que puede ser una señal de cualquiera y de todas las enfermedades.

Pero vamos a investigar un poco más. Siempre que siente malestar, hay otros síntomas, más reveladores, que indudablemente le brindarán una mejor indicación de lo que le aqueja, de acuerdo con el doctor Clayton W. Kersting, médico familiar en Newport, Washington. "Malestar significa `un vago sentimiento de incomodidad'. Los médicos odian la palabra `vago' así que tenemos que ir de la cabeza a los pies preguntando por una causa más específica del problema."

Cuando menos, el desánimo puede estar en su mente como resultado de mucho estrés o trabajo y de no tener tiempo de ocio, dice el doctor Kersting. Si está triste constantemente y falto de motivación, puede estar deprimido. O quizá no está comiendo bien y no obtiene suficientes nutrientes. Tal vez no está durmiendo lo suficiente.

Las infecciones y las enfermedades virales a menudo producen un sentimiento indefinido, establece la doctora Anne Simons, profesora asistente de medicina familiar y comunitaria en la Universidad de California, en San Francisco, y coautora de *Before You Call the Doctor*. Y no tiene que estar enfermo visiblemente. "Una infección oculta, como la sinusitis crónica o una infección dental, puede no ser muy obvia, pero le hará sentirse enfermo", asevera.

La anemia podría estar detrás de su falta de ánimo, especialmente si también se siente débil o mareado. Las mujeres que tienen periodos menstruales muy abundantes y especialmente las mayores son susceptibles al malestar, dice la doctora Simons.

La tiroides con menor actividad puede ocasionar malestar, sostiene el doctor Kersting. Si tiene hipotiroidismo, probablemente también se sentirá débil, dormirá más de lo usual, ganará algo de peso, quizás omita algunos periodos y se sentirá fría.

Los problemas de corazón y de pulmones pueden ser responsables si siente dolores en el pecho o no puede respirar lo suficiente. Las anomalías intestinales, desde virus estomacales hasta tumores, interrumpirán su movimiento intestinal, además de hacerlo sentir mal. Las infecciones del tubo urinario, enfermedad de inflamación pélvica y mal funcionamiento de la próstata interfieren con la orina y producen una sensación de ardor al orinar.

ALIVIO DEL SÍNTOMA

*A*sí que ahora no sólo está cansado por sentirse deprimido, sino que está abrumado por las posibles causas. Elija algunos de estos eliminadores de malestar.

Dése un descanso. Quizá sólo necesite inyectar algo de diversión en su vida. "¿Cuándo fue la última vez que tuvo unas vacaciones o que hizo algo bueno por su esposo y sus niños?", pregunta el doctor Kersting. "Vaya al cine, después establezca sus prioridades para las cosas más disfrutables."

Surta el refrigerador. Concéntrese en comer alimentos más nutritivos y elija un suplemento diario multivitamínico con minerales. "Una dieta saludable es importante para sentirse saludable", afirma el doctor Kersting.

Ponga un poco de metal en su entereza. Un suplemento de hierro puede alentar su espíritu si está sufriendo de una deficiencia, dice la doctora Simons. Los suplementos de vitamina B_{12} pueden ayudar a su sangre si usted es mayor. "La anemia causada por deficiencia de hierro o de B_{12} puede ser un signo de un problema más serio, como hemorragia interna, úlcera o cáncer. Asegúrese de preguntar a su médico si estos suplementos son apropiados para usted", advierte.

Mueva su cuerpo. El ejercicio le hace sentir mejor física y emocionalmente, dice el doctor Kersting, así que empiece con un programa para ejercitarse. Elija una actividad que le guste, para que continúe con ella. "Si no le gusta la bicicleta, no compre una bicicleta estacionaria", sugiere el doctor Kersting.

Tómese la temperatura. La fiebre es un indicador de una infección en algún lugar del cuerpo, señala la doctora Simons. Si tiene alguna infección, probablemente le ayudarán los antibióticos.

Eche un vistazo bajo el caparazón. Programe una revisión física con su médico; asegúrese de recorrer de la cabeza a los pies, mencionando cualquier otro síntoma que le preocupe.

No se preocupe. Nunca ignore aun la noción difusa de no sentirse bien, pero al mismo tiempo, nunca se asuste suponiendo lo peor. "Pienso mucho en las veces en que las personas tienen un síntoma vago y se preocupan porque sea cáncer o algo serio (comenta la doctora Simons). De hecho, es raro que esas cosas causen sólo malestar."

Manchas por la edad

CUÁNDO CONSULTAR A SU MÉDICO

- Tiene una mancha por la edad que sangra, pica, da comezón o cambia de tamaño.

LO QUE SU SÍNTOMA LE DICE

*L*as manchas de la edad tienen poco que ver con la edad. Pero tienen mucho que ver con el sol.

"Las manchas por la edad son realmente pecas inducidas por el sol", aclara el doctor Robert E. Clark, director de la Unidad de Cirugía Dermatológica y Oncología Cutánea en el Centro Médico de la Universidad Duke, en Durham, Carolina del Norte. "Comúnmente aparecen en el dorso de la manos. También se ven sobre los hombros cuando alguien ha tenido exposición significativa al sol y sobre la cara. Las manchas por la edad *son* comunes entre la gente mayor, pero alguien que ha tenido exposición significativa al sol puede tenerlas antes de finalizar sus veinte, treinta y cuarenta."

Hasta un poco de adoración por el sol puede causar las manchas por la edad más tarde. La luz del sol contiene rayos ultravioleta que causan el bronceado y quemaduras. A medida que pasa el tiempo, el bronceado origina que se deposite en la piel más pigmento que lo normal. Esto conduce eventualmente a lesiones cutáneas de color café, conocidas como manchas de la edad. También se les llama manchas hepáticas o manchas solares.

ALIVIO DEL SÍNTOMA

"*L*as manchas por la edad son inofensivas. Son benignas y no están en vías de convertirse en ningún tipo de cáncer de la piel o lesión premaligna cutánea", asegura el doctor Clark. Pero como algunos cánceres en la piel, como el mela-

319

noma, *pueden* verse como manchas, debería pedir a su médico que examine su piel durante su revisión anual.

Aquí hay un par de formas para tratar con estos signos indicativos de la exposición excesiva al sol.

Use blanqueadoras. Si sus manchas por edad no son muy oscuras ni muy grandes, las cremas blanqueadoras que no requieren de receta, que contienen hidroquinona, podrían ayudar a desvanecerlas, dice el doctor Marc Bauder, médico familiar que practica en Sun City West, Arizona. Asegúrese de seguir las indicaciones del fabricante con cuidado al aplicar la crema sobre su piel.

No se sobreexponga. La mejor forma para tratar y prevenir las manchas por la edad es cortar el tiempo que pasa bajo el sol. Una vez que tenga estas manchas, la luz solar puede hacer que parezcan más oscuras y prominentes, dice el doctor Bauder. Para prevenir esto, use siempre un bloqueador solar que tenga un factor de protección solar al menos de 15 sobre la piel expuesta. Además, trate de usar camisa de manga larga y un sombrero de ala ancha cuando esté en el exterior.

Consulte a su médico. Si tiene manchas difíciles por edad, que no se desvanecen con la crema blanqueadora, su médico tiene varios tratamientos a su disposición para intentar hacerlas desaparecer, asegura el doctor Clark. Puede congelarlas con nitrógeno líquido y después de cuatro o cinco días las manchas se pelarán. También puede usar pulsos de láser para desvanecer las manchas.

Pregunte sobre peladura. Cuando alguien tiene docenas de manchas por edad, los médicos sugieren despellejar con un químico, el ácido tricloroacético (TCA), dice el doctor Clark. Esta técnica, al aplicarse en el consultorio, remueve la capa superior de la piel, donde se localiza la mancha.

"Hay una sensación moderada de quemadura, pero sólo dura como siete minutos y después se quita el malestar", describe el doctor Clark. En los dos o tres días siguientes tendrá inflamación y enrojecimiento de la piel. Después de cuatro o cinco días empezará a notar la capa superior de su piel. Pero dentro de una semana parecerá que tuvo una quemadura de sol y está listo para reintegrarse a la sociedad."

Intente una peladura lenta. El Retin-A es otra opción, dice el doctor Clark. Es una crema por prescripción que puede aplicarse directamente a las manchas, causando que la piel se despelleje. Sin embargo, probablemente tendrá que aplicarlo un par de veces al día por varios meses, antes de notar un cambio significativo en su piel, añade el doctor Clark.

Mandíbulas con chasquidos

CUÁNDO CONSULTAR A SU MÉDICO

- El dolor o la incomodidad se acompañan de un ruido como golpe súbito cuando usted abre o cierra su mandíbula.
- También rechina sus dientes.

LO QUE SU SÍNTOMA LE DICE

Los músculos que controlan sus mandíbulas generalmente trabajan en armonía, permitiendo que usted abra y cierre la boca de manera suave y silenciosa. "Pero si los músculos están cansados o sobretrabajados, o si está masticando un bistec duro, no cerrarán uniformemente", asegura el doctor Van B. Haywood, profesor asociado en el Departamento de Odontología Operativa en la Escuela de Odontología de la Universidad de Carolina del Norte, en Chapel Hill. Un músculo jala hacia un lado, el otro jala en la dirección opuesta, o no se mueve en absoluto, y su mandíbula chasquea.

Los chasquidos de la mandíbula son muy comunes, dicen los dentistas. La única razón para que sean tan audibles es porque están cerca de su oído.

A veces los chasquidos de la mandíbula se acompañan de otros síntomas, como dolores de cabeza, dolor en el cuello, rigidez o dificultad para abrir y cerrar la boca. Hay problemas más serios de la articulación de la mandíbula, que se conocen como desorden de la articulación temporomandibular. Los problemas con esta articulación pueden desarrollarse cuando soporta músculos y ligamentos que están estirados y fuera de alineación, de acuerdo con el doctor Eric Z. Shapira, consejero de la barra nacional de la Academia de Odontología General y dentista con práctica privada en Half Moon Bay, California. Y si las porciones óseas de la articulación no se alinean adecuadamente, el hueso rechinará contra el hueso.

El bruxismo, que es el rechinar nocturno de los dientes, aumenta el potencial de problemas adicionales, establece el doctor Shapira. No sólo es uno de los problemas más frecuentes, sino que nueve de cada diez personas cuyas mandíbulas chasquean también rechinan sus dientes, lo que puede causar el deterioro de la mandíbula.

ALIVIO DEL SÍNTOMA

*E*l chasquido de las mandíbulas es irritante, primeramente por ser muy audible. Pero a menos que tenga también dolor facial o que los huesos de la mandíbula y los músculos se estén deteriorando, los médicos no pueden hacer mucho al respeto.

"No puede arreglarlo más de lo que arregla una rodilla que se sale de lugar (informa el doctor Haywood). Sólo se disloca y después regresa a su lugar."

He aquí cómo silenciar parte de ese alboroto.

Evite la *bazooka*. No masque chicle, dice el doctor Haywood. Eso pone una tensión continua sobre su articulación maxilar y los músculos.

Evite el bistec. Nunca debe masticar carne o vegetales duros. Aléjese de los emparedados de tres capas. "Si tiene mandíbula con chasquidos, eso estresa sus articulaciones tremendamente", asevera el doctor Haywood.

Vea para usar. Platíquele a su dentista de sus chasquidos en el maxilar y pídale que busque señales de erosión causada por bruxismo sobre la capa masticatoria de sus dientes, dice el doctor Shapira. (Para consejos de cómo lidiar con dientes que rechinan, vea la página 152.)

Véase también Mandíbulas (Problemas de las).

Mandíbulas (Problemas de las)

CUÁNDO CONSULTAR A SU MÉDICO

- Le duele la mandíbula, especialmente cuando habla, bosteza o mastica.
- No puede abrir la boca más de cinco centímetros.
- También tiene dolor en el cuello, en los hombros o en los oídos.

LO QUE SU SÍNTOMA LE DICE

*E*l hueso de la mandíbula está conectado al maxilar superior, de eso estamos seguros. También sabemos que la articulación que las personas denominan la mandíbula, es conocida por los médicos como articulación temporomandibular. Cuando no está funcionando bien, los médicos dicen que usted tiene una alteración articular temporomandibular (AAT). A partir de esto se desvanece la certeza, en medio de algunos reclamos surtidos y a veces contradictorios, sobre las causas más comunes de problemas maxilares.

La AAT es "el área más vaga en la odontología", asegura el doctor Van B. Haywood, profesor asociado en el Departamento de Odontología Operativa en la Escuela de Odontología de la Universidad de Carolina del Norte, en Chapel Hill. "Las causas y los efectos pueden ser muy confusos".

Una manifestación de AAT es el dolor en la cara o en la cabeza. La AAT puede crear un ciclo audible cuando usted abre y cierra su boca. (Aunque si usted tiene ese chasquido, no significa necesariamente que sea AAT.) La articulación puede inflamarse e hincharse. La articulación dañada puede trabar su mandíbula abierta o cerrada. Los músculos y ligamentos podrían perder su elasticidad y usted podría desarrollar un retroceso de su barbilla. La lesión también puede causar jaquecas, dolor de dientes y zumbido en los oídos.

Los músculos y ligamentos mandibulares pueden doler por sí mismos, pero también pueden mandar dolor hacia músculos situados en otros lugares, como en el cuello y en el hombro, observa el doctor Brendan C. Stack, ortodoncista y presidente del Centro Capital Nacional para Dolor Craneofacial en Vienna, Virginia, y ex presidente de la Academia Americana de Ortopedia en Cabeza, Cuello y Dolor Facial.

Son muchos los posibles culpables de la AAT. Podría ser la artritis, que puede afectar la articulación de su mandíbula como a cualquiera otra en su cuerpo.

La alineación inadecuada de los dientes también puede agotar la articulación. A veces un golpe en la mandíbula puede desencadenar una AAT. Rechinar los dientes y la tensión en los músculos faciales a causa del estrés, pueden exacerbar el problema.

Finalmente, las infecciones de los senos y los dolores de dientes pueden causar presión en los músculos de su cara, haciéndole *pensar* que tiene AAT, cuando de hecho no es así, advierte el doctor Stack.

ALIVIO DEL SÍNTOMA

Como hay mucho trabajo de adivinación involucrado para determinar la fuente de su problema mandibular, hay muchas cosas que podrían funcionar solas o juntas para aliviar su incomodidad. Antes de que lleve su problema con los especialistas, aquí hay algunas cosas que debería saber e intentar.

Deje el cuchillo para lo último. No se sienta tentado o persuadido para buscar una solución quirúrgica rápida para su problema de la mandíbula , dice el doctor Haywood. "Primero identificamos los malos hábitos o tensiones que pudieran contribuir al problema (dice). Después miramos las cosas estructural y funcionalmente. La cirugía para realinear la mandíbula o los dientes es el último recurso. Puede intentar calmar el dolor tomando un analgésico común como la aspirina."

No lo ponga en su barbilla. Si tiene dolor en la mandíbula, la mejor postura para dormir es de espaldas o sobre un costado, recomienda el doctor Haywood. Si duerme sobre su vientre empuja la cabeza hacia un lado y presiona mucho la mandíbula.

Presione para aminorar la tensión. Muchas personas manifiestan su estrés al tensar los músculos de la cara y del cuello. Trate de relajar esos músculos conscientemente a medida que transcurre su trabajo diario. Mantenga cerrada la boca, pero con los dientes separados. "Si camina con los puños engarrotados, va a conseguir un problema en su brazo (asegura el doctor Haywood). Es lo mismo que sucede cuando va por ahí con los dientes apretados."

Proteja su boca. Un ortodoncista o un dentista dedicado a tratar AAT puede diseñar un protector especial para su boca, para realinear la mandíbula, quitar comprensión de la articulación y permitir que los músculos faciales se relajen, dice el doctor Stack. El protector embona en sus dientes y va hacia la parte posterior de su boca, escondido a la vista.

Busque a un especialista. Los miembros de la Academia Americana de Ortopedia en Cabeza, Cuello y Dolor Facial, son especialistas en todos los problemas de la mandíbula, informa el doctor Stack. Puede solicitar que le refieran con un experto si llama a sus oficinas en Fort Worth, Texas.

Manos y pies fríos

CUÁNDO CONSULTAR A SU MÉDICO

- La incomodidad limita sus actividades.
- También tiene una hinchazón persistente y cambio de color en los dedos, o articulaciones hinchadas.
- Desarrolló una úlcera en los dedos de los pies o de las manos.

LO QUE SU SÍNTOMA LE DICE

*P*uede suceder siempre que sujeta una lata fría de refresco o entra en un cine con aire acondicionado. De pronto, sus dedos se hielan, se ponen blancos y están entumidos. Y sus pies son tan sensibles que se sienten congelados hasta el hueso después de lavar los platos mientras estuvo de pie sobre el piso de la cocina. Pero a veces no es la temperatura la que lo causa. Para algunas personas el estrés emocional es suficiente para helar los dedos.

Se estima que de 2 a 6% de los estadounidenses tienen las manos y los pies extremadamente sensibles a temperaturas frías y el estrés. Los doctores denominan a esta enfermedad el síndrome de Raynaud, por el médico francés que lo descubrió. Si tiene el Raynaud, la baja en la temperatura o el alza en los niveles de estrés causan que los vasos sanguíneos de las extremidades tengan un espasmo, y se constriñen al punto de que la sangre casi no puede circular a través de ellos. Los dedos se ponen blancos como de cera, después azules, están entumidos y fríos al tacto. Entonces, cuando se calientan otra vez, enrojecen y tiemblan a medida que la sangre regresa con toda su fuerza. Esta clase de episodios puede tomar desde unos cuantos minutos hasta varias horas.

El 75% de las personas con síndrome primario de Raynaud, el más común, son mujeres de menos de 40. No se sabe el porqué. "Mi suposición es que hay un vínculo con las hormonas femeninas que afecta los vasos sanguíneos", opina el doctor Fredrick Wigley, director de reumatología en la Escuela de Medicina de la Universidad Johns Hopkins, en Baltimore. En cualquier caso, el

325

color cambia, el entumecimiento y los estremecimientos pueden ser los únicos síntomas y pueden mejorar o empeorar. Por lo general el problema mejora francamente después de la menopausia.

El Raynaud secundario, menos común pero potencialmente de un tipo más serio, a menudo ataca a mujeres de más de 40 y a hombres. Hay factores que actúan sobre los vasos sanguíneos que desencadenan el problema. Éstos incluyen fumar, medicinas para hipertensión y padecimientos como artritis reumatoide, lupus (una enfermedad autoinmune) y arterosclerosis. Algunas actividades en las que hay que flexionar la cintura, otras como mecanografiar o la operación de equipos vibradores, pueden aumentar la susceptibilidad al Raynaud secundario.

Las personas con este tipo generalmente tienen episodios más intensos que empeoran poco a poco cada invierno y que pueden afectar sólo un dedo, la mano o el pie. El Raynaud secundario puede ocasionar irritación en la piel o daño en tejidos.

ALIVIO DEL SÍNTOMA

*A*quí hay algunos consejos para mantener sus dedos calientes.

Ponga sus manos en agua caliente. Si está involucrado en una actividad que se relaciona con el frío, como rellenar un pavo por ejemplo, le ayudará si pone sus manos en agua caliente periódicamente. "Esto obliga a que los vasos sanguíneos permanezcan abiertos," dice Murray Hamlet, ex director de la División de la Armada para la Investigación sobre el Frío, en Natick, Massachussetts.

Mueva sus brazos como un molino de viento. Si mueve sus brazos con rapidez en círculos de 360 grados durante un minuto o dos, la sangre llegará a los dedos y aliviará el espasmo de los vasos, de acuerdo con el doctor Donald R. McIntyre, dermatólogo con práctica privada en Rutland, Vermont. "Sólo mantenga rectos el codo, los dedos y la cintura."

Sorba un poco de sidra caliente. Cuando el termómetro baje, el jugo caliente de fruta ayuda a que su cuerpo se caliente porque el azúcar brinda energía instantánea, indica el doctor Hamlet. El café caliente no es bueno en el clima frío, sin embargo. La cafeína constriñe los vasos sanguíneos y reduce el flujo de sangre. "Los ponches calientes con alcohol son peores", previene el doctor John Abruzzo, profesor de medicina y director del Centro de Reumatología y Osteoporosis en el Hospital de la Universidad Thomas Jefferson, en Filadelfia.

El alcohol dilata los vasos sanguíneos, lo que da la sensación de calor, dice. Pero los vasos dilatados de hecho están expeliendo el calor. "Tiritará más", afirma el doctor Abruzzo.

Dése un festín con pescado. El aceite de pescado puede ayudarle a aliviar los síntomas del síndrome primario de Raynaud, reduciendo los espasmos dolorosos en los vasos que causan el bloqueo en el flujo de la sangre a los dedos, de acuerdo con los investigadores que condujeron un estudio preliminar en el Colegio Médico Albany, en el estado de Nueva York. Observaron que en cinco de cada 11 personas que tomaban cápsulas de aceite de pescado todos los días, durante tres meses, los síntomas se detenían completamente. Pregunte a su médico sobre la posibilidad de tomar esas cápsulas. Mientras tanto, comer sardinas, salmón o atún a diario puede ayudarlo a evitar que sus dedos se hielen, informa el doctor Joel M. Kremer, profesor de medicina y jefe de reumatología en la Escuela Médica Albany.

Vista con ropa suelta y en capas. "Si se enfría puede desencadenar el síndrome Raynaud porque desvía la sangre lejos de las extremidades", asegura el doctor Abruzzo. Puede mantenerse todo caliente si usa ropa holgada y en capas, lo que le ayudará a guardar el calor, agrega. En la capa más cercana a su cuerpo, los materiales mezclados con algodón son mejores que el algodón puro o la lana, porque alejan el sudor que causa frío.

Cubra su cabeza cuando enfríe. "Usted pierde hasta 55% del calor corporal por la cabeza", dice el doctor Hamlet. Así que use un sombrero siempre que la temperatura exterior baje, aun cuando sea ligeramente.

Use mitones, no guantes. Mantener los dedos juntos ayuda a generar calor y estarán más protegidos que con los guantes, sostiene el doctor Hamlet. Los mitones con aislador son los mejores, agrega.

Use calcetines calientes en días muy fríos. Si va a estar en el exterior, sentado en un estadio helado, por ejemplo, lleve calentadores químicos. Son pequeñas bolsitas con calor, que se venden en las buenas tiendas deportivas, que puede colocar en bolsillos, en los guantes, las botas o los zapatos. Los "calcetines calientes" con pilas también son buena idea.

Compre un forro para volante. Si sujeta un volante frío, que vibra, puede drenar la sangre de sus manos y enfriarle los dedos.

Use guantes de horno para manejar comida congelada. Y no se apene por ponerse guantes para arreglar su congelador. También puede proteger sus dedos del frío usando un vaso aislado para beber cosas frías o envolviendo su vaso con una servilleta, dice el doctor Hamlet.

327

Coloque tapetes sobre losetas frías. Considere el uso de un tapete en lugares descubiertos o con loseta donde deba estar de pie durante un tiempo prolongado, recomienda el doctor Abruzzo.

Aumente su temperatura. El metabolismo baja durante el sueño, por eso es importante mantener la temperatura corporal alta, dice el doctor Abruzzo. Si usa calcetines y hasta mitones en la cama, tendrá calor adicional en las noches frías.

Reentrene sus arterias. Esta técnica, desarrollada por el doctor Hamlet, sí funciona. Primero, asegure que la habitación donde practica esté a una temperatura que le resulte cómoda: ni muy caliente, ni muy fría. Siéntese durante cinco minutos con las manos en un contenedor aislado, con agua caliente. Después envuelva las manos en una toalla y camine hacia un área fría, la entrada o el sótano, por ejemplo. Ahora, desenvuelva sus manos y póngalas en un segundo contenedor de agua caliente por 10 minutos. Después regrese al interior para otro remojón de dos a cinco minutos. Repita esta rutina de tres a seis veces cada tercer día, por un total de 50 veces. "Nuestros estudios muestran que después del procedimiento de inmersión, las manos permanecen 7°C más calientes cuando se exponen al aire frío," establece el doctor Hamlet. Los resultados pueden durar dos años o más, agrega.

Marcas de nacimiento
(Cambios en las)

CUÁNDO CONSULTAR A SU MÉDICO

- Sus marcas de nacimiento cambian en forma, tamaño o color.
- Sus marcas de nacimiento empiezan a picar, arder, dar comezón o desarrollan granos o úlceras.

LO QUE SU SÍNTOMA LE DICE

No es raro que en un recién nacido, color durazno con crema, haya un adorno color fresa. La marca de la fresa, una de las marcas de nacimiento más comunes, parece una marca aplanada que quedó pegada a la piel.

Las marcas de fresa y el resto de las marcas que importan pueden estar ahí cuando el bebé llega al mundo o salir un poco después del nacimiento, dice el doctor Robert J. Friedman, profesor asistente clínico de dermatología en la Escuela de Medicina de la Universidad de Nueva York, en la ciudad de Nueva York.

Un cambio que puede esperarse en cualquier marca de nacimiento en un recién nacido es que crezca. A medida que el bebé aumenta de tamaño, la marca también lo hace, asegura el doctor Friedman. "A medida que una persona crece de la infancia a la juventud, una marca de nacimiento en la cara se vuelve ocho veces más grande", informa el doctor Robert E. Clark, director de la Unidad de Cirugía Dermatológica y Oncología Cutánea en el Centro Médico de la Universidad Duke, en Durham, Carolina del Norte.

Este es un manual de las clases de cambios que pueden presentar los tipos más comunes de marcas de nacimiento.

Las marcas de fresa, que toman su color de los vasos sanguíneos en la superficie de la piel, a menudo desaparecen cuando el niño tiene seis años, establece el doctor William Dvorine, jefe de la Sección de Dermatología en el Hospital Santa Agnes, en Baltimore, y autor de *A Dermatologist's Guide to Home Skin Treatment*.

Las manchas de vino de Oporto, que a menudo son muy grandes, son causadas también por vasos sanguíneos, en este caso una red extensa. Con el tiempo estas manchas pueden volverse más oscuras, gruesas y abultadas, de acuerdo con el doctor Joseph G. Morelli, profesor asociado en los departamentos de dermatología y pediatría en el Centro de Ciencias de la Salud en la Universidad de Colorado, en Denver.

El *nevus congénito*, una marca de café a café negruzco, puede variar de tamaño, desde muy pequeño hasta (rara vez) enorme, dice el doctor Morelli. Un pequeño porcentaje de esta clase de marcas de nacimiento se vuelve canceroso en la edad adulta. Por esa razón, deben ser cuidadosamente observadas en cuanto a cambios de tamaño, forma y color.

Café au lait: estas manchas son como zonas de melanina adicional (un pigmento café natural) salpicadas en la piel. Rara vez cambian, excepto posiblemente para oscurecerse un poco, asegura el doctor Dvorine. Y cuando cambian, no tiene importancia.

ALIVIO DEL SÍNTOMA

*A*sí que suponga que nota un cambio en una de sus marcas de nacimiento. O suponga que desea que la marca de nacimiento haga un acto de desaparición. ¿Qué hacer al respecto?

Observe y espere. "Observar y esperar es la mejor técnica para la mayor parte de las marcas de fresa", sugiere el doctor Friedman. Las marcas que no se van por sí solas pueden ser eliminadas por congelación, escisión quirúrgica, tratamientos con láser o inyecciones con una sustancia que las destruye.

Haga que las manchas desaparezcan. Las manchas de vino eran permanentes hasta que llegó el láser. "Es un avance maravilloso en la ciencia médica, porque literalmente revoluciona la vida de los pacientes", exclama el doctor Clark. (Desafortunadamente, el tratamiento no funciona tan bien en personas con piel oscura, porque puede destruir los pigmentos de las células, dejando manchas blancas.) Si hay manchas de vino que muestren señales de crecimiento y abombamiento, probablemente sea buena idea que las extirpen. No son peligrosas, pero pueden aumentar y verse mal.

Opérese de inmediato. Una *nevus congénito* que cambia, es signo de posible malignidad, siempre debe quitarse quirúrgicamente para examinarla, dice el doctor Dvorine. Las marcas grandes generalmente se retiran en los recién nacidos como una precaución.

Mareo

CUÁNDO CONSULTAR A SU MÉDICO

- Se ha sentido mareada por más de dos días consecutivos.
- El mareo regresa con frecuencia.
- Se ha desmayado.
- Tiene dolor en el pecho.

LO QUE SU SÍNTOMA LE DICE

*S*u cabeza de pronto se siente como si flotara, como uno de esos satélites en los que ha visto a los astronautas, como un globo en el espacio. Se recarga en una pared para estabilizarse, a medida que el mundo a su alrededor empieza a borrarse y las piernas a doblarse. Por un momento, se siente desmayar, pero se las arregla para recuperarse.

El sentirse mareado o el desmayo es una queja frecuente, dicen los doctores. En muchos casos significa que su cerebro está recibiendo momentáneamente menos oxígeno del que necesita para mantenerse totalmente alerta. Eso puede suceder por muchas razones, desde una sorpresa emocional como una propuesta de matrimonio a un *shock*, como la muerte de un ser querido.

El mareo puede ser la primera señal de un problema de salud, como la anemia, baja presión sanguínea o baja de azúcar. También puede ser un signo de una enfermedad mucho más seria, como diabetes, hemorragia interna, enfermedad del corazón o infarto.

"Hay un poco de sentido común involucrado. Si tiene un mareo momentáneo cuando va a dar un discurso, las posibilidades son de que tenga pánico escénico y no que tenga una hemorragia cerebral", aclara el doctor Robert Slater, profesor asistente de neurología clínica en la Escuela de Medicina de la Universidad de Pennsylvania, en Filadelfia.

ALIVIO DEL SÍNTOMA

*E*n su mayor parte, el mareo es un problema que puede aliviarse fácilmente. Aquí está cómo.

Beba suficientes líquidos. Si se deshidrata, su presión sanguínea bajará y quizá se sienta mareado. Beba al menos seis vasos con 240 ml de agua (8 oz) diariamente para prevenir este problema.

No olvide comer regularmente. Si omite comidas puede bajarle el azúcar, una causa común de mareo, dice el doctor Dennis O'Leary, director del Centro de Equilibrio en el Hospital de la Universidad del Sur de California, en Los Ángeles.

Perdone a su diente dulce. Si sospecha que su mareo es causado por una baja en el nivel de azúcar en la sangre, intente comer un trozo de dulce o chocolate o beba un vaso de jugo de naranja con una cucharadita de azúcar. Tal vez sea todo lo que necesita para aliviar el problema, sostiene el doctor Ronald

331

Amedee, profesor asociado de cirugía de cabeza y cuello en el Centro Médico de la Universidad Tulane, en Nueva Orleans.

Enfríese. Los días calientes y húmedos pueden drenar los fluidos corporales y hacerle sentir mareado. "Mi consejo en esa situación es que entre en una habitación con aire acondicionado y beba al menos un par de vasos de agua y probablemente pronto se sentirá mucho mejor", añade el doctor Amedee.

Revise sus medicinas. Algunos medicamentos, en particular los que se usan para tratar hipertensión, pueden causar mareo, dice el doctor Amedee. Pida a su médico que revise sus medicamentos con usted.

Baje su cabeza. Si se siente mareado, recuéstese o baje su cabeza entre las piernas. Eso aumentará el flujo sanguíneo hacia el cerebro y el corazón, y reducirá las posibilidades de que se desmaye, recomiendan los doctores.

Use una bolsa de estraza. A menudo la hiperventilación causa mareo, porque al respirar rápido disminuye la cantidad de oxígeno y aumenta la de dióxido de carbono en su cuerpo. Si está hiperventilando, trate de sostener la respiración durante varios segundos o coloque una bolsa de papel sobre la nariz y la boca y respire lenta y profundamente, hasta que pase el mareo.

Véase también Desmayos.

Menstrual (Abundancia de flujo)

CUÁNDO CONSULTAR A SU MÉDICO

- Sus periodos son tan abundantes que interfieren con su estilo de vida o sus actividades regulares.
- Está arrojando coágulos y nunca había sucedido.
- Se siente débil o mareada durante su periodo.
- Sus periodos abundantes no están precedidos por síntomas premenstruales usuales, como sensibilidad en los pechos, hinchazón abdominal o antojos de comida.
- También experimenta sangrados entre periodos.
- Sus periodos empiezan cada 45 a 50 días o más.

Lo que su síntoma le dice

¿Qué significa "abundantes"? Bueno, lo que puede ser abundante para usted, puede ser normal para su vecina. Pero los médicos dicen que si necesita cambiar su toalla o tampón más de una vez por hora, es una medida razonable para abundante.

Las dietas muy rigurosas o el ejercicio pueden causar periodos menstruales inusualmente abundantes, sostiene el doctor Charles Debrovner, profesor de obstetricia y ginecología en la Escuela de Medicina de la Universidad de Nueva York y ginecólogo en el Hospital de la Universidad de Nueva York.

Otras causas posibles para el sangrado abundante pueden ser infecciones, problemas con coágulos y pólipos o fibromas (desarrollos benignos en el útero).

Alivio del síntoma

Si los periodos abundantes no son normales para usted, vea a su médico para diagnóstico y tratamiento. Pero mientras tanto, estos consejos pueden ayudarle.

Aligérese. Si aligera un poco su horario de trabajo, puede contribuir a aminorar el flujo, dice el doctor Debrovner.

Póngale la C. Un remedio simple para un flujo muy abundante es tomar mayores dosis de vitamina C, dice el doctor Debrovner. La vitamina C afirma las paredes de los pequeños vasos sanguíneos en el útero, llamados capilares, y ayuda a disminuir el flujo sanguíneo mensual, explica. Recomienda una dosis entre 1000 y 2000 miligramos diarios, empezando unos cuantos días antes de su periodo y continuando hasta que acabe. (Pídale a su médico el visto bueno antes de tomar cualquier suplemento.)

Aumente sus nutrientes. "Asegúrese de que su dieta incluya suficientes vitaminas B y hierro", advierte el doctor Wulf Utian, consejero del Departamento de Biología Reproductiva en la Universidad Case Western Reserve, en Cleveland. La vitamina B_{12} y el ácido fólico son nutrientes importantes para crear volumen sanguíneo saludable y de calidad. "El hierro es necesario para la hemoglobina, otro importante componente sanguíneo." El nivel de las vitaminas B y del hierro que tienen los multivitamínicos para consumo diario debe ser suficiente.

333

AYUDA DE SU MÉDICO

Cuando por tumores en el útero o por causas indeterminadas haya periodos muy abundantes, su médico puede ayudarle con medicamentos, o en algunos casos, con cirugía.

Busque antiinflamatorios. Los medicamentos que requieren de prescripción médica, antiinflamatorios no esteroideos que son fuertes, pueden ofrecer la solución al problema cuando no se ha encontrado una causa específica, sugiere Susan Haas, endocrinóloga reproductiva y profesora asistente de obstetricia, ginecología y biología reproductiva en la Escuela Médica de Harvard. Es más probable que su médico le prescriba ácido mefenámico, que deberá tomar tres veces al día durante su periodo, dice. Aunque el ibuprofeno es una medicina que no requiere de prescripción, señala el doctor Haas, no se ha probado como tratamiento para el sangrado menstrual abundante.

Prevenga la anemia. En algunas mujeres, los periodos menstruales muy abundantes pueden causar varios días de anemia, advierte el doctor Utian. En ese caso, su médico podría prescribirle píldoras anticonceptivas para regularizar y disminuir el flujo. ¿Por qué la píldora para los periodos abundantes? Durante la primera mitad del ciclo menstrual, los ovarios sólo producen estrógeno, que causa que el revestimiento uterino sea muy grueso y sangre más durante el periodo. Cuando se toman las píldoras anticonceptivas, que contienen estrógeno y progesterona, el revestimiento es menos grueso, produciendo menos sangrado.

Pida que le retiren los tumores. Si le han diagnosticado pólipos o fibromas, su médico puede recomendarle la cirugía para extirparlos. Dependiendo del tamaño y la localización de los tumores, puede necesitarse o bien la cirugía abdominal, o el nuevo procedimiento llamado *histeroscopia*. Durante esta última, un aparato con fibra óptica con pequeños instrumentos quirúrgicos incluidos, se pasa a través del cérvix para retirar los tumores, explica la doctora Haas. El 75% de las mujeres que se han realizado este procedimiento quedaron totalmente curadas, añade el doctor Haas.

Otro procedimiento, llamado *ablación endometrial*, coagula todo el revestimiento uterino. Entre 50 y 80% de las mujeres con sangrado abundante no volvieron a experimentar hemorragia después de este procedimiento, informa el doctor Haas.

Antes de practicar cualesquiera de estas cirugías, su médico puede prescribirle medicinas llamadas GnRH agonistas por unos cuantos meses para encoger cualquier tumor y ocasionar que sus periodos cesen, dice el doctor Haas. "Los usan como un arreglo a corto plazo para permitir que su cuerpo recupere células sanguíneas antes de la cirugía", concluye.

Menstrual (Irregularidad de flujo)

CUÁNDO CONSULTAR A SU MÉDICO

- También sangra entre periodos o durante el coito.
- Sangra abundantemente o por más de diez días.
- Sus periodos se retrasan más de una semana u omite más de un periodo ocasional.
- Sus periodos irregulares están acompañados de fiebre.
- También experimenta calambres fuertes y no los alivian el ibuprofeno ni la aspirina.

LO QUE SU SÍNTOMA LE DICE

¿Alguna vez ha visto la confusión de pelotas de goma que puede producir un buen malabarista? Entonces considere lo que muchas mujeres tratan de mantener, todo al mismo tiempo: trabajos, relaciones, responsabilidades familiares... sin importar el tiempo para relajarse. Imagine esas bolas que giran y es fácil ver cómo nuestro propio acto de malabarismo puede volverse muy estresante. Y este estrés es la causa principal de la irregularidad menstrual, de acuerdo con la doctora Lane Mercer, jefa de ginecología de la Escuela Médica de la Universidad Noroccidental, en Chicago.

Ya sea que la tensión sea por un acontecimiento primordial en la vida, como un divorcio o la diaria lucha para cumplir su tiempo, su cuerpo se dice a sí mismo: éste quizá no sea un buen momento para reproducirse. Pero su "lenguaje corporal" en este caso es *químico*: deja de producir progesterona, la hormona que desencadena la ovulación y el sangrado menstrual.

335

Desde luego, el estrés no es la única causa de los periodos irregulares. En preadolescentes y adolescentes, los mecanismos que controlan la ovulación y la menstruación no están maduros y es muy frecuente que haya periodos omitidos, dice la doctora Mercer. A medida que las mujeres llegan a los veinte, se van regularizando los ciclos menstruales.

La irregularidad menstrual también es común a mediados de los cuarenta, al acercarse a la menopausia. Aunque siga menstruando, podría verse ocasionalmente con más de 30 días sin un periodo.

La tensión de ganar o perder peso también juega trucos con sus hormonas y cambia su calendario menstrual, asegura el doctor Mercer. Otros factores dietéticos, como el vegetarianismo, también pueden influir.

Puede haber causas médicas que provoquen los periodos irregulares, incluyendo infección, pólipos o fibromas uterinos, cáncer y anomalías estructurales en el útero.

ALIVIO DEL SÍNTOMA

*A*unque la causa de la irregularidad generalmente es común e inofensiva, si persiste más de unos cuantos meses, debería ver a su médico para determinar un tratamiento. Vamos a ver las opciones que su médico podría sugerir.

No descarte la posibilidad de una infección. Si sus periodos irregulares están acompañados por fiebre o dolor, podría tener una infección, advierte el doctor Don Gambrell Jr., profesor clínico de endocrinología y ginecología y obstetricia en el Colegio Médico de la Clínica y Hospital Georgia, en Augusta, y autor de *Estrogen Replacement Therapy User Guide*. Su médico probablemente tratará la infección con antibióticos, dice.

Restablezca el ciclo. Si está entre los 20 y los 40 años y la irregularidad persiste por más de tres meses, su médico puede mandarle un medicamento con progesterona durante cerca de tres meses, señala el doctor Mercer. La medicina simulará la progesterona que obtiene normalmente de la ovulación. Después de eso, afirma, su cuerpo generalmente se corregirá por sí solo.

Verifique la variante vegetariana. La investigación ha mostrado que las mujeres vegetarianas tienen cuatro veces más irregularidad o ausencia de periodos menstruales que las no vegetarianas. Los investigadores creen que las grandes cantidades de fibra en la dieta típica vegetariana causan que las concentraciones de estrógeno disminuyan, haciendo más probable la irregularidad menstrual, afirma el doctor Tom Lloyd, endocrinólogo de la reproducción en el Centro Médico Milton S. Hershey, en Hershey, Pennsylvania.

"Si usted es vegetariana, pida a su médico familiar o a su ginecólogo que verifique sus niveles de circulación de estrógeno", aconseja el doctor Lloyd. Si los índices están bajos, su médico podría prescribirle un cambio en la dieta o un suplemento de estrógeno, ya sea en tabletas o en emplasto, agrega.

Los fibromas y pólipos como factor. Si los fibromas (tumores carnosos) en el útero están interfiriendo con su ciclo, su médico tratará primero cualquier anomalía hormonal, dice el doctor Gambrell. A menudo no es necesaria la cirugía para quitar fibromas.

Si el problema es causado por pólipos (tumores en el útero similares a las uvas) pueden ser retirados generalmente en el consultorio del doctor, añade.

Los médicos pueden tratar los fibromas o las anomalías estructurales del útero que están causando problemas persistentes de sangrado con métodos quirúrgicos, incluyendo la ablación endometrial, un procedimiento en el que se cauteriza el revestimiento del útero, explica el doctor Mercer. En casos graves, su médico podría recomendarle una histerectomía, es decir, retirar el útero.

Menstruales (Calambres)

CUÁNDO CONSULTAR A SU MÉDICO

- Los calambres son tan fuertes que usted no puede asistir a la escuela o al trabajo, o continuar con sus actividades habituales.
- Sus calambres van acompañados de náusea, jaquecas, diarrea y vómito.
- También sangra abundantemente o arroja coágulos durante más de un día.
- Tiene calambres muy fuertes y toma pastillas anticonceptivas.
- Los calambres dolorosos empiezan de pronto en la madurez.
- Los calambres no ceden tomando aspirina o ibuprofeno.
- Acaba de empezar a menstruar y su primer o segundo periodo le ocasionó calambres muy fuertes.

Lo que su síntoma le dice

*L*os calambres menstruales son unos de los pocos síntomas que pueden calendarizarse. Llegan con la misma regularidad que el pago de la hipoteca, de las tarjetas... y no hay más remedio que recibirlos.

¿Se ha preguntado por qué algo tan natural como el ciclo mensual femenino debe acompañarse por varios grados de malestar? Bueno, lo mismo hicieron los investigadores médicos. Encontraron que el cuerpo femenino produce hormonas conocidas como prostaglandinas, que ayudan al útero a contraerse y expulsar su revestimiento. El útero debe contraerse para crear el flujo menstrual y muchas mujeres experimentan esas contracciones como cólicos o calambres.

Afortunadamente, la mayor parte del tiempo los calambres menstruales son relativamente ligeros. Más de 50% de las mujeres experimentan alguna clase de calambres, empezando generalmente al año o a los tres años de haber iniciado sus periodos, establece la doctora Susan Coupey, investigadora que estudia los desórdenes menstruales comunes en el Centro Médico Montefiore, en el Bronx.

De las prostaglandinas que produzca el cuerpo dependerá lo doloroso de sus calambres, observa el doctor John Jennings, ginecólogo en la Escuela de Medicina Bowman Gray en Wake Forest University, en Winston-Salem, Carolina del Norte. Pero si tiene calambres realmente persistentes e insoportables, tal vez haya también otros factores en qué trabajar. Quizá tenga un revestimiento uterino sobredesarrollado, un trastorno llamado endometriosis. La endometriosis a menudo hace que los calambres empeoren, dice el doctor Jennings.

O si el calambre se presenta durante un periodo mucho más abundante que lo usual, su útero podría estar expulsando coágulos sanguíneos causados por fibromas, advierte el doctor Charles Debrovner, profesor de obstetricia y ginecología en la Escuela de Medicina de la Universidad de Nueva York, en la ciudad de Nueva York, y ginecólogo en el Hospital de la Universidad de Nueva York. Los fibromas son tumores musculares benignos en la pared del útero. Y a veces la mujer puede experimentar calambres que evidencian la pérdida de un embarazo no diagnosticado.

Alivio del síntoma

*S*i su periodo mensual va acompañado de calambres, a quién le importa si es algo común, *¡duele!* Aunque no pueda evitar tenerlos, aquí hay algunas cosas que puede hacer para aliviar el dolor.

Nade y aléjese del dolor. El ejercicio no sólo libera endorfinas, los analgésicos naturales de su cuerpo, sino que puede sacar el dolor de su mente. "De todas las cosas que puede hacer si tiene calambres menstruales, nadar es la menos traumática y la más útil", sugiere la doctora Marcia Storch, directora de la unidad femenil de los Servicios de Salud a Alumnos en la Universidad de Nueva York y coautora de *How to Relieve Cramps and Other Menstrual Problems.*

Relaje sus músculos para descansarlos. Si se siente demasiado acalambrada e incómoda hasta para considerar la natación, trate con este ejercicio de la doctora Storch; le ayudará a relajar los músculos que ocasionan los calambres.

Recuéstese de espaldas en el piso o en una cama con las rodillas dobladas, los pies planos sobre el piso o la cama y los brazos a los lados, con las palmas hacia abajo. Con cuidado rebote ligeramente su abdomen hacia arriba y hacia abajo durante varios minutos, manteniendo los músculos flojos. Mientras lo hace, tome varias respiraciones cortas y rápidas. Rebote y respire 10 veces. Haga esta serie cinco veces. Descanse entre las series. (La respiración rápida y superficial puede marearla.) Después, coloque un libro grande, pesado, con cubierta suave (el directorio telefónico estará muy bien) sobre su abdomen. Respire lentamente a través de su nariz, llenando el abdomen y el pecho con aire y empujando el libro hacia arriba. Sostenga a la cuenta de cinco. En el número seis empiece a exhalar lentamente por la boca y deje que el libro baje lentamente. Contraiga los músculos estomacales y sostenga a la cuenta de cinco. Continúe la relajación profunda, respirando por un par de minutos más.

El libro crea presión que puede ayudar a aliviar los espasmos abdominales, dice la doctora Storch.

Ponga calor donde duele. El calor se siente bien sobre un abdomen con calambres, sostiene el doctor Jennings. Si usa una botella con agua caliente o una compresa aumenta el flujo sanguíneo y la circulación hacia el útero y puede ayudar a disminuir el impacto de las reacciones químicas que ocurren naturalmente ahí y que causan los calambres, añade.

Trate de relajarse con un baño caliente o colocando una botella o una compresa caliente sobre el abdomen por 15 minutos. Quizá quiera dar un masaje suave con cremas de calor profundo o con ungüentos sobre el abdomen. (Precaución: nunca use esas cremas y una compresa caliente al mismo tiempo. La combinación de ambas puede causar quemaduras graves.)

También puede calentar su abdomen si sorbe líquidos calientes, como sopas, caldos o una rica taza de té de hierbas.

Enfríe sus calambres. Algunas mujeres se sienten mejor si aplican compresas frías en vez de calientes. Intente ponerse un paquete de hielo sobre su abdomen de 15 a 20 minutos, sugiere el doctor Debrovner. El hielo constriñe los vasos sanguíneos, lo que puede brindar alivio, explica.

Verifique el calcio. "¿Su dieta consiste principalmente en alimentos bajos en calcio como frutas y vegetales? Entonces anótese un punto y busque yogur bajo en grasas y leche descremada", recomienda el doctor James G. Penland, psicólogo que trabaja con el Departamento Estadounidense de Agricultura e Investigación en Nutrición Humana (USDA) en Grand Forks, Dakota del Norte.

Cuando menos cuatro estudios diferentes han mostrado que el calcio ofrece gran alivio a los calambres menstruales. De hecho, en promedio, las mujeres norteamericanas tienden a consumir sólo cerca de 600 miligramos de calcio al día. (La recomendación diaria es de 800 miligramos.)

En un proyecto de investigación de USDA, el doctor Penland encontró que las mujeres que consumieron 1300 o más miligramos diarios de calcio reportaron una reducción en calambres menstruales. No sólo refirieron menos dolor, sino también menos retención de líquido, mejor estado anímico y mejor concentración.

"Una taza de yogur bajo en grasas le dará como 400 miligramos de calcio y hay como 300 en una taza de leche descremada", afirma el doctor Penland.

Manténgase activa. No renuncie a sus rutinas normales, dice el doctor Jennings. Si se levanta y se mueve, puede distraerse del calambre y aminorar el dolor.

Consiéntase un poco. La ansiedad puede aumentar el dolor en más de 30% de las mujeres, asegura el doctor Storch. Así que al experimentar cualquier cosa que se relacione con su comodidad le facilitará el alivio al dolor. Ella sugiere té, leche caliente o hasta chocolate, si éstos están muy asociados con el confort.

Inhiba los calambres con ibuprofeno. Aunque la prostaglandina que se presenta normalmente es compañera normal en el proceso menstrual, algunas mujeres son extremadamente sensibles a ella, sostiene el doctor Debrovner. Las medicinas con ibuprofeno están entre las más efectivas inhibidoras de prostaglandinas, añade.

Sin embargo, el tiempo es crítico para eliminar el dolor del cólico o calambre. Mientras más pronto se tome la medicina, mejor actuará, dice.

"Tómela con comida al primer dolorcito o a la primera señal del periodo (sugiere). Generalmente durante el primer y el segundo día el ibuprofeno es todo lo que necesita."

Ame y elimine el dolor. Generalmente los calambres van acompañados por sensaciones incómodas de congestión pélvica y pesadez causadas por la dilatación de los vasos sanguíneos. Tener un orgasmo a veces ayuda a aliviar la incomodidad, asevera el doctor Debrovner, porque las contracciones uterinas que experimenta durante el orgasmo también contraen los vasos sanguíneos dilatados que ocasionan esa sensación de congestión.

CUANDO LOS PROFESIONALES PUEDEN AYUDAR

Si a pesar de sus esfuerzos con el tratamiento casero continúa con los calambres y el malestar mensual, considere discutir el problema con su médico. Hay varios tratamientos que pueden ayudar.

Trate con Anaprox como antídoto. De todas las medicinas que requieren de prescripción médica que calman los calambres, Anaprox es el medicamento de elección para la mayoría de las mujeres, recomienda la doctora Storch, porque se absorbe más rápido en el sistema.

"Y si se anticipa a los calambres, terminará tomando menos medicamentos", agrega. ¿Sabe que su periodo llegará mañana y que los calambres son parte del asunto? "Tome un Anaprox antes de irse a la cama", sugiere.

Verifique su biorretroalimentación. Si prefiere un remedio no medicamentoso para los calambres, pida a su médico que la refiera a la clínica psicológica o psiquiátrica de su comunidad que ofrezca entrenamiento de biorretroalimentación.

En biorretroalimentación usted usa un monitor que le indica cuándo sus músculos están tensos y cuándo relajados. Gradualmente aprenderá a identificar y a "crear" músculos relajados.

En un estudio supervisado por el doctor Jack May, un psicólogo en la Universidad del Estado de Florida, en Tallahassee, se mostró que las mujeres que recibieron entrenamiento de biorretroalimentación reportaron una reducción significativa de dolor y malestar menstruales.

"Pida un entrenamiento de unos cuantos días a mediados de su ciclo para aprender las técnicas para reducir los calambres menstruales (sugiere el doctor May). Entonces, al iniciar su ciclo, puede usar la biorretroalimentación para controlar los calambres."

Véase también Pélvico (Dolor).

Menstruales (Manchas)

CUÁNDO CONSULTAR A SU MÉDICO

- Las manchas se presentan cuando usted espera normalmente su periodo menstrual y posiblemente esté embarazada.
- Las manchas inexplicables persisten por más de tres meses.
- Sus manchas se acompañan de fiebre o dolor pélvico.

LO QUE SU SÍNTOMA LE DICE

*A*lrededor de 5% de las mujeres experimentarán tener unas ligeras manchas de sangre, regularmente con la ovulación. La clave en esta clase de manchas, dicen los doctores, está en que aparecen casi cada mes, cerca de la mitad de su ciclo menstrual. A menudo estas manchas se acompañan de dolor ligero sobre la parte derecha o izquierda del abdomen. (Sin embargo, en algunas mujeres, *la falta* de ovulación, que causa que el revestimiento uterino se desarrolle más grueso y luego deseche pequeñas áreas de tejido en diferentes momentos, puede ser también una causa para estas manchas.)

Si está experimentando las manchas que no parecen relacionarse con la ovulación, puede haber una variedad de causas, que incluyen infecciones en vagina, vejiga, cuello uterino o endometrio (revestimiento uterino). Otras causas posibles incluyen pólipos, ligeros tumores carnosos en el útero, displasia cervical, células anormales en el cuello uterino; cáncer; complicaciones premalignas; las píldoras anticonceptivas erróneas o desequilibrios hormonales.

ALIVIO DEL SÍNTOMA

*S*u médico tendrá que diagnosticar y prescribir tratamiento para las manchas inexplicables. Esto es lo que puede esperar.

Aclare la causa. Su médico realizará un examen médico cuidadoso, revisando las áreas externas, el revestimiento vaginal y el cuello, dice el doctor Wulf Utian, consejero del Departamento de Biología Reproductiva en la Universidad Case Western Reserve, en Cleveland. Si lo necesita, podría tomar pequeñas muestras de tejido para examinarlas con más cuidado bajo el microscopio.

Armonice las hormonas. Puede necesitar mantener una gráfica de temperaturas para determinar si está o no ovulando, comenta la doctora Susan Haas, endocrinóloga reproductiva y profesora asistente de obstetricia, ginecología y biología reproductiva en la Escuela Médica de Harvard. Si la falta de ovulación resulta ser la causa de sus manchas, su médico probablemente le prescribirá hormonas, ya sea con píldoras anticonceptivas o progesterona.

Aunque las píldoras anticonceptivas son un tratamiento frecuente para este tipo de manchas, establece la doctora Haas, para algunas mujeres también puede ser la causa. En ese caso, su médico le ajustará la prescripción para control natal.

Trate cualquier infección. Si una infección de la vagina o la vejiga es la causa de sus manchas, el médico le prescribirá un tratamiento con antibióticos para eliminarla, asegura el doctor Brian Walsh, profesor asistente de obstetricia, ginecología y biología reproductiva en la Escuela Médica de Harvard y director de la Unidad de Menopausia en Brigham y del Hospital de las Mujeres, en Boston.

Proteja el cuello uterino. Ocasionalmente el cuello (la estrecha abertura de la matriz) produce células anormales. Este trastorno, conocido como displasia, puede causar las manchas y generalmente es de fácil tratamiento. Su médico puede usar un láser para evaporar las células anormales, sugiere el doctor Walsh. La displasia es muy común, agrega, y en dos terceras partes de las ocasiones no representa un riesgo para su salud. Sin embargo, la displasia puede ser precursora del cáncer, así que la vigilancia cuidadosa y el tratamiento son vitales, asegura.

Si se le ha diagnosticado displasia, puede ayudar a proteger su cuello escudándolo con un condón o un diafragma durante el coito.

Mirada fija

CUÁNDO CONSULTAR A SU MÉDICO

- Alguien le informa que tuvo usted un episodio breve, en que se quedó con la mirada fija, durante el cual no respondía y usted no tiene recuerdos de ese episodio o lapso.

LO QUE SU SÍNTOMA LE DICE

*E*s normal quedarse con la mirada fija si alguien con la apariencia de Grace Kelly se sienta frente a usted en el autobús. O sentirnos en vacaciones cuando soñamos despiertos que nos sacamos la lotería. Pero, ¿si le dicen que acaba de tener una expresión fija y en blanco, por un espacio breve, en que no respondía ni a su nombre, y lo que es peor, usted ni siquiera lo recuerda?

Pudo haber tenido un tipo de ataque epiléptico ligero, de acuerdo con el doctor Allan Krumholz, profesor de neurología en el Centro Médico de la Universidad de Maryland, en Baltimore. Esta clase de ataque fue llamado formalmente *pequeño mal* pero ahora se le llama ausencia, porque las personas parecen estar ausentes de su mente, explica.

Cuando una persona tiene un ataque de ausencia, dice el doctor Krumholz, pierde momentáneamente la conciencia porque se le ha retirado a su cerebro la actividad eléctrica normal.

ALIVIO DEL SÍNTOMA

*S*i este es su primer episodio de mirada fija, es importante que consulte al médico para identificar la causa e iniciar tratamiento, advierte el doctor Krumholz. (Para más información sobre las clases de cosas que su médico consideraría, véase Ataques, en la página 46.)

344

Mojar la cama

CUÁNDO CONSULTAR A SU MÉDICO

- Después de los siete años sigue mojando la cama casi cada noche.
- Si duele orinar.
- Si mojar la cama va acompañado de ronquidos fuertes.

LO QUE SU SÍNTOMA LE DICE

No es culpa de los niños, en forma clara y sencilla. No lo hacen para que mamá lave las sábanas todos los días. Y tampoco lo hacen para apenar a sus padres: los niños ya están lo suficientemente humillados como para sentir el deseo de esparcir la vergüenza.

Casi cualquier niño moja la cama. La mayoría simplemente lo supera, explica el doctor Neil B. Kavey, director del Centro de Desórdenes del Sueño en el Centro Médico Presbiteriano Columbia, en la ciudad de Nueva York. Aquellos que no (y muchas personas en su adolescencia y juventud no han aprendido a controlar su vejiga cuando duermen), pueden ser tratados. "Tienen que saber que no son una causa perdida", agrega.

ALIVIO DEL SÍNTOMA

Son más los niños que las niñas que mojan la cama, dicen los médicos expertos en el sueño. La herencia juega un papel importante para determinar si el niño mojará la cama y cuándo preocuparse si él o ella no dejan de hacerlo en una edad temprana. "Si el padre mojó la cama hasta los nueve años (afirma el doctor Kavey), no hay necesidad de correr al doctor si el niño tiene seis." Aún así, aquí hay opiniones que considerar.

Recuerde y confiese. "La primera meta es minimizar el trauma sobre la familia y en especial sobre el niño", aconseja el doctor Kavey. Los niños no

345

disfrutan cuando se despiertan en medio de la noche empapados de orina. Su humillación puede aliviarse si los padres le explican que eso ha sucedido en la familia. "Tiene que buscar en abuelos, abuelas, tías y tíos (establece el doctor Kavey). Y los padres olvidan convenientemente que ellos también mojaron la cama cuando fueron jóvenes."

Verifique si hay problemas médicos. Las infecciones del conducto urinario y, curiosamente, las graves restricciones respiratorias, como la apnea del sueño, pueden causar que el niño moje la cama. Si se cura la infección urinaria, dejará de mojar la cama.

Muchos niños que continúan mojando la cama también roncan y aparentan tener obstrucciones significativas en sus vías respiratorias superiores, una enfermedad conocida como padecimiento obstructivo del sueño, de acuerdo con el doctor Dudley J. Weider, profesor de cirugía (otolaringología) en el Centro Médico Dartmouth-Hitchcock, en Lebanon, New Hampshire. Si las amígdalas y adenoides se operan para curar ese desorden, en tres cuartas partes de los casos estudiados, las sábanas mojadas quedan secas.

Los malos patrones de sueño relacionados con la apnea del sueño y el padecimiento obstructivo del sueño evitan que las personas caigan en las etapas más profundas de éste, explica el doctor Weider. Sólo durante esas etapas profundas es cuando se secretan algunas hormonas de la pituitaria y una de ellas, una hormona antidiurética natural, parece regular la producción de orina, sospecha.

De todas formas, no se realizan las operaciones de la garganta sólo para evitar que se moje la cama. Pero para quienes tienen serios problemas de obstrucción respiratoria, "la diferencia es como del día a la noche".

Compre una alarma. Las almohadillas conectadas a alarmas que suenan con la primera gota de humedad, son probablemente el mejor método para terminar con la cama mojada, recomienda el doctor Kavey. Pero sólo debe usarse cuando el niño reconoce la necesidad de ayudarse a sí mismo a detenerse. "Si lo ve como una imposición no será efectivo."

Fortalezca la vejiga. Los ejercicios pueden ayudar a aumentar la capacidad de la vejiga y la habilidad de contener la orina, de acuerdo con el doctor Kavey. Trate de alentar a su hijo a demorar su ida al baño durante 10 a 30 minutos después de que él o ella sienta la necesidad de orinar, sugiere. Los ejercicios de constricción pélvica, como los Kegel, pueden ayudarle a ganar mayor control sobre cómo empezar y cómo detener el flujo urinario. Pida al pediatra de su hijo que le enseñe esos ejercicios, si los considera apropiados.

346

¿Que no beba agua? Muchos pediatras y expertos en esta materia desaprueban la idea de restringir los líquidos antes de ir a la cama, dice el doctor Kavey. "Pero es algo que se debe intentar, si usted quiere, porque la idea tiene sentido", añade.

Medicamentos para ocasiones especiales. Unas cuantas medicinas por prescripción, como imipramine y DDAVP (una versión sintética de la hormona natural de la pituitaria) pueden terminar casi milagrosamente con el problema, pero sólo mientras las tomen. "Puede usarlas, digamos, cuando su hijo vaya a un campamento o a dormir a la casa de un amigo (sugiere el doctor Kavey), pero una vez que retira el medicamento, generalmente regresa el problema y se vuelve a mojar la cama."

Mordidas en la lengua y las mejillas

CUÁNDO CONSULTAR A SU MÉDICO

- Frecuentemene se muerde las mejillas o la lengua mientras mastica o habla.
- La sangre que fluye de una mordida en la mejilla o la lengua no se detiene después de diez minutos o más.

LO QUE SU SÍNTOMA LE DICE

Cuando se muerde las mejillas o la lengua, crea una pequeña herida que es exactamente lo mismo que un afta. Puede o no sangrar, dependiendo de la gravedad. Pero la cantidad de sangre no indica la severidad de la mordida, porque sólo con unas cuantas gotas mezcladas con saliva, puede crear todo un escándalo.

Afortunadamente, la mayor parte de las mordidas *no son* graves. A menos que usted se caiga o se golpee lo suficientemente fuerte para morderse profundamente, las mordidas en la mejillas y la lengua por lo general son inofensivas y molestan sólo por corto tiempo. Pero, en la misma forma en que

347

un piquete de mosquito no tiene importancia, pero cincuenta piquetes de mosquito ya son muy molestos, esas mordidas en las mejillas y la lengua pueden convertirse en una molestia real si son frecuentes. Y eso puede suceder si usted tiene problemas con su dentadura o con la alineación de sus dientes.

Los dientes falsos que se deslizan pueden ocasionar que pierda usted su marca y que muerda su lengua, previene la doctora JoAnne Allen, dentista con práctica privada en Albuquerque. Y si sus dientes reales están torcidos o no están ubicados adecuadamente, también pueden hacer que se muerda las mejillas.

Eso también pasa con los malos modales en la mesa. "Piénselo (dice el doctor Allen). ¿Qué es lo que casi siempre está haciendo cuando se muerde la lengua? Está platicando y comiendo al mismo tiempo. Su madre le dijo que no lo hiciera por alguna razón."

Morderse la mejilla también puede ser un hábito nervioso. "Crea una pequeña línea blanca por dentro de la mejilla llamada hiperqueratosis. Es como un callo", explica el doctor Michael W. Dodds, quien tiene maestría en cirugía dental y es profesor asistente en el Departamento de Odontología Comunitaria en el Centro de Ciencias de la Salud de la Universidad de Texas, en San Antonio. "Aunque no sea algo ostensible, de ser posible debe tratar de detener ese hábito."

ALIVIO DEL SÍNTOMA

*E*l dolor por una mordida de mejilla o de lengua probablemente se desvanecerá una vez que deje de pensar en él. Para aliviarlo, puede intentar cualquiera de los tratamientos mencionados en la página 640 para las Úlceras en la boca.

Deje que el hielo actúe. Si la mordida ha causado hemorragia, chupe un cubo de hielo o contenga agua helada en su boca, hasta que el sangrado disminuya, sugiere el doctor J. Frank Collins, dentista con práctica privada en Jacksonville, Florida.

Límpielo. Haga buches con un enjuague bucal antiséptico alrededor de la herida para prevenir cualquier posibilidad de infección, recomienda el doctor Collins.

Acuda con un profesional de la boca. Si el sangrado no cesa después de 10 minutos, el doctor Collins sugiere que llame a su dentista, quien quizá suturará la herida.

348

Verifique su mordida. Consulte a su dentista si las mordidas en las mejillas o en la lengua se repiten con frecuencia, para que verifique su dentadura o la alineación de sus dientes. Si el problema está en los dientes desalineados, puede necesitar un aparato ortodóncico, aun en el caso de los adultos.

Muñeca (Dolor en la)

CUÁNDO CONSULTAR A SU MÉDICO

- El dolor significativo en la muñeca persiste por más de un día.
- También hay debilidad o entumecimiento en la mano.
- Tuvo un accidente recientemente, su muñeca se ve deforme y no es capaz de moverla.
- También escucha ruidos de chasquidos, rechinidos o golpes.

LO QUE SU SÍNTOMA LE DICE

*U*sted es la modista del vecindario, la persona en quien todos piensan para hacer vestidos de novia. Puede hacer maravillas conciliando los defectos de cada quien: cadera ancha, abdomen voluminoso, piernas delgadas y demás.

Pero últimamente ha tenido problemas para conciliar uno de sus puntos anatómicos dolorosos. Es su muñeca, acompañada por alfileres y agujas (hablando en sentido figurado, desde luego) en sus dedos. Después de un día de coser ocho vestidos de novia, su muñeca y su mano casi se han divorciado del resto de su brazo.

Dentro de su muñeca hay un pequeño compartimento, una estructura de hueso y ligamento llamado túnel del carpo. El nervio mediano y los tendones pasan a través de ese estrecho pasadizo en el camino hacia sus manos y dedos. Si abusa de los tendones de su muñeca en cualquier sentido, quizá con movimientos forzados repetidos, como doblar y cerrar la tijera a través de una masa de tul, pueden irritarse, inflamarse e hincharse. Con el tiempo, los tendones empiezan a acercarse al nervio y, antes de que lo sepa, siente un

349

temblor seguido por la disminución en la sensibilidad y después entumecimiento en el pulgar, el índice y el cordial. Puede perder coordinación y fuerza, incluso sentir molestias. Esta lesión se llama síndrome del túnel del carpo y puede hacer la vida imposible a quienes usan sus manos para realizar el mismo movimiento una y otra vez.

Esta sensación de agujas y alfileres, a menudo acompañada de dolor, es un camino cerrado. "Usted decide con cuánta fuerza va a asir algo por la presión que siente en sus dedos", explica el doctor Scott Barnhart, director de la Clínica de Medicina Ocupacional en el Centro Médico Harborview, en Seattle. "Así que si pierde esa sensación, su percepción puede ser que no está siendo capaz de sujetar bien las cosas."

Otra pista podría tenerla durante la noche. Puede despertarse con la sensación de temblor y ardor en la mano. Los tendones inflamados retienen líquidos y pueden causar molestias nocturnas. Durante el sueño, cuando su brazo está relajado, el líquido tiene dificultad para circular adecuadamente y presiona en el área, explica Steven Bogard, terapista físico del Centro de Mano en la Clínica Mayo en Rochester, Minnesota. "Una vez despiertas, si las personas sacuden sus manos, se sienten mejor. Esto alivia la presión de fluidos que se acumuló y con eso también las sensaciones de dolor." Su muñeca es vulnerable a esta clase de lesión por exceso de uso, pero la retención de agua durante la lactancia también puede causar hinchazón de los tejidos y síndrome del túnel del carpo, asegura Bogard.

Las lesiones como dislocación o huesos rotos también pueden causar dolor en la muñeca. De hecho, hasta es posible romperse la muñeca y no saberlo en el momento. El dolor y las punzadas sólo pueden notarse después y quizá también perciba un sonido de chasquido o rechinar en su articulación.

ALIVIO DEL SÍNTOMA

Excepto por las lesiones serias, que desde luego su médico debe atender de inmediato, aquí le damos una mano para aliviar el dolor de muñeca.

No lastime más. La protección de su muñeca ante un daño posterior es el primer paso para sanarla. Así que si está seguro de por qué la muñeca empezó a dolerle (por ejemplo, si estuvo escribiendo en el teclado de la computadora toda la noche), descanse. Si no puede dejarlo por completo, si ese es su trabajo, algunos médicos recomiendan que alterne el trabajo del teclado con otras labores. Modifique sus hábitos laborales si le es posible. Tome descansos frecuentes y trate de mantener las manos y las muñecas en línea recta, *ni dobladas*, ni hacia abajo. El doctor puede prescribir tablillas, aunque muchas personas sólo las utilizarán de noche.

Enfríelas. Si usa un paquete de hielo para el dolor puede serle útil, dice Bogard. Aplique aceite mineral a la piel donde pondrá el paquete. Ponga una toalla húmeda sobre el aceite y colóquelo sobre la toalla. Cubra el paquete con más toallas para aislarlo. Déjelo en el lugar de 10 a 20 minutos, aconseja. Verifique su piel cada 5 o 10 minutos. Si la piel se pone blanca o azul (que indicaría un problema causado por el frío) retire el paquete de hielo de inmediato.

Inyéctese. En los casos más dolorosos, el doctor puede inyectarle cortisona directamente en el canal del carpo para reducir el dolor e hinchazón.

Busque la fuente. Para decir exactamente dónde ocurrió la lesión y si hay algún nervio dañado, su médico puede recomendarle un procedimiento llamado electromielograma (EMG). Durante esa prueba su médico medirá el estado de sus músculos en el área dañada insertando en ellos agujas con electrodos y leyendo las señales eléctricas. Esto ayuda a localizar dónde se lesionó el nervio y la extensión del daño. Esto no se realiza necesariamente con todos, pero puede presentarse el caso si su lesión no es aparente.

Considere la cirugía de ser necesario. En los casos más serios del síndrome del túnel del carpo, puede requerirse de la cirugía para aliviar la presión contra el nervio y los vasos sanguíneos. Ésta es cirugía ambulatoria, pues entra y sale el mismo día. Generalmente requiere sólo de anestesia local, explica el doctor David Rempel, profesor asistente de medicina en la Universidad de California en San Francisco, e ingeniero biomédico. "El doctor hace una incisión en la muñeca y la palma y corta el ligamento o la banda que forman `el techo' del túnel del carpo. Eso libera presión (describe el doctor Rempel). Una segunda versión de esta cirugía se realiza con un endoscopio: un tubo como del grosor de su dedo meñique. Se hace una pequeña incisión en la palma de la mano o en la muñeca y con un cuchillito, como navaja al final del tubo, se puede cortar el ligamento desde el interior de su muñeca. Esta cirugía es sorprendentemente efectiva para aliviar los síntomas."

Véanse también Articulaciones inflamadas; Articulaciones (Dolor en las).

Muscular (Debilidad)

CUÁNDO CONSULTAR A SU MÉDICO

- Tiene una debilidad muscular inexplicable, que persiste más de un día o dos.
- Si repentinamente no es capaz de levantar sus extremidades, acuda con su médico de inmediato.

LO QUE SU SÍNTOMA LE DICE

*E*l tarro de café parece pesar una tonelada. Necesita tomar un descanso cuando va a dejar la basura. Hasta levantar su brazo para cepillarse requiere de esfuerzo.

No hay que adivinar que siente los brazos como si alguien le hubiera quitado las pilas. Ayer podó todos los matorrales de su patio delantero y reunió media docena de cajas con basura que sacó del sótano. No lo supo entonces, pero su maratón de mantenimiento casero de hecho dañó sus músculos.

Forzar a los músculos que no están en forma rompe las proteínas dentro de las fibras musculares, de acuerdo con la doctora Priscilla Clarkson, profesora de ciencia del ejercicio en la Universidad de Massachusetts, en Amherst. Normalmente, esas proteínas se vinculan para hacer flexibles los músculos. Esto le permite levantar, empujar y hacer incontables movimientos.

Cuando las proteínas se rompen por la actividad excesiva, no se pueden vincular adecuadamente. Y usted tiene menos poder hasta para realizar movimientos sencillos. "Dependiendo de la extensión del daño, puede tomar hasta cinco días reparar las proteínas y que los músculos recuperen fuerza", asevera la doctora Clarkson.

No tiene que cargar cosas pesadas para que sus músculos pierdan su poder. Una característica de la gripe es la debilidad, a menudo al punto en que casi no puede levantar la cabeza de la almohada. Eso es porque el virus causa inflamación de las fibras musculares. Esto interfiere con la contracción adecuada, de acuerdo con el doctor Irwin Siegel, profesor asociado de cirugía ortopédica en el Centro Médico Rush Presbyterian-St. Luke, en Chicago.

Sin embargo, mientras más tiempo esté en cama, más débil estará. Así como el exceso tensa la proteína en los músculos, la falta los daña de otra forma. El movimiento construye las proteínas necesarias para la contracción muscular. Si está apenas moviéndose, las proteínas se deterioran. "Después de pasar una semana recostado sobre su espalda con la gripe, estará tan débil como un gatito durante varios días después", advierte el doctor Siegel.

La pérdida de líquido, por exceso de sudoración, vómito o diarrea, también puede cortar la energía muscular. Cuando pierde fluidos, usted drena sal y también algo de potasio, magnesio y calcio. El delicado equilibrio de esos minerales, llamados electrólitos, permite que las señales eléctricas viajen por los nervios hacia los músculos. Esas señales del cerebro dicen a los músculos cuándo flexionarse. La pérdida de fluidos perturba el balance electrolítico, y pueden confundirse las señales antes de que ocurra la contracción.

Pero los músculos no pueden vivir sólo con fluidos. Fallarán si carecen de los nutrientes necesarios para hacer su trabajo: proteínas y carbohidratos. La proteína de los alimentos se convierte en su fibra de proteína para el músculo de su cuerpo. Y los carbohidratos, que se almacenan en los músculos como glucógeno, o se encuentran en la sangre como glucosa (azúcar en sangre) proporcionan combustible para la actividad muscular.

Los músculos que se debilitan sin razón aparente pueden indicar un padecimiento o enfermedad del cuerpo. Algunas posibles alteraciones incluyen: anemia, que corta el oxígeno hacia los músculos; diabetes, que interfiere con el uso corporal del azúcar en la sangre; un trastorno tiroideo, que interfiere con el uso del cuerpo de las proteínas, o una lesión nerviosa, que interfiere con las señales del cerebro hacia los músculos.

La debilidad muscular que desarrolla lentamente y se acompaña por dolor puede indicar lupus (una alteración grave que causa el sistema inmunitario para atacar al cuerpo) o polimialgia reumática (una fuente común de dolor muscular en personas de edad madura). Y la debilidad muscular súbita puede indicar envenenamiento por alimentos o una sobredosis de medicamentos y requiere de atención médica inmediata.

ALIVIO DEL SÍNTOMA

Para superar la debilidad muscular temporal por exceso de actividad, gripe, pérdida de líquidos o una dieta pobre, intente estas medidas de autoayuda.

Aligere. Cuando se excede, necesita dejar reposar los músculos, pero también es importante darles *alguna* actividad mientras sanan, recomienda la doctora Clarkson. Si sigue realizando tareas ligeras permitirá que sus músculos dañados se reparen por sí mismos sin mayor daño, explica. Dése unos cuantos días antes de hacer cualquier actividad pesada, agrega. Si presiona, dañará más las fibras y podrá tomarle más tiempo recuperar su fuerza.

Vuelva lentamente a hacer ejercicio. Si ha estado inactivo por enfermedad durante varios días, le tomará el doble de tiempo que sus músculos vuelvan a estar en buena condición, de acuerdo con el doctor Siegel. Por ejemplo, si estuvo en cama por gripe durante tres días y dejó sus caminatas diarias, concédase seis días para volver a caminar a la misma velocidad.

Remplace los líquidos perdidos con bebidas para deportistas. Los productos con electrólitos y carbohidratos pueden ayudarle a recargar los músculos debilitados por vómito severo, diarrea o sudor profuso. "Además, también contienen glucosa, que puede recargar los músculos y acelerar el fluido de su estómago hacia su torrente sanguíneo", dice el doctor Robert Hackman, profesor de nutrición en la Universidad de Oregon, en Eugene.

Haga una dieta balanceada. "No espere tener mucho vigor si usted mismo se restringe a una dieta de refresco y pasteles de arroz", asegura la doctora Clarkson. Su dieta diaria debe incluir proteínas, que se encuentran en carnes rojas, leche, queso, huevos, pollo, pescado, lentejas y frijoles de soya. También debe tener ayuda generosa de carbohidratos complejos, que encuentra en la pasta, panes, frutas y vegetales. Su cuerpo rompe estos alimentos en glucosa, para la fuerza muscular. Estos alimentos también aportan una mezcla de vitaminas y minerales que le asisten en la reacción química necesaria para abastecer los músculos. "Piense en vitaminas y minerales como en `gasolina' para la maquinaria muscular", añade la doctora Clarkson.

Ayuda del médico

Si sus músculos se debilitan repentinamente sin razón aparente, vea la situación como una emergencia potencial que pone en riesgo su vida y vaya al hospital más cercano. Y si sus músculos se han ido debilitando sin una razón, consulte a su médico para que le ayude a determinar qué está pasando. Probablemente ordenará una prueba de sangre para descartar anemia u otras enfermedades, una prueba de orina para detectar diabetes y un electromiagrama, para verificar si los músculos están recibiendo señales eléctricas de los nervios.

Muscular (Dolor)

CUÁNDO CONSULTAR A SU MÉDICO

- También tiene áreas con dolor en el cuello, los hombros, el pecho, la cadera, la espalda y las nalgas.
- También tiene fiebre.

LO QUE SU SÍNTOMA LE DICE

*E*l sábado pasado por la mañana estuvo pintando el techo de la cocina. Después, por la tarde, jugó futbol con sus sobrinos. Quizá todo habría estado bien, si tan sólo no hubiera decidido limpiar la cochera el domingo.

Toda esa actividad fue sensacional mientras la realizó. Pero para el lunes por la mañana, sus músculos le hicieron saber (y en términos bien definidos) que no les gustó la forma en que usted los estuvo tratando. Desafortunadamente, sólo tienen una forma de comunicarle esta clase de cosas: con dolor.

Piénselo. Difícilmente podrían entregarle una nota que dijera, *"Detente en lo que estás haciendo ¡y déjanos descansar un poco!"* Pero el dolor entrega el mensaje de manera eficiente.

Cuando eche un vistazo a lo que está sucediendo dentro del propio músculo, es fácil de comprender por qué el exceso de uso los lastima tanto. Una vez que las presiona más allá de lo que están acostumbradas a realizar, las fibras musculares empiezan a desgarrarse. Los músculos que se ejercitan en exceso pueden desarrollar cientos de pequeñísimos desgarros *graves*.

El exceso de uso no es la única causa de dolor muscular. Si sus músculos le duelen todo el tiempo, especialmente los de los hombros, el cuello y las caderas, podría tener lo que los médicos llaman fibromialgia. Esto simplemente significa "dolor en el tejido fibroso muscular". La fibromialgia puede doler tanto que le evita una buena noche de sueño y le mantiene cansado durante el día.

355

Algunos doctores creen que la fibromialgia es provocada por la tensión muscular, lesiones o enfermedad. Otros consideran que un estilo de vida sedentario y la tensión muscular desempeñan el papel más importante. "Los músculos se hicieron para moverse", afirma el doctor Paul Davidson, profesor clínico asociado de medicina en la Escuela de Medicina de la Universidad de California, en San Francisco, y autor de *Chronic Muscle Pain Syndrome*. Cuando se mantienen inmóviles, cuando está sentado ante un escritorio, por ejemplo, los músculos se tensan. De hecho pueden tensarse hasta un punto doloroso. Esto ocasiona un círculo vicioso: el dolor interfiere con el sueño profundo, así que se levanta cansado, rígido y dolorido. Los movimientos se vuelven difíciles, así que sus músculos permanecen tensos y con dolor.

Podría tener fibromialgia si al presionar sobre puntos dolorosos en el cuello, los hombros, el pecho, la espalda y las nalgas usted brinca del dolor, establece el doctor Davidson. Sospeche de fibromialgia si también ha tenido dolor generalizado por más de tres meses, especialmente si está a finales de sus cuarenta o es mayor.

Además, el dolor muscular general puede deberse a una forma gripal viral, o una reacción ante algún medicamento diurético o para la presión sanguínea. Si el dolor empeora, podría indicar una enfermedad tiroidea o artritis.

ALIVIO DEL SÍNTOMA

Y a sea que su dolor muscular sea reciente o de hace tiempo, aquí está cómo tratarlo.

Ponga sus músculos en RHICE. Hasta los atletas siguen la regla RHICE (reposo, hielo, compresión y elevación), especialmente en el primer día de práctica, de acuerdo con el doctor Robert Nirschl, profesor asistente de cirugía ortopédica en la Escuela de Medicina de la Universidad Georgetown, en Washington, D.C. Cuando ataca el dolor muscular por exceso de uso, descanse sus músculos doloridos al menos por 48 horas, para que puedan empezar a repararse. Durante el tiempo de reposo aplique hielo, "el agente antiinflamatorio más efectivo", dice el doctor Nirschl. El hielo trabaja constriñendo los vasos sanguíneos, adormece el dolor y también relaja las fibras musculares que quedaron atrapadas en un espasmo. Envuelva varios cubos de hielo en un lienzo delgado y aplique el paquete sobre el área dolorida durante 20 minutos cada vez.

Si los músculos doloridos son los de los brazos o las piernas, también puede controlar la hinchazón comprimiendo el área afectada con un vendaje elástico no muy ajustado. Después eleve la extremidad por arriba del corazón, recuéstese y acomódela sobre almohadas.

Tome ayuda de su botiquín. Si toma aspirina o ibuprofeno debe reducirse el dolor como en media hora, dice el doctor Nirschl. Si no siente mejoría, vea a su médico para una revisión del problema.

Derrita el dolor. Si los músculos no están inflamados, no podrá rechazar un baño caliente para aliviar el dolor o la rigidez persistentes, aconseja el doctor Davidson. El calor mejora la circulación hacia los músculos dañados y también se lleva el ácido láctico, producto de desechos musculares que se acumulan en los músculos que se usan en exceso y que contribuyen al dolor. "Si no puede darse un baño de tina, ponga una compresa caliente en el músculo dolorido durante 15 minutos", sugiere el doctor Davidson. Para dolores persistentes, el baño de vapor o el sauna parecen penetrar con más profundidad, añade.

Acaríciese. "Hay una razón por la que los animales lamen sus heridas", dice la doctora Carol Warfield, profesora asistente de anestesia en la Escuela Médica Harvard y Directora del Centro de Manejo del Dolor en el Hospital de Boston Beth Israel. "La acción del masaje puede brindarle reducción del dolor", asegura. En las personas, el masaje en un músculo que duele podría aumentar la producción del cuerpo de analgésicos naturales, combatir la rigidez y ayudar a restaurar el movimiento. Para mejores resultados, caliente el área y luego déle masaje. Deje de frotar si el dolor empeora.

Ponga un bálsamo en la zona dolorida. Esos linimentos para deportistas que contienen mentol pueden causar calor justo debajo de la piel, de acuerdo con el doctor Christopher MacGrew, profesor asistente en el Departamento de Práctica Familiar en el Centro Médico de la Universidad de Nuevo México, en Albuquerque. "Sólo no use esas cremas bajo compresas o vendajes elásticos (previene). Puede dañar los tejidos." Si usa las dos cosas al mismo tiempo puede causar quemaduras graves.

COMBATA LA FIBROMIALGIA

Brinque la cuerda. O vaya a dar un paseo vigoroso. O salga a andar en bicicleta. Los estudios muestran que los ejercicios aeróbicos regulares ayudan a reducir el dolor y promueven el sueño profundo. Los movimientos continuos también aumentan el oxígeno hacia los músculos y pueden producir endorfinas, el analgésico natural del cuerpo. La clave es adaptarse gradualmente al ejercicio, dice el doctor Davidson. "Si sus músculos duelen pronto en su programa de ejercicio, como las pantorrillas al empezar a caminar, trabaje con cuidado con el dolor. Aminore pero no se detenga. No dañará ningún músculo al hacerlo", agrega. Haga un mínimo de 30 minutos de ejercicio tres veces a la semana.

Estírese bien. Las zonas dolorosas generalmente se localizan en la parte superior de la espalda y en los hombros, a menudo como resultado de haberse sentado mal ante un escritorio, dice el doctor Davidson. Necesita levantarse periódicamente, sugiere. Estire sus brazos como si estuviera alcanzando el cielo. Gire su cabeza en círculos. Recuerde respirar profundamente mientras se estira, agrega. Esto también libera tensión y aporta oxígeno a sus músculos.

Practique buenos hábitos de sueño. "Las personas con fibromialgia, que a menudo se despiertan con dolores cada día, no están recibiendo sueño profundo y saludable", observa el doctor Robert Bennett, profesor de medicina y consejero de la División de Artritis y Padecimientos Reumáticos en la Universidad de Ciencias de la Salud en Portland, Oregon. Sin ese sueño reparador, agrega, se produce menos hormona del desarrollo necesaria para reparar los músculos. El sueño reparador puede hacer mucho para promover la salud, concluye.

¿Su consejo? Mantenga tranquila la recámara, oscura y como cinco grados más fría que el resto de la casa. Evite el alcohol, la cafeína o los alimentos pesados en la cena. Y no haga ejercicio extenuante seis horas antes de dormir. Si estas medidas fallan, su médico puede prescribirle un antidepresivo en dosis bajas para que duerma mejor. (Para consejos adicionales para lograr una buena noche de sueño, véase Insomnio.)

Muscular (Pérdida de control)

CUÁNDO CONSULTAR A SU MÉDICO

- Cualquier pérdida de control muscular requiere atención inmediata por parte de su médico.

LO QUE SU SÍNTOMA LE DICE

¿*A*lguna vez ha intentado seguir instrucciones de alguien que grita: "¡A la derecha!", mientras que señala hacia la izquierda? En su confusión, fácilmente puede desorientarse y seguirse de frente. En esencia, la misma clase de confusión se presenta en su cerebro cuando la enfermedad causa la pérdida de control en sus músculos.

El perder el control muscular significa que hay un corte en la comunicación en su sistema nervioso, previene el doctor John Byer, profesor asociado de neurología en la Escuela de Medicina de la Universidad de Missouri-Columbia. En algún lugar de la compleja red nerviosa que viaja del cerebro, por la médula espinal hacia los músculos, el mensaje de que quiere mover el brazo, la pierna u otra parte del cuerpo se queda atorado o no llega adecuadamente.

La pérdida de control muscular tiene una multitud de causas que incluyen agotamiento extremo, abuso de drogas y alcohol, lesión en la cabeza, esclerosis múltiple, distrofia muscular, enfermedad de Parkinson, infarto y catalepsia (una forma rara de debilidad muscular que afecta a algunas personas cuando experimentan fuertes emociones, como ira o regocijo intensos).

ALIVIO DEL SÍNTOMA

*L*a pérdida de control muscular casi siempre es seria. Cualquier pérdida de control muscular, aun cuando dure menos de diez minutos, debe notificarse al médico, porque el diagnóstico oportuno y el tratamiento pueden mejorar sus oportunidades de recuperación y prevenir daño posterior a los nervios, los músculos y el cerebro. Con excepción del agotamiento (véase Fatiga), las condiciones que ocasionan la pérdida del control de los músculos involucran un programa de tratamiento que debe provenir de un médico.

Musculares (Calambres)

CUÁNDO CONSULTAR A SU MÉDICO

- Sus músculos se acalambran con frecuencia, durante y después de ejercitarse o en un descanso.
- Tiene calambres que se "traban" y permanecen así durante algunos minutos.
- Un calambre se presenta varias veces el mismo día.

LO QUE SU SÍNTOMA LE DICE

*L*os calambres musculares son un dolor con "igualdad de oportunidades": no discriminan entre un atleta estrella y alguien que rara vez se mueve. Puede estar compitiendo en una carrera en bicicleta a larga distancia, nadando tranquilamente en la alberca o durmiendo profundamente en la cama. De pronto, atacan un músculo y le causan dolor.

El calambre es ocasionado por cualquier cosa que interfiera con la habilidad natural del músculo para contraerse y relajarse. Por ejemplo, considere un espasmo en el pie. Cuando los pies se flexionan por propulsión mientras nada o cuando las sábanas tensas fuerzan que sus dedos apunten hacia abajo, los tendones se tensan y los nervios que van por el pie y hacia la pantorrilla se ponen hiperexcitables. Cuando esto sucede, las señales nerviosas se confunden, de acuerdo con el doctor Robert Nirschl, profesor asistente de cirugía ortopédica en la Escuela de Medicina de la Universidad Georgetown, en Washington, D.C. El resultado: un calambre doloroso. "Sus músculos pueden obtener el mensaje de contraerse, pero no de relajarse", explica.

La transpiración profusa también puede causar un calambre muscular. El sudor abundante drena de su cuerpo importantes minerales: potasio, sodio, magnesio y calcio. Estos minerales, llamados electrólitos, llevan cargas eléctricas a los nervios que controlan el impulso muscular de contraerse y relajarse. La falta de líquidos puede perturbar el delicado equilibrio de electrólitos, causando que las señales nerviosas se confundan.

Si usted de hecho se lastimó un músculo por exceso de uso, es posible que tenga un calambre como contracción continua o espasmo. Aunque "calambre" y "espasmo" se usan a veces como sinónimos, el espasmo generalmente significa que las fibras musculares se "trabaron" para proteger el músculo lesionado.

Las personas cuyas enfermedades interfieren con la circulación o el metabolismo muscular, pueden experimentar calambres repetidos. Éstas incluyen diabetes, artritis reumatoide y enfermedades tiroideas.

ALIVIO DEL SÍNTOMA

Aquí está cómo aliviar el dolor de un calambre muscular, sin importar la causa.

Estire y oprima. Estire un músculo acalambrado de la pierna con una mano y alternativamente, oprima y libérelo con la otra mano. "Este apoyo mecánico restaura el flujo sanguíneo y generalmente ayuda a relajar el espasmo y la tensión en segundos", aconseja el doctor Nirschl.

Apunte con los dedos de los pies hacia su barbilla. Esta es una forma rápida para detener su calambre en las piernas al nadar, de acuerdo con el doctor Harry Daniell, profesor clínico en el Departamento de Medicina, de la escuela de esta especialidad en la Universidad de California en Davis.

Enfríelo. Si el estirar no libera el calambre y el músculo tiene un espasmo doloroso, un masaje con hielo adormecerá el área, de acuerdo con la doctora Irene von Estorff, profesora asistente de medicina para rehabilitación en el Colegio Médico del Hospital New York-Cornell, en la ciudad de Nueva York. Frote el hielo sobre el músculo acalambrado de tres a cinco minutos. Asegúrese de estar moviendo el hielo, para que no dañe el tejido de la piel.

Pellizque su labio superior. Aunque suene extraño, si pellizca el área sobre el labio superior con su índice y pulgar, puede hacer que desaparezca un calambre de la pierna, según el doctor Nirschl. No está seguro de cómo funciona, pero hay dos razones posibles: el labio superior puede ser un punto de presión que ayuda a relajar el músculo. O simplemente puede ser que el dolor del pellizco le distraiga del dolor del calambre, hasta que se libera por sí solo.

Apague su sed pronto. "Si se está ejercitando, sudando y de pronto siente un calambre en el muslo, tome un poco de agua o de cualquier líquido que tenga a la mano", recomienda el doctor Robert Wortmann, consejero del Departamento de Medicina en la Escuela de Medicina de la Universidad de Carolina del Este, en Greenville, Carolina del Norte. Si continúa bebiendo y estirando, el calambre pasará rápido.

Siga sorbiendo. "Para prevenir calambres al realizar algún ejercicio que le hace sudar, tome tres o cuatro tragos normales de agua cada 10 minutos", sugiere el doctor Owen Anderson, editor de *Running Research News.*

Evite la sal. Cualquier cosa que haga, evite tomar tabletas de sal o líquidos muy salados, como refrescos, cuando esté sudando. "De hecho, la sal acumula los líquidos fuera de los músculos y dentro del estómago", afirma el doctor Nirschl.

Empaque una bebida para deportistas en un día caluroso. Si sabe que va a sudar copiosamente durante un paseo largo, quizá necesite remplazar potasio y otros electrólitos que el agua sola no puede brindarle. "Beber productos para deportistas con electrólitos a intervalos regulares puede ser buena idea", dice el doctor Nirsch. Estas bebidas de sustitución también contienen glucosa, que ayuda a que los electrólitos se absorban con más rapidez que con el agua sola.

Haga "lagartijas" contra la pared antes de dormir. "En un estudio con 44 personas, encontramos que los ejercicios para estirar las pantorrillas, si se realizan tres veces al día por una semana, ayudaron a curar los calambres nocturnos en las piernas", informa el doctor Daniell. Para realizar la lagartija, párese frente a la pared, separado como a 60 centímetros. Coloque sus manos sobre la pared y lentamente reclínese hacia adelante, manteniendo sus talones en contacto con el piso. Sostenga la posición durante 10 segundos y relaje por cinco segundos. Hágalo dos veces más.

Sírvase una tableta de quinina. "Este antiguo remedio parece servir para aliviar los calambres nocturnos", dice el doctor Daniell. Posiblemente, la quinina haga los nervios menos excitables. En cualquier caso, si toma tabletas de quinina y vitamina E o 360 mililitros de agua tónica cada noche, es probable que le ayude. Pero primero consúltelo con su médico.

Véanse también Muscular (Dolor); Musculares (Espasmos).

Musculares (Espasmos)

CUÁNDO CONSULTAR A SU MÉDICO

- El dolor y la rigidez no se alivia dentro de los tres primeros días.
- Si un espasmo de la espalda o del cuello está acompañado de temblores, entumecimiento o debilidad, visite a su médico inmediatamente.

LO QUE SU SÍNTOMA LE DICE

Se agacha a recoger un pedazo de papel del piso. Atrapa el auricular del teléfono con la barbilla mientras platica. Carga sus víveres para sacarlos del camión. De pronto, usted está en una emboscada por una tensión que tuerce su cuerpo dolorosamente, como un sacacorchos.

Cuando un músculo tiene un espasmo, todas las fibras que se encuentran en el centro del músculo se contraen simultáneamente. Esto ocurre con más frecuencia cuando se mueve de pronto o estira demasiado un músculo tenso, que no ha sido adecuadamente preparado para el movimiento.

El doblarse con rapidez después de estar sentado, por ejemplo, puede estirar demasiado los músculos de la espalda y dañar el área. En respuesta, las fibras musculares circundantes se tensan instantáneamente, formando una clase de barrera protectora que guarda la espalda de cualquier irritación. Esto ocasiona un ciclo de dolor punzante: las fibras contraídas exprimen el flujo sanguíneo hacia el músculo, creando irritación y más dolor. El dolor adicional ocasiona contracciones aún más tensas. Está atrapado en un viso doloroso sin posibilidades de que el músculo se relaje por sí solo.

A diferencia de un calambre muscular ordinario que también involucra una contracción súbita, un espasmo generalmente no se libera con movimiento. Si su espalda se traba en un espasmo, usted *no se puede* mover.

Los músculos más propensos a los espasmos son los de la espalda y los del cuello, de acuerdo con la doctora Irene von Estorff, profesora asistente en medicina para rehabilitación en el Colegio Médico del Hospital New York-

363

Cornell, en la ciudad de Nueva York. Estas áreas a menudo están sujetas a gran tensión, la cual se acentúa ante el mínimo pretexto, agrega. Por ejemplo, una brisa fresca puede soplar sobre los músculos del cuello, ya tensos por haber trabajado con la computadora o jugado tenis. Estos músculos de pronto se traban con el frío. Ahora tiene el clásico tortícolis y probablemente no podrá girar su cabeza para ver por la ventana del coche.

Un espasmo repentino en la espalda o en el cuello acompañado por entumecimiento, temblores o debilidad, podría significar la rotura de un disco o una lesión nerviosa.

ALIVIO DEL SÍNTOMA

Los espasmos tienen una forma de aferrarse muy perseverante. Para liberarse, intente cualquiera de estas técnicas.

Quite presión a sus pies. "Si se recuesta retirará la presión de los tejidos ya tensos", dice el doctor Karlis Ullis, profesor asistente clínico en medicina del deporte en la Escuela de Medicina de la Universidad de California en Los Ángeles. Si el espasmo es en su espalda, con cuidado traiga las rodillas hacia la barbilla y sosténgalas ahí durante un minuto o más (mientras no haya dolor). "Esto podría ayudar a liberar algo del tejido conectivo contraído y de las fibras musculares", agrega el doctor Ullis. (Para otras técnicas que tratan específicamente con el dolor de espalda, véase Espalda con dolor en la parte alta; Espalda con dolor en la parte baja; Espalda con dolor en la parte media.)

Intente un masaje suave con hielo. "Si frota un cubo de hielo directamente sobre el área dolorida en círculos lentos, puede adormecer el área en unos cinco minutos," recomienda la doctora von Estorff. (Si no alcanza el área usted mismo, pida a un amigo o a un miembro de la familia que le dé una mano.) Lo que es más, al principio el hielo constriñe los vasos sanguíneos, después se abren mucho. Esto permite la llegada de la sangre para sanarlo, ayudando a liberar las fibras trabadas. "Sólo asegúrese de mantener el hielo en movimiento para que no se congele, ni lesione el tejido en la superficie", previene la doctora von Estorff. Repita el masaje cada hora.

Tome un analgésico. La aspirina u otro antiinflamatorio no esteroideo como ibuprofeno son "los mejores analgésicos que puede obtener sin prescripción", señala el doctor Robert Nirschl, profesor asistente de cirugía ortopédica en la Escuela de Medicina de la Universidad Georgetown, en Washington, D.C. El acetaminofén puede brindarle alivio pero menos efectivo, porque no es antiinflamatorio, añade.

364

Muévase con cuidado, no a tirones. Después del hielo, al moverse lenta y suavemente ayudará a restaurar la circulación normal y facilitará que las fibras regresen a sus patrones acostumbrados de contracción y relajación, de acuerdo con la doctora von Estorff. Sin embargo, no se estire muy agresivamente. "El estirarse podría empeorar el espasmo", advierte.

Después de aplicar el hielo sobre su hombro dolorido, por ejemplo, simplemente muévalo todo lo que pueda. Hágalo con suavidad, elevando sus hombros hasta las orejas, girando hacia adelante, luego para atrás y moviendo también su brazo diagonalmente a través del pecho. "Esto en realidad reprograma las fibras en los hombros, diciéndoles a dónde ir para que no se traben otra vez", explica el doctor Ullis. (Para otras técnicas que tratan específicamente el dolor de hombros, véase la página 272.)

Caliéntelo. Si el espasmo todavía lo tiene en sus garras después de tres días, puede tratar el área con calor, dice la doctora von Estorff. Una vez que el dolor agudo y la hinchazón pasaron, el calor ayudará a que la sangre fluya al sitio dolorido, explica. Simplemente envuelva una toalla húmeda y caliente alrededor del área, cúbrala con una envoltura plástica y envuelva con una toalla seca para sellar el calor. Aplique cinco veces al día, durante no más de 20 minutos en cada ocasión.

Rompa el nudo. Una vez que el dolor y la hinchazón cedan, quizá quede algún pequeño nudo muscular que continúe con espasmo. Trate de presionar con el pulgar, el índice o hasta con la punta del mango de la escoba, directamente sobre la zona del espasmo, sugiere la doctora von Estorff. Esto puede ayudar a mover el fluido acumulado, relajar el músculo y separar las fibras, agrega. Si la presión directa no lo soluciona, quizá necesite ver a un médico que se especialice en dolor musculoesquelético.

Véanse también Musculares (Calambres); Muscular (Dolor).

N

Nariz con escurrimiento

- La secreción de su nariz es espesa y colorida.

LO QUE SU SÍNTOMA LE DICE

Su nariz con escurrimiento puede sentirse como un grifo que gotea, pero de hecho es una pieza perfecta de plomería autocorrectiva.

El escurrimiento nasal es la forma que tiene su cuerpo para limpiar la nariz, dice el doctor Robert Enberg, alergólogo en el Hospital Henry Ford, en Detroit. El problema podría ser un alergeno o un virus del resfriado y su cuerpo sólo trata de deshacerse de él limpiando la nariz con un fluido compuesto por proteínas, agua salada y anticuerpos.

Los resfriados causan muchas narices con escurrimiento, pero si su nariz tiene escurrimientos casi siempre, las probabilidades son de 50 a 80% de que tenga una alergia, explica el doctor Enberg. Algunos medicamentos, como los beta bloqueadores que controlan enfermedades cardiacas y presión sanguínea elevada, también ocasionan el escurrimiento nasal. Lo mismo hace una infección de los senos paranasales.

La enfermedad nasal llamada rinitis vasomotora a veces puede producir congestión nasal persistente y goteo posnasal, además de estornudos y ocasionalmente escurrimiento nasal. "Con este problema, su nariz goteará como un grifo por varios minutos, por lo regular temprano por la mañana, así que tome un pañuelo con rapidez", previene el doctor Enberg.

Un cambio drástico en la temperatura puede causar rinitis vasomotora (es común entre los esquiadores). Los cambios en la humedad también pueden causarla, así como el estrés, los cambios hormonales y la fatiga.

ALIVIO DEL SÍNTOMA

Si su nariz está goteando, he aquí cómo mantenerla bien seca.

366

No tome muchos medicamentos si no los necesita. Si una nariz con escurrimiento es su único síntoma, tome un antihistamínico que no requiera de prescripción, aconseja el doctor Enberg; si su nariz está congestionada, tome un descongestionante. Los medicamentos para el resfriado incluyen una variedad de fármacos para tratar con múltiples síntomas. Lo mejor es tomar sólo la medicina que su síntoma requiere, dice el doctor Enberg.

Revise sus medicamentos. Como muchos medicamentos de hecho pueden *causar* el escurrimiento nasal, debe hacer una lista de todos los que toma actualmente, tanto de los que requieren de receta como de los que no, para repasarla con su médico. Quizá le ordene un cambio.

Pruebe con un atomizador. Si los antihistamínicos que no requieren de receta no controlan el escurrimiento, su médico puede sugerirle un atomizador nasal con esteroides, dice el doctor Richard Mabry, profesor clínico de otorrinolaringología en el Centro Médico del Suroeste, en Dallas. Para algunos casos graves de rinitis vasomotora, su médico podría recomendarle que probara una medicina llamada ipratropium, que sí requiere de receta médica, en atomizador.

Persista con sus hábitos de ejercicio. Si sólo tiene un poco de resfriado, sin fiebre ni tos, el ejercicio moderado como la caminata puede reforzar la capacidad de su cuerpo para combatir el resfriado, sugiere el doctor David Nieman, profesor de ciencias de la salud en la Universidad Estatal Appalachian en Bonne, Carolina del Norte. La investigación del doctor Nieman también ha mostrado que el ejercicio reduce el riesgo de atrapar el siguiente microbio de resfriado que ande por ahí.

Cuide sus senos paranasales. Si una infección en los senos está causando el escurrimiento, el doctor Mabry recomienda una ducha nasal. "Disuelva ¼ de cucharadita de sal en media taza de agua. En el lavabo, vierta un poco sobre su mano, inhálela y después expúlsela, un orificio nasal a la vez", sugiere. También puede comprar atomizador nasal salino en farmacias. (Para otros consejos para combatir problemas de sinutisis, vea la página 528.)

CÓMO ATACAR LAS ALERGIAS

Si las alergias están causando el escurrimiento, he aquí unas cuantas formas para tratar con ellas.

Pruebe un antihistamínico. Si sus alergias son ligeras, los antihistamínicos que no requieren de receta pueden ser todo lo que necesite, asegura el doctor Mabry.

Solicite un alivio por prescripción médica. Si los antihistamínicos le hacen sentirse mareado, pida a su médico le prescriba un antihistamínico no sedante. Otra medicina que requiere de prescripción, que es muy recomendable para alergias es cromolín. Este fármaco estabiliza las células en su nariz y le ayuda a resistir el escurrimiento cuando entre en contacto con un alergeno. "El cromolín es una de las medicinas más seguras en el mundo", afirma el doctor Mabry.

Los medicamentos con esteroides y las inyecciones contra alergias son los siguientes niveles en el tratamiento para las alergias más graves, agrega.

Evite el alergeno. Si sabe que alguna planta o que cierto alimento le ocasiona el escurrimiento nasal alérgico, evítelo siempre que le sea posible. Trate de eliminar los alimentos sospechosos de su dieta, uno a la vez, para reintroducirlos gradualmente y ver cuál o cuáles son los culpables, asienta el doctor Mabry.

Llénese con líquidos. Beba suficientes líquidos para remplazar lo que pierde con el escurrimiento nasal y utilice un humidificador en su recámara para mantener sus membranas nasales sanas e hidratadas, sugiere el doctor Mabry. Limpie a diario el humidificador con vinagre, para evitar hongos y moho.

Aprenda lo básico en la recámara. Para dejar su recámara a prueba de alergias, use cubiertas plásticas sobre el colchón y *box spring*, lave las cortinas cada mes y retire las alfombras y los muebles tapizados. Use ropa de cama libre de pelusas, almohadas con relleno sintético en vez de plumas y no duerma con juguetes con relleno. Mantenga su armario ordenado y con las puertas cerradas para mantener la menor cantidad de polvo posible.

Use estrategias contra alergias por toda la casa. Aspire en vez de barrer los pisos limpios, use bolsas desechables en su aspiradora y sacuda a diario con trapo húmedo.

Trate con productos puros. Use cosméticos, limpiadores y detergentes hipoalergénicos y sin perfumes para facilitar el control de su alergia, concluye el doctor Mabry.

Nariz tapada

CUÁNDO CONSULTAR A SU MÉDICO

- Usted ya intentó practicar remedios caseros durante cinco días, sin alivio.
- Tiene problemas por la nariz tapada en la misma época de cada año.
- También tiene fiebre y dolor facial.
- Está produciendo moco espeso verde o amarillo.
- Su nariz tapada interfiere con su sueño o le está causando problemas por ronquidos.

LO QUE SU SÍNTOMA LE DICE

*U*sted siente como si su nariz estuviera tapada con calcetines y no sólo no puede oler, sino que empieza a preguntarse si respirar todavía puede ser una opción.

Cuando su nariz está tapada, las membranas que la recubren están inflamadas, quizá por un resfriado, por infección viral o bacteriana, o bien por una alergia. También una sinusitis crónica puede causar que la sienta tapada y también que se sienta cansado. Y algunos medicamentos, tanto los que no requieren de receta como los que sí requieren de prescripción, pueden causar que se tape.

No siga sonándose, porque también es posible que su nariz esté bloqueada por algo más que moco. Aunque probablemente hayan pasado años desde que se metió un frijolito de dulce en la nariz para impresionar a sus amigos, es posible que tenga un bloqueo estructural causado por un tabique desviado, un pólipo nasal benigno o algún otro tumor.

ALIVIO DEL SÍNTOMA

*R*espire profundamente (aunque por ahora sea por la boca) y lea sobre el alivio.

369

Espere a que se vaya. Si una infección viral o un resfriado mantiene tapada su nariz, hay un límite de tiempo para su sufrimiento, sostiene el doctor Robert Enberg, alergólogo en el Hospital Henry Ford, en Detroit. Estas infecciones generalmente terminan en una o dos semanas, añade.

Humidifique el aire cuando esté seco. Desde octubre y hasta mayo, mantendrá su nariz con mejor salud si humidifica la recámara, aconseja el doctor Richard Mabry, profesor clínico de otorrinolaringología en el Centro Médico del Suroeste, en Dallas. Un vaporizador ultrasónico tiene menos probabilidades de desarrollar hongos o moho dañinos que las variedades de rocío en frío, comenta el doctor Mabry, pero la limpieza regular es crítica, cualquiera que sea el modelo que elija. Use una solución diluida de cloro por cada litro de agua para limpiar su vaporizador semanalmente, recomienda.

Atomizador con solución salina. La solución nasal salina, agua salada diluida en atomizador, disponible sin necesidad de receta, es un bálsamo para los conductos nasales resecos y obstruidos, establece el doctor Enberg. Si prepara para uno o dos días a la vez, también puede usar la solución hecha por usted mismo: ¼ de cucharadita de sal en 210 ml de agua previamente hervida. Puede usarlo cuantas veces lo necesite durante el día, agrega.

Evapore los bloqueos. Un vaporizador nasal humecta la nariz tapada y seca, dice el doctor Alexander Chester, profesor clínico de medicina en la Escuela de Medicina de la Universidad Georgetown en Washington, D.C. También es efectivo crear su propio vaporizador, sostiene. Hierva una olla con agua, envuelva su cabeza con una toalla e inhale el vapor por la nariz durante 15 minutos, tres o cuatro veces al día, sugiere. Asegúrese de mantener su cara al menos a 50 cm del agua para evitar quemarse.

Busque alivio en el botiquín. Los remedios para el resfriado que se venden sin receta médica pueden aliviar su nariz tapada, dice el doctor Mabry. Use descongestionantes bucales para aliviar la congestión. Use los antihistamínicos sólo para síntomas "húmedos", como estornudos, comezón en los ojos y escurrimiento nasal que sugiera alergias. Use un remedio combinado si cree que necesita ambos, pero evite las medicinas multisintomáticas que unen supresores de la tos, agentes para secar, antihistamínicos, descongestionantes y analgésicos en una fórmula, advierte.

No exceda los límites. La automedicación está bien para la congestión nasal con moco claro y con los síntomas "húmedos" que sugieren alergias, dice el doctor Mabry. Limite el uso de los atomizadores descongestionantes a cinco días o menos. Si lo usa en exceso puede haber un efecto de rebote que lo dejará más obstruido que antes.

Verifique sus medicamentos. Varios medicamentos, incluyendo los beta bloqueadores, medicinas para presión sanguínea elevada y estrógenos en altas dosis pueden ocasionar obstrucción en la nariz. Haga saber al médico cuáles son las medicinas que está tomando y pregúntele si sería de utilidad cambiar de medicamentos.

Elimine el chocolate. Los dulces concentrados, particularmente el chocolate, pueden causar hinchazón en las membranas nasales, asegura el doctor Chester. Así que evite esos dulces hasta que su nariz tapada esté libre.

Póngale pimiento. "Cocine con pimiento rojo" sugiere el doctor Varro E. Tyler, profesor de farmacología en la Universidad Purdue en West Lafayette, Indiana. Capsaicina, el ingrediente activo en el pimiento rojo, causa que el revestimiento mucoso de su nariz aumente secreciones. "Hará que su nariz tenga escurrimientos y le ayudará a limpiarla", sostiene el doctor Tyler.

Lleve a pasear a su nariz. En tanto sólo sea un resfriado, sin fiebre ni gripe, el ejercicio moderado es bueno para su nariz tapada, comenta el doctor David Nieman, profesor de ciencias de la salud en la Universidad Estatal Appalachian en Boone, Carolina del Norte. El ejercicio puede ayudarle a prevenir también su siguiente resfriado. La investigación ha mostrado que el sistema inmunitario se fortalece durante el ejercicio y hasta cuatro horas después, asevera el doctor Nieman.

Descongestione con un baño caliente. Cuando llegue del frío después de caminar, tome un rico baño caliente, sugiere el doctor Chester. Calentará todo su cuerpo y aumentará la circulación en su nariz con un efecto descongestionante, añade.

Sea feliz sin la hora feliz. Cuando su nariz se congestione, evite la cerveza, el vino y los licores, recomienda el doctor Chester. Los productos derivados del proceso de fermentación de esas bebidas, llamados tiramina y tanino, inflamarán más su nariz y bloquearán los ductos de los senos. El vino tinto es peor que el blanco, y los licores destilados pueden ser un problema menor, agrega.

Lleve un té para su nariz. En China hay una hierba llamada efedra que es un buen descongestionante nasal, informa el doctor Tyler. A menudo puede encontrarla como infusión en las tiendas naturistas, pero asegúrese de estar comprando *Ephedra sinica*, la variedad china o india. Las especies americanas de efedra carecen del ingrediente activo que usted necesita. El doctor Tyler advierte que la efedra también puede actuar como un ligero estimulante y debe evitarse si tiene problemas de alta tensión arterial o cardiacos. Beba dos tazas al día hasta que se sienta mejor.

¿Qué pasa si es una alergia?

Si su médico dice que su nariz crónica tapada proviene de una alergia, aquí están los tratamientos básicos.

Evite el alergeno. Si trabaja en exteriores, no puede evitar la ambrosía, pero puede sacar al gatito de la recámara. Aprenda a qué es alérgico y aprenda a evitarlo siempre que pueda, sugiere el doctor Enberg.

Tome su medicina. Su médico puede prescribirle varias medicinas para su nariz tapada por alergias: antihistamínicos, descongestionantes, una prescripción para atomizador nasal con cromolín sodio y atomizadores con esteroides nasales, los cuales le darán alivio.

Pida una inyección. Si su congestión nasal por alergias es severa y crónica, su médico puede recomendarle inyecciones contra la alergia, para desensibilizar su cuerpo al alergeno.

Deje de beber jugo de vaca. Casi el 10% de las personas con nariz tapada crónicamente podrían tener alergia a la leche, dice el doctor Chester. Trate de evitar los lácteos durante dos semanas y vea si mejora la congestión.

Cómo eliminar las obstrucciones

Si una obstrucción o bloqueo es lo que le hace sentirse tapado, su médico puede ayudarle. Aquí hay algunos procedimientos quirúrgicos posibles.

Extirpe los pólipos nasales. Cuando la membrana que recubre sus senos se extiende hacia su nariz, se produce un tumor benigno llamado pólipo, explica el doctor Mabry. En muchos casos su médico puede extirpar los pólipos nasales en su consultorio.

Enderece el tabique. Si alguna vez se golpeó en la nariz, quizá la tenga tapada porque se desvió o se torció el tabique, la pieza de cartílago que divide las dos fosas nasales. Un procedimiento llamado septoplastia corrige el tabique desviado, concluye el doctor Enberg.

Nariz (Enrojecimiento de la)

CUÁNDO CONSULTAR A SU MÉDICO

- Su nariz está roja persistentemente.
- Además tiene en su nariz granos similares al acné.

LO QUE SU SÍNTOMA LE DICE

Cuando esquía por una pendiente nevada, tener enrojecida la nariz es tan natural como estar despeinado por el viento. Le da esa apariencia de: "Me divierto sanamente".

La nariz enrojecida puede enviar un mensaje muy diferente cuando aparece de pronto, después de haber entrado en una habitación fría, beber un café caliente o pronunciar un discurso frente a una multitud.

La nariz enrojecida que parece salir de ninguna parte puede explicarse en tres palabras, de acuerdo con el doctor Jonathan K. Wilkin, director de la División de Dermatología de los Hospitales de la Universidad del Estado de Ohio, en Columbus: "vasos sanguíneos hipersensibles."

Los fumadores y las personas con alteraciones tiroideas a menudo tienen los vasos sanguíneos hipersensibles. En ellos, simplemente el entrar en una habitación con aire acondicionado, se puede ocasionar que sus vasos sanguíneos se contraigan como un tornillo de banco, explica. Esto aleja la sangre de la superficie de la piel. Sin embargo, cuando el cuerpo se calienta, los vasos sanguíneos se abren a todo lo que dan. Esto trae un gran flujo de sangre a la nariz, enrojeciéndola.

La nariz enrojecida también puede ser causada por la tensión emocional. El estrés provoca un derrame de adrenalina que dilata los vasos sanguíneos. En personas propensas a esta clase de reacción, hablar en público, un horario muy apretado o una fuerte discusión pueden ser causa del enrojecimiento de la nariz.

373

Pero si su nariz enrojece frecuentemente o el enrojecimiento persiste, podría tener rosácea, una alteración común en la piel, en la que los vasos sanguíneos de la nariz se agrandan. El 5% de la población tiene rosácea, que generalmente es notoria alrededor de los 30 a 40 años. En este trastorno, los vasos sanguíneos gotean, causando una leve inflamación que hace que la nariz (y la barbilla, las mejillas y la frente) tenga el aspecto de haber estado mucho tiempo al sol.

El enrojecimiento puede ir y venir, pero gradualmente puede hacerse permanente y más notorio. Con frecuencia se acompaña por granos con pus. En etapas avanzadas, la nariz puede tomar una apariencia hinchada y muy desagradable, como resultado de la sobreposición de tejidos.

La causa exacta de la rosácea permanece en el misterio, informa el doctor Wilkin. "Sabemos que ataca a personas de piel clara, particularmente a quienes se ruborizan más fácilmente y con mayor frecuencia", añade. Es más probable que las mujeres tengan rosácea, lo que podría señalar un vínculo hormonal. "Muchas mujeres notan por primera vez su nariz enrojecida durante la menopausia, cuando los niveles de estrógeno fluctúan y empiezan los bochornos", asegura el doctor Wilkin.

El enrojecimiento súbito de la nariz y de la cara también puede ser causado por el viento, un alto grado de humedad y el ejercicio vigoroso, así como por medicamentos usados para tratar la presión sanguínea elevada.

Tallarse la cara con fuerza y las alergias a productos para el cuidado de la piel pueden empeorar el enrojecimiento. Lo mismo hacen el alcohol, los alimentos condimentados y pasar mucho tiempo al sol.

ALIVIO DEL SÍNTOMA

*H*e aquí cómo bajarle el tono a una nariz enrojecida.

Bájele a tibio. "Los regaderazos con agua caliente, los saunas y los cuartos de vapor pueden forzar a que sus vasos sanguíneos se dilaten y permanezcan así todo el día", de acuerdo con el doctor Robert A. Weiss, profesor asistente de dermatología en la Escuela de Medicina de la Universidad Johns Hopkins, en Baltimore.

Lave su cara como si fuera de seda fina. "Aléjese de los limpiadores abrasivos y estropajos (asegura el doctor Wilkin). Use sólo jabón suave y agua y espárzalo con las puntas de sus dedos. Seque con suavidad y use un humectante muy suave, como una loción para bebé. Evite productos que contengan perfumes y alcohol."

Use maquillaje de duendes. Aunque suene muy irlandés, si aplica corrector verde de maquillaje sobre la piel enrojecida, producirá un tono que virtualmente desaparece lo rojo, de acuerdo con el doctor Joseph Bark, consejero del Departamento de Dermatología en el Hospital San José, en Lexington, Kentucky, y autor de *Retin-A and Other Youth Miracles*. El maquillaje verde "corrector de color" lo puede adquirir en tiendas departamentales.

Sóplele a la sopa. Cualquier líquido caliente debe templarse antes de tomarlo, para evitar desencadenar una respuesta de sus vasos, dice el doctor Wilkin.

Deje los jalapeños y el tequila. Los alimentos condimentados y el alcohol, pueden causar que se dilaten los vasos sanguíneos, lo que puede empeorar el enrojecimiento de la nariz, afirma el doctor Weiss.

Chupe un hielo. "Si sostiene un hielo en su boca engaña al termostato de su cuerpo y previene que sus vasos se dilaten en condiciones de calor, como entrar a un auto caliente o hacer ejercicio", sostiene el doctor Wilkin.

Rocíe su cara con agua fría. Esto también ayuda a alejar el enrojecimiento nasal mientras se ejercita.

Vista como un bandido enmascarado. Una mascada sobre la nariz en los días con viento puede protegerle de un enfriamiento y causar una reacción en los vasos, asegura el doctor Wilkin. Un escudo muy delgado de jalea de petrolato (vaselina) sobre su nariz también funcionará, agrega el doctor Bark.

Respire profundamente. Relajar la tensión puede ayudarle a controlar las hormonas de adrenalina que dilatan los vasos sanguíneos, dice el doctor Wilkin. Por ejemplo, antes de un discurso, respire lento y profundo e imagine que su cuerpo flota en un mar calmado.

No trate los granos con crema para barros. Si su nariz enrojecida está acompañada por granos del tipo acneico, su médico puede prescribirle un antibiótico como la tetraciclina, junto con un gel tópico. Este tratamiento interrumpe la respuesta inflamatoria y ayuda a controlar la erupción. De ser necesario, el tratamiento con láser puede remover los vasos sanguíneos que se dilatan persistentemente y mejorar su cutis.

Nariz (Hemorragia por la)

CUÁNDO CONSULTAR A SU MÉDICO

- Su nariz sangra a borbotones y no se detiene el sangrado aunque la presione firmemente por más de cinco minutos.
- También tiene presión sanguínea alta, diabetes o algún problema de coagulación.
- Toma aspirina regularmente.
- El sangrado empieza con la sangre hacia la parte posterior de la garganta, en vez de salir por la nariz.
- Sus hemorragias nasales son recurrentes.

LO QUE SU SÍNTOMA LE DICE

*L*a mayor parte de los sangrados nasales parecen peores de lo que son en realidad. La cantidad de sangre perdida normalmente es menos de una cucharada y sólo de 5 a 10% de las hemorragias llegan a necesitar cuidado médico.

La nariz es susceptible de sangrar por su frágil anatomía. La parte interior de su nariz está revestida por cientos de pequeños vasos sanguíneos, justo dentro de las fosas nasales y que son muy vulnerables a cualquier trauma.

¿Qué es traumático para su nariz? Bueno, por mencionar uno, el trauma digital. ¿Cómo dijo? Bueno, picarse la nariz. Aunque usted sin duda haya madurado más allá de esas vigorosas cacerías infantiles por su nariz y como adulto utilice el dedo forrado con un pañuelo desechable, el resultado todavía puede ser el mismo. Hasta un algodón puede irritar el revestimiento de la nariz.

Otro trauma nasal es el aire frío y seco en invierno. En esa clase de clima, un simple estornudo o sonarse vigorosamente pueden desencadenar una hemorragia casi en todas las personas.

Las personas mayores tienen más hemorragias nasales. Las mujeres son particularmente vulnerables, ya que la menopausia causa que se encojan y resequen los tejidos corporales, incluyendo los que revisten la nariz.

Otra clase de encogimiento, por la pérdida rápida de peso por dieta o enfermedad, también puede causar sangrados.

Y hablando de enfermedades, hay un par de padecimientos, como las alergias, que pueden causar o contribuir con los sangrados. Eso incluye dos *dentro* de la nariz: las infecciones nasales y un tumor lleno de líquido, benigno, llamado pólipo nasal. Y aunque la presión sanguínea alta no *causa* hemorragias, sí las empeora.

Finalmente, hay varios medicamentos que pueden causar el problema. Si usa atomizadores nasales con esteroides para destapar la nariz, puede ser más susceptible a los sangrados. Otros medicamentos son las píldoras anticonceptivas, la aspirina, el ibuprofeno y los medicamentos antiartritis.

ALIVIO DEL SÍNTOMA

*H*ay varios métodos muy efectivos para tratar las hemorragias nasales, incluso con las crónicas. Aquí tiene cuatro formas excelentes para detener el sangrado *ahora*.

Oprima y sostenga. Su primera respuesta: oprima sus ventanas nasales y sosténgalas juntas firmemente, recomienda el doctor Sanford Archer, profesor asistente de otorrinolaringología en la Universidad de Kentucky, en Lexington. El sangrado nasal generalmente coagula por sí solo, afirma el doctor Archer, pero si presiona hará que se detenga con más rapidez y ayudará a cicatrizar. Y olvide el consejo de mantener la cabeza hacia atrás. Eso no le hace ningún bien y sólo hará que sienta que se atraganta.

Use una pinza. ¿Cansado de apretar? Una pinza ordinaria para ropa funcionará tan bien como sus dedos, asegura el doctor Jordan S. Josephson, otorrinolaringólogo en Brooklyn. Sostenga su nariz, inclínese hacia adelante y aplique la pinza.

Trate con Neo-Sinefrina. Humedezca un trozo de algodón con Neo-Sinefrina, un descongestionante en atomizador que no requiere de receta médica y que está disponible en las farmacias. Ponga el algodón dentro de su nariz y después presione firmemente sus ventanas nasales, una contra la otra, por cinco minutos, sugiere el doctor Alan Sogg, especialista en oído, nariz y garganta en Cleveland.

Ponga rígido el labio superior. El doctor Archer dice que hay una base científica para esta cura popular: ponga una torunda de algodón dentro de su labio superior contra la encía. Uno de los mayores vasos sanguíneos que abastece el interior de la nariz pasa justo a través del labio superior, dice, y la presión del algodón ayudará a suprimir el sangrado.

Hiélelo. Además de estos métodos, una compresa de hielo aplicada en la frente y el puente de la nariz también ayudarán a detener el sangrado. "Enfriará las cosas y acelerará la coagulación", asevera el doctor Archer.

Prevenga la recurrencia

Uno de los aspectos más abrumadores sobre las hemorragias nasales es que tienden a repetirse. Aquí está cómo prevenir su regreso.

Déjela ser. Mientras sana su nariz, evite el trauma digital o aun sonarse, previene el doctor William H. Friedman, otorrinolaringólogo y director del Instituto del Parque Central en San Luis. Puede lastimar la cicatriz y causar un nuevo sangrado.

Humecte su nariz. Después de un sangrado, use un atomizador nasal con solución salina para mantener húmedas las membranas nasales, sugiere el doctor Archer. Use el atomizador tan a menudo como lo desee.

La jalea de petrolato (vaselina) también es un buen humectante, recomienda el doctor Archer. "Ponga un poco sobre la punta de su dedo. Después pase su dedo contra cada narina, para que la vaselina entre por la nariz. El truco es hacerlo sin insertar el dedo. Hágalo tres o cuatro veces al día y en cinco días la cicatriz habrá sanado completamente."

Cuando aplique humectantes tenga cuidado de no inhalar demasiado. La vaselina o cualquier otro humectante a base de petrolato, pueden causar una forma de neumonía si llega a sus pulmones, advierte la doctora Susan R. Wynn, alergóloga con práctica privada para los Asociados en Alergia y Asma en Fort Worth, Texas.

Humedezca el aire. Un humidificador o un vaporizador son una idea excelente, tanto en su recámara como en su oficina, asegura el doctor Josephson. Sin embargo, dice el doctor Friedman, es importante limpiar bien todos los días esos aparatos, para que no se desarrolle moho.

Beba suficiente agua. Mantenga un nivel saludable de humedad en su nariz (y por todo su cuerpo) bebiendo al menos seis vasos de agua al día, establece el doctor Friedman.

Cambie a acetaminofén. Si ha estado tomando aspirina u otra medicina antiinflamatoria no esteroidea, pregunte a su médico si en su lugar puede usar acetaminofén, sugiere el doctor Sogg.

Más ayuda por parte de su médico

Si los sangrados persisten, su médico tiene varias formas de ayudarle.

Tapónelo. Su médico puede detener un sangrado serio taponando la nariz con gasa quirúrgica. Esto debe realizarlo un especialista, advierte el doctor Josephson, ya que conlleva un riesgo de síndrome de *shock* tóxico, una rara enfermedad causada por una bacteria venenosa que entra al torrente sanguíneo.

Selle los vasos sanguíneos. Un otorrinolaringólogo puede sellar los vasos sanguíneos rotos en su nariz cauterizándolos (quemadura quirúrgica de precisión), aplicando nitrato de plata o amarrando los vasos sanguíneos con pequeñas puntadas.

Elimine pólipos. Si su médico encuentra que un pólipo nasal es el que causa el sangrado, tendrá que determinar qué está causando el pólipo, opina el doctor Sogg. Podría solicitar algunos estudios o rayos x de sus senos nasales. Si se encuentra una infección, el doctor Sogg recomienda un mínimo de tres semanas de antibióticos con un atomizador nasal de esteroides o un tratamiento de esteroides por vía oral para reducir la inflamación. "Si se trata la infección, el pólipo podría resolverse por completo, al igual que sus sangrados nasales", agrega.

Pida una revisión de la sangre. "Si tiene sangrados repetidos, pida un conteo sanguíneo para descartar problemas de coagulación", finaliza el doctor Sogg.

Nariz (Resequedad en la)

CUÁNDO CONSULTAR A SU MÉDICO

- El interior de su nariz está tan seco que la piel se agrieta y sangra.
- Sus ojos y su boca también están muy secos.

LO QUE SU SÍNTOMA LE DICE

¿Quién promulgó la Prohibición en su probóscide? ¡Está *seco* ahí arriba! Ese anhelo de humedad puede ser incómodo, pero rara vez es una señal de enfermedad, de acuerdo con la doctora Susan R. Wynn, alergóloga con práctica

379

privada para los Asociados en Alergia y Asma de Fort Worth, Texas. De hecho, la causa bien podría ser algo que usted puede remediar con facilidad. "La razón principal de una nariz reseca es el efecto colateral de medicamentos, generalmente de antihistamínicos, que se toman para secar el escurrimiento nasal (explica la doctora Wynn). Usted tuvo un problema, pero ahora se fue al otro extremo." Los atomizadores nasales, algunos broncodilatadores y los medicamentos que contienen atropina (que puede encontrarse en gotas para los ojos, analgésicos y medicamentos para el corazón) también podrían secar su nariz.

El clima es otra causa común de queja, de acuerdo con el doctor Elliot Middleton Jr., profesor de medicina y pediatría en la Universidad Estatal de Nueva York, en Buffalo, y alergólogo en el Hospital General de Buffalo. "Cuando el calor sube y la humedad baja, los conductos nasales pueden secarse", dice.

La nariz seca es también un síntoma de dos enfermedades raras: la queratoconjuntivitis *sicca*, en la que no sólo la nariz, sino la boca y los ojos están prácticamente sin humedad, y el síndrome de Sjögren, una enfermedad relacionada con artritis reumatoide que ataca las glándulas salivales y las mucosas, informa la doctora Wynn.

ALIVIO DEL SÍNTOMA

Si no puede anular la Prohibición completamente de su nariz, al menos puede convertirse en un contrabandista. Aquí está cómo.

Piense en bebidas. Desde agua hasta jugos, beba más líquidos, recomienda el doctor Middleton. "La buena hidratación es importante. Y es mejor hidratar sus tejidos desde el interior en vez de aplicar algo tópicamente."

Verifique sus medicamentos. Si está tomando antihistamínicos o cualquier cosa que tenga atropina, pregunte a su médico si puede recortar la dosis o suspenderlo por completo, aconseja la doctora Wynn. Y podría pedir al doctor que revise todos los medicamentos que está tomando usted normalmente, para determinar si es apropiado realizar otro cambio.

Para una solución, trate la salina. Exprima un pequeño oasis en su desierto nasal con atomizador con solución salina. Use el atomizador tres o cuatro veces al día, o siempre que necesite humectar sus conductos nasales, sugiere la doctora Wynn.

Ponga el agua en el aire. Use un humidificador o atomizador de humedad en el aire de su casa durante el día y coloque un vaporizador en su recámara, para que funcione mientras usted duerme, aconseja la doctora Wynn.

Tenga cuidado con la crema. Aplique una crema humectante justo dentro de sus narinas para aliviar la piel muy seca o agrietada, dice la doctora Wynn, pero tenga cuidado de no inhalar un excedente. La vaselina u otra jalea de petrolato pueden causar una forma de neumonía si llega a sus pulmones, advierte.

Náusea

CUÁNDO CONSULTAR A SU MÉDICO

- Si la náusea persiste durante más de dos días o regresa frecuentemente.
- Si está embarazada y la náusea es tan fuerte que no puede comer ni beber.

LO QUE SU SÍNTOMA LE DICE

*E*stá usted en un destartalado camión, va apretado en la parte trasera, rebotando a lo largo de un camino vecinal. El aire es una mezcla sofocante de perfume, diesel quemado y el almuerzo de alguien. De hecho, está muy cerca de perder *su* almuerzo.

Cuando usted tiene náuseas cuando viaja en autobús o ante una hamburguesa muy grasosa, es difícil creer que la náusea sea una sensación *útil* en ocasiones. Pero lo es.

"La náusea es la manera en que la naturaleza nos suprime el apetito", indica el doctor Ronald Hoffman, director del Centro Hoffman de Medicina Holística en la ciudad de Nueva York. Siempre que algo irrite su tubo digestivo, ya sea una hamburguesa o una bacteria, se libera una señal hacia la "central de vómito" en el cerebro. Éste dice a su boca que comience a salivar, a su tubo digestivo que baile la rumba, a su tráquea que se contraiga y a su apetito que se apague. Usted percibe todas estas actividades corporales como un sólo síntoma: náusea. "Y eso le evita poner algo más en su estómago e irritarlo", agrega el doctor Hoffman.

Pero la náusea no siempre es un mecanismo de defensa del sistema digestivo. El centro del equilibrio en el oído interno también puede ocasionar náusea. Por ejemplo, cuando va remando en un bote, su cerebro recibe un mensaje mezclado: sus ojos están fijos en un libro o en un banco, pero el fluido de sus oídos internos se balancea con el movimiento del bote. Esta confusión sensorial ocasiona que se liberen las hormonas del estrés que hacen que los músculos del estómago se estremezcan. El malestar estomacal crea la sensación miserable que conocemos como mareo, seguida generalmente de la sensación igualmente miserable del vómito.

Afortunadamente, hay medicamentos para aliviarlo. Pero también hay otras medicinas que pueden *causar* náusea, como la anestesia, la quimioterapia o los antidepresores tricíclicos.

Otras causas pueden ser las jaquecas tipo migraña, el estrés emocional o los olores desagradables. También hay causas hormonales que pueden desencadenar la náusea, siendo más notorias durante el primer trimestre del embarazo.

La náusea persistente también puede indicar un problema digestivo serio como colitis, úlcera, gastroenteritis o cálculos biliares. Sin embargo, en esos padecimientos la náusea generalmente se acompaña de dolor y otros síntomas. También puede ser una de las señales del ataque cardiaco, algunos tipos de cáncer y alteraciones en el riñón o el hígado.

Alivio del síntoma

*S*i tiene náusea fuerte y persistente, vea a su médico. Pero para la "normal" y cotidiana, hay varias cosas que puede poner en práctica para hacer la experiencia un poco menos, bueno, nauseabunda.

Coma algo. Quizá sea lo *último* que quiera hacer. Debería ser lo primero. "Comer algo blando y con féculas ante la primera sensación de náusea, puede ayudar a controlar el ritmo irregular del estómago", sugiere el doctor Kenneth Koch, profesor de medicina en el Centro Médico Hershey en la Universidad del estado de Pennsylvania. Las galletas saladas o el pan tostado son buenas elecciones, pero evite la mantequilla. Los alimentos grasosos son muy duros para el estómago, dice el doctor Koch y pueden empeorar la náusea.

Beba algo. Correcto, no otra cerveza. Té o agua es lo mejor. También podría probar una bebida dulce como jugo de manzana o un refresco, porque el azúcar puede ayudar a regular el ritmo del estómago, aconseja el doctor Roger Gebhard, gastroenterólogo en el Centro Médico de la Administración de Veteranos y profesor de medicina en la Universidad de Minnesota, en Minneapolis. Pero beba en pequeñas cantidades, a temperatura ambiente y sin mezclarlos. Las bebidas frías y carbonatadas sólo le irritarán más el estómago. Y sin importar lo que haga, no beba leche. "De hecho la leche se volverá queso cottage en un estómago revuelto", previene el doctor Koch.

Tome una cucharada de jarabe. Hay medicamentos que no requieren de receta, en forma de jarabes antináusea, muy similares al jarabe de cola, un remedio tradicional. Sin embargo, el medicamento no contiene cafeína y sí un poco de ácido fosfórico para tranquilizar el estómago, dice el doctor Gebhard.

Recuerde respirar. La ansiedad, sostiene el doctor Koch, puede estimular las hormonas del estrés que ocasionan náusea. Para reducir la ansiedad haga respiraciones lentas y profundas, en especial en el primer momento en que sienta la náusea. Las respiraciones profundas también pueden aliviar sus contracciones estomacales.

Revise sus medicamentos. Los antidepresivos tricíclicos pueden causar náusea si la dosis es muy alta, advierte el doctor Hoffman. Si toma este medicamento (o cualquier otro por prescripción) y experimenta náusea inexplicable, llame a su médico y pregunte si su medicamento podría estar causando el problema y si lo debe ajustar.

Sólo hágalo. Si aún siente como si quisiera vomitar, no se resista. Puede ser lo mejor que pueda hacer si algo no coincide con usted o si tiene gripe, asegura el doctor Koch.

CÓMO CALMAR LA NÁUSEA POR MOVIMIENTO

Si va en un crucero por el océano azul y eso lo pone de color verde, aquí está lo que debe hacer para disfrutar una navegación placentera.

Tome su medicamento temprano. Los medicamentos para el mareo por movimiento que no requieren de receta son más efectivos si los toma al menos una hora antes de salir a navegar, afirma el doctor Koch. Su médico también puede prescribir un parche de escopolamina antes del viaje. Úselo detrás de la oreja, eso regresa el medicamento antináusea a su torrente sanguíneo durante cuatro días. La única consecuencia de estos medicamentos es que pueden hacerle sentir somnoliento.

Trate con jengibre. Los estudios científicos muestran que el jengibre puede actuar durante el doble del tiempo que un medicamento contra la náusea, sin los efectos colaterales. Tome tres o cuatro cápsulas de jengibre de 400 miligramos, 15 minutos antes de salir y cada cuatro horas a partir de que esté en camino, sugiere el investigador doctor Daniel Mowrey, director del Laboratorio Americano de Investigación en Fitoterapia, en Salt Lake City.

Suba a cubierta. Los espacios cerrados agravan el mareo por movimiento. Y una vez en cubierta, debe quedarse a la mitad del barco, donde hay menos movimiento, propone el doctor R.J. Oenbrink, un médico que practica en privado en Tequesta, Florida, y que a menudo trabaja en barcos.

Mantenga sus ojos en el nivel. En un barco mantenga sus ojos en el horizonte. En un auto, enfoque un terreno distante adelante de usted. Es útil estabilizar su visión, aunque sus oídos internos estén registrando mucho movimiento, dice el doctor Koch.

Presione su muñeca. La técnica china de acupresión ayuda a evitar el mareo por movimiento de corto circuito en casi todos los marinos con rodillas débiles, sostiene el doctor Koch. La zona se localiza exactamente en la mitad de la muñeca, a tres dedos bajo la arruga que separa su palma y su muñeca. Puede comprar vendas elásticas para acupresión que ejercen presión constante sobre el punto adecuado. Pero, según el doctor Koch, la acupresión parece funcionar mejor si se ejerce una presión más fuerte sobre el punto.

NÁUSEA MATUTINA

La náusea matinal (que puede ocurrir en cualquier momento del día), generalmente se presenta a principios del embarazo. Los episodios por lo regular desaparecen después del tercer mes. Si tiene náusea matutina deseará discutirlo con su médico. A continuación algunas recomendaciones útiles.

Coma un pequeño desayuno de inmediato. Si come galletas o cualquier comida blanda antes de salir de la cama puede ayudarle a prevenir la náusea, indica la doctora Jennifer Niebyl, profesora y jefa de Obstetricia y Ginecología de la Universidad de Iowa, en Cedar Rapids. También sugiere comer pequeñas comidas durante el día.

Sorba té de jengibre. Los investigadores daneses descubrieron que la raíz de jengibre en polvo reduce la náusea y el vómito, siempre y cuando no sean tan fuertes que requieran de hospitalización.

Muchas mujeres embarazadas se benefician con esta hierba. Para intentarlo, disuelva una cucharadita de jengibre en polvo en una taza de agua caliente. Bébalo cada cuatro horas, según se necesite.

Tenga cuidado con la B$_6$. La doctora Niebyl condujo un estudio en que las mujeres que tomaban 25 miligramos de vitamina B$_6$ tres veces al día, durante tres días, reducían de manera notable la náusea. Las mujeres que tomaron un placebo, una píldora similar sin medicamento, no se beneficiaron. Pero la B₆ sólo trabaja en casos graves. "El nutriente no surte efecto en la náusea ligera", advierte la doctora Niebyl. Pregunte a su médico si los suplementos con B₆ son adecuados para usted. (Las mujeres embarazadas deberían consultar con su médico antes de tomar medicamentos que no requieren de receta o suplementos nutricionales.)

Rehidrátese con jugos de frutas. Si la náusea ha avanzado hasta la etapa del vómito, necesitará beber muchos líquidos, en especial bebidas con carbohidratos, como jugos de frutas, para protegerlo contra la deshidratación, previene la doctora Niebyl. Si no puede retener ningún alimento o bebida, vea a su médico de inmediato.

Náusea sin vómito

CUÁNDO CONSULTAR A SU MÉDICO

- Su náusea sin vómito continúa por más de dos horas.

LO QUE SU SÍNTOMA LE DICE

*L*as buenas noticias son que su vómito se detuvo. Las malas son que su cuerpo no ha dejado de tratar de vomitar y ahora usted tiene dolor por la náusea sin vómito.

El área de su cerebro que controla el vómito está en la parte alta, aunque el alimento en su estómago ya se haya ido. No se asuste; le tomará un poco adaptarse y calmarse. "Piense en ello como una especie de exceso en el centro de la náusea, por la continua estimulación sin que haya algo en el estómago", explica el doctor William B. Ruderman, consejero del Departamento de Gastroenterología en la clínica Florida-Cleveland, en Fort Lauderdale.

ALIVIO DEL SÍNTOMA

*A*unque no esté muy cómodo hay una buena oportunidad para que sus náuseas sin vómito se vayan en poco tiempo después de haber empezado. "En muchos casos, en particular cuando no se trata de envenenamiento por alimentos, no pasará mucho tiempo antes de que se sienta mejor", asegura el doctor Jorge Herrera, profesor asistente de medicina en la Universidad del Sur de Alabama, del Colegio de Medicina en Mobile y miembro de la Asociación Americana de Gastroenterología y del Colegio Americano de Gastroenterología. Aquí hay algunas cosas que puede intentar.

Verifique el Dramamine. Aunque tradicionalmente se le usa para náuseas, este medicamento puede ayudarle a eliminar las náuseas secas.

Llame a su médico. Como usted puede necesitar una prescripción antináusea para ponerle un alto a sus náuseas sin vómito, tal vez quiera llamar al médico, comenta el doctor Ruderman. "Si hay alguien en casa y sigue vomitando, le prescribirá un medicamento en forma de supositorio para calmar el centro de vómito", dice. De hecho cualquier técnica que ponga fin al vómito también debe probarse para desvanecer la náusea seca. El médico también puede inyectarlo para eliminar las náuseas si el caso es suficientemente persistente, concluye el doctor Herrera.

Véase también Vómito.

Oído bloqueado con cerumen

CUÁNDO CONSULTAR A SU MÉDICO

- También está experimentando dolor o pérdida de la audición.

LO QUE SU SÍNTOMA LE DICE

Olvide la estética; el cerumen que bloquea su oído externo es una señal saludable de que su cuerpo ha estado ocupado produciendo lo correcto para defenderse de los invasores del canal auditivo, como insectos, infección y suciedad.

Sin embargo, la acumulación de cerumen en el oído interno tiene diferente significado. En la mayor parte de los casos usted ha tomado todo el cerumen saludable y lo ha compactado hacia el interior del oído con cosas como hisopos con algodón o tapones auditivos.

"Es como poner un corcho en una botella, echando a perder todo el proceso del cerumen que se mueve hacia afuera con un movimiento fluido", dice el doctor Steven Pray, profesor de farmacéutica en la Escuela de Farmacia en la Universidad Estatal del Suroeste de Oklahoma, en Weatherford. "El cerumen empieza a acumularse hasta que tiene un buen tapón cerca del tímpano. Mientras más tiempo esté ahí antes de que usted se preocupe porque se lo saquen, se hará más duro y grueso."

¿Cómo saber si tiene un tapón de cerumen en el oído interno? Si experimenta picazón, resequedad, dolor ligero o pérdida de la audición, dice el doctor Pray.

También puede experimentar acumulación de cerumen si nació con algo llamado canal auditivo torcido. En ese caso, su canal auditivo tiene un doblez que dificulta que el cerumen fluya, informa el doctor Pray.

ALIVIO DEL SÍNTOMA

Para eliminar la acumulación de cerumen en sus oídos, basta simplemente aprender a limpiarlos de manera adecuada. Pruebe con estas técnicas.

387

No se meta nada en los oídos. En vez de impactar más su canal auditivo con algodón, intente esta técnica: enrolle un lienzo mojado en el extremo de su dedo y limpie toda la oreja y *sólo* la oreja. Es fácil remover el cerumen sólo después de que salió del canal auditivo y es sencillo alcanzarlo con el lienzo, recomienda el doctor Pray. "Profundizar más en el canal es algo que no debe hacer", previene. Asegúrese de que el lienzo no esté ni muy mojado ni muy jabonoso, pues tanto el agua como el jabón en el canal auditivo pueden causar irritación o hasta dolor, advierte el doctor David Marty, otolaringólogo en Jefferson, Missouri y autor de *The Ear Book*.

Póngase calor. El calor de una botella con agua caliente colocada convenientemente puede ayudar a remover el cerumen, asegura el doctor Marty. Simplemente llene una botella con agua caliente y recuéstese sobre de ella, colocando el oído afectado contra la botella. "En un corto tiempo el cerumen se empieza a derretir, permitiendo que salga con un poco más de facilidad", afirma el doctor Marty.

Trate con un solvente que no requiere de receta médica. Hay productos disponibles en todas las farmacias, que no requieren de receta, que contienen peróxido de carbamida, el ingrediente activo que ayuda a disolver tapones de cerumen, explica el doctor Pray. Use los productos como se indica. Si no tiene buenos resultados en cinco días, vea a su médico.

TÉCNICAS AVANZADAS PARA REMOVER CERUMEN

No puede hacerlo usted mismo, pero puede consultar a su médico sobre las siguientes técnicas para remover el cerumen.

Uso de la hidráulica. Algunos médicos del oído y enfermeras usan un aparato que dispara un chorro delgado de agua para remover el cerumen, ilustra el doctor Charles P. Kimmelman, profesor de otolaringología en el Hospital de Ojo, Oído y Garganta de Manhattan. Pero no intente hacerlo en casa. "De hecho, he visto perforaciones en el tímpano por esto", observa.

Uso de la cucharilla. Algunos doctores usan una cucharilla pequeña, especialmente diseñada para remover el cerumen persistente, dice el doctor Pray.

Uso de aspirador. Si el tapón persiste, puede pedir al médico que use un pequeño aspirador médico para retirarlo. "Es un aparato diseñado para retirar con cuidado el cerumen sin dañar el tímpano", añade el doctor Pray.

Oído con comezón

CUÁNDO CONSULTAR A SU MÉDICO

- También tiene secreciones (con mal olor y con pus), fiebre y dolor.
- Tiene un área enrojecida alrededor de la abertura del oído.

LO QUE SU SÍNTOMA LE DICE

*T*oda clase de cosas pueden iniciar la comezón en un oído, dice el doctor C. Warren Bierman, profesor clínico y jefe de pediatría en la División de Alergia en la Escuela de Medicina de la Universidad de Washington, en Seattle. A la cabeza de la lista están las alteraciones de la piel, como eczema, psoriasis y dermatitis seborreica (la misma que causa la caspa).

Si tiene cualquiera de estos trastornos en otra parte de su cuerpo, esto puede ser la clave de la comezón en el oído, de acuerdo con el doctor Kenneth Brookler, otolaringólogo del Hospital Lenox Hill, en la ciudad de Nueva York. Obsérvese especialmente los codos, las cejas y el cuero cabelludo.

Un bicho que busque un hogar caliente durante el invierno puede tratar a su oído como si fuera un motel y registrarse, causando comezón, advierte el doctor Charles P. Kimmelman, profesor de otolaringología en el Hospital de Ojo, Oído y Garganta de Manhattan. Esto es muy común en climas más fríos y áreas más pobres, agrega.

La humedad causada por la acumulación de cerumen también puede causar la comezón, aunque también muy poco cerumen puede ocasionar lo mismo, dice el doctor Bierman. La comezón también es una reacción común al hule de algunas gorras de baño, asegura. También se sabe que las infecciones por hongos en el canal auditivo, que pueden aparecer en el oído externo como enrojecimiento e inflamación, causan la comezón, pero son infecciones raras.

ALIVIO DEL SÍNTOMA

*C*uando la comezón empieza a gritar pidiendo atención, aquí está lo que se debe hacer.

389

No se rasque. Si mete en su oído un hisopo con algodón (o si realmente es tonto, una llave o un clip), podría dañar su tímpano, advierte la doctora Margaretha Casselbrant, profesora asociada de otolaringología en la Escuela de Medicina de la Universidad de Pittsburgh y directora de investigación clínica en el Departamento de Pediatría Otolaringológica en el Hospital Infantil de Pittsburgh. También puede causar que se tapone con el cerumen. "Los médicos tienen un antiguo dicho: *Nunca meta en su oído nada más pequeño que su codo. Y eso es lo que queremos decir*", insiste la doctora Casselbrant.

Engrase la comezón. Una gota o dos de aceite mineral, de aceite de olivo u otro aceite vegetal puede aliviar la comezón en el oído instantáneamente. Pida a un amigo o a su cónyuge que use un gotero y le ponga el aceite mientras usted se recuesta, con el oído que tiene comezón hacia arriba, explica el doctor Stephen Harner, profesor asociado en el Departamento de Otolaringología en la Clínica Mayo en Rochester, Minnesota.

Ahogue a los insectos. Puede eliminar a los insectos errantes de su canal auditivo ahogándolos con un poco de agua caliente vertida con una jeringa con perilla de goma, recomienda el doctor Kimmelman. Unas cuantas gotas de aceite mineral matarán cualquier insecto que resista a sus esfuerzos, asegura. O simplemente ahogue al chiquilín poniendo alcohol en su oído con un gotero. (El insecto debería flotar en la superficie, pero si no, pida al médico que lo retire.)

Persiga al cerumen. Puede retirar el cerumen acumulado si se recuesta con el oído tapado sobre una botella de agua caliente. El calor suavizará el cerumen y permitirá que fluya, haciendo más fácil su limpieza, afirma el doctor David Marty, un otolaringólogo en Jefferson, Missouri, y autor de *The Ear Book*. No sienta como si tuviera que sacarlo *todo* de ahí. Un poco de cerumen en realidad ayuda a *prevenir* la comezón.

Cuente con el botiquín. Una loción con la mitad de hidrocortisona, que no requiere de receta médica, podría ayudar a aliviar gran parte de la comezón, dice el doctor Bierman. Aplique sólo un poco *cuidadosamente* con la punta torcida de un pañuelo, aconseja. Si la versión que no requiere de receta no funciona, la solución completa, que sí necesita de prescripción del médico, puede ayudar a aliviar la comezón por eczema, psoriasis u otras formas de dermatitis de contacto, establece el doctor Brookler.

Vea a su médico. Como es difícil ver muchas de las causas de la comezón, como una infección por hongos, es conveniente consultar con su médico si la comezón persiste por más de unos días, concluye el doctor Brookler.

Oído con dolor

CUÁNDO CONSULTAR A SU MÉDICO

- Su dolor de oído persiste durante más de una semana.

LO QUE SU SÍNTOMA LE DICE

*U*na vez que ha pasado la mitad de la noche con un niño que tiene dolor de oído, aprende con respecto al síntoma. También los adultos tienen dolor de oído, aunque con menos frecuencia, y tienen iguales probabilidades de mantenerse despiertos por el dolor.

Los microbios que causan los dolores de oído generalmente se muestran primero como una infección respiratoria en su nariz o garganta. Todo lo que se necesita es un poco de impulso (usted se suena o se recuesta) y los virus o bacterias se mueven por las trompas de Eustaquio. Son pequeños canales que conectan los pasajes nasales con el oído interno. De ahí es un corto viaje al oído medio y al tímpano, que está rodeado de muchas terminaciones nerviosas muy sensibles. La infección crea pus, que presiona a través del tímpano, causando dolor. Incluso puede reventar el tímpano.

Los niños tienen más dolores de oído porque padecen más infecciones respiratorias, sus trompas de Eustaquio están inmaduras y son incapaces de manejar aun pequeñas infecciones.

Otras causas de dolor incluyen el oído de nadador, que puede presentarse cuando el exceso de agua queda atrapado en el canal auditivo. Los dolores de oído también pueden ser causados por cabellos y otros objetos que quedan atrapados en el oído.

ALIVIO DEL SÍNTOMA

*I*ntente estos consejos para terminar con el dolor.

391

Caliente aceite de oliva. Unas cuantas gotas de aceite de oliva o aceite mineral pueden brindarle alivio temporal, dice el doctor Clough Shelton, profesor clínico asociado de otolaringología en la Universidad de California, en Los Ángeles, y miembro del Instituto del Oído en la Universidad del Sur de California. Caliéntelo como los biberones del bebé, en baño María, durante unos cuantos minutos. Pruebe primero el aceite (debe tener la temperatura ambiente) y aplíquelo con un gotero. Asegúrese de usar sólo el suficiente para cubrir el revestimiento interno del oído.

Póngase calor. Hay dos enfoques para usar el calor para ayudar a aliviar el dolor de oído. Puede fijar una almohadilla eléctrica en temperatura mediana y colocarla sobre el oído que duele. O puede encender una secadora de pelo en el punto más bajo y dirigir el aire caliente por el canal del oído, sosteniendo la secadora a 15 ó 30 centímetros de la oreja. No la use por más de tres a cinco minutos.

Incorpórese. Estará mejor si está sentado que recostado sobre la espalda, sugiere el doctor David Marti, otolaringólogo en Jefferson, Missouri, y autor de *The Ear Book*. Al sentarse, de hecho permite que la sangre fluya y esté lejos de la cabeza para que haya menos congestión en la trompa de Eustaquio, dice. "Por eso los niños con dolor de oídos dejarán de llorar cuando los carga y empezarán a llorar otra vez cuando los recuesta en su cama, explica. No es que quieran que los carguen, es sólo que se sienten mejor con la cabeza hacia arriba."

Llénese con líquidos. Si bebe mucha agua y jugos no sólo ayuda a aliviar los síntomas, sino que el tragar repetidamente también puede ayudar a aclarar las trompas de Eustaquio, recomienda el doctor Charles P. Kimmelman, profesor de otolaringología en el Hospital de Ojo, Oído y Garganta, en Manhattan. Si mastica y bosteza también puede ayudar a limpiar las trompas de Eustaquio, agrega.

Trate un vasoconstrictor. Los atomizadores nasales que no requieren de receta médica contienen fenilefrina, que ayuda a regresar la trompa de Eustaquio a su funcionamiento normal, asegura el doctor Kimmelman. "El atomizador encoge el revestimiento de la nariz y la región que rodea la entrada de las trompas de Eustaquio, permitiendo que éstas funcionen mejor. Si la trompa regresa a la normalidad, usted se sentirá mejor", explica. No use gotas nasales con fenilefrina durante más de unos cuantos días y asegúrese de no rebasar la dosis recomendada en la etiqueta. De hecho, el uso excesivo de atomizadores nasales puede empeorar el problema.

Opte por un analgésico. Otro posible remedio temporal para su dolor de oído: un analgésico que no requiera receta, aconseja el doctor Steven Pray, profesor de farmacéutica, Escuela de Farmacia, en la Universidad Estatal del Suroeste de Oklahoma, en Weatherford. "Solamente no debe caer en la trampa de pensar que si toma un analgésico y ya no le duele el oído, no necesita de un antibiótico, agrega. El analgésico no mata a los organismos, sólo controla el dolor."

Pregunte sobre los antibióticos. Como la infección bacteriana es una de las causas más comunes del dolor de oído, muchos médicos recomiendan tomar antibióticos para combatirlo, enfatiza el doctor Pray.

EL OÍDO DE NADADOR

Es magnífico echarse un clavado en una alberca en un día de verano, lo que no es tan grandioso es cuando regresa a casa con un poco de agua en su oído. Considere estos consejos para evitar el oído de nadador.

Sea cuidadoso con su limpieza. Si limpia sus oídos a diario o antes de nadar, quizá puede robarles la protección que necesitan para prevenir el oído de nadador, indica el doctor Pray. "Necesita mantener el cerumen dentro para proteger y lubricar," explica. "Es como si pusiera cera en su dedo y luego metiera el dedo en agua: usted sabe que el dedo no se mojará." Cuando limpie sus oídos no escarbe buscando cerumen; sólo limpie la oreja con un lienzo limpio, sugiere.

Trate con alcohol. Una gota o dos de alcohol isopropílico en el oído puede causar que cualquier remanente de agua en el oído se evapore, aconseja el doctor Pray.

Séquelo. Hay productos en el mercado diseñados para evaporar cualquier agua que permanezca en el oído, que contienen glicerina y alcohol isopropílico, concluye el doctor Pray.

Oído con secreciones

CUÁNDO CONSULTAR A SU MÉDICO

- Experimenta cualquier secreción diferente del cerumen.
- Vea a su médico de inmediato si experimenta una secreción después de darse un golpe en la cabeza.

Lo que su síntoma le dice

*L*a secreción que sale de su oído puede parecer atemorizante, pero no necesita asustarse. De hecho, si adopta las acciones correctas, su oído podría sanar en unos cuantos días. Las infecciones respiratorias a menudo trabajan en su propia forma en los canales pequeños, llamados trompas de Eustaquio, que van de la parte posterior de su nariz hacia sus oídos, explica el doctor John K. Niparko, profesor asociado del Departamento de Otolaringología en la Universidad Johns Hopkins, en Baltimore. Las trompas de Eustaquio obstruidas son el medio ideal para que las bacterias se desarrollen y multipliquen, creando una acumulación de moco y pus que presiona sobre la delicada piel del tímpano, lo que a menudo causa dolor de oído.

En un número muy reducido de casos, la presión de la infección es tan grande que el tímpano se revienta como un globo. Esto suena terrible, pero la abertura permite que el líquido acumulado drene del oído, aliviando el dolor. Por lo regular, el tímpano se vuelve a desarrollar, pero debe ser atendido por un especialista para descartar cualquier complicación.

La secreción repetida en el oído, como la infección frecuente en los senos, es a menudo una señal de que su sistema inmunológico está perdiendo la batalla con las bacterias de su oído y que requiere ayuda de un antibiótico, advierte el doctor C. Warren Bierman, profesor clínico y jefe de pediatría en la División de Alergia de la Escuela de Medicina de la Universidad de Washington, en Seattle.

Sin embargo, la infección no es lo único que causa una descarga. Además, el oído del nadador generalmente resulta en una descarga lechosa que puede hacerle sentir con ganas de renunciar al nado de dorso. Y una secreción súbita café puede ser la descarga inofensiva de cerumen que se acumuló algún tiempo en el oído interno, asegura el doctor Bierman.

Una seria lesión en la cabeza, como la fractura de cráneo, puede ocasionar una descarga por el oído del líquido espinal, un líquido incoloro que por lo general parece agua pero que a veces puede estar mezclado con sangre. Y, lo más raro, un tumor del canal auditivo también puede causar una descarga acuosa, previene el doctor Charles P. Kimmelman, profesor de otolaringología en el Hospital de Ojo, Oído y Garganta, en Manhattan.

Alivio del síntoma

*S*i tiene cualquier clase de secreción por el oído, además de cerumen, es importante que vea al médico. He aquí lo que el médico podría hacer, así como lo que usted puede hacer por sí mismo.

Opte por antibióticos. "El drenado realmente es la señal de que usted necesita hacer algo acerca de una infección en el oído (alerta el doctor Niparko), Con los antibióticos correctos, podría estar bajo control en 48 horas." Su doctor prescribirá el antibiótico apropiado.

Los niños necesitan cuidado adicional. Las infecciones auditivas en los niños generalmente son más difíciles de curar. Como las trompas de Eustaquio generalmente no ventilan o drenan el oído de manera adecuada hasta que el niño tiene seis o siete años, a veces los médicos insertan quirúrgicamente unos tubos de ventilación en sus tímpanos, en lo que se llama timpanostomía, ilustra la doctora Margaretha Casselbrant, profesora asociada de otolaringología en la Escuela de Medicina de la Universidad de Pittsburgh. El tubo previene que el líquido se acumule y permite que el oído se ventile y así facilita su drenaje.

Recoja con un poco de algodón. Una torunda de algodón colocada justo en la salida del oído absorberá la secreción, mientras permite que fluya sin restricción por el canal auditivo, sugiere la doctora Casselbrant. No use nada que no sea algodón y no lo inserte en el conducto.

Una limpieza o dos bastan. Si usa un lienzo o una torunda mojadas en alcohol, podrá limpiar el oído externo de cualquier secreción acumulada, dice el doctor Niparko. Sólo no debe aventurarse dentro del canal auditivo. "Corre un riesgo significativo de rasgarlo, lo que facilitaría el escenario para una infección del canal auditivo", advierte.

Use una gorra de baño. Si tiene oído de nadador, es buena idea mantener sus oídos cubiertos mientras esté en el agua.

Véase también Oídos con dolor.

Oído enrojecido

CUÁNDO CONSULTAR A SU MÉDICO

- El enrojecimiento no disminuye después de 24 horas.
- Un golpe seco en su oído origina que se inflame y enrojezca.
- Tiene una úlcera infectada de más de 7 mm de diámetro.
- El enrojecimiento es posterior a la exposición a frío intenso.

LO QUE SU SÍNTOMA LE DICE

*L*a bandera roja generalmente señala una advertencia. Y un oído enrojecido sirve como una bandera de advertencia sobre un problema menor en el oído.

Algunas de las causas más comunes de los oídos rojos e inflamados son enfermedades de la piel como eczema y psoriasis, dice el doctor C. Warren Bierman, profesor clínico y jefe de pediatría en la División de Alergia de la Escuela de Medicina en la Universidad de Washington, en Seattle.

La otra gran causa del enrojecimiento es una infección del oído.

Si rasca sus oídos con cualquier clase de objeto, como una llave o un clip, puede causarse una infección, previene el doctor Charles P. Kimmelman, profesor de otorrinolaringología en el Hospital de Ojo, Oído y Garganta de Manhattan. Y su lóbulo del oído puede infectarse si tiene perforados los oídos. (También es posible que tenga una reacción alérgica al metal en sus aretes, lo que pone rojos sus lóbulos.) Una infección similar a los furúnculos cercana al canal auditivo, también puede ser una fuente de hinchazón y enrojecimiento, asegura el doctor Bierman.

Los extremos de calor y frío pueden pintar sus oídos de rojo. Los oídos son un blanco primordial para las quemaduras por sol. Y después de cualquier descenso en la temperatura, los oídos congelados se ponen rojo brillante lo cual puede ser doloroso, advierte el doctor Kimmelman.

Finalmente, un golpe fuerte en el oído puede enrojecerlo. (Si también se hincha, tendrá lo que generalmente se llama oreja de coliflor.)

396

ALIVIO DEL SÍNTOMA

Mantenga sus oídos lejos del rojo y del rosa, si sigue estas recomendaciones.

Elimine esa infección. Si se rascó el oído y empezó una infección, dé palmaditas en el área con una torunda de algodón mojada en alcohol y luego aplique un ungüento antibiótico que no requiera de receta médica, aconseja el doctor Kimmelman. Si la úlcera es mayor de 7 mm en diámetro o no mejora, vea al médico para que le indique otro tratamiento, sugiere.

Fíltrese usted mismo. Debe usar filtro solar prácticamente siempre que esté bajo el sol por más de media hora. Y recuerde ponerse un poco en las orejas. "Lo primero que puede hacer para evitar las quemaduras de sol en las orejas es usar un filtro que realmente bloquee el sol: factor SPF 30 o más. Algunas personas usan óxido de zinc en sus orejas", recomienda el doctor Bierman. El óxido de zinc es un protector de la piel que permite que muy poco o ningún rayo solar llegue a la piel.

Manténgalas cubiertas. Siga las mismas indicaciones para sus orejas tanto en el verano como en el invierno. Protéjalas de la exposición a los elementos.

Caliente el área congelada. Para ayudarle a salvar su oreja después de la congelación, coloque un lienzo caliente sobre ella y busque al médico de inmediato, advierte el doctor Kimmelman. El calor ayuda a mantener vivos los tejidos aumentando la circulación, dice.

Vaya por el oro. Si ha experimentado lo que parece ser una reacción alérgica a sus aretes: enrojecimiento e inflamación alrededor de los agujeros, trate de cambiar a postes de oro o plata. Casi todas las reacciones alérgicas son por exposición a los postes de níquel o cromo de los aretes.

Busque atención para la herida. Si recibe un golpe fuerte en el oído que cause enrojecimiento e inflamación, vea al médico para que le dé un tratamiento. Si no se trata a tiempo una oreja de coliflor, puede volverse permanente.

Véase también Oído con comezón.

Oído inflamado

CUÁNDO CONSULTAR A SU MÉDICO

- Su oído se inflama después de un golpe en la cabeza.

LO QUE SU SÍNTOMA LE DICE

Cuando el campeón del mundo Killer Kowalski removió una de las orejas de Yukon Eric durante una sesión de lucha hace años, su reputación de amenaza cobró un nuevo significado. Sin embargo, es probable que el daño tuviera menos que ver con el salvajismo de Kowalski, que con la mala condición de la oreja de su adversario.

De acuerdo con Kowalski, Yukon Eric tenía un caso avanzado de oído de coliflor (o de boxeador). Como resultado, un golpe en la cabeza envió a Yukon Eric al hospital, con la oreja en la mano. ("Todo lo que le quedó fue su lóbulo", narra Kowalski, quien ahora tiene una escuela de lucha en Reading, Massachusetts.)

Podría pensar que sólo los boxeadores y los luchadores tienen oído de coliflor, pero el hecho es que sólo con un golpe seco se puede presentar, a menos que la herida se trate inmediatamente.

"Un coágulo sanguíneo se desarrolla en el cartílago", explica el doctor John K. Niparko, profesor asociado en el Departamento de Otolaringología en la Universidad John Hopkins, en Baltimore. "Si no se retira, empezará a formarse el tejido de la cicatriz, ocasionando que la oreja engrose."

Hay varias cosas, además de la lesión, que pueden causar oído de coliflor. La perforación de las orejas puede ocasionar infección e inflamación en los lóbulos. Y es posible tener también una reacción alérgica a algunos metales de los aretes, notoriamente al níquel o al cromo, afirma la doctora Margaretha Casselbrant, profesora asociada de otolaringología en la Escuela de Medicina de la Universidad de Pittsburgh y directora de investigación clínica en el Departamento de Otolaringología Pediátrica en el Hospital Infantil de Pittsburgh.

398

Otra causa de inflamación del oído puede ser una infección similar a la de los furúnculos, cerca del canal auditivo, en quienes tienen tendencia al acné, dice el doctor C. Warren Bierman, profesor clínico y jefe de pediatría en la División de Alergia en la Escuela de Medicina de la Universidad de Washington, en Seattle.

Finalmente, el oído de nadador, una causa de dolor y secreción de oído, a veces puede dar como resultado una inflamación que de hecho cierra el canal auditivo, asegura el doctor Stephen Harner, profesor asociado en el Departamento de Otolaringología en la Clínica Mayo en Rochester, Minnesota.

ALIVIO DEL SÍNTOMA

*D*ebido a que un golpe en el oído, que cause sangrado e inflamación puede conducir a un daño permanente, debería ver a su médico de inmediato. Si hay un coágulo debe retirarlo, pues puede causar la destrucción del cartílago, previene la doctora Casselbrant. Si su oído se inflama por cualquier otra razón, puede intentar estas técnicas.

Fomentos. Si tiene una infección en el oído, añada tres cucharadas de sales Epsom a un litro de agua caliente. Moje un lienzo limpio en la solución y colóquela sobre el área inflamada hasta que el lienzo se enfríe. Repita el procedimiento cuatro veces al día.

Mejore su joyería. Si sus aretes parecen estar causando una reacción alérgica, trate de cambiar a postes de oro o plata.

Use un poco de protección. Si está practicando boxeo o lucha como aficionado, insista en usar casco protector. "El uso del casco protector ha bajado dramáticamente el número de oídos de coliflor en los luchadores jóvenes", informa Pretty Boy Larry Sharpe, un luchador retirado que tiene escuelas de lucha en Clementon, Nueva Jersey, Baltimore y Tampa.

Oído (Ruidos en el)

CUÁNDO CONSULTAR A SU MÉDICO

- El ruido se acompaña de mareo o dolor.

LO QUE SU SÍNTOMA LE DICE

*E*scucha constantemente un zumbido en sus oídos y definitivamente no es su tía Mildred que le llama de larga distancia. Si le sirve de consuelo, no está solo. Más de 34 millones de estadounidenses sufren de tinnitus, un padecimiento auditivo que puede someterlo a toda clase de ruidos bizarros en el oído. La causa más común del alboroto: los nervios y las terminaciones nerviosas especiales del oído interno, simplemente se desgastan con la edad y la sobreexposición al ruido. Eso significa que su oído interno puede estar enviando sonidos fantasma a su cerebro.

"Puede tener pulsaciones en los vasos sanguíneos del oído, o tener tirones de los músculos del oído y ellos harán un sonido aflautado, o uno pulsante, o como de clic", asegura el doctor Jack Vernon, profesor de otorrinolaringología y director del Centro de Investigación Auditiva de Oregon en el Centro de Ciencias de la Salud de Oregon, en Portland. "Las personas vendrán y describirán sonidos o zumbidos, o los compararán con el sonido de los grillos o de las cigarras."

Un dolor de oído, una infección bacteriana, líquido en el oído medio, una perforación en el tímpano o un gran tapón de cerumen pueden causar tinnitus. La enfermedad de Menière, un padecimiento tan raro como misterioso que ataca al oído interno, también se sabe que causa tinnitus. En una pequeña fracción de casos, el problema podría ser el resultado de un tumor en el nervio auditivo del oído interno.

ALIVIO DEL SÍNTOMA

*S*u médico puede eliminar la infección con un tratamiento de antibióticos, aunque en la mayor parte de los casos el tinnitus simplemente no es tratable, puede eliminar parte del ruido con algunas de estas técnicas:

400

Evite demasiada aspirina. Quienes sufren de artritis tomen nota: las megadosis de aspirina pueden empeorar su tinnitus, aunque los médicos no están seguros del porqué. "Una o dos aspirinas no lo harán, pero si toma de ocho a diez al día, podrían ser parte del problema", previene el doctor David Marty, otorrinolaringólogo en Jefferson, Missouri, autor de *The Ear Book*.

Deje de fumar. Ésta es otra razón para dejarlo: la nicotina en los cigarrillos actúa como estimulante, forzando al nervio auditivo en el oído interno a encenderse. Si sufre de tinnitus, una burda comparación sería como tener a alguien golpeando dos tapas de botes de basura dentro de su cerebro, dice el doctor Marty.

Elimine la cafeína. La cafeína, por ser estimulante, también puede agravar el tinnitus, asevera el doctor Marty.

Evite sonidos fuertes. "Los sonidos fuertes pueden exacerbar el tinnitus, así que lo mejor es evitarlos", recomienda el doctor Vernon. Si no puede evitar el alboroto, al menos use tapones auditivos.

Ahogue el sonido. Muchas personas que tienen tinnitus reportan que no notan los síntomas cuando están en la regadera. "Tenemos algunos de los pacientes más limpios de por aquí (comenta el doctor Vernon). El ruido del agua aparentemente cubre el sonido."

Como el sonido del agua funciona tan bien, algunos médicos también recomiendan a sus pacientes que lo graben y que lo toquen justo antes de irse a acostar o siempre que necesiten de alivio, sugiere el doctor Vernon.

Trate con la biorretroalimentación. Durante un estudio en la Clínica de Oído, 80% de las personas que recibieron 12 sesiones de entrenamiento en biorretroalimentación durante un periodo de seis semanas, de hecho 80% sufrieron menos sonidos en los oídos, informa el doctor Clough Shelton, profesor clínico asociado de otolaringología en la Universidad de California, en Los Ángeles, y miembro del Instituto del Oído en la Universidad del Sur de California. Aquellos que participaron en el estudio aprendieron a través de la biorretroalimentación cómo relajar los músculos de la frente; músculos que generalmente se tensan cuando están bajo estrés. "Exactamente, por qué, no lo sabemos, pero hay una conexión común entre el estrés y el aumento del tinnitus (aclara el doctor Shelton). La biorretroalimentación no es efectiva en todos, pero en algunos casos es un buen tratamiento." Durante la biorretroalimentación se colocan sensores eléctricos en su cuerpo y se miden sus reacciones al estrés como proporción cardiaca, transpiración y tensión muscular. Al usar las técnicas de relajación que le enseñaron durante su entrenamiento en biorretroalimentación, usted puede ser capaz de disminuir esas reacciones y, en este caso, reducir su tinnitus, añade el doctor Shelton. Pida al médico que le recomiende a alguien que pueda darle entrenamiento en biorretroalimentación.

Compre un aparato que lo enmascare. Algunos fabricantes de electrónica venden unidades baratas que ayudan a enmascarar el tinnitus produciendo ruido blanco. Si no quiere deshacerse de ese dinero, puede obtener casi el mismo efecto al sintonizar una radio FM para recoger estática, aconseja el doctor Vernon.

Elimine el cerumen. Si la acumulación de cerumen es la causa del problema, puede poner un alto con un producto que no requiera de receta médica diseñado para retirar el cerumen, sugiere el doctor W. Steven Pray, profesor de farmacéutica en la Escuela de Farmacia en la Universidad Estatal del Suroeste de Oklahoma, en Weatherford. Podría ser una buena idea si primero verifica con su médico para asegurarse que no tenga una infección. (Para mayores consejos sobre cómo eliminar la acumulación de cerumen, vea la página 387).

Pruebe con un medicamento antiansiedad. Durante las pruebas, 76% de quienes sufrían tinnitus que usaron el medicamento Xanax, que requiere de receta médica, reportaron alivio, finaliza el doctor Vernon. "No sé de otra droga que tenga tan buen efecto."

Ojeras

LO QUE SU SÍNTOMA LE DICE

Si tiene círculos negros bajo sus ojos, se podría apostar que también sus padres y familiares tienen círculos oscuros bajo sus ojos.

"El tipo más común de ojeras generalmente es una herencia distintiva, como las venas varicosas, y no tiene que ver con un padecimiento subyacente o con cuánto duerma", dice el doctor Paul Lazar, profesor de dermatología clínica en la Universidad Noroccidental, en Chicago, y autor de *The Look You Like*.

La piel debajo del ojo es muy delgada, afirma. En personas de piel blanca, la sangre que pasa por las venas grandes cercanas a la superficie se transparenta a través de la piel, produciendo un tinte azuloso. Mientras más transparente es la piel, más oscuros son los círculos. Tanto en las personas de piel clara como en las de piel oscura, las ojeras también pueden ser por una cantidad de pigmentación mayor de lo normal en esa área.

La palidez que ocurre con la fatiga, con una infección de los senos, o un resfriado, o con la menstruación o el embarazo, puede acentuar aún más los círculos, sostiene el doctor Lazar. Y con la edad, las ojeras tienden a volverse más pronunciadas y permanentes. Además del factor hereditario, si usted es propenso a las alergias, puede desarrollar ojeras oscuras en la estación de la fiebre del heno. Las sustancias a las que es sensible pueden dilatar los vasos sanguíneos en la delicada piel bajo el ojo, explica el doctor Lazar. Entonces la piel se muestra a través de la piel.

Los círculos oscuros también pueden desarrollarse si tiene eczema en la parte inferior de los ojos, que le produce comezón. La inflamación, y frotarse los ojos, pueden oscurecer y engrosar la piel.

Alivio del síntoma

No puede eliminar totalmente las ojeras más de lo que puede desvanecer las pecas. Pero aquí tiene algunas formas de hacer que sean menos notorias.

Por la ruta del camuflaje. Para las mujeres, las bases correctoras de color que se usan bajo el maquillaje pueden mejorar los tonos de piel poco atractivos, de acuerdo con el doctor Fredric Haberman, instructor clínico de dermatología en el Colegio de Medicina Albert Einstein, en la ciudad de Nueva York, y autor de *The Doctor's Beauty Hotline*. Para círculos azulosos aplique un corrector amarillo antes de poner el maquillaje, dice. Use azul pálido o malva para los círculos color café.

Haga su propia mezcla. Los maquillajes comerciales son buenos, pero aléjese de los muy claros o parecerá un mapache en negativo. Puede preparar y mezclar su propio tono, combinando un poco de humectante con una gota de corrector, aconseja el doctor Haberman.

No se blanquee ni se descame. "Los aclaradores químicos para la piel o los descamadores remueven sólo la capa superior de la piel y prácticamente son ineficaces para remover las ojeras permanentemente", previene el doctor Lazar.

Use lentes con tinte. Un ligero tinte en palo de rosa en la tercera parte inferior de los lentes le ayudará a disimular las ojeras, afirma el doctor Lazar. Su óptica puede añadir ese tinte a sus lentes.

Busque un antihistamínico. Si las alergias le están causando ojeras, una combinación de antihistamínico/descongestivo puede ayudarle. Si se queda en casa, en habitaciones con aire acondicionado durante la estación de la fiebre de heno, podría también impedir las ojeras, sostiene el alergólogo Malcolm Blumenthal, de Minneapolis.

Busque tratamiento para la comezón. Las cremas con esteroides para la piel, que sí requieren de receta médica, pueden ayudar a reducir el grosor en la piel de la parte inferior del ojo que causa el eczema relacionado con las ojeras. Pregunte a su médico si esta medicación es apropiada para usted.

Ojos con dolor

CUÁNDO CONSULTAR A SU MÉDICO

- Tiene algo incrustado en su ojo.
- Recibió un golpe en el ojo.
- Tiene un dolor sordo alrededor de los ojos que persiste durante más de dos días.
- Tiene un dolor súbito o punzante en sus ojos.
- El dolor de su ojo se acompaña de un cambio de visión, jaquecas, náusea o sensibilidad a la luz.

LO QUE SU SÍNTOMA LE DICE

*L*os ojos han sido llamados los órganos más sensibles del cuerpo humano. Esto es porque tienen receptores del dolor en panal: terminaciones nerviosas extremadamente sensibles, sintonizadas finamente, que ayudan a proteger esos órganos vitales.

Esto significa que la agresión más ligera a la superficie: un aire frío, aire seco o una pestaña con crecimiento hacia adentro, por ejemplo, pueden estimular esos nervios, detonando una señal de dolor en su cerebro. El resultado: sus ojos le arden o causan comezón.

Existen también otros factores dentro de su cuerpo que pueden excitar los receptores hipersensibles en sus ojos. Una infección en los senos puede inflamar los músculos adyacentes, por ejemplo, y desencadenar un dolor detrás del globo ocular, a veces agudo y punzante. El simple hecho de mover sus ojos puede lastimar.

Irónicamente, si mantiene sus ojos fijos demasiado tiempo puede tensar los músculos que los mueven a su posición apropiada. Por eso siente un dolor sordo alrededor de los ojos después de estar ojeando páginas enteras en la pantalla de su computadora durante horas, o por leer página tras página de esa novela de diez centímetros de grosor. Si la luz para leer es muy tenue o la luz superior muy fuerte, sus órbitas oculares pueden dolerle aún más.

Además, si usa lentes que no son de su graduación o trata de ver sin lentes actualizados, también puede tensar los músculos que los rodean.

En ocasiones, el dolor que siente en sus ojos se origina en otra parte del cuerpo. "Lo que se siente como dolor de ojo a menudo es un dolor de cabeza o un dolor en los músculos faciales causados por tensión", explica el doctor Robert E. Kalina, consejero de oftalmología en la Universidad de Washington, en Seattle.

Pero si el dolor es intenso, sus ojos están rojos y la visión borrosa, el culpable más probable es la uveítis: una inflamación que involucra las áreas pigmentadas del ojo. A menudo llega por una infección en otra parte del cuerpo. El dolor fuerte con otros síntomas, generalmente náusea y halos alrededor de las luces, es un signo de glaucoma, una acumulación de presión en el ojo que puede llevarle a la ceguera, si no se trata.

ALIVIO DEL SÍNTOMA

Cualquier clase de dolor persistente en el ojo, o de dolor súbito, requiere de una evaluación médica y un posible tratamiento médico. Si por ejemplo, resulta que tiene uveítis, necesitará tomar un antiinflamatorio para reducir los tejidos inflamados que están presionando los nervios. Para el glaucoma, necesitará gotas antipresión. Una vez que se controla la presión intraocular, puede ameritar cirugía con láser para prevenir la acumulación de líquidos.

Para un dolor común causado por forzar la vista o por una infección en los senos, aquí está lo que puede hacer.

No deje que se vayan las gotas. Si su médico prescribió gotas medicadas para aliviar el dolor de la infección o alguna otra causa, necesitará asegurarse que la medicina se quede en sus ojos y que no ruede por sus mejillas, aconseja el doctor Mitchell H. Friedlaender, director del servicio de córnea en la División de Oftalmología en la Fundación de Investigación y Clínica Scripps en La Jolla, California, y coautor de *20/20: A Total Guide to Improving Your Vision and Preventing Eye Disease*. La forma correcta para aplicar gotas es la siguiente: Sostenga su cabeza hacia atrás y deje caer una gota o dos dentro del párpado inferior. Mantenga los ojos cerrados por un par de minutos o use su dedo y presione la esquina interna de su ojo. "Esto permite que las gotas penetren en el ojo y previene que lleguen al torrente sanguíneo", dice el doctor Friedlaender.

Pruebe con lágrimas artificiales para la comezón. Los remedios caseros, como las gotas artificiales que no requieren de receta, pueden aliviar la incomodidad en el ojo causada por la resequedad, el aire frío o el esmog, de acuerdo con el doctor Kenneth Kauvar, profesor asistente clínico de oftalmología en la Escuela de Medicina de la Universidad de Colorado, en Denver, y autor de *Eyes Only*. Si después de dos días de usar las gotas los ojos siguen con escozor, consulte a su médico.

Tome dos aspirinas y relájese. Si está experimentando un dolor dentro o alrededor de los ojos, puede relacionarse con jaqueca. De ser así, una o dos aspirinas cada seis u ocho horas deberían de resolver el problema, sugiere el doctor Kalina. Si el dolor persiste después de dos días, vea al médico.

Permita que sus ojos descansen. Si toma un breve descanso después de la lectura prolongada o de otro trabajo minucioso, puede ser suficiente para aliviar la tensión ocular, sugiere el doctor Kauvar. Desvíe la mirada de la página o de la pantalla de la computadora y vea a distancia cada 10 minutos. O deje que sus ojos desenfoquen de vez en cuando.

Haga levantamientos con el lápiz. Hay ejercicios sencillos para el ojo que pueden descansar los músculos fatigados que han estado fijos sobre una pantalla de la computadora durante horas, de acuerdo con el doctor James L. Cox, optometrista conductual del Colegio de Optometristas en Desarrollo de la Visión en Bellflower, California. Trate de enfocar sus ojos en un lápiz mientras lo mueve lentamente hacia su nariz y luego otra vez hacia atrás. Repita durante todo un minuto, cada 20 minutos, recomienda el doctor Cox.

Use luz ambiental suave y luces dirigidas. La luz baja o el reflejo tensan los ojos porque los músculos siguen tratando de mover los ojos hacia una posición donde haya más luz, dice el doctor Kauvar. Comenta que la mejor iluminación es la de la luz ambiental con un apoyo para cuando usted lea.

Lleve sus lentes a una revisión. "Los lentes que se deslizan por su nariz pueden hacer que le duelan los músculos del costado de sus ojos al tratar de mover los ojos para compensar la desviación anormal", advierte el doctor Kauvar. Sus lentes deben ajustar adecuadamente. La prescripción desactualizada de lentes también puede dañarle la vista. Sólo asegúrese que verifiquen su graduación al menos una vez por año.

Véase también Ojos irritados.

Ojos con lagrimeo

CUÁNDO CONSULTAR A SU MÉDICO

- Sus ojos lloran persistentemente por más de dos días y no responden a los remedios caseros.

LO QUE SU SÍNTOMA LE DICE

*L*os ojos llorosos tienen mucho de bueno. El baño lubricante de lágrimas lo reciben sus ojos en cada parpadeo, pero una irritación que envuelva su ojo o su cabeza puede convertir el baño en una inundación. Los ojos pueden estar llorosos por una jaqueca, una infección en los senos, el humo, el viento, una pestaña que irrita el ojo, un problema con su lente de contacto o por forzar sus ojos en la computadora.

También le pueden llorar los ojos cuando come mucho chile o se golpea el dedo del pie con la banqueta. "El exceso de lágrimas son parte de un reflejo del sistema nervioso, causado por varias agresiones al cuerpo", señala el doctor Christopher Rapuano, profesor asistente de oftalmología en el Hospital de la Universidad Thomas Jefferson, en Filadelfia. Si se raspó la lengua o lastimó su dedo gordo del pie, sus ojos llorarán como parte de la respuesta del cuerpo al daño. Hay alguna investigación que sugiere que esas lágrimas quizá podrían ayudar al proceso de curación en alguna forma.

El exceso de lágrimas, acompañado de enrojecimiento y comezón, también es un signo clásico de alergia. Por ejemplo, si usted es alérgico a los gatos y camina en una habitación donde el pelo de gato permea el aire, sus ojos empiezan a escurrir como una presa rota. Ésta es parte de una respuesta de su cuerpo ante la liberación de químicos irritantes, conocida como histaminas, que son causadas por los alergenos.

Es bastante irónico que la escasez de lágrimas también puede causar ojos llorosos. Cuando las secreciones normales se secan por cambios relacionados con la edad, la superficie de los ojos se quema y da comezón. Como un bombero en un incendio, su ojo responde abriendo la manguera.

Otro problema relacionado con la edad es que el párpado inferior se pone laxo a medida que la piel se arruga. Esto jala el canal del lagrimal en el párpado inferior lejos del ojo y de su lugar. Sin esa salida natural, las lágrimas ruedan y caen por las mejillas. (El lupus, un padecimiento doloroso que afecta la piel, también puede ocasionar que los párpados inferiores se caigan y viertan lágrimas.)

Además, un golpe en el ojo o una infección en el párpado, pueden inflamar los tejidos del ojo interior, bloqueando el conducto lagrimal.

ALIVIO DEL SÍNTOMA

Además de evitar los chiles jalapeños, hay otras formas de prevenir los ojos llorosos.

Pruebe un antihistamínico y lágrimas artificiales. Si las alergias están desencadenando sus lágrimas, un antihistamínico oral podría regular el flujo. Tenga en mente que es un medicamento que seca las secreciones y podría secar el ojo *demasiado*, previene el doctor Rapuano. La regla: use lágrimas artificiales cada par de horas cuando tome un antihistamínico.

Use lentes para el sol con protectores laterales. Evitan que sus ojos lloren ante el clima ventoso. Los mejores protectores tienen escudos con marcos que cubren los costados de su cabeza, de tal forma que entra poco aire, aconseja el doctor Rapuano.

Cambie de lentes de contacto a anteojos en áreas polvosas. Las motas de polvo pueden contraerse en cualquier lado y lastimarle el ojo, de acuerdo con el doctor Scott MacRae, profesor asociado de oftalmología en la Escuela de

Medicina de la Universidad de Ciencias de la Salud de Oregon en Portland. También, evite usar lentes de contacto en días contaminados o con mucho polen. Estos irritantes pueden causar ojos rojos y llorosos, aun si no los está utilizando. Si los usa empeora el problema.

Consulte al médico sobre el lagrimal tapado. Si estas sugerencias no curan un caso de lágrimas desperdiciadas, su problema puede ser un poco más serio; tejidos infectados e hinchados que bloquean el conducto del lagrimal. Su médico puede prescribir un antibiótico para ayudar a desinflamar los tejidos y reabrir la salida natural de las lágrimas. Si esto no funciona, su oftalmólogo puede dilatar la abertura quirúrgicamente en un procedimiento fácil en el consultorio.

Véase también Ojos enrojecidos.

Ojos cruzados (Bizcos)

CUÁNDO CONSULTAR A SU MÉDICO

- De pronto ve doble y uno o ambos ojos se mueve hacia adentro, hacia afuera, arriba o abajo.

LO QUE SU SÍNTOMA LE DICE

*E*stá bien, mamá estaba equivocada. Leer en la oscuridad no altera su visión. Y mirar su nariz no hace que sus ojos se queden fijos en la posición de cruzados.

Las oportunidades son, si uno o ambos ojos notoriamente se mueven hacia adentro, afuera, arriba o abajo, que hubiera nacido con un problema de alineación en los ojos que nunca fue corregido. Nadie lo sabe con certeza, pero los médicos sospechan que la desalineación (llamada técnicamente estrabismo) puede ser causada por un desequilibrio en las señales nerviosas que llegan a

409

los músculos que controlan ambos ojos. Esto los fuerza a señalar hacia direcciones diferentes, "como dos cámaras que enfocan objetivos diferentes", explica el doctor Newton Wesley, consejero de la Fundación Nacional para Investigación sobre Ojos, en Chicago. La razón por la que usted no ve imágenes "simuladas", sin embargo, es porque su cerebro infantil apaga la cámara débil, dice. Generalmente su ojo más fuerte lo compensa y se vuelve el dominante, que retiene la visión.

También es posible que los ojos que tuvieron una alineación perfecta durante la vida, repentina o gradualmente se desvíen. Esto podría ser por una lesión, catarata, diabetes, enfermedad o infarto. Sin embargo, el cerebro del adulto no puede ignorar la imagen del ojo desviado, por eso ve doble.

La falta de alineación también puede causar que las palabras se borren y confundan cuando está leyendo. Si tiene una tendencia a que sus ojos se crucen, el sólo tratar de enhebrar una aguja le puede ocasionar jaqueca galopante y una tensión ocular grande. Si sólo un ojo se desvía, puede producir la disminución de la visión (ambliopía).

Estos problemas de desalineación pueden molestarlo todo el tiempo, o sólo cuando está enfermo o cansado. Por cierto, si nota que un ojo se mueve hacia adentro o hacia afuera ligeramente al quitarse sus lentes, sencillamente significa que los ojos se están liberando del control de la alineación que tenían con los lentes, aclara la doctora Eleanor Faye, cirujano oftalmóloga en el Hospital de Ojo, Oído y Garganta de Manhattan. Esto no debe preocuparle.

ALIVIO DEL SÍNTOMA

Necesitará ver a su médico para diagnóstico y tratamiento. También hay unas cuantas cosas que puede hacer bajo la supervisión de su médico para que sus ojos trabajen en equipo.

Párchelo. Cuando los niños tienen los ojos cruzados, el doctor puede hacer que usen un parche sobre el ojo más fuerte, por seis semanas o hasta por seis meses. "Están obligados a dar unos cuantos vistazos, pero es una buena forma de ayudar a fortalecer y mejorar la visión del ojo más débil", afirma el doctor Douglas Fredrick, instructor clínico de oftalmología en la Universidad de California, en San Francisco.

Intente "levantamientos" con lápiz. Los ejercicios especiales para los ojos, llamados ortópticos, ayudan a estimular en su cerebro el uso de ambos ojos juntos, lo que a menudo elimina la doble visión, de acuerdo con el doctor

410

Fredrick. Son más efectivos cuando se practican con regularidad bajo la guía de un médico especialista.

Un ejercicio que puede ayudar a que sus ojos enfoquen y se fusionen en una imagen sencilla consiste en sostener un lápiz a un brazo de distancia y atraerlo gradualmente hacia su nariz. Si tiene problema de ojos cruzados, verá doble cuando esté a 20 cm de distancia, indica el doctor Fredrick. Practique manteniendo ambos ojos enfocados en el lápiz a medida que lo atrae poco a poco hacia usted. Finalmente, sus ojos aprenderán a fusionar ambas imágenes en una cuando esté como a cinco centímetros.

Use gafas especiales. Algunos lentes de prescripción estimulan o inhiben el movimiento de cierto tipo de músculos, dice el doctor Wesley. Los vidrios con prismas interconstruidos pueden ayudar a corregir la línea de visión y ayudarle a ver una sola imagen.

Aproveche las puntadas. Para volver a colocar en posición el ojo desalineado, su médico puede sugerir una operación que involucre puntadas ajustables, sostiene el doctor Fredrick. Una sutura con nudo corredizo se deja sobresaliendo del músculo ocular, para que su médico pueda jalarlo y sintonizar la alineación cuando usted está mirando objetos.

Haga la prueba de la linterna. Mientras más pronto trate una desalineación ocular, más probable es que salve la vista en el ojo más débil, advierte el doctor Fredrick. No siempre es fácil decir si los bebés tienen los ojos cruzados. Tienen la nariz ancha y plana y un pliegue adicional en el párpado inferior, creando la apariencia de ojos cruzados.

El verdadero ojo cruzado se revelará con un reflejo descentrado en una de las pupilas cuando sostenga una linternita frente a los ojos del bebé. Si esto sucede, haga una cita con un oftalmólogo.

Ojos enrojecidos

CUÁNDO CONSULTAR A SU MÉDICO

- El enrojecimiento persiste más de dos días.
- El enrojecimiento continúa durante más de dos horas después de retirar los lentes de contacto.
- También tiene secreción amarilla o espesa.
- También tiene dolor punzante, visión borrosa o sensibilidad a la luz.

LO QUE SU SÍNTOMA LE DICE

¡Olvide los ojos de Bette Davis! Usted tiene los suyos: órbitas marcadas como mapas de carretera (y usted ni siquiera ha salido de la ciudad). Tal vez estuvo nadando en una alberca clorada, tomó varias cervezas en la parrillada o frotó sus ojos con demasiado vigor. Cualquiera de estos factores pueden dilatar los pequeños vasos sanguíneos dentro de lo blanco de sus ojos, haciéndolos enrojecer.

La conjuntivitis, por ejemplo (el nombre común que se le da a los ojos enrojecidos y acompañados de una secreción amarilla y que forma costra), es una infección muy contagiosa que puede circular en el salón de clases más rápido que un "acordeón". Los ojos rojos con secreción clara y acuosa con la garganta irritada indican a menudo la llegada de un resfriado.

Pero el enrojecimiento se presenta en todas las formas y tamaños, por ejemplo, una pequeña mancha que aparece de pronto sobre la zona blanca de un ojo. Puede parecer atemorizante, pero generalmente es inofensiva, de acuerdo con el doctor Mitchell H. Friedlaender, director de los servicios de córnea en la División de Oftalmología en la Fundación Scripps Clínica y de Investigación en La Jolla, California y coautor de *20/20: A Total Guide to Improving Your Vision and Preventing Eye Disease*. Estas manchas rojas son vasos sanguíneos que reventaron durante un cambio súbito de presión, como un fuerte estornu-

412

do o al esforzarse para cargar el sillón. Son comunes entre las personas mayores y por lo regular desaparecen en una semana, aproximadamente.

El caso más serio de ojos rojos es la *keratitis*, una inflamación de la córnea que generalmente la causan los lentes de contacto contaminados.

ALIVIO DEL SÍNTOMA

"*L*a regla es, si sus ojos están rojos, no los talle," aconseja el doctor Jason Slakter, cirujano en el Departamento de Oftalmología en el Hospital de Ojo, Oído y Garganta, en Manhattan. Si el problema es un alergeno como el polen, al frotar puede desencadenar que se libere más histamina, el químico que responde ante las alergias y que causa que sus ojos se enrojezcan. Y recuerde, sin importar la causa, sus ojos están rojos porque están irritados. Si los frota sólo los irritará más.

Aquí está qué hacer en su lugar.

Juegue con frío. Una compresa fría puede brindarle alivio para el enrojecimiento por un virus del resfriado o un alergeno, sugiere el doctor Slakter. Remoje un lienzo limpio en agua fría y relájese durante 10 minutos, con el lienzo sobre sus ojos cerrados.

Fumigue su lista de compras. Para ayudar a aliviar los ojos rojos, llorosos y con comezón, trate de usar sólo pañuelos desechables, cosméticos, jabones y detergentes para lavandería sin aromatizantes. Quizás usted tenga una alergia a los perfumes de esos artículos.

Engáñese. Las lágrimas artificiales que no requieren de receta médica pueden aliviar los ojos enrojecidos causados por el aire seco o por las habitaciones llenas de humo.

"Descongestione" sus ojos. Para los ojos inyectados de sangre por la contaminación o el polen, busque gotas "descongestionantes" para los ojos, que son vasoconstrictoras y quitan lo rojo. (Algunas marcas incluyen un antihistamínico que contraataca la comezón y la inflamación alérgicas.) Pero al usar vasoconstrictores por más de tres días podría darle un "rojo de rebote", porque los vasos sanguíneos reaccionan al medicamento sobredilátandose. "Podría tener los ojos más rojos que nunca", previene el doctor Friedlaender. Si todavía están inyectados de sangre después de un día o dos de usar descongestionantes o si tiene mucha secreción, consulte al médico.

Tome sus antibióticos con fe. Si tiene conjuntivitis, necesita usar gotas antibióticas durante una semana a 10 días para matar la bacteria, de acuerdo con el doctor Kenneth Kauvar, profesor asistente clínico en oftalmología en la Escuela de Medicina de la Universidad de Colorado, en Denver, y autor de *Eyes Only*. Para poner las gotas, jale con cuidado el párpado inferior, mire hacia arriba y coloque la gota en el espacio entre el párpado inferior y el globo ocular. Cierre el párpado durante unos segundos.

No lo esparza. Si tiene conjuntivitis lave sus manos con frecuencia. "Puede diseminar fácilmente la infección hacia el ojo de otra persona", advierte el doctor Kauvar. También cambie las toallas, la ropa de cama y las almohadas cada varios días. Renueve el maquillaje para sus ojos.

Quítese los lentes. "Un lente de contacto que se deja en un ojo enrojecido ofrece el mejor medio de incubación para bacterias", dice el doctor Slakter. Si persiste el enrojecimiento después de retirarse los lentes de contacto, consulte a su médico.

Practique una adecuada higiene en los lentes. Para evitar keratitis, debe limpiar y desinfectar sus lentes cada vez que se los quita usando soluciones frescas, sugiere el doctor Scott Mac-Rae, profesor asociado de Oftalmología en la Escuela de Medicina de la Universidad de Ciencias de la Salud de Oregon, en Portland. Use sólo los preparados comerciales para lentes de contacto recomendados para sus lentes suaves o duros. Limpie los estuches también. Nunca use soluciones caseras ni saliva en los lentes.

Ventile sus globos oculares durante la noche. El uso continuo de lentes de contacto (aun los del tipo más extendido) frotan la córnea, causando desgarres que invitan a la infección, previene el doctor Friedlaender. Los lentes de contacto también son una barrera para el oxígeno y alientan el desarrollo bacteriano. "Si retira sus lentes durante la noche reduce el tiempo de permanencia de un cuerpo extraño en sus ojos y la probabilidad de infección", asegura.

Atomice y pinte antes de insertar. Por la mañana, use el fijador para el cabello *antes* de ponerse sus lentes. (Y para evitar la probabilidad de una infección, use sólo cosméticos no grasosos y con base de agua.) Por la tarde, retire, limpie y guarde sus lentes antes de removerse el maquillaje.

Ojos hinchados

CUÁNDO CONSULTAR A SU MÉDICO

- Si la hinchazón persiste por una semana o más.
- Sus ojos también están rojos o le duelen.

LO QUE SU SÍNTOMA LE DICE

*U*sted aborda el primer vuelo matutino hacia la costa y parece como si llevara el bulto de su equipaje bajo los ojos. Puede parecer burdo, pero sólo significa que los fluidos del cuerpo se encharcaron por la noche en el área del ojo, de acuerdo con la doctora Mary Stefanyszyn, cirujana asociada en oftalmología, en el Hospital de Ojos Wills, en Filadelfia.

Generalmente, puede achacar la hinchazón matutina a sus actividades del día anterior: bebió líquidos a la hora de dormir, comió alimentos salados, pasó todo el día con la cabeza agachada en el jardín o estuvo despierto la mitad de la noche, dice la doctora Stefanyszyn. Lo peor de la hinchazón se presenta a las cuantas horas después de levantarse, a medida que el fluido es reabsorbido por el cuerpo.

También puede tener los ojos hinchados como parte de una reacción alérgica, por haber comido fresas, por ejemplo, o por dormir sobre almohadas de pluma. Los cambios hormonales durante la menstruación también pueden abotagar los ojos.

Hay una clase más permanente de hinchazón que se presenta por la piel floja por el envejecimiento normal, de acuerdo con el doctor Paul Lazar, profesor de dermatología clínica en la Universidad del Noroeste, en Chicago, y autor de *The Look You Like*. La piel de alrededor de los ojos se vuelve más delgada y menos elástica con la edad, explica. Entonces la grasa subyacente causa que la piel se hinche.

Las bolsas redondeadas pueden ser un signo, más que de hinchazón, de una alteración tiroidea, conocida como enfermedad de Graves, o un indicador de un problema renal.

415

ALIVIO DEL SÍNTOMA

*P*uede estar tentado a usar lentes oscuros durante la mañana como una forma de cubrirse, pero alégrese, hay formas para bajar la hinchazón.

Empiece con un refrescante splash. Al arrojar agua fría sobre su cara provoca la circulación, de acuerdo con el doctor Fredric Haberman, instructor clínico de dermatología en el Colegio de Medicina Albert Einstein, en la ciudad de Nueva York, y autor de *The Doctor's Beauty Hotline.*

Palmaditas de alivio. Si palmea suavemente sus párpados superiores e inferiores ayuda a desplazar los líquidos de sus ojos, dice el doctor Haberman. Con un toque muy ligero y usando sólo las puntas de los dedos, palmee con suavidad las áreas hinchadas sobre los párpados superior e inferior.

Enmascare el problema. Refrigere una máscara para ojos rellena con gel y colóquela sobre sus ojos cerrados durante unos cuantos minutos después de despertar. Si no tiene una máscara, unas cucharitas frías servirán, aconseja el doctor Haberman.

Pruebe con bolsas para té. Humedezca dos bolsas de té con agua fría y descanse con ellas sobre sus ojos cerrados durante 15 minutos. El tanino del té puede ayudar a jalar la piel tensa y a reducir la hinchazón. "El factor principal es el frío, que reduce la hinchazón", afirma la doctora Stefanyszyn.

Tome un diurético. Si está reteniendo líquidos antes de su periodo, un producto que no requiere de receta, como el Midol, puede reducir la hinchazón en los ojos, sugiere la doctora Stefanyszyn.

Trate con un antihistamínico. Si sus ojos hinchados también están rojos, con comezón y picazón, puede estar teniendo una reacción alérgica. Si es el caso, un antihistamínico puede ayudar a reducir la hinchazón, recomienda el doctor Lazar.

Cubra con un corrector. Para minimizar la hinchazón del párpado superior, aplique una sombra de maquillaje más oscuro sobre el párpado superior, justo desde debajo de la ceja hasta el pliegue. Después ponga una sombra más clara sobre el párpado, desde el pliegue a las pestañas. La hinchazón se nota menos cuando destaca la porción inferior del párpado, dice el doctor Haberman. Para las bolsas debajo de los ojos, use una sombra ligeramente más oscura que la que usa regularmente.

ALEJE LAS BOLSAS

He aquí cómo evitar la hinchazón del día siguiente.

Eleve la cabecera. Si coloca bloques de madera de 15 cm bajo la cabecera, elevará su cabeza y ayudará a evitar que los líquidos se acumulen alrededor de sus ojos.

Evite el agua a la hora de dormir. O restrínjala a unos cuantos tragos.

Evite la comida muy salada. Y si va a cenar comida china, pida al mesero que no ponga glutamato monosódico. "Si ceno comida china con sodio, al día siguiente siempre tengo los ojos hinchados", narra la doctora Stefanyszyn.

Evite los removedores de arrugas. Cualquier crema de ojos diseñada para desvanecer arrugas podría estar haciendo muy bien su trabajo, dice el doctor Haberman. Estos productos pueden tener reacciones opuestas y causarle bolsas al hinchar el área circundante al ojo.

Cambie al maquillaje tipo gel. El maquillaje con base de agua y el de gel son más ligeros que los que tienen base de aceite y es menos probable que irriten la delicada piel de la parte inferior de los ojos.

Olvide las plumas. Si sospecha que es alérgico a las plumas (despertar cada mañana con los ojos hinchados es una pista), trate de cambiar edredones y almohadas por unos con relleno sintético.

Ojos irritados

CUÁNDO CONSULTAR A SU MÉDICO

- Hay algo incrustado en su globo ocular.
- La irritación se acompaña de enrojecimiento o una secreción.

LO QUE SU SÍNTOMA LE DICE

A demás de la semilla de las palomitas de maíz entre sus dientes y la arena en el traje de baño, una partícula en su ojo entra en el grupo de las sensaciones más perturbadoras de la vida.

Las partículas de polvo o un poco de maquillaje flotando por el ojo son irritantes comunes que generalmente sacamos pestañeando varias veces. Pero

417

los ojos pueden estar rojos e irritados por estar muy resecos, por polen, contaminación o alguna infección.

ALIVIO DEL SÍNTOMA

Cuando el pestañeo no lo soluciona, esto es lo que hay que hacer.

Échele agua. Quizás alguna vez usó lavaojos o soluciones caseras de ácido bórico para que saliera una partícula, pero son una mala elección porque pueden estar contaminados, de acuerdo con el doctor Walter I. Fried, profesor asistente clínico de oftalmología en la Universidad de Ciencias de la Salud/Escuela Médica de Chicago. "Estará mejor si usa algunas gotas que no requieren de receta; lágrimas artificiales", sugiere. Si no tiene lágrimas comerciales a la mano, salpique un poco de agua limpia sobre sus ojos. Si la partícula permanece o persiste la molestia, acuda con el médico.

Abátalo. Si puede sentir la partícula, pero no la ve, es posible que se haya abierto camino por dentro de su párpado superior. De ser así, trate de levantar el párpado superior y montarlo sobre el inferior. Esto permite que las pestañas inferiores cepillen la partícula y la extraigan del párpado superior. Después parpadee algunas veces. Si la partícula flota hacia la orilla de su ojo, use un pañuelo de tela para retirarla.

Practique la técnica de volteado. Jale sus pestañas superiores y doble el párpado sobre un aplicador con punta de algodón. Ahora puede retirar la partícula con un pañuelo de tela o enjuagarla con agua.

Suénese la nariz. Al sonarse la nariz puede liberar la partícula y moverla hacia una mejor posición, asegura el doctor Kenneth Kauvar, profesor clínico asistente de oftalmología en la Escuela de Medicina de la Universidad de Colorado, en Denver, y autor de *Eyes Only.*

Pestañee varias veces y descanse. Si sus ojos están tan secos como el desierto de Mojave, las lágrimas artificiales usadas a lo largo del día pueden ser un oasis. También, si está mirando una pantalla de computadora durante varias horas, recuerde pestañear frecuentemente para distribuir la película natural de lágrimas y mantener cómodos sus ojos.

Defienda sus ojos de la ambrosía. Si sus ojos son sensibles al polen en el aire, un paseo por los bosques puede sentirse como si alguien le arrojara arena en los ojos. Se sienten arenosos, están rojos y pueden picar como condenados. Una tableta de antihistamínicos que no requiera de receta médica puede eliminar el malestar, aconseja el doctor Mitchell H. Friedlaender, director de servicios de

418

córnea en la División de Oftalmología en la Fundación Scripps de Investigación y Clínica en La Jolla, California, y coautor de *20/20: A Total Guide to Improving Your Vision and Preventing Eye Disease.*

Opte por el antibiótico. Si tiene secreción en sus ojos, probablemente padezca una infección y tendrá que ver al médico para que el antibiótico la elimine.

TERMINE CON LA IRRITACIÓN AL MAQUILLAR LOS OJOS

Use el maquillaje adecuadamente para evitar el problema.

No se vaya por el brillo. Las conchas de ostra molidas o el oropel usado en alguna sombra para los ojos; perlada, brillante, iridiscente pueden ser dañinos para cualquier ojo, pero especialmente si las partículas encuentran un camino por debajo de los lentes de contacto.

Prefiera los lápices al líquido. Los lápices con delineador son menos propensos a descamarse. No aplique delineador en la orilla interna del párpado inferior, donde puede tapar las glándulas sebáceas y causar irritación o infección.

Evite el maquillaje para engrosar y alargar las pestañas. Estos productos pueden contener fibras de nylon que puede caer en los ojos.

Espere a que todas las señales estén bien. "Nunca aplique maquillaje en los ojos si están irritados," advierte el doctor Friedlaender.

Véanse también Ojos resecos; Ojos enrojecidos.

Ojos resecos

CUÁNDO CONSULTAR A SU MÉDICO

- Sus ojos están extremadamente irritados, arenosos, rojos, con picazón, ardor o excesivamente llorosos.
- También tiene artritis reumatoide y resequedad de boca.
- También ha aumentado su sensibilidad a la luz.

Lo que su síntoma le dice

*E*l pestañeo distribuye una película con tres capas de agua, aceite y mucosidad sobre sus ojos, como líquido limpiador sobre un parabrisas. Pero una vez que llega a los cuarenta, la glándula lagrimal empieza a secretar menos líquidos para aliviar el ojo, de acuerdo con el doctor George Sanborn, profesor clínico asociado de oftalmología en la Universidad Commonwealth de Virginia/Colegio Médico de Virginia, en Richmond. Probablemente como los cambios hormonales resecan las secreciones, las mujeres en la menopausia o después, experimentan una reversión más severa que los hombres y las mujeres jóvenes, añade el doctor Sanborn.

Sin importar su edad, usted podría desarrollar un caso de ojos resecos si está tomando antihistamínicos para secar secreciones, medicamentos descongestionantes, antidepresivos, diuréticos o beta bloqueadores. (Vea a su médico y pregunte si esos medicamentos pueden estar irritando sus ojos.) Otras cosas que pueden secar los ojos pueden ser sentarse en una cabina de avión; estar afuera en un día con viento, tener en casa calefacción o aire acondicionado. El sistema de agua de sus ojos también puede agotarse si está extremadamente fatigado, si tiene diabetes o una deficiencia grave de vitamina A (lo que es muy raro en los Estados Unidos) establece el doctor Sanborn.

En cualquier caso, sin suficientes lágrimas lubricantes para cubrir sus ojos y limpiarlos de arena, polen y microbios infecciosos, sus ojos se ponen secos y sensibles. Esto puede hacer que el uso de lentes de contacto sea tan incómodo como una piedrecita en el zapato. Lo que es peor, en casos graves, el ojo seco puede conducir a infecciones bacterianas, virales o por hongos que pueden privar de la vista.

Alivio del síntoma

*S*iempre que sus ojos estén ligeramente secos o quizá tan áridos como el Sahara, es posible conseguirle lágrimas para que fluya de nuevo.

Cubra sus ojos con un lienzo caliente. Si sus ojos se resecan sólo de vez en cuando, trate poner una compresa caliente sobre sus párpados cinco a diez minutos, dos o tres veces al día, sugiere el doctor Eric Donnenfeld, oftalmólogo con práctica privada en Manhassett, Nueva York. "Una compresa caliente a veces es todo lo que se necesita para estimular el flujo de lágrimas", asevera.

Parpadee, parpadee, parpadee. Coser, ver el televisor o mecanografiar en la computadora son todas actividades durante las cuales las personas suelen olvidarse de parpadear. Como resultado de tener la vista fija, la humedad del ojo se evapora, de acuerdo con el doctor Paul Michelson, consejero y oftalmólogo del Instituto de Ojos Mericos en La Jolla, California. Tome descansos frecuentes para parpadear y restaurar la película de lágrimas, recomienda.

Busque lágrimas falsas. Para un problema crónico diario, las lágrimas artificiales que no requieren de receta médica pueden aliviar los ojos sensibles y arenosos. Este producto contiene solución salina y una sustancia que forma una película, como alcohol polivinílico o celulosa sintética. Pueden usarse con la frecuencia que sea necesaria. Deberá experimentar con diferentes productos para ver el que mejor le funcione, aconseja el doctor Michelson. Por ejemplo, las marcas más líquidas necesitan ponerse con más frecuencia, pero es menos probable que nublen la visión o dejen un residuo en las pestañas. Para poner las gotas, jale con cuidado hacia abajo el párpado inferior y ponga una gota en la orilla del ojo, cerca de la nariz. Mantenga sus ojos cerrados por un minuto. "Si parpadea, saca la gota", explica el doctor Michelson.

Use productos libres de conservadores. Si está usando gotas más de cuatro veces al día, busque marcas que no contengan conservadores, aconseja el doctor Mitchell H. Friedlaender, director de servicios de córnea en la División de Oftalmología en la Fundación Scripps Clínica y de Investigación en La Jolla, California, y coautor de *20/20: A Total Guide to Improving Your Vision and Preventing Eye Disease*. Los conservadores como el timerosal pueden acumular concentraciones tóxicas y dañar la superficie del ojo, asegura. Si sus ojos no responden a los lubricantes después de usarlos por una semana, acuda a su médico.

Haga "ojitos" por la noche. Si se despierta sintiendo que el hombre de arena le dejó mucha en sus ojos, si coloca un ungüento sustituto de lágrimas/sellador de humedad a la hora de dormir, puede terminar con ese malestar, dice el doctor Michelson. Esos ungüentos oculares extra gruesos contienen petrolato blanco y aceite mineral y duran más que las gotas.

Use un protector de humedad mientras duerme. Hay escudos de humedad diseñados especialmente que pueden ser usados a la hora de dormir para ayudar a prevenir la evaporación de humedad en sus ojos.

Haga que le destapen el canal. Si sus ojos secos no responden a las lágrimas artificiales, su médico puede insertar un pequeño tapón de colágeno en su conducto lagrimal, sugiere el doctor Sanborn. El tapón permanece ahí o cerca de seis meses, conserva las lágrimas que usted produce y mantiene las artificiales más tiempo en su lugar. (O su médico puede sellar el conducto permanentemente con cirugía.)

Prevenga las órbitas áridas

Si tiene problema de resequedad en el borde del ojo, hay varios factores ambientales que pueden empeorar su problema y causarle incomodidad extrema. He aquí cómo mantener las labores de humectación de sus ojos en orden.

Humecte el aire de la noche. Conecte un humidificador o coloque una olla con agua sobre el radiador de la recámara para evitar que los ojos se resequen mientras duerme, dice el doctor Friedlaender.

Use lentes que cubran bien en el exterior. Los lentes para sol que se extienden hacia los costados de los ojos o que forman un escudo lateral sobre sus lentes, pueden ayudarle a protegerse del sol y el viento, afirma el doctor Michelson.

Mantenga lejos las salidas de aire. Los secadores de pelo y los ventiladores caseros soplando sobre sus ojos pueden empeorar la resequedad, advierte el doctor Friedlaender. Es especialmente importante mantener las salidas de aire lejos de los ojos en aviones, cuando la atmósfera es muy reseca, concluye.

Ojos saltones

CUÁNDO CONSULTAR A SU MÉDICO

- Siempre debe ir al médico si los ojos empiezan a abultarse.

Lo que su síntoma le dice

Si tiene una apariencia de sobresalto permanente, puede ser una señal de que tiene una alteración tiroidea denominada enfermedad de Graves.

La glándula tiroides, en las personas que tienen Graves, puede estar produciendo mucha hormona. El sistema inmunitario del cuerpo reacciona produciendo células inmunes que atacan los tejidos y los músculos del ojo. Los tejidos en la cuenca del ojo se hinchan, empujando el ojo hacia adelante y exponiendo lo blanco. Entonces los músculos que mueven los ojos empiezan a engrosarse, lo que puede sacarlos de su alineación. El resultado es la doble visión.

Con la enfermedad de Graves, uno o ambos ojos pueden ponerse saltones. Y como los párpados no pueden cubrir totalmente el ojo saltón, los ojos pueden resecarse, enrojecer y causar comezón; también pueden ser sensibles a la luz brillante.

Otras causas para los ojos saltones incluyen infecciones dentro del globo ocular, agrandamiento de los vasos sanguíneos detrás del ojo y tumores.

Alivio del síntoma

*L*os ojos saltones son un síntoma que siempre debe ser evaluado y tratado por un médico. Si tiene la enfermedad de Graves, necesitará tomar medicamentos antitiroideos hasta que el padecimiento entre en remisión. A medida que se trata la enfermedad, los ojos eventualmente irán regresando a su lugar, de acuerdo con el doctor Thomas Hedges, director de neuroftalmología en el Centro de Ojos en el Centro Médico de Nueva Inglaterra, en Boston. Esto podría tomar un año o dos. Mientras tanto, aquí está cómo aliviar el problema.

Humedezca sus ojos. Con más del área normal de su ojo expuesta necesitará utilizar lágrimas artificiales durante el día, aconseja el doctor Hedges. Use un ungüento oftálmico (disponible en las farmacias) a la hora de dormir, cubierto por una "cámara humectante" casera. Un pequeño parche de envoltura plástica sobre cada ojo funciona muy bien, dice la doctora Nancy Patterson, directora ejecutiva de la Fundación Nacional para la Enfermedad de Graves en Jacksonville, Florida. (Otros consejos para mantener humectados los ojos en: Ojos resecos.) Si estas sencillas medidas no alivian la resequedad y los ojos están muy saltones, un cirujano puede coser las esquinas de sus párpados para que no se abran totalmente.

No abuse de las gotas descongestionantes. En tanto que está bien el uso de lágrimas artificiales, no es igual en el caso de las gotas para los ojos rojos, previene el doctor Hedges. Esas gotas comerciales eliminan el enrojecimiento al contraer los vasos sanguíneos en el ojo. Su abuso, por más de tres días, puede ocasionar una reacción contraria y causarle un enrojecimiento mayor, añade el doctor Hedges.

Vea el mundo a través de lentes oscuros. Ellos disimularán las protuberancias y le brindarán un escudo para la luz y el viento, afirma el doctor Hedges. (*Véase* Sensibilidad a la luz en la página 602.)

Eleve su cama. Si sus ojos están ligeramente saltones y su queja principal es por la hinchazón de los párpados, puede poner la cabecera de su cama sobre bloques de 15 cm. "Esto reduce la acumulación de fluidos en los párpados durante la noche", recomienda el doctor Mitchell H. Friedlaender, director de servicios de córnea en la División de Oftalmología en la Clínica de la Fundación de Investigación Scripps en La Jolla, California, y coautor de *20/20: A Total Guide to Improving Your Vision and Preventing Eye Disease.*

Deje el salero. Si disminuye su ingesta de sal puede ayudar a reducir la presión sanguínea, dice el doctor Hedges. Pero no tome diuréticos a menos que lo aconseje su médico, agrega.

Ojos (Quemaduras en los)

CUÁNDO CONSULTAR A SU MÉDICO

- Tiene ardor o punzadas persistentes.
- Si tiene una quemadura química, busque ayuda médica de inmediato.

LO QUE SU SÍNTOMA LE DICE

*P*uede encontrar "el golpe" donde sea, en cualquier momento. Y no hablamos de la película de Paul Newman. Esta clase de golpe involucra sus ojos y tiene que ver con una sustancia como el esmog o de un filtro solar que escurre desde una frente sudorosa. Estas sustancias pueden irritar temporalmente la delicada membrana que cubre sus globos oculares, haciendo que sus ojos sientan un escozor.

424

Una quemadura más seria puede suceder después de hacer algo aparentemente inocente como esquiar o tomar el sol en una playa tropical. Puede quemarse los ojos por el sol igual que como puede quemar su piel, de acuerdo con el doctor Hunter Little, profesor clínico de oftalmología en la Escuela de Medicina de la Universidad Stanford en Palo Alto, California. "La exposición excesiva a los rayos solares ultravioletas (UV) pueden quemar las células de la superficie de los ojos (previene el doctor Little). Horas después, despertará con dolor y con sensación de arena en el ojo."

Cualquier número de químicos caseros, incluyendo insecticidas, ácido de baterías y cloro, pueden causar un daño potencial de quemadura a su vista si salpican su ojo.

ALIVIO DEL SÍNTOMA

Si pestañea vigorosamente es probable que detenga una quemadura media, aconseja el doctor Little. Pero si no resulta, aquí tiene cómo controlar el dolor.

Enjuague, enjuague y corra al médico. Una quemadura química es una emergencia. "La velocidad es lo que cuenta", asegura el doctor Jason Slakter, cirujano asistente en el Departamento de Oftalmología en el Hospital de Ojo, Oído y Garganta, en Manhattan. Enjuague inmediatamente el ojo con agua (*cualquier* recipiente limpio está bien en este caso) cuando menos durante 15 minutos, continua y cuidadosamente. Mueva el globo ocular lo más posible para lavar el ojo. Busque ayuda médica de inmediato. Si toma esta acción oportuna, quizás el médico sólo necesite aplicar un parche y prescribir gotas antibióticas (para prevenir infección) y su ojo quemado sanará por sí solo. Si hay daño más serio, puede requerir reparación quirúrgica.

Enfríe las órbitas quemadas por sol. Cubra sus ojos con un lienzo frío y tome un analgésico como aspirina o ibuprofeno, dice el doctor Little. Si la punzada no se quita en un día o dos, vea al médico.

Nunca mire directo al sol. Ni siquiera si hay un eclipse solar, recuerda el doctor Little. "Mirar fijamente al sol puede quemar su retina, como el sol que pasa a través de una lupa puede quemar el papel", establece.

Pruebe con lágrimas artificiales. Para controlar la quemadura crónica por calor seco de interiores, por ejemplo, pruebe con una gota o dos de lágrimas artificiales lubricantes, sugiere el doctor Kenneth Kauval, profesor asistente clínico de oftalmología en la Escuela de Medicina de la Universidad de Co-

425

lorado, en Denver, y autor de *Eyes Only*. Los productos de lágrimas vienen con viscosidad ligera o gruesa y la primera gota puede arder un poco. La segunda gota es más reconfortante.

EVITE LAS QUEMADURAS OCULARES COMUNES

Aquí está cómo evitar quemaduras accidentales en los ojos.

Aplique bálsamo para labios sobre sus cejas. Un protector labial ceroso aplicado sobre las cejas o pestañas superiores, constituye una barrera a prueba de agua que bloquea el filtro solar y evita que llegue a sus ojos cuando sude, recomienda el doctor David Harris, profesor clínico de dermatología en la Escuela de Medicina de la Universidad Stanford. Evite el tipo mentolado, agrega. Los vapores pueden irritarle los ojos.

Use algodón. Una banda de algodón absorbe el goteo de tintes o soluciones para rizar el pelo.

Use escudos de grasa en los sartenes. Esto previene derrames accidentales de alimentos.

Cierre y oprima. Cierre bien los ojos antes de usar fijador para el pelo en atomizador, después deje el área con rapidez.

Aleje las válvulas. Siempre dirija las válvulas lejos de su cara cuando use cualquier atomizador casero, tóxico u otro. Trabaje siempre en áreas bien ventiladas cuando use químicos caseros cáusticos. Y cuando abra un contenedor lleno con una sustancia cáustica, o aunque sea una que volatice, como el amoniaco, voltee su cara.

Guarde unos lentes de seguridad o *goggles* cerca de los cables de la batería. "Al arrancar una batería muerta pueden liberarse ácidos cáusticos volátiles en la batería y producirse derrames. Por eso debe aprender la forma correcta de manejar una batería y ponerse *goggles* y guantes antes de tocar una", dice el doctor Slakter.

Use *goggles* a prueba de agua. Le protegerán contra las quemaduras causadas por cloro en las albercas.

PREVENGA LAS QUEMADURAS DE OJOS POR SOL

"Los lentes para sol que bloquean el 99% o más de los rayos UV deberían ser los de uso normal en exteriores, especialmente si usted vive, juega o trabaja cerca de la arena, nieve o agua", dice el doctor Little. La exposición a largo plazo a la radiación solar puede causar cataratas, daño en la retina u otros problemas en los ojos.

Aquí hay algunas formas específicas para protegerlos.

Úselos en los trópicos y las montañas. Los rayos UV son muy intensos y potencialmente más dañinos en altitudes elevadas o cerca del ecuador.

Utilícelos cuando tome medicamentos que sensibilizan al sol. Los medicamentos que fotosensibilizan, como la tetraciclina, que hace que su piel sea más sensible a la luz, también puede hacer sus ojos más sensibles a los rayos UV.

Úselos si está operado ya de cataratas. O asegúrese de que sus lentes intraoculares o los lentes de contacto posquirúrgicos sean del tipo UV absorbente.

Elija la clase envolvente y ajustada. Los estudios muestran que el daño UV puede ocurrir por los rayos que entran por debajo, a los lados y arriba del marco ordinario del anteojo.

Use lentes para el sol "con tinte ámbar" o "polarizados" para navegar. Los lentes UV absorbentes con tinte ámbar bloquean los dañinos "rayos azules" del sol. Y los lentes polarizados cortan el reflejo oscilante del pavimento, agua o nieve. Ambos tipos son ideales para pescar o esquiar, opina el doctor Little.

Asimismo, use un sombrero de ala ancha. Esto ayudará a protegerle la cara, los labios y los ojos de los dañinos rayos solares que pueden predisponerle al cáncer en la piel, arrugas y manchas de la edad, concluye el doctor Little.

Ojos (Secreciones en los)

CUÁNDO CONSULTAR A SU MÉDICO

- La secreción es amarillenta, forma costra o es persistente.
- Su párpado está inflamado, rojo o doloroso.

LO QUE SU SÍNTOMA LE DICE

*E*stá sonando la alarma matutina, pero sus ojos se niegan a abrirse y brillar. Están tan hinchados, cerrados con una secreción dura y pegajosa, se

427

siente como si el hombre de arena hubiera pegado sus párpados con algún pegamento.

"Puede ser alarmante tener que forzar los ojos para abrirlos por la mañana, pero la secreción rara vez es dañina y simplemente es parte del sistema natural de defensa de su cuerpo", explica el doctor Walter I. Fried, profesor asistente clínico de oftalmología en la Escuela Médica de Chicago/Universidad de Ciencias de la Salud.

En la mayor parte de los casos, despertar con los ojos supurantes, con costras, enrojecidos, significa que ha sido invadido por bacterias, por ejemplo, procedente de un maquillaje contaminado, o por una piel extra grasosa. La invasión bacteriana puede ocasionar una blefaritis, una inflamación en la base de las pestañas que produce pus espesa y amarillenta, llena de bacterias que luchan con los glóbulos blancos.

Una secreción pegajosa y amarillenta que sella sus ojos y los cierra, también es la respuesta natural de su cuerpo a la conjuntivitis, una infección causada por virus o bacterias que ataca la membrana transparente que cubre el globo ocular.

Otra clase de secreción pegajosa, más delgada, clara y que no hace costra, puede significar que tiene un resfriado, alergia al polen, resequedad en los ojos por vientos o una pestaña dentro del globo ocular. "Esa secreción pegajosa y acuosa generalmente termina cuando los factores irritantes se retiran", añade el doctor Fried.

ALIVIO DEL SÍNTOMA

*L*os párpados que supuran y que también están inflamados significan que usted tiene una infección que requiere de gotas antibióticas y, posiblemente, de antibióticos orales también", advierte el doctor Fried. A continuación otras formas de tratar la secreción.

Despéguese. Si sus ojos están pegados, afloje las costras con un lienzo húmedo, limpio, exprimido y caliente.

Lave sus pestañas. Después, moje una torunda en una solución hecha con ½ cucharadita de sal disuelta en una cucharadita de agua caliente y frote a lo largo de la línea de las pestañas. También puede aplicar un limpiador de pestañas comercial.

Saque el aceite. Si el problema es la blefaritis, ayudará si retira el exceso de grasa de las pestañas, dice el doctor Mitchell H. Friedlaender, director de los servicios de córnea en la División de Oftalmología en la Clínica de la Fundación de Investigación Scripps en La Jolla, California, y coautor de *20/20: A Total Guide to Improving Your Vision and Preventing Eye Disease*. Para retirar el exceso de aceite de las pestañas y limpiar las orillas del párpado use champú para bebé u otro detergente ligero. También dé un masaje ligero a los párpados usando un movimiento hacia abajo, como si estuviera "exprimiendo pasta dental en el tubo", explica. Después dé masaje al párpado superior y absorba el aceite con un pañuelo desechable. Hágalo cada noche por una o dos semanas. Si tiene blefaritis crónica, debería hacer de la limpieza y el masaje a los párpados un hábito regular, como "cepillarse los dientes", agrega el doctor Friedlaender.

No comparta su lienzo. Una secreción viral o bacteriana está cargada con gérmenes que pueden pasarse a otros (o regresar con usted) dice el doctor Friedlaender. Los objetos no desechables, incluyendo sus manos, que hayan tocado sus lágrimas, deben ser lavados con agua caliente.

Despídase de su antiguo maquillaje para pestañas. Los cosméticos contaminados son los primeros sospechosos en infecciones del ojo. Elimine cualquier cosmético que haya usado mientras tuvo la infección y cualquiera que tenga más de seis meses. De otra forma podría estar reaplicándose la bacteria, concluye el doctor Friedlaender.

Olfato (Pérdida del)

CUÁNDO CONSULTAR A SU MÉDICO

- No ha tenido recientemente un resfriado y su sentido del olfato se ha ido o ha disminuido.
- Su sentido del olfato está distorsionando (percibe olores extraños o viciados, inexplicables).
- Tiene un resfriado o la nariz tapada y su sentido del olfato ha desaparecido por más de una semana.
- Perdió el sentido del olfato después de un accidente o una lesión en la cabeza.
- Pierde el sentido del olfato cada año, en cierta temporada.

429

LO QUE SU SÍNTOMA LE DICE

*¿R*ecuerda haber oprimido su nariz cuando niño, cuando le iban a dar una cucharada de medicamento? Las probabilidades son de que usted reconociera instintivamente la relación íntima entre lo que huele y lo que saborea. Cuando sus alimentos favoritos pierden su sabor, generalmente hay que culpar al sentido del *olfato.*

Cualquier infección o inflamación que causa que se inflamen las membranas mucosas que son el recubrimiento nasal, evitan que las moléculas que llevan el olor en el aire lleguen a los pequeños receptores dentro de su nariz. Los resfriados, las alergias, las infecciones superiores de vías respiratorias, una infección bacteriana de los senos o los pólipos nasales pueden obstruir las vías nasales respiratorias e inhibir su sentido del olfato.

Como los nervios pequeños que llevan mensajes olfatorios a su cerebro son tan delicados, un golpe duro en la cabeza puede alterarlos. (Aunque es raro, a menudo es *menos* dañino para el sentido del olfato ser golpeado directo en la nariz, pues el cartílago nasal se colapsa como defensa de coche y absorbe el golpe antes de llegar a los nervios olfatorios.)

La exposición crónica a algunos contaminantes y químicos tóxicos, como ácidos, formaldehído y sobre todo al humo del tabaco, causará una pérdida progresiva del olfato.

Los medicamentos tiroideos para ataques y algunos tumores también pueden afectar al sentido del olfato. Algunos padecimientos relacionados con demencia, como las enfermedades de Alzheimer y Parkinson, pueden dar como resultado una pérdida del olfato, aunque perder el olfato no es necesariamente un signo de que esté desarrollando esas enfermedades.

También con la edad se disminuye el sentido del olfato. A los ochenta, su sentido del olfato trabajará la mitad de bien que como lo hacía a los treinta.

ALIVIO DEL SÍNTOMA

*P*rescindir del olor y el sabor de sus alimentos favoritos sólo es una razón para preocuparse por perder su sentido del olfato. Los olores sirven a menudo para protegerle del peligro. Si no puede oler, entonces la comida descompuesta no lo puede prevenir. ¿Y qué hay de las fugas de gas en el horno o la estufa? ¿O los primeros indicios de humo que evidencian un incendio?

La pérdida del olfato es muy molesta y en ciertas circunstancias peligrosa. Afortunadamente, en muchos casos también es reversible.

Descanse y espere. No es del todo raro que tenga su sentido del olfato alterado por un día o dos, como cuando tiene un resfriado, por ejemplo. Pero en la mayor parte de los casos debería regresar por sí mismo en dos o tres días, aclara el doctor William H. Friedman, otorrinolaringólogo, cirujano facial plástico y director del Instituto Central Park, en San Luis. Y mientras usted espera, dice, asegúrese de dormir lo suficiente.

"Generalmente se requieren tres noches de muy buen sueño para curar un resfriado", asegura.

Súdelo. Si su sentido del olfato se ha ido porque su nariz está bloqueada, por un resfriado o una alergia, por ejemplo, el ejercicio ligero o tomar un baño caliente hasta que empiece a sudar puede ser útil. "Empezar a sudar puede ocasionar que su nariz se limpie", opina el doctor Friedman.

Reduzca la inflamación. Pregunte a su médico si la causa de su sentido reducido del olfato es la inflamación, sugiere el doctor Richard Doty, director del Centro de Gusto y Olfato de la Escuela de Medicina de la Universidad de Pennsylvania, en Filadelfia. Una infección respiratoria superior podría ser la culpable. Su médico puede prescribir medicamentos corticosteroides o recomendarle suplementos que contengan algunas de las vitaminas antioxidantes: C, E y betacaroteno (A).

Ármese contra las alergias. Si la pérdida de olfato surge regularmente durante la temporada de fiebre del heno, necesitará ver a un alergólogo, sugiere el doctor Jordan S. Josephson, otolaringólogo en Brooklyn. "Durante un día o dos los antihistamínicos que no requieren de receta funcionarán bien", dice. "Pero si dura más de dos semanas, su alergólogo podría recomendarle atomizadores nasales esteroideos o prescribir un descongestionante." (Para más consejos sobre alivio de alergias, *Véase*: Nariz con escurrimiento.)

Limpie sus senos paranasales. Cuando la infección en los senos detiene su sentido del olfato, su médico lo tratará por una o dos semanas con antibióticos y un descongestionante por prescripción, afirma el doctor Josephson. Pero evite la combinación de medicinas antihistamínicas/descongestionantes. "Es como usar perdigones contra una mosca", advierte. Si su sinusitis no se alivia en dos semanas, su médico puede prescribir un tratamiento con antibióticos. En casos más graves, el tejido infectado deberá ser retirado con ayuda de un pequeño telescopio de fibras ópticas, llamado endoscopio, recomienda. (Más consejos para limpiar los senos en: Problemas de sinusitis.)

Haga que le quiten los pólipos. Los pólipos nasales varían desde pequeñas irregularidades en la superficie de las membranas nasales, hasta grandes sacos llenos de líquido, dice el doctor Friedman. Si los descubre pronto, puede

431

tratarlos con esteroides. "Aún cuando estos medicamentos tienen una reputación con altibajos cuando se abusa, son milagrosos (sostiene). Pueden hacer que los pólipos se derritan en las primeras etapas."

Los pólipos también son tratados con antibióticos, descongestionantes y antihistamínicos, añade. Si las pruebas señalan pólipos extensos, será necesario extirparlos quirúrgicamente.

Deje de fumar. Aunque fumar causa daño a largo plazo en el sentido del olfato, el daño es parcialmente reversible si renuncia, dice el doctor Doty quien ha hecho estudios que muestran que la mejoría es lenta pero segura.

Póngase máscara. Si su trabajo o pasatiempo lo expone a químicos o a polvo pesado, use una máscara con filtros, aconseja el doctor Josephson. Las tlapalerías venden este tipo de mascarillas (una versión de la clase que usan los cirujanos), y si usa una puede prevenir mayor daño a su sentido del olfato.

Revise sus Rx. Si toma medicamentos para la tiroides, pregunte a su médico si al ajustar la prescripción podría ayudar a su sentido del olfato, sugiere el doctor Doty.

Trate el tumor. La mayor parte de los tumores que causan problemas en el sentido del olfato son benignos, afirma el doctor Friedman. Dependiendo del tipo de tumor, el tratamiento será una combinación de cirugía, radiación o quimioterapia. Generalmente el pronóstico es bueno.

Noticias para narices mayores

Si la edad le ha hecho insensible a los olores, aquí hay cosas importantes a recordar, alerta el doctor Donald Leopold, otolaringólogo en el Centro Médico Francis Scott Key de la Universidad Johns Hopkins, en Baltimore.

Instale detectores. Si su sentido del olfato se ha ido, "no hay forma de que usted huela un incendio", afirma el doctor Leopold. Asegúrese de que su casa tenga detectores de fuego con baterías independientes que estén funcionando.

Rente una nariz. Asegúrese de continuar con su higiene personal, ya sea que lo necesite o no. Pida a un amigo que le diga si necesita un cambio de camisa, por ejemplo. Y si usa alguna fragancia, asegúrese de aplicarla en cantidades mesuradas.

Mantenga un registro adecuado en el refrigerador. Sin el sentido del olfato no detectará la leche agria hasta que tenga grumos, o la carne echada a perder hasta que esté verde. Si vive con alguien, asígnele la tarea de evaluar los alimentos en el refrigerador para ver si sirven. Si está solo, asegúrese de etiquetar los alimentos con la fecha en que los trajo.

432

Olor corporal

- El mal olor se presenta diariamente y otros lo notan, a pesar de una higiene escrupulosa.
- El olor es tan fuerte que usted lo nota.
- Tiene un olor dulce o afrutado, o alguno que varía del olor tradicional a "casillero".
- Cualquier olor corporal en un niño prepúber debe ser notificado a su médico.

LO QUE SU SÍNTOMA LE DICE

Como cualquier viajero del metro puede decirle, las emanaciones aromáticas del cuerpo humano a veces son suficientes para que una persona se cuestione seriamente qué tanto el hombre ha evolucionado como especie. El mal olor puede ser la fragancia de elección en el reino animal, pero en el mundo civilizado no se le confunde con el mejor perfume.

El conocimiento popular de que el mal olor corporal es el olor del sudor es cierto... más o menos. De hecho producimos dos tipos de sudor: *ecrino*, un sudor claro, inodoro, que aparece por todo nuestro cuerpo, realizando el papel vital de regular la temperatura corporal y el *apocrino*, una sustancia más gruesa que se produce por las glándulas en la axila y las ingles. El sudor apocrino es un vestigio de nuestros días prehistóricos y no tiene un propósito aparente. También es inodoro, hasta que las bacterias de la superficie del cuerpo actúan. El producto final de esa desagradable unión, es lo que llamamos mal olor.

"La intensidad de algún olor corporal puede conducir a las personas a pensar que tienen un problema médico serio, cuando en la mayor parte de los casos son sólo las víctimas de malos genes o de higiene inadecuada", asegura la doctora Selma Targovnik, dermatóloga asesora en el Centro Médico del Buen Samaritano, en Phoenix. "La mayoría de los que sufren de mal olor simplemente nacieron con glándulas apocrinas más activas y grandes, o bien no están haciendo un trabajo tan bueno como deberían al alejar de su piel a las bacterias que producen el olor."

"No sabemos de ninguna enfermedad que cause el olor apocrino a casillero, pero algunos padecimientos producirán otra clase de olores en la piel", informa el doctor R. Kenneth Landow, profesor clínico asociado en el Departamento de Medicina y Dermatología en la Universidad del Sur de California, en Los Angeles. "Las anomalías gastrointestinales pueden dar a la piel un olor extraño. Los diabéticos y las personas con infecciones urinarias a veces desarrollan un olor dulce o afrutado. Los padecimientos del pasado, como la enfermedad del escorbuto por deficiencia en vitamina C y la fiebre tifoidea, se relacionaban con olores extraños."

En los adolescentes el mal olor es una señal de la pubertad, cuando las glándulas apocrinas se activan por primera vez. La edad y los cambios metabólicos también pueden incrementar la actividad apocrina. Y el olor de algunos alimentos pungentes (como el ajo) pueden recorrer todo el camino hasta los poros y de ahí a la nariz de los demás.

ALIVIO DEL SÍNTOMA

*E*l secreto para combatir muchos de los olores corporales es inhibir la producción corporal de sudor apocrino, disminuir el número de bacterias que actúan sobre ese sudor o retirar al ofensor. Intente estos consejos y pronto usted, y quienes le rodean, estarán disfrutando del dulce olor de su batalla ganada contra el mal olor.

Báñese a diario con un jabón desodorante. "Si usa un jabón antibacteriano, trabajará sobre las bacterias que están produciendo el olor (aconseja el doctor Targovnik). No tiene que frotar mucho o fuerte; el antibacteriano realizará todo el trabajo. Úselo al menos una vez al día o dos si es posible." Si esto falla, hay jabones más poderosos, disponibles por prescripción médica.

Elimínelos pronto. Si los jabones antibacterianos no producen resultados, el doctor Targovnik sugiere lavar las áreas con un limpiador para acné, como los que contienen peróxido de benzoílo, que tiene propiedades antibacterianas más fuertes. Pero tenga precaución: el uso excesivo podría causar resequedad e irritación. Si esos limpiadores no funcionan, también puede tratar aplicando un poco de ungüento antibacteriano.

434

Refrésquese. "Durante el día, si puede realizar un lavado rápido de sus axilas con un lienzo o toalla de papel húmedo, puede retirar algo del material que se ha producido, así como las bacterias que producirán el olor en el futuro", sugiere el doctor Targovnik.

Use un desodorante. "Los desodorantes que no requieren de receta médica para uso axilar funcionarán muy bien en las zonas que producen olor", dice el doctor Stephen Z. Smith, dermatólogo con práctica privada e instructor clínico en el Departamento de Dermatología de la Escuela de Medicina en la Universidad de Louisville, en Kentucky. "Verifique las etiquetas. El desodorante debe contener sales antibacterianas (aluminio o zinc) para matar las bacterias que causan el mal olor. Los que vienen en barra o bolita le brindarán mejor cobertura y protección más duradera que los atomizados."

Use antiperspirante. "Los antiperspirantes comerciales harán más lenta la producción del sudor apocrino (añade el doctor Smith). Deben contener clorhidróxido de aluminio como ingrediente activo y generalmente se combinan con desodorantes."

Espolvoree el área problemática. "Si espolvorea algo de polvo de hornear, talco, bicarbonato o fécula de maíz bajo los brazos o por el cuerpo, absorberá y enmascarará muchos de los olores", afirma el doctor Landow.

Quite los olores de su ropa. Lave su ropa con un detergente que desodorice. De ser necesario lleve un cambio de ropa o de ropa interior cuando vaya a trabajar o a la escuela.

Frote un poco de alcohol. "Quizá quiera aplicar directamente un poco de alcohol para friegas, hamamelis o agua oxigenada como mantenimiento adicional durante el día", comenta el doctor Landow. Estas sustancias ayudan a reducir el número de bacterias que causan olor. Aplique donde las bacterias se aferran, bajo los brazos, por ejemplo.

Evite alimentos condimentados y pungentes. El consumo frecuente de alimentos que contengan ajo, curry y comino, pueden causar algunos olores que destacan y emanan por sus poros, a menudo hasta 24 horas después del consumo. Trate de eliminar esas especias y vea si funciona.

Corte el vello axilar y corporal. "Como los hombres son los más ofensores, deberían seguir el ejemplo de las mujeres y afeitarse las axilas (recomienda el doctor Targovnik). Los vellos atrapan mucho del sudor y el olor, y proporcionan lugares para que las bacterias se escondan."

Olvidos

CUÁNDO CONSULTAR A SU MÉDICO

- De pronto está confundido o en un lugar familiar y no sabe dónde está.
- Tiene dificultad para recordar en qué mes o año vive.

LO QUE SU SÍNTOMA LE DICE

*P*asa el domingo en la boda de su hija, conoce a sus amigas encantadoras (y tal vez unas cuantas le recuerdan a personas que conoció en una pesadilla durante el último invierno, cuando puso en temperatura alta el cobertor eléctrico). Bueno, nunca esperó recordar *todos* sus nombres. Pero pasó una hora fascinante en la recepción platicando con una joven que le causó una grata impresión. Era brillante, amigable y la encontró deliciosa. Cuando llegó a casa, sin embargo, le abrumó su incapacidad para recordar su nombre.

¿Es éste un problema serio de memoria? No tanto, descarta el doctor Alfred Kaszniak, psicólogo en la Universidad de Arizona, en Tucson. Es normal con la edad. Si se le olvidó haber asistido a la boda, entonces estaría en un territorio más problemático.

Todos encontramos dificultad progresiva en recordar alguna clase de detalles al crecer, dice el doctor Kaszniak. En tanto que los nombres de viejos amigos o los ingredientes de su receta favorita surgen automáticamente, los detalles que tendemos a perder con más facilidad son los relacionados con el tiempo o el espacio, como olvidar llevarse los lentes cuando los iba a necesitar, o perder las llaves de su coche u olvidar dónde lo estacionó. No pregunte, es agravante.

Pero las buenas noticias sobre los olvidos son más que las malas, afirma el doctor Tom Crook, psicólogo y director de la Corporación de Psicométricas Avanzadas en Scottsdale, Arizona. En un aspecto, la pérdida de memoria relacionada con la edad no significa que su cerebro esté declinando. De hecho,

436

casi todas de las habilidades mentales más importantes (como toma de decisiones y creatividad) *aumentan* con la edad. También la pérdida de memoria *rara vez* es una señal ominosa de la enfermedad incapacitante de Alzheimer. Si tiene 73 años y no puede recordar nombres, dice el doctor Crook, las probabilidades son 99 a 1 de que tenga una pérdida *normal* de memoria.

ALIVIO DEL SÍNTOMA

*S*i los deslices de su memoria le molestan, hay mucho que puede hacer sobre ello.

Trate con la depresión. Su memoria puede jugarle algunos trucos si se está sintiendo deprimido, triste o si está bajo mucho estrés, comenta el doctor David Masur, neuropsicólogo del Colegio de Medicina Albert Einstein, en la ciudad de Nueva York. Aunque la memoria es muy vulnerable a emociones, usted recuperará la información perdida una vez que reciba tratamiento por la depresión o ansiedad, dice. (*Véase* Depresión y Ansiedad.)

Afirme su derecho a un paso más lento. No hay necesidad de estarse disculpando o guardando el secreto sobre el hecho de que su memoria no es lo que solía ser, asegura el doctor Glenn Smith, psicólogo en la Clínica Mayo en Rochester, Minnesota. Una estrategia que sugiere al conocer a un grupo de personas y aprenderse sus nombres, es pedir los nombres con un poco de mayor lentitud. ¿Cómo? Intente: "Permítanme por favor, veamos. Su nombre es Bob, el suyo Mary y usted es Charles, ¿correcto?" El doctor Smith dice: "Las personas que van avanzando en edad tienen el derecho de que se les presente la información al paso al que puedan aprenderla."

Dése usted mismo ayudas visuales. ¿Anunciaron que lloverá por la noche? En cuanto lo escuche, vaya a poner su paraguas junto a su portafolios.

"Cuando tenga un pensamiento, avance lo más posible en realizar esa acción de una vez (aconseja el doctor Crook). Si piensa, `tengo que pasar por la tintorería de camino al trabajo', cuelgue la ropa en la puerta de salida, o llévela al auto *de inmediato.*"

Elija sus recordatorios. Coloque recordatorios por todas partes sobre lo que no quiere olvidar, dice el neurólogo Louis Kirby, jefe de asesores en el Hospital Samaritano Thunderbird en Glendale, Arizona. Elija zonas para las notas donde esté seguro de verlas: el espejo del baño, la parte interior de la puerta principal, el tablero del auto.

El sistema de tarjetas es la herramienta favorita del doctor Kirby para recordar. "Las guardo en mi bolsillo, con un recordatorio en cada una y cuando ya realicé esa tarea, tiro la tarjeta. Me gusta más que una lista que debo ir tachando a lo largo del día."

Realice lo esencial más temprano. Planee con cuidado estratagemas para acordarse de las cosas que *realmente* necesita recordar, sugiere la doctora Joan Minninger, terapista de memoria, en San Francisco, y autora de *Total Recall: How to Boost Your Memory Power.*

Mantenga un lugar en casa donde siempre guarde sus llaves, por ejemplo. Y apóyese con un juego en el exterior. "Tengo un amigo en Nueva York que conserva un juego adicional sobre un aire acondicionado en otro edificio de apartamentos", narra. Si no puede encontrar su billetera porque la cambió a otro bolsillo o a otra bolsa, diseñe una terminal para su billetera: una canasta atractiva donde llegue a vaciar sus bolsillos o la bolsa en cuanto llegue y reúna ahí los artículos esenciales para salir.

Visualice. La asociación de imágenes es una herramienta poderosa para reforzar la memoria, sostiene Danielle Lapp, investigadora sobre memoria en la Universidad Stanford, en California, y autora de *(Nearly) Total Recall: A Guide to a Better Memory at Any Age.* Si le preocupa perderse u olvidarse use sus sentidos para mantenerse alerta de su medio ambiente. ¿Se estacionó en un lugar muy concurrido? A medida que se aleja, haga una pausa, *voltee* y observe la ubicación de su auto desde la dirección en que va a regresar. ¿Hay olores qué recordar? ¿Humos por algún cruce de tráfico? ¿El aroma de la comida de algún restaurante cercano? ¿Hay música por ahí? Use esta clase de recordatorios sensoriales para orientarse deliberadamente usted mismo.

Hable con usted mismo. El doctor Lapp sugiere un monólogo interno para ayudar a aumentar su percepción; por ejemplo: "Voy entrando a la tienda por la sección de ropa para caballeros", o bien: "Estoy cerrando la puerta; escribo el cheque y lo pongo en un sobre." ¿Tonto? No del todo. Está realizando algo conscientemente para grabarse lo que desea recordar. Está poniendo atención, concentrándose y organizando, las herramientas básicas en el entrenamiento para memoria, dice el doctor Lapp.

Aumente su alimentación cerebral. Si está bajo en algunos nutrientes, su memoria puede perder su agudeza. Los estudios sugieren que una dieta diaria rica en la vitamina B, riboflavina, hierro y zinc puede ser útil. Prepare su plato con riboflavina de productos lácteos bajos en grasa, como leche descremada y yogur bajo en grasas. Para aumentar sus niveles de hierro, cocine papas, legumbres y alimentos ácidos (como salsa de jitomate) en una cacerola de hierro. Y para el zinc para la memoria, disfrute de más mariscos y carne.

Programe su memoria con una serie de ejercicios. Un estudio preparado en la Universidad Estatal de Utah, sugiere que el ejercicio aeróbico puede agudizar su memoria de corto plazo. Una caminata o la natación diaria elevan la eficiencia de oxigenación de su cerebro y *aumentan* el metabolismo de la glucosa, que puede desempeñar un papel importante en mejorar la memoria, recomienda el doctor Richard Gordin, profesor de salud, educación física y recreación en el estado de Utah, en Logan. Disfrute del ejercicio regularmente para tener recuerdos saludables.

Orina con sangre

CUÁNDO CONSULTAR A SU MÉDICO

- Consulte al médico siempre que note que su orina se tiñe de rojo, o que contiene coágulos o rayas rojas.

LO QUE SU SÍNTOMA LE DICE

"No hay peros que valgan. *Debe* ver al médico a la primera señal de sangre en la orina", alerta el doctor Richard J. Macchia, profesor y consejero del Departamento de Urología en el Centro de Ciencias de la Salud de la Universidad del Estado de Nueva York, en Brooklyn. "Hasta que probemos lo contrario, suponemos que lo causa un tumor. El síntoma es así de importante."

Generalmente la causa *no es* un tumor, desde luego. El ejercicio extenuante, como correr el maratón, puede causar hematuria (la denominación médica para la orina con sangre). Lo mismo podría ser por un riñón golpeado en una caída o accidente de automóvil, de acuerdo con el doctor E. David Crawford, profesor y consejero de la División de Urología en el Centro de Ciencias de la Salud de la Universidad de Colorado, en Denver. En algunas personas cuyos cuerpos carecen de ciertas enzimas, al comer betabeles se produce orina rojiza que parece sangre. Y algunas medicinas, como por ejemplo la fenolftaleína en los laxantes que no requieren de receta, también pueden teñir la orina de rojo.

La micción vigorosa, cuando realmente puja para vaciar una vejiga llena porque estuvo aguantando por mucho tiempo, puede romper algunos vasos pequeños, dice el doctor John P. Long, profesor asistente de urología en el Departamento de Urología en el Centro Médico de la Universidad Tufts de Nueva Inglaterra, en Boston. No es muy serio, pero el síntoma amerita que usted vea al médico, advierte. Las infecciones, las piedras en el riñón, los problemas de próstata y los padecimientos renales también pueden causar sangre en la orina.

La sangre puede aparecer en rayas con hilos pequeños o coágulos chicos, ilustra el doctor Long. Sin embargo, es más probable que toda la orina esté coloreada. "Podría parecer como ponche hawaiano, o jugo de arándanos o, si es más grave, de jitomate."

ALIVIO DEL SÍNTOMA

No espere para acudir con el doctor, dígale que tiene sangre en la orina y haga que le dé una prescripción. "Es incorrecto meramente tratar la sangre en la orina (afirma el doctor Macchia). Debe establecerse un diagnóstico definido, o al menos, excluir el de un tumor." Aquí está qué hacer antes de llegar a la sala de exploración y qué debe esperar al llegar ahí.

Llame al urólogo. Tal vez deba acudir directamente con un urólogo o un uroginecólogo, en vez de pasar primero con su médico familiar, recomienda el doctor Long. Debido a los exámenes que se requieren, ahí tendrá que acudir de todas formas. La única excepción, dice, podría ser para una mujer con antecedentes de cistitis, una infección de las vías urinarias (IVU). (Las IVU se discuten con detalle en Orinar (Ardor al).)

Registre el flujo. Si puede, antes de llegar con el médico, anote el color exacto de su orina y cuándo empezó la coloración. Esto puede darle una pista importante de dónde se origina el problema.

La orina turbia o de color rojo oscuro puede indicar una infección o un problema renal, indica el doctor Crawford. Si toda la orina es de color rojo sangre, podría ser un problema de riñón o vejiga. Si hay rayas ligeras al inicio, puede haber un problema de próstata o de uretra en hombres o de uretra en mujeres. (La uretra es el conducto por el que pasa la orina desde la vejiga.) Los coágulos o las hebras de sangre en un flujo de orina, que de otra suerte sería normal, puede evidenciar sangrado en el conducto urinario superior o en la vejiga, opina el doctor Crawford.

Prepárese para pruebas. Espere ser sujeto de toda una serie de pruebas hasta que los médicos encuentren la causa del sangrado. "Investigaremos arriba y abajo de los riñones y hasta la abertura de la uretra", explica el doctor Crawford. Los exámenes pueden incluir cultivos de orina, rayos x del riñón y cistoscopia, en la que se inserta un pequeño instrumento para ver dentro de la uretra y se revisa el tubo urinario.

Orina (Diferentes colores de la)

CUÁNDO CONSULTAR A SU MÉDICO

- Su orina está teñida de rojo o contiene rayas rojas.
- Su orina está turbia, lechosa y huele muy mal.

LO QUE SU SÍNTOMA LE DICE

Con sólo un par de excepciones, la orina generalmente es clara o con un tono delicado de amarillo, con una huella ligera de olor a amoniaco. El cambio en esta norma a menudo causa preocupación.

Por ejemplo, el color rojo o el rosado puede indicar sangrado en alguna parte del conducto urinario, y eso requiere de atención inmediata. La orina turbia o lechosa sugiere una infección en la vejiga o una piedra en el riñón, expone el doctor E. David Crawford, profesor y consejero de la División de Urología en el Centro de Ciencias de la Salud en la Universidad de Colorado, en Denver. El mal olor puede acompañar a la orina nebulosa, causada por infección. Aparte de cualquier cambio de color, los diabéticos con mal manejo sanguíneo del azúcar pueden orinar con un ligero aroma afrutado.

Cualquier otra cosa refleja lo que usted come o bebe, dicen los urólogos. Los betabeles pueden remedar la presencia de sangre, al igual que la fenolftaleína que se encuentra en laxantes que no requieren de receta. Los suplementos de betacaroteno pueden colorear ligeramente la orina de amarillo o anaranjado, mientras que la vitamina B6 puede evocar un olor característico. La orina se pone verde y con mal olor después de comer espárragos. El medicamento Risanpin, antibiótico que generalmente se prescribe para tuberculosis o infecciones por estafilococos, puede dar a la orina una sombra de azul o verde. Algunos medicamentos diagnósticos pintarán la orina en forma peculiar, pero se prescriben con ese propósito expreso.

La orina muy amarilla significa que está deshidratado y que no bebe suficiente agua. La deshidratación crónica (aunque usted no piense que está tan sediento), donde la orina tiene constantemente un color amarillo concentrado, puede llevar a piedras en el riñón, previene el doctor Crawford.

"Si se ejercita y suda mucho, su orina será de color amarillo concentrado, hasta que orine varias horas después (explica). Pero si se acaba de tomar 15 cervezas, su orina será mucho más clara. Ni siquiera podría distinguirla del agua."

ALIVIO DEL SÍNTOMA

No es preciso beber 15 cervezas para alcanzar esa meta, su orina siempre deberá ser casi incolora. Sólo hay una cosa que hacer.

Ponga atención. Todo lo que tiene que hacer es fijarse en el color de su orina, dice el doctor Richard J. Macchia, profesor y consejero del Departamento de Urología en el Centro de Ciencias de la Salud de la Universidad del Estado de Nueva York, en Brooklyn. Cuando se vuelve intensamente amarilla, significa que el cuerpo está eliminando mucho desperdicio en un líquido altamente concentrado. De hecho, está demasiado concentrado. Debería empezar a beber más jugos y agua.

No cuente sus vasos. Todos hemos escuchado que deberíamos beber de ocho a diez vasos de agua al día. Es una regla, pero la cantidad de líquidos que cada persona requiere varía dependiendo de la edad, el sexo, el ejercicio, el peso y hasta del clima, afirma el doctor Macchia. "Trate de alejarse de los números. Si su orina está muy amarilla, no está bebiendo lo suficiente. Beba, beba y beba hasta que salga clara y manténgala así."

No ignore lo rojo. La orina roja podría significar que su orina contiene sangre. Tome esta advertencia seriamente.

Véase también Orina con sangre.

Orina en exceso

CUÁNDO CONSULTAR A SU MÉDICO

- Si ha reducido los líquidos y sigue excretando un gran volumen de orina.

LO QUE SU SÍNTOMA LE DICE

A sí que piensa que orina mucho. ¿Es así *realmente*?

"Por la salud de su vejiga, usted necesita sacar de uno a dos litros de orina al día", asegura la doctora Margaret M. Baumann, jefa asociada de consejeros en geriatría y cuidado extensivo en el Centro Médico West Side de la Administración de Veteranos, en Chicago. (Dos litros es la cantidad de una botella familiar de refresco.) Si no excreta todo eso, su orina estará muy concentrada con desechos, dice. Eso puede dañar el recubrimiento de la vejiga, llevando a la formación de piedras en el riñón o causando que la vejiga se contraiga aun cuando no esté llena.

Algunos medicamentos por prescripción, como diuréticos para la presión sanguínea alta, pueden causar que produzca más orina de lo normal. Y el padecimiento que puede causar un aumento en la orina es la diabetes no detectada o mal manejada.

ALIVIO DEL SÍNTOMA

S uponiendo que no tiene un problema médico anterior, no hay nada malo en producir mucha orina. Aunque si está incómodo con la cantidad, podría intentar realizar alguno de estos consejos.

Mida la cantidad. El primer paso al tomar cualquier acción sobre su rendimiento urinario es medirlo. Para hacerlo, orine en una botella de refresco o en una jarra calibrada en litros durante un periodo de 24 horas. Si realmente desea un registro exacto, indica la doctora Baumann, anote también qué y cuánto bebe y cuándo orina.

Vea a su médico... tal vez. "Si está produciendo seis o más litros de orina al día, quizá deseará examinarse para ver si es diabético" recomienda la doctora Baumann.

Póngase una mordaza para la bebida. Si usted excreta, digamos, cuatro a cinco litros por día, trate de reducir su ingesta de líquidos a la mitad, sugiere la doctora Baumann. "No será una persona más sana si produce más de uno dos litros de orina al día", dice. Además, aunque generar un volumen alto de orina no causa necesariamente incontinencia, sí puede contribuir a ella, previene.

No sea un extraño en el sanitario. Lo que usted percibe como emitir mucha orina, al mismo tiempo podría ser el resultado de muy pocas visitas al baño. Si habitualmente resiste el deseo de orinar, podría aumentar la capacidad de su vejiga y causar una infección, advierte el doctor Joseph M. Montella, profesor asistente y director de la División de Uroginecología en el Departamento de Ginecología y Obstetricia en el Colegio Médico Jefferson de la Universidad Thomas Jefferson, en Filadelfia. Y en el peor de los casos, su vejiga eventualmente podría ponerse tan grande y fuera de forma, que perdería su habilidad de contraerse.

Para mantener una vejiga fuerte, que no tenga sobreexpandida la capacidad, aconseja el doctor Montella, orine de acuerdo con un horario, cada tres o cuatro horas, ya sea que sienta deseos o no.

Véase también Incontinencia.

Orina (Goteo de)

CUÁNDO CONSULTAR A SU MÉDICO

- El goteo avanza, de unas cuantas gotas después de orinar, a un goteo difícil de controlar.
- También experimenta incomodidad genital, sensación de ardor cuando orina o necesidad frecuente de orinar.

Lo que su síntoma le dice

Se supone que normalmente no debemos gotear.

Por desgracia, algunas personas gotean un poco: un poco de orina. Pero no deberían preocuparse. Si no es más que unas cuantas gotas, generalmente no es señal de un problema serio de salud. Y a menudo es fácil corregirlo.

Antes de proceder, vamos a definir *lo que no es* goteo. No estamos hablando de incontinencia, de la inhabilidad para controlar su vejiga. Por goteo queremos decir ese poco de orina adicional que parece salirse casi inevitablemente después de que usted intentó de manera deliberada detener el flujo, o esas pequeñas manchas de humedad que inexplicablemente siente en su ropa interior.

Hay unos cuantos obstáculos interconstruidos que interfieren con el flujo de orina de la vejiga hacia la uretra y de allí al exterior, de acuerdo con el doctor Kevin Pranikoff, profesor asociado de urología en la Universidad del Estado de Nueva York, en Buffalo. En los hombres, la orina tiene la tendencia a encharcarse en el bulbo de la uretra, la parte más ancha de la uretra cercana a la base del pene.

En las mujeres, la orina también puede concentrarse en la uretra, pero con más frecuencia la anatomía femenina crea el potencial de encharcarse por fuera de la uretra, según la doctora Tamara G. Bavendam, profesora asistente de urología y directora de urología femenina en el Centro Médico de la Universidad de Washington, en Seattle. Los labios pueden atrapar un poco de la orina que escapó y enviarla hacia la vagina. En las niñas, el himen puede bloquear la orina. Y en las mujeres de cualquier edad, otros pliegues de la piel pélvica, aun en mujeres que no tienen sobrepeso, pueden interferir con el flujo libre. "Dependiendo de la mujer, puede haber varios centímetros de piel desde la abertura de la uretra hasta el exterior del cuerpo", dice la doctora Bavendam.

La falta de condición puede complicar los obstáculos naturales, de acuerdo con el doctor Pranikoff. Los hombres contraen el flujo de orina cuando exponen sus penes por encima de los pantalones o ropa interior, en vez de hacerlo por la bragueta. Y las mujeres obstruyen el flujo cuando no se bajan las pantimedias lo suficiente para permitirse abrir bien las piernas. El resultado: un poco de orina puede encharcarse en la vagina y gotear después al exterior.

Pero aun con una etiqueta urinaria exquisita, si tiene los músculos del piso pélvico laxos, estará en desventaja al intentar contraer la uretra y detener el flujo de orina. Si la debilidad muscular es menor, probablemente goteará un

445

poco. Si el debilitamiento continúa y el control urinario se vuelve más difícil y menos exitoso, podría estar en camino de desarrollar una forma de incontinencia (vea la página 277). "Si la causa son los músculos débiles, el goteo es una especie de paso intermedio entre el control total y la incontinencia", de acuerdo con el doctor Richard J. Macchia, profesor y consejero en el Departamento de Urología en el Centro de Ciencias de la Salud en la Universidad del Estado de Nueva York, en Brooklyn.

La edad es la primera causa de la debilidad muscular, tanto en hombres como en mujeres, pero el dar a luz y el paso por la menopausia aumentan la probabilidad en las mujeres de perder algo de control sobre sus músculos pélvicos. Los hombres tienen una ligera ventaja en este aspecto gracias a su próstata. La glándula, que rodea a la uretra debajo de la vejiga como una dona, crece a medida que el hombre envejece, explica el doctor Macchia. Si este agrandamiento es benigno y no causa una obstrucción significativa, la próstata sólo oprime la uretra ligeramente, compensando cualquier pérdida de tono muscular en la pelvis que pudiera ocasionar el goteo.

Pero antes de que las mujeres empiecen a desarrollar envidia prostática, ellas y los hombres deberían saber que una inflamación de la glándula, llamada prostatitis, puede producir una descarga que podría confundirse con goteo, dice el doctor Macchia. También causará una sensación al orinar y una necesidad frecuente de ir al baño. La infección bacteriana que desemboca en una prostatitis puede atacar a varones de cualquier edad, pero los jóvenes son especialmente propensos al problema.

Además de la debilidad pélvica asociada con dar a luz y el paso por la menopausia, las mujeres tienen una preocupación adicional que puede llevar al goteo. A veces se forma en las paredes de la uretra femenina una bolsita, llamada divertículo. En esa bolsita puede reunirse un poco de orina que después gotea, asegura el doctor Macchia. El divertículo a menudo permanece completamente inofensivo. Pero si el goteo se vuelve excesivo o la bolsita se agranda, se rompe o se infecta, añade, deberá ser extirpado mediante cirugía.

ALIVIO DEL SÍNTOMA

*P*ara terminar con las manchas de humedad, la solución podría ser tan simple como aprender una mejor forma para ir al baño o fortalecer los músculos de su pelvis, dicen los urólogos. Intente estos consejos antes de ver a su médico.

Saque lo que queda. "Los hombres deberían aprender a ordeñar su uretra", indica el doctor Pranikoff. Primero, orine a través de la bragueta, no por encima de los pantalones o la banda elástica ajustada de la ropa interior. Cuando termine, con una mano aplique una ligera presión atrás del escroto para sacar cualquier orina remanente en el bulbo de la uretra.

Siéntese bien, a sus anchas. Para las mujeres, orinar con sus piernas bien separadas, previene que cualquier resto de orina se encharque en la vagina o la uretra. Inclinarse hacia adelante también ayuda, aconseja el doctor Pranikoff.

Déle una apretadita. Los ejercicios de Kegel pueden ayudarle a fortalecer los músculos en la pelvis y tener mejor control, aun si tiene agrandada la próstata. Son fáciles de hacer. Los músculos que desea fortalecer son los que usa para empezar y terminar con el flujo de orina. Oprima y libere lentamente esos músculos varias veces. Los urólogos recomiendan que practique esa acción hasta que pueda contraer esos músculos 50 veces consecutivas varias veces al día. (Para más sobre los Kegel, véase Incontinencia.)

Véase también Incontinencia.

Orinar (Ardor al)

CUÁNDO CONSULTAR A SU MÉDICO

- El ardor persiste por más de 24 horas después de que intentó remedios de autoayuda.
- El ardor va acompañado de una secreción de su vagina o pene.
- Además del ardor, orina con frecuencia, tiene impulsos súbitos de orinar o experimenta cualquier síntoma como de gripe, fiebre, escalofríos o dolor de espalda.

LO QUE SU SÍNTOMA LE DICE

L as quejas por ardor al orinar, a menudo acompañado de ganas frecuentes de orinar, envían a ocho millones de mujeres al consultorio de su médico cada año. La fuente normal del problema es una infección de las vías urinarias (IVU). Una de cada cinco mujeres tiene una infección de las vías urinarias al menos una vez al año, y de ellas, 15% contrae más de tres al año.

¿Por qué las mujeres son tan propensas a las IVU?

Tanto el recto como la vagina son incubadoras perfectas para bacterias que encuentran fácilmente su camino hacia la uretra, tan próxima, por ser el conducto de salida de la orina. Y como la uretra femenina no es muy larga, brinda una ruta sencilla para que las bacterias invadan la vejiga, causando cistitis. Las bacterias se pueden mover aún más lejos, por los riñones, causando una infección más seria, llamada pielonefritis.

Los hombres tienen la uretra más larga y la glándula de la próstata segrega sustancias que combaten las bacterias, las cuales brindan una barrera contra las infecciones. "Es poco natural en un hombre tener una infección del conducto urinario", dice el doctor John P. Long, profesor asistente de urología en el Departamento de Urología en el Centro Médico de la Universidad Tufts de Nueva Inglaterra, en Boston. "Cuando los hombres experimentan ardor al orinar, no es algo insignificante con lo que hay que tratar."

En los hombres, el ardor al orinar puede señalar una enfermedad de transmisión sexual, como gonorrea o clamidia. La próstata inflamada, trastorno llamado prostatitis, también puede causar una sensación de ardor.

Hay varios factores que pueden causar o agravar la sensación de ardor cuando usted orina, de acuerdo con la doctora Tamara G. Bavendam, profesora asistente de urología y directora de urología femenina en el Centro Médico de la Universidad de Washington, en Seattle. Los posibles irritantes incluyen comida condimentada, café, té, alcohol, comidas y bebidas ácidas, químicos en productos higiénicos y trauma por sexo.

Las infecciones por levaduras también pueden causar ardor.

ALIVIO DEL SÍNTOMA

Dependiendo de su causa, hay algunas claves para deshacerse de esa sensación de ardor. Elimine las bacterias que causan infecciones o evite los irritantes. Estos consejos le ayudarán a realizarlo.

Inunde su vejiga. A la primera señal de ardor, beba dos vasos de 240 ml (8 oz) de agua, recomienda la doctora Kristene E. Whitmore, jefa de urología en el Hospital para Graduados en Filadelfia, profesora asociada clínica de urología en la Universidad de Pennsylvania y coautora de *Overcoming Bladder*

Disorders. Después disuelva una cucharadita de bicarbonato de sodio en medio vaso de agua y bébalo. Después, durante las siguientes seis u ocho horas, beba un vaso de agua de 240 ml (8 oz) cada hora. Consulte a su médico si el síntoma no se alivia después de un día.

Lo que está haciendo es diluir su conducto urinario lleno de bacterias y forzarse a orinar, en vez de contenerlo, lo que prolongaría la infección. "En ocasiones el agua es suficiente para expulsar las bacterias y hacer tolerable su síntoma (afirma la doctora Whitmore). A veces es todo lo que se necesita."

Consulte al médico. Si el ardor permanece después de un día, debería ir al médico. Si experimenta el ardor por primera vez, necesitará dar al médico una muestra de orina para que analice las bacterias. El médico también verificará una infección por levaduras o una enfermedad por transmisión sexual. Si es un hombre, se le examinará la próstata.

Los antibióticos, en combinación con el bicarbonato y el agua, pueden solucionar el problema, pero si persiste o recurre, habrá que realizar más pruebas, indica la doctora Whitmore. Eso incluiría cultivos urinarios, un ultrasonido de sus riñones o poner en pantalla su uretra, para mirar la vejiga más de cerca.

No alimente el ardor. Muchos alimentos y bebidas pueden irritar las vías urinarias, ya sea causando o agravando el ardor, sostiene la doctora Bavendam. Éstos incluyen alcohol, café, té, jugo de arándanos, chocolate, bebidas carbonatadas, frutas cítricas, jitomates, chile, condimentos, vinagre, aspartame y azúcar. Aún el café decafeinado puede ser irritante, agrega la doctora Whitmore.

Al eliminar esos alimentos de su dieta puede aliviar el ardor y otros malestares urinarios en unos 10 días, de acuerdo con la doctora Bavendam. Una vez que se vaya la sensación de ardor puede empezar a añadirlos a su dieta, uno a la vez, para definir cuál(es) producto(s) le causan problema. A medida que lo haga, enfatiza, beba cuando menos un litro de agua distribuido durante el día.

Alivie el dolor. Orinar a través de una uretra inflamada o dejar que la orina toque piel infectada o abierta es como frotar sal en una herida. Para aliviar el dolor trate de orinar mientras está sentada en una tina con agua caliente o mientras está de pie en la regadera, sugiere la doctora Bavendam.

Límpiese correctamente. Si es usted mujer, límpiese bien de adelante hacia atrás después de una evacuación. Si lo hace al revés traerá con más facilidad bacterias del recto a la uretra.

Practique sexo limpio. El sexo puede ser una fuente significativa de ardor al irritar la uretra o introducir bacterias. "Orine después de tener sexo", sugiere la doctora Bavendam. Y después de orinar, agrega la doctora Whitmore, lave su vagina con una ducha manual o lávela en un poco de agua con una cucharada de bicarbonato.

Manténgase libre de químicos. Ponga especial atención a los jabones o productos higiénicos que causen irritación, opina la doctora Bavendam. Los baños de burbujas, duchas, desodorantes y papeles higiénicos con aroma pueden contener químicos que irriten su uretra o la piel que la rodea.

Seque. En el verano no abuse de tener puesto un traje de baño mojado, lo que puede estimular una infección bacteriana o por levadura. "Lave bien para eliminar el cloro (advierte la doctora Whitmore), y a las mujeres que lleven un traje de baño de repuesto les digo: cámbiese por uno seco después de nadar." (Para más consejos para evitar infecciones por levaduras, véase Vagina con comezón.

Orinar frecuentemente

CUÁNDO CONSULTAR A SU MÉDICO

- Los viajes frecuentes al sanitario son necesarios aunque haya reducido los líquidos y los estimulantes de la vejiga.
- El número de visitas forzosas al baño interfiere con su trabajo normal, viaje o sueño.
- La frecuencia se acompaña de un deseo imperioso, casi constante, de orinar.
- Tiene dolor o ardor cuando orina.

LO QUE SU SÍNTOMA LE DICE

Usted bebe una taza de café para quitarse la arena de los ojos cuando se despierta. Bebe otra, acompañada de jugo de naranja y leche antes de irse a trabajar. Después tomó un refresco de dieta en la mañana, acompañado por

450

algunos tragos de agua cada vez que pasaba cerca del garrafón. Llegó la hora del almuerzo y la recibió con una lata de refresco y se tomó otro café en la tarde, como un "vuelve a la vida". Durante la cena, quizá beba un vaso grande de leche o agua. Y no se olvide de la cervecita por la tarde, frente al televisor.

¿Todavía se pregunta por qué va a al baño tan seguido?

No hay un parámetro sobre la frecuencia para ir al baño, dicen los expertos en problemas urinarios. La frecuencia urinaria varía de persona a persona, incluso día con día.

Los estimulantes del riñón y los irritantes de la vejiga son la causa más común de orina frecuente, de acuerdo con el doctor Allen D. Seftel, profesor asistente de urología en los Hospitales de la Universidad de Cleveland. La cafeína y el alcohol encabezan la lista. Eso es porque son diuréticos naturales, que hacen que su cuerpo produzca orina con más velocidad de lo que haría normalmente. Algunos medicamentos, como los diuréticos, por la elevada presión sanguínea también fuerzan a su cuerpo a eliminar más. No por nada los llaman píldoras de agua.

Las infecciones de las vías urinarias (IVU), que son muy comunes, causan viajes frecuentes al baño pues irritan los riñones, la vejiga o la uretra. La nefritis, un padecimiento del riñón potencialmente serio, también hace orinar con frecuencia. El misterioso trastorno llamado cistitis intersticial, que crea una incomodidad urinaria casi constante, también hace orinar con frecuencia.

Es mucho más probable que las mujeres estén afectadas por esta alteración que los hombres; puede producirles dolor en el abdomen o en la espalda y sensación de ardor al orinar, dice el doctor Seftel. En los hombres, una infección en la próstata tiene síntomas similares. La diabetes no diagnosticada o mal controlada puede causar que orine con más frecuencia. Además los bloqueos en cualquier parte del sistema urinario (como piedras en el riñón o la vejiga) pueden evitar que vacíe su vejiga por completo, con lo que se llenará de nuevo más pronto y tendrá que orinar más seguido. Éste es un problema especial en los hombres ancianos: la próstata agrandada puede oprimir la uretra, tapando el conducto, lo cual causa que se orine frecuentemente durante la noche, al estar recostados.

Si está orinando más por la noche, quizá sólo sea por la edad. La edad transfiere la producción corporal de orina hacia la noche. "Las personas mayores producen dos tercios de su orina durante la noche y un tercio durante el día", señala la doctora Margaret M. Baumann, jefa asociada del consejo en geriatría y extensión de cuidados en el Centro Médico West Side de la

451

Administración de Veteranos, en Chicago. "Es al revés de lo que pasa cuando se es joven."

ALIVIO DEL SÍNTOMA

*S*i no siente dolor, ardor o incomodidad en todas sus visitas al sanitario, no hay razón para que se preocupe por la frecuencia. Pero si es inconveniente, tiene un par de opciones.

No beba como pez. ¿Por qué actuar como un beduino que acaba de encontrar su primer oasis en semanas? Sólo reduzca su ingesta de líquidos. "La importancia vital de beber ocho vasos de líquido al día ha sido exagerada en cierta medida (expresa la doctora Baumann). Y no es necesariamente cierto que elimine toxinas sólo por beber más. Tampoco estará más sano si produce más orina."

Construya una vejiga mayor. Quizá tenga que golpear al juntar sus rodillas o brincar un poco al principio, pero puede expandir la capacidad de su vejiga, afirma el doctor Joseph M. Montella, profesor asistente y director de la División de Uroginecología en el Departamento de Obstetricia y Ginecología en el Colegio Médico Jefferson en la Universidad Thomas Jefferson, en Filadelfia. El truco es no ceder al impulso en cuanto lo sienta. De hecho, usted puede encoger la capacidad de su vejiga si orina ante el menor impulso.

Para practicar entrenamiento de la vejiga, intente aguantar la necesidad de orinar, digamos por 15 minutos. Después de una semana o más, explica el doctor Montella, dure un poco más, tal vez otros 15 minutos. Durante las siguientes semanas y meses, continúe aumentando el tiempo entre el impulso y su presencia en el sanitario entre cada tres o cuatro horas. Pero no intente entrar en *The Guinnes Book of World Records* (*El libro Guinnes de récords mundiales*) con un registro de resistencia. Si continuamente reprime por horas su deseo de orinar durante años, puede presentarse infección en la vejiga e incontinencia.

No tome la píldora por la tarde. Si toma diuréticos y su sueño se ve interrumpido por viajes frecuentes de la almohada al sanitario, pregunte a su médico sobre un cambio en el horario de la medicación, sugiere el doctor L. Lewis Wall, profesor asistente de ginecología y obstetricia en la Escuela de Medicina de la Universidad Emory, en Atlanta. Como muchos medicamentos estimulan las vías urinarias, pregunte a su médico también si podría ayudar con alguna sustitución.

452

Actúe como si estuviera infectado. Si usted es mujer y frecuentemente tiene IVU, siga los consejos en: Orinar (Ardor al). Los hombres también pueden seguirlos, pero como es mucho menos probable que hayan contraído una simple IVU, deberían acudir al médico.

Pida que le examinen la próstata. Si usted es un hombre mayor de 40 años y ninguna de estas técnicas parece ayudar, quizá tenga agrandada la próstata e interrumpido el flujo de orina. Vea a un urólogo para que le mande hacer análisis, aconseja el doctor Seftel. La medicación adecuada puede ayudarle a aliviar sus síntomas. La cirugía es una solución sencilla. El médico puede remover la obstrucción sin incisiones y eliminar el control.

Véase también Incontinencia.

Orinar (Impulso de)

CUÁNDO CONSULTAR A SU MÉDICO

- A pesar del fuerte impulso, sólo libera una cantidad relativamente pequeña de orina, o nada en absoluto.
- Orina con frecuencia; hay sensación de ardor, dolor o malestar que acompaña su impulso de ir al baño.

LO QUE SU SÍNTOMA LE DICE

*L*a necesidad de orinar parece tan natural como el sueño o el hambre. Pero a veces usted siente el impulso y cree que va a ir, aunque no sale mucho o la cantidad no es proporcional a la urgencia. Generalmente, la razón es que hay algo que impide el flujo o que irrita el conducto urinario.

En un conducto urinario libre de malfuncionamientos, el impulso de orinar proviene de su vejiga, ese músculo hueco similar a una bolsa, donde sus riñones envían la orina. Cuando la vejiga se llena hasta el borde, quiere contraerse por sí misma para vaciarse. Envía una señal al cerebro, para darle a usted el impulso de ir.

453

Pero los irritantes y los estimulantes del tracto urinario pueden engañar a su vejiga. El alcohol y las bebidas que contienen cafeína, como café y té, estimulan la vejiga, de acuerdo con la doctora Margaret M. Baumann, jefa asociada del consejo en geriatría y cuidado extensivo en el Centro Médico West Side de la Administración de Veteranos, en Chicago. "NutraSweet, una marca de endulzante, es otra sustancia que puede crear una falsa urgencia, que puede ser terriblemente irritante para las vejigas de algunas personas", sostiene.

El estrés o la ansiedad también pueden alterar la red neuronal y hacerle pensar que tiene que ir al baño, expresa el doctor Allen D. Seftel, profesor asistente de urología en los Hospitales de la Universidad de Cleveland.

Las infecciones también irritan el conducto urinario y son una causa común de este síntoma. Ya sea que una infección ataque los riñones, la vejiga, la uretra, la vagina o la próstata, puede estimular la producción de orina o darle la sensación de que debe ir al baño, explica el doctor Seftel. Las infecciones también pueden producir sensación de ardor cuando usted orina. Una infección que no es bien comprendida, llamada cistitis intersticial, también ocasiona una urgencia casi continua de ir al baño, así como dolor o malestar.

El estreñimiento puede bloquear el flujo de orina. "La vejiga y los intestinos son vecinos (ilustra). A veces tiene la urgencia y usted tiene que ir, pero la presión de las heces obstruye el flujo de orina."

Las piedras en el riñón, en la vejiga y el agrandamiento de la próstata también pueden bloquear el flujo de orina a través del conducto urinario, afirma el doctor Seftel. La vejiga no puede vaciarse completamente por causa de la obstrucción, lo que significa que se llena con más rapidez. Si estas condiciones permanecen sin tratamiento, orinar se vuelve más forzado y difícil, y puede desembocar en la incontinencia.

ALIVIO DEL SÍNTOMA

Usted *podría* ceder e ir, o intentar ir, cada vez que sienta el impulso. Pero puede ser frustrante, por no decir contraproducente, de acuerdo con el doctor Joseph M. Montella, profesor asistente y director de la División de Uroginecología en el Departamento de Obstetricia y Ginecología en el Colegio Médico Jefferson de la Universidad Thomas Jefferson, en Filadelfia. Pero si orina siempre en cuanto sienta el deseo más leve, podría encoger el tamaño de su vejiga, dice, y terminará teniendo cada vez más impulsos. Aquí hay algunos consejos que han probado ser útiles.

454

Cuando llegue la urgencia, relájese. Aunque suene paradójico, lo que no debe hacer cuando siente el impulso de unir las rodillas para no orinar es estar tenso. Mejor relájese. "Sé que parece contradictorio (explica la doctora Baumann), pero como la vejiga es un músculo que se contrae para vaciarse, deseará relajarla para superar la urgencia." Cuando la urgencia llegue, siéntese, cierre los ojos y respire profundamente. Tenga cuidado de no relajar los músculos pélvicos responsables de prevenir un derrame. O trate cualquiera de sus técnicas favoritas de relajación. "Esto a menudo parece calmar la urgencia en muchos de mis pacientes," asevera la doctora Baumann. Esta técnica funciona especialmente bien cuando el estrés es el responsable de la urgencia.

Tense su esfínter. La misma señal responsable de oprimir sus músculos pélvicos del esfínter, también es responsable de decir a la vejiga que se relaje, dice el doctor Montella. En cerca de un minuto la urgencia de orinar cederá, temporalmente, desde luego.

Mantenga un diario. Si registra lo que come y cuándo orina, podrá detectar los alimentos y bebidas que provocan la necesidad. Entonces puede reducir o incluso eliminar esos irritantes de su dieta.

Combata las infecciones. Si toma antibióticos por unos cuantos días, eliminará cualquier infección que pudiera estar causando su urgencia por correr al baño. Comente su problema con el médico y pídale que le haga una revisión y una prueba de orina.

Véase también Incontinencia.

Orzuelo

CUÁNDO CONSULTAR A SU MÉDICO

- Su orzuelo dura más de una semana.
- Su orzuelo va acompañado de visión borrosa.
- Un grano duro (chalazión) se desarrolla en el párpado mismo.

LO QUE SU SÍNTOMA LE DICE

Un orzuelo es parecido a un grano. Está inflamado, rojo y a veces es doloroso y le produce el mismo sentimiento triste al mirarse en el espejo. Lo único que los distingue, en realidad, es su ubicación particularmente sensible.

Los orzuelos son el resultado de una glándula sebácea infectada en la base de la pestaña. Puede tener más de un orzuelo al mismo tiempo o tener varios en sucesión, porque la infección puede difundirse de un folículo piloso a otros. Por ejemplo, la infección puede presentarse si usa maquillaje para los ojos contaminado, o una brocha de maquillaje le da "aventón" gratuito a las bacterias hacia los poros a lo largo de las pestañas. Las personas que tienen la piel o el cuero cabelludo muy grasosos pueden ser propensas a los orzuelos, en la misma forma en que lo estarían al acné, de acuerdo con el doctor Kenneth Kauvar, profesor asistente clínico de oftalmología en la Escuela de Medicina de la Universidad de Colorado, en Denver, y autor de *Eyes Only*.

ALIVIO DEL SÍNTOMA

Como los granos, los orzuelos generalmente son inofensivos y desaparecen por sí solos, asegura el doctor Kauvar. He aquí cómo puede ayudar a quitárselos.

Drénelos, no los exprima. "Si revienta un orzuelo puede empujar las bacterias hacia el torrente sanguíneo y transportar la infección hacia el cerebro", advierte el doctor Kauvar. En su lugar, drene el orzuelo naturalmente y promueva el flujo sanguíneo para que sane, al aplicar una compresa caliente sobre el párpado cerrado, aconseja. Aplíquela durante 15 minutos, cuatro veces al día. Notará mejoría en un día más o menos, dice el doctor Kauvar.

Llévelo al doctor. Si el orzuelo empeora o persiste después de una semana, su médico puede prescribirle un antibiótico o un esteroide para reducir la inflamación o abrirlo mediante un procedimiento indoloro en el consultorio.

Mantenga limpio el párpado superior. Como con el acné facial, necesita mantener sus párpados limpios y libres de grasa, sobre todo si tiene orzuelos recurrentes, aconseja el doctor Kauvar. "La forma más fácil de hacerlo es humedecer un hisopo en champú para bebés diluido y usarlo para limpiar la base de las pestañas", añade.

Descanse del maquillaje. No aplique maquillaje en sus ojos hasta que el orzuelo desaparezca. Elimine el maquillaje que estaba usando antes de que apareciera el orzuelo y remplace todas las brochas de maquillaje para prevenir infecciones futuras.

Cuide esa caspa. La caspa puede caer en los párpados y causar un orzuelo, previene el doctor Kauvar. (Si la caspa es un problema, vea la página 84.)

P

Pantorrilla (Dolor en la)

- Experimenta un dolor tipo calambre, que viene con el ejercicio y lo alivia de inmediato el reposo.
- Experimenta dolor o punzadas por la noche.
- Se lastimó usted mismo y el dolor, la coloración y la hinchazón persisten después de 24 horas.
- Tiene dolor inexplicable que dura más de tres días.
- Nota algunas protuberancias sensibles bajo la piel.

LO QUE SU SÍNTOMA LE DICE

Generalmente están tan calladas como una vaca. De pronto están tan enojadas como un toro. Cuando ataca el dolor en las pantorrillas, puede golpear duro, dejando que sus pantorrillas, antes dóciles, se sientan como chuletas de ternera. Existe toda una gama de causas posibles.

Cualquier lesión aguda o por exceso de uso en el área de la pantorrilla puede sentirse como una chuleta ante el aplanador de la carnicería. Subir escaleras todo el día o estirarse sólo una vez para contestar un revés en tenis, y con toda facilidad usted puede torcer o rasgar un músculo o tendón.

Sin embargo, con frecuencia el dolor de la pantorrilla no tiene que ver con el uso y desgarro. Los músculos de las pantorrillas son puntos álgidos en problemas de circulación. Los dolores repentinos que aparecen durante la actividad física, como caminar, generalmente son una señal de lo que los médicos llaman insuficiencia arterial. Eso significa que las arterias no son capaces de suministrar a los músculos de la pantorrilla suficiente sangre y oxígeno para satisfacer sus necesidades. Esto generalmente proviene de la arterosclerosis o endurecimiento de las arterias.

457

Por otra parte, el dolor y la hinchazón aun en reposo podrían significar insuficiencia venosa. En este caso, la sangre no es bombeada *fuera* de los músculos de las pantorrillas con eficiencia, así que se atasca y produce dolor.

De las dos, la insuficiencia arterial es la más común y es la que se ve generalmente en forma de claudicación intermitente. En esta enfermedad el doloroso calambre va y viene con rapidez. Siempre va precedido por el ejercicio, cuando el músculo demanda más sangre y se alivia totalmente con cinco o diez minutos al detener el ejercicio que produce el dolor.

"Piense en la claudicación como en el ataque cardiaco de la parte baja de la pierna", explica el doctor Joseph M. Giordano, profesor y jefe de cirugía en el Hospital de la Universidad George Washington, en Washington, D.C. "Si el flujo de sangre se obstruye, no se están satisfaciendo las necesidades aumentadas del músculo y ocurre el ataque. Con el reposo inmediato, las demandas de sangre de los músculos regresan a la normalidad y se aleja el dolor."

"La claudicación intermitente es una enfermedad relativamente benigna y manejable, pero las personas con insuficiencia arterial más avanzada pueden experimentar lo que se conoce como dolor en reposo," dice el doctor Richard F. Kempczinski, jefe de cirugía vascular en el Colegio de Medicina de la Universidad de Cincinnati. "El flujo de sangre está tan restringido que el dolor ahora llega mientras está en reposo o durmiendo. En su peor momento, el trastorno puede producir úlceras dolorosas, de lenta curación o hasta gangrena."

El bloqueo de sangre derivado de la insuficiencia venosa puede desarrollar tromboflebitis: la inflamación y taponamiento en las venas. La variedad superficial, visible bajo la piel como una vena varicosa, sensible y rojiza, no es gran motivo de preocupación. Pero la tromboflebitis profunda puede producir mayor dolor y un mayor riesgo de salud si un coágulo se desprende y se mueve hacia otra parte del cuerpo. Ambos producen sensibilidad, punzadas y pesadez.

ALIVIO DEL SÍNTOMA

Si ha tenido dolor actual o recurrente en la pantorrilla, es muy importante que vea a su médico. Aquí hay unos cuantos remedios que puede intentar.

Déle a su pantorrilla un poco de RHICE. La mejor receta para un músculo de la pantorrilla lastimado es RHICE: reposo, hielo aplicado intermitentemente a lo largo del día, compresión con una venda elástica y elevación de los pies con almohadas. El reposo y la elevación también aliviarán la hinchazón y la pesadez relacionadas con la tromboflebitis, asegura el doctor Robert Ginsburg, director de la Unidad de Intervención Cardiovascular en el Centro de Ciencias de la Salud de la Universidad de Colorado, en Denver.

Trate con un analgésico que no requiera receta. Los antiinflamatorios que no necesitan prescripción, como la aspirina y el ibuprofeno, disminuirán el dolor y la hinchazón asociadas con una lesión muscular o con tromboflebitis, recomienda el doctor Lyle Micheli, director de la División de Medicina del Deporte en el Hospital Infantil de Boston y profesor clínico asociado en cirugía ortopédica en la Escuela Médica de Harvard.

Camine hasta que le duela. Aunque la caminata cause una claudicación intermitente, el programa de caminata es el primer paso del tratamiento. "Debería tratar de caminar hasta que alcance su nivel de tolerancia al dolor (aconseja el doctor Giordano). Cuando llegue al punto donde no pueda soportar más el dolor, deténgase. Presiónese un poco más cada día, mantenga un aumento en la distancia y de manera gradual el trastorno se volverá menos prevalente."

Deje de fumar. Las personas que tienen claudicación intermitente deberían patear este hábito, observa el doctor Ginsburg. Fumar es un factor contribuyente a la arterosclerosis que disminuye el flujo sanguíneo, añade.

Aplique calor. Una compresa, almohadilla o manta, caliente pero no demasiado, puede aliviar el dolor superficial de la tromboflebitis, dice el doctor Ginsburg. (No use calor sobre una herida reciente. Hará que empeore la inflamación e interferirá con la curación.)

Dé el paso con una media elástica. Las medias elásticas de las tiendas departamentales pueden constreñir su circulación, pero los calcetines elásticos de compresión, prescritos por un médico, pueden mejorar mucho el flujo sanguíneo y aliviar el dolor de la insuficiencia coronaria, afirma el doctor Kempczinski.

Considere la cirugía. Raspar y retirar venas dañadas puede aliviar la insuficiencia venosa muy seria, sostiene el doctor Ginsburg. Los anticoagulantes también pueden ser útiles, dice. El dolor en reposo y la insuficiencia arterial severa pueden requerir de esos procedimientos, como una angioplastía con globo o una cirugía con derivación.

Parálisis

CUÁNDO CONSULTAR A SU MÉDICO

- Cualquier parálisis debe notificarse al médico de inmediato.

LO QUE SU SÍNTOMA LE DICE

*E*xcepto por unas cuantas ocasiones en que su madre insistió en que se sentara bien y no moviera un músculo, usted ha estado en movimiento toda su vida. Ha caminado, brincado, corrido, nadado, bailado, estado de pie, aplaudido, guiñado y acurrucado.

Pero imagine no poder moverse del todo. La parálisis es una señal de que hay una interrupción de la comunicación en algún lugar entre el cerebro y los músculos del cuerpo. El problema podría estar localizado en el músculo, en los nervios que llegan al músculo, en la columna vertebral o el cerebro mismo.

"No hay muchas cosas buenas que causen parálisis", dice el doctor John Byer, profesor asociado de neurología en la Escuela de Medicina de la Universidad de Missouri-Columbia. "Podría tener una parálisis momentánea porque durmió sobre su hombro y comprimió un nervio, pero casi todas las otras causas de parálisis son muy serias."

La parálisis puede ser causada por distrofia muscular, tumor, esclerosis múltiple, lesiones en cabeza y columna, heridas, infartos y ataque isquémico transitorio (un miniinfarto que puede paralizarle temporalmente una o más partes de su cuerpo por menos de 15 minutos). Sin embargo, los ataques isquémicos, aunque breves, no deben ser ignorados, porque pueden ser un signo muy importante de advertencia de un infarto mayor que puede causarle parálisis permanente.

ALIVIO DEL SÍNTOMA

"*L*a parálisis súbita completa es muy inusual", comenta el doctor Conrad Carter, profesor clínico de neurología en el Centro de Ciencias de la Salud de

460

la Universidad de Oregon, en Portland. Pero si la parálisis o la debilidad sobrevienen de pronto en cualquier parte del cuerpo, debería buscar atención médica inmediatamente, porque cualquier demora podría reducir sus oportunidades de recuperar al menos algo de movimiento.

Parpadeo

CUÁNDO CONSULTAR A SU MÉDICO

- Sus lentes de contacto causan parpadeo persistente y rápido.
- Su parpadeo es tan frecuente y enérgico, que su cara se frunce o contorsiona.

LO QUE SU SÍNTOMA LE DICE

*P*arpadear es como respirar: sucede, lo advierta o no. Varias veces cada minuto, sus párpados están ocupados barriendo el polvo, manteniendo sus ojos húmedos y cómodos.

Esta lenta acción del párpado se vuelve más rápida si sus ojos están amenazados en alguna forma, por un puño volador o una luz centelleante, por ejemplo. Sin embargo, el parpadeo constante puede ser una señal de ayuda, porque sus ojos están muy secos o han sido invadidos por un cuerpo extraño que no se barre con el parpadeo normal.

La combinación irritante de resequedad más lentes de contacto puede hacerle parpadear como una patrulla en persecución. El excesivo parpadeo puede ser una reacción a la acumulación de desechos sobre los lentes.

Las personas mayores que han tenido un infarto o que tienen la enfermedad de Parkinson, pueden tener un espasmo en los párpados que ocasione que con frecuencia se opriman los ojos al cerrarlos vigorosamente, de acuerdo con el doctor Douglas Fredrick, instructor clínico de oftalmología en la Universidad de California, en San Francisco. Esta clase de espasmo empeora con la ansiedad, dice, y puede acompañarse de contorsiones faciales.

461

Alivio del síntoma

A menudo, la clave para terminar con el parpadeo excesivo está en mantener los ojos húmedos y protegerlos de la irritación. Considere lo siguiente.

Use lágrimas falsas. Las lágrimas artificiales que se asemejan a las suyas le ayudarán a humectar sus ojos resecos por el humo, el esmog u otras causas. (Más consejos para tratar con los ojos resecos, en la página 419.)

Déles un baño a sus lentes. Quienes usan lentes de contacto pueden mantener sus ojos húmedos si usan un agente humectante durante el día, sugiere el doctor Fredrick. Busque los agentes humectantes y todas las otras soluciones para lentes sin conservadores. Éstos pueden ser irritantes para los ojos sensibles, advierte.

Deje que sus ojos se despierten lentamente. Permita a sus ojos "respirar" durante una hora antes de poner los lentes de contacto, sugiere el doctor Mitchell H. Friedlaender, director de servicios de córnea en la División de Oftalmología en la Clínica de la Fundación de Investigación Scripps en La Jolla, California, y coautor de *20/20: A Total Guide to Improving Your Vision and Preventing Eye Disease*. Esto ayudará a dar a sus ojos tiempo para ajustarse a estar despiertos y enfocados y puede reducir la incomodidad, asegura.

Considere los lentes que respiran. Los lentes permeables a gases permiten que más oxígeno alcance el ojo que los lentes más rígidos y es menos probable que sofoquen e irriten el ojo. Además, no absorberán fácilmente el moco irritante ni las partículas en la superficie de los lentes, dice el doctor Friedlaender.

Busque los lentes desechables. Los usa todo el tiempo durante una semana. Después los desecha e inserta un par nuevo, eliminando así el problema de acumulación de proteínas, común a los lentes blandos convencionales. Sin embargo, antes de insertar el par nuevo, pase una noche durmiendo sin lentes, aconseja la doctora Eleanor Faye, cirujano oftalmólogo en el Hospital de Ojo, Oído y Garganta en el Hospital Manhattan. Esto le permitirá respirar a su globo ocular, agrega. No trate de limpiar estos lentes y nunca vuelva a insertar los desechables.

Póngase gotas descongestionantes a la hora de dormir. A medida que se prepara para la noche sin lentes, use una gota descongestionante/antihistamínica, que su médico puede prescribirle. Reducirá la comezón y la hinchazón y controlará la sensibilidad a los lentes de contacto, afirma la doctora

462

Faye. Si todavía tiene problema con los lentes de contacto, retírelos y vea a su médico lo antes posible.

Medicamento para el músculo. Si el parpadeo es causado por un espasmo involuntario del músculo por una alteración del sistema nervioso, su médico puede prescribirle un medicamento que controle el espasmo, concluye el doctor Fredrick.

Párpados caídos

CUÁNDO CONSULTAR A SU MÉDICO

- Su párpado superior cae hacia su línea de visión o su párpado inferior se jala, alejándose de su ojo.

LO QUE SU SÍNTOMA LE DICE

*L*a caída de los párpados superiores, conocida como ptosis, es causada cuando los músculos que "levantan" los párpados empiezan a colgarse. Esta es una enfermedad con la que se puede nacer, o bien desarrollarse con la edad, después de una cirugía de cataratas o por una lesión. Otros trastornos que pueden causar que los párpados se caigan incluyen la diabetes, un tumor o parálisis de Bell, una infección viral que causa parálisis facial temporal. Uno o ambos párpados pueden caer lo suficiente para cubrir la línea de visión.

Cuando los párpados inferiores se ponen laxos por la edad, los músculos jalan al lado opuesto del párpado, así que los párpados se voltean. Esto causa que las lágrimas lubricantes que normalmente se esparcen al parpadear, se caigan rodando por las mejillas. El resultado: sus ojos se secan y quedan vulnerables a la luz y al viento.

ALIVIO DEL SÍNTOMA

*A*comodar la cabeza hacia atrás o alzar las cejas para alcanzar a ver bajo los párpados caídos requiere de gran esfuerzo. Aquí están las medidas más efectivas hasta ahora para levantar los párpados.

463

Póngase una cinta para abrir sus ojos. Un trozo de tela adhesiva transparente e hipoalergénica (disponible en farmacias) puede ayudar a mantener levantado el párpado caído y fuera de su línea de visión. Primero, coloque su índice en la orilla exterior de su párpado superior y suavemente empuje la piel caída hacia arriba, un poco hacia la ceja. Use 6.35 mm (1/4 de pulg) de cinta para mantener la piel del párpado en su lugar. Asegúrese de que haya buen espacio para el movimiento del párpado. "El truco está en mantener la cinta lo suficientemente floja para permitirle pestañear y lubricar sus ojos", dice el doctor Howard Eggers, profesor asociado de oftalmología clínica en el Centro Médico Presbiteriano Columbia, en la ciudad de Nueva York.

Use lentes a su medida. Su oftalmólogo o su optometrista pueden soldar un alambre acojinado en el interior del marco de sus anteojos para sostener un doblez de la piel, recomienda el doctor Eggers. Es lo suficientemente flexible para moverse cuando parpadea, añade.

Intente plegar el párpado. Como último recurso, su médico puede recortar quirúrgicamente los músculos que levantan el párpado, sugiere el doctor Douglas Fredrick, instructor clínico de oftalmología en la Universidad de California, en San Francisco. Sin embargo, podría ser incapaz temporalmente de cerrar por completo su ojo después de la cirugía. De ser así, mantenga los ojos húmedos con lágrimas artificiales durante el día y ungüentos mientras duerme, hasta que cierren sus párpados, concluye el doctor Fredrick.

Pecho (Dolor en el)

CUÁNDO CONSULTAR A SU MÉDICO

- Consulte al médico sobre cualquier dolor en el pecho.
- Considere una emergencia médica si el dolor es intenso e irradia del pecho a los hombros, el cuello, los brazos o la mandíbula o es acompañado por mareo, desmayo, sudoración, náusea o falta de aliento.

Lo que su síntoma le dice

*D*e repente tiene dolores en el pecho y una ola de miedo lo invade. Lo ha visto en muchos episodios en la televisión y sabe lo que significa: El Grande.

Antes de que tenga un ataque de pánico, considere una cosa primero: mientras que en la televisión los dolores en el pecho siempre son ataques cardiacos, en la vida real las causas de los dolores en el pecho no siempre son tan dramáticas.

"Aunque debemos considerar siempre lo peor, hay más de 50 causas posibles de dolor en el pecho, muchas de las cuales no son tan graves y no ponen en riesgo la vida", asegura el doctor Charles E. Chambers, profesor asistente de medicina en la Universidad del Estado de Pennsylvania y cardiólogo en el Centro Médico Milton S. Hershey, en Hershey. "En general, un ataque súbito de dolor, un dolor sordo, persistente, una sensación de ardor o uno que cambia cuando usted mueve la parte superior del cuerpo, no es causa de pánico. En esas instancias, los médicos generalmente descartarán un problema de enfermedad cardiaca o una que necesite de atención médica de emergencia."

¿Cómo puede reconocer los dolores que probablemente se relacionen con el corazón? Imagine esto: está caminando o haciendo ejercicio y de pronto experimenta una presión, tensión u opresión directamente detrás o un poco a la izquierda del esternón, tal vez con irradiación hacia arriba y abajo de los brazos, la espalda, el cuello y la mandíbula. Se sienta, recupera el aliento y el malestar continúa en 5 ó 15 minutos. ¿Ataque cardiaco? Es más probable que sea lo que los cardiólogos llaman angina de pecho. (Si sufre un incidente como éste, no suponga que es angina, consulte a su médico para que haga un diagnóstico.) Con angina, los depósitos grasos acumulados dentro de las arterias coronarias estrechan los canales, disminuyen el flujo sanguíneo hacia el músculo cardiaco y lo privan del oxígeno que está necesitando tanto.

"La angina ocurre típicamente durante el ejercicio o en momentos de excitación, cuando el corazón trabaja más duro y requiere de más sangre rica en oxígeno," explica el doctor Marvin Moser, profesor clínico de medicina en la Escuela de Medicina de la Universidad de Yale y autor de *Week by Week to a Strong Heart*. "Es la forma del corazón para señalar que requiere de más oxígeno, al igual que el músculo de su pantorrilla cuando desarrolla un calambre."

Varios factores relacionados con el estilo de vida, como fumar, la tensión y la falta de ejercicio, pueden hacer peor el bloqueo coronario y de ahí que el potencial de dolor sea mayor.

La angina no es una emergencia médica, pero puede ser una advertencia de una por venir. Suponga que una de esas arterias está muy estrecha o que un coágulo corta por completo el suministro de sangre a una porción del corazón. Puede morir una porción del músculo cardiaco.

Cuando eso sucede, *hay* un ataque al corazón y en la mayor parte de los casos el corazón se lo hará saber en términos precisos. El dolor resultante puede asemejarse al de angina, pero dura más, es más intenso y a menudo se acompaña de mareo, náusea, falta de aliento y sudoración. Cuando estos síntomas se presentan, no debe sentarse a esperar a que se le pasen. Busque tratamiento médico inmediato para prevenir mayor destrucción del tejido cardiaco.

Sin embargo, el dolor cardiaco no siempre es por una enfermedad de la arteria coronaria. Considere la *pericarditis*, una inflamación del tejido que rodea el corazón. Por lo regular es causada por un virus. Esta enfermedad común puede producir un dolor agudo constante que empeora con cada respiración o cuando se acuesta. Los desgarros en la arteria del corazón o las enfermedades en las válvulas cardiacas pueden conducir a una amplia variedad de síntomas de dolor en el pecho, que generalmente son diferentes a los de la angina o a los de un ataque cardiaco.

También hay dolores de pecho que no se originan en el corazón. "Un gran número de ellos se relacionan con la tensión," dice el doctor John Cantwell, director de medicina preventiva y rehabilitación cardiaca en el Hospital Bautista de Georgia, en Atlanta. "Los ataques de ansiedad y estrés pueden producir tensión en los músculos del pecho, o causar que el corazón lata un poco erráticamente. Las personas que sufren de ansiedad a menudo se hiperventilan y su rápida respiración puede conducir a un malestar en el pecho, además de entumecimiento y picazón en los labios y las extremidades."

Para muchas personas, el dolor puede relacionarse con causas gastrointestinales relativamente benignas, como gas, acedías (agruras), hernia hiatal (que de hecho es una pequeña porción del estómago que se ha deslizado por una abertura en el diafragma) o la regurgitación del ácido estomacal. Por lo general esta clase de dolor se da en la parte baja del pecho y produce sensaciones que van desde ardor hasta dolor sordo.

Cualquier alteración que empeore al inhalar podría ser una señal de *pleuresía*, una inflamación del recubrimiento de los pulmones. O podría ser neumonía u otro trastorno del pulmón. Otra posibilidad es cualquier clase de lesión, un músculo o cartílago lastimado en el pecho, o bien un moretón o costillas rotas.

Alivio del síntoma

El dolor del pecho no siempre significa una visita a la sala de emergencia. Aún así, cuando sucede, asegúrese y permita que un médico lo revise. Aquí está cómo usted y su médico pueden mantener la angina y otros dolores de pecho bajo control.

Haga una parada de inmediato. "No trate de escapar de un dolor súbito en el pecho," advierte el doctor Cantwell. "Si el dolor es por angina, debería desaparecer con unos cuantos minutos de descanso. Si no es así, o si empeora, vaya al médico."

Combata el dolor con nitro. La prescripción de una tableta de nitroglicerina disuelta bajo la lengua, alivia con seguridad la mayoría de los ataques de angina en minutos, pues actúa como vasodilatador. Eso significa que los vasos sanguíneos se relajan para que pase más sangre rica en oxígeno. "Actualmente puede conseguir parches cutáneos de nitroglicerina, pero muchas personas consideran que los parches pierden su efectividad a largo plazo. Hay tabletas de acción prolongada disponibles, que pueden tomarse dos a cuatro veces por día," propone el doctor Moser.

Pregunte a su médico sobre medicamentos. Otros medicamentos vasodilatadores para angina y otras condiciones cardiacas incluyen bloqueadores del canal del calcio (nifedipina o diltiazem, por ejemplo). Aumentan el suministro de oxígeno al corazón. Los medicamentos betabloqueadores (atenolol, propanolol) disminuyen la necesidad cardiaca de oxígeno al reducir la carga de trabajo del corazón.

Tome aspirina. La aspirina puede ser de gran ayuda en dolores relacionados con heridas, así como con la inflamación que surge con pericarditis, dice el doctor Moser. También las personas con angina pueden ayudar a disminuir el riesgo de ataque cardiaco al tomar aspirina a diario (con el consentimiento de su médico). Una aspirina para bebé o la mitad de una para adultos es todo lo que se necesita, añade. Y si alguien está sufriendo de un ataque cardiaco, tragar una aspirina en su camino al hospital puede ayudar a prevenir coágulos, afirma el doctor Moser.

Para asentar su estómago. Tome una tableta o una cucharada de antiácido, trague algo de agua, coma una galleta, cualquier cosa que calme sus agruras o acedías. Y evite esos alimentos que tienden a hacer enojar su sistema gastrointestinal.

Deje que salga uno. Tome un buen trago de agua mineral, abra su boca y lance un gran eructo. Puede parecer grosero, pero si el dolor es por gas o por indigestión, se sentirá mucho mejor que si cuida sus modales. (Para más consejos para liberar gas, vea la página 238).

Levántese. Algunos dolores del pecho, como los causados por pericarditis, llegan cuando está recostado. El doctor Chambers recomienda levantarse con almohadas para prevenir y aliviar esta incomodidad.

Relájese. Aflójese un poco. Medite. Tome unas vacaciones. O busque asesoría profesional. La acumulación de tensión y ansiedad pueden crear el dolor en el pecho, que sólo lo tendrá más ansioso y estresado.

Evite actividades que atraigan el dolor. Aunque el ejercicio es importante, el dolor de angina puede ser más frecuente con algunas actividades aeróbicas, como correr. Encuentre ejercicios menos extenuantes, como caminar o nadar, para ayudarle a mantenerse en forma.

Patee el hábito. Fumar contrae los vasos sanguíneos y ocasiona que el corazón trabaje más. Las personas que tienen angina a menudo notan una reducción marcada en dolores de pecho en unas semanas después de dejar el cigarrillo.

Beba con precaución. Demasiadas copas pueden irse a su corazón y a su cabeza. El consumo excesivo de alcohol produce muchas irregularidades cardiacas, incluyendo dolores en el pecho.

Reduzca su consumo de café. Lo mismo se aplica a refrescos de cola y otras bebidas que contienen cafeína u otros estimulantes.

Véanse también Agruras; Muscular (Dolor); Estómago (Calambres en el).

Pélvico (Dolor)

CUÁNDO CONSULTAR A SU MÉDICO

- Experimenta dolor súbito agudo en su pelvis.
- El dolor pélvico dura más de dos días o es recurrente.
- Experimenta ardor al orinar, aumento en la frecuencia de orinar, náusea, vómito o diarrea.
- Está embarazada.
- Ha tenido pérdida del apetito y ahora experimenta dolor pélvico.
- Tuvo una enfermedad de transmisión sexual en algún momento en el pasado o ha tenido múltiples compañeros sexuales.

LO QUE SU SÍNTOMA LE DICE

Por desgracia, algunas de las cualidades que hacen del útero femenino una cámara ideal para el desarrollo de un feto, calor y humedad, también lo hacen un campo ideal para el crecimiento de bacterias. Las infecciones bacterianas en el útero pueden causar dolor pélvico considerable.

Las infecciones de las vías urinarias (IVU) también pueden causar dolor, tanto en hombres como en mujeres. Las mujeres son más propensas a sufrir de IVU. (De hecho, en tanto que los hombres *pueden* experimentar dolor pélvico, el síntoma es casi invariablemente un mal femenino.)

Otra causa importante del dolor pélvico es la enfermedad de inflamación pélvica (EIP) (de las trompas de Falopio). Las enfermedades por transmisión sexual son las que causan esa EIP con más frecuencia, pero hay otros tipos de infección que también pueden ocasionarlo.

En algunos casos su médico puede ser capaz de señalar la causa del dolor en cuanto usted describe su naturaleza y localización. Por ejemplo, si su problema es la enfermedad de inflamación pélvica, tendrá dolor en ambos lados de la pelvis. Por otra parte, el dolor por un quiste ovárico roto surge de improviso y es mayor en un lado que en el otro.

469

La endometriosis, un desarrollo del revestimiento uterino fuera del útero, causa dolor pélvico crónico, menstruaciones dolorosas y coito doloroso. El embarazo ectópico o tubario también puede causar dolor pélvico.

Y si tiene apendicitis, probablemente perderá primero el apetito, después desarrollará dolor cerca del ombligo, después en la parte baja derecha de su abdomen.

Sin embargo, no todo el dolor pélvico es causa de preocupación. Si rutinariamente tiene dolor en el punto medio de su ciclo menstrual, no se preocupe, dice el doctor David Soper, ginecólogo en el Colegio Médico/Universidad Commonwealth de Virginia, en Richmond. Algunas mujeres experimentan ese tipo de dolor cuando ovulan y es perfectamente normal e inofensivo.

ALIVIO DEL SÍNTOMA

*A*fortunadamente, hay ayuda para toda esta clase de problemas pélvicos Esta es una visión de la forma más importante en la que puede ayudarse usted misma: ver a su médico para que le haga un examen completo.

Primero termine con las infecciones actuales. Si su médico encuentra una IVU, podría prescribir medicamentos antibacterianos, indica el doctor Jack Lapides, urólogo en Ann Arbor, Michigan. Usted puede avanzar mucho al evitar que repitan las IVU al orinar con más frecuencia. ¿Con cuánta frecuencia? No menos de cada tres horas durante el día y hasta una o dos veces por la noche si el problema es persistente, recomienda. Orinar justo después del coito también puede ayudar a prevenir infecciones.

Pida un analgésico. Si su dolor es causado por un quiste ovárico roto, el único tratamiento que probablemente necesitará es una prescripción analgésica, dice el doctor David Eschenbach, profesor y jefe de la División de Ginecología en la Escuela de Medicina de la Universidad de Washington, en Seattle. Rara vez se requiere de cirugía por sangrado excesivo por un quiste roto.

Su médico también puede prescribir analgésicos como ibuprofeno para el dolor pélvico por otras causas, sugiere el doctor Soper.

Obtenga tratamiento médico para la endometriosis. Hay varias formas para tratar la endometriosis, dependiendo de la intensidad del dolor y la extensión del sobredesarrollo. Simplemente el tomar píldoras anticonceptivas puede terminar con el dolor de la endometriosis. Como alternativa, hay medicamentos por prescripción médica, agonistas GnRh, que causan que el tejido sobredesarrollado se encoja al abatir el ciclo menstrual y producir temporalmente una "menopausia química". Sin embargo, los agonistas GnRh sólo pueden tomarse por un plazo corto, como de seis meses.

Si el medicamento no termina con el dolor por endometriosis, su médico puede recomendarle un procedimiento quirúrgico llamado laparoscopia. Este procedimiento contempla insertar a través de una pequeña incisión en el abdomen, un equipo de visión, con fibras ópticas, que está equipado con un pequeño láser, explica el doctor Soper. Entonces, el médico puede eliminar el tejido problemático. En algunos casos se recomienda la histerectomía, es decir, extirpar el útero. Pero eso sólo debería practicarse como último recurso y después de que se obtenga una segunda opinión.

TRATAMIENTO Y PREVENCIÓN DE LA EIP

En cierto sentido, es afortunado si su dolor pélvico indica una enfermedad inflamatoria. Para incontables mujeres, la EIP es "silenciosa" o indolora y pueden enfrentar un aumento en el riesgo de esterilidad o embarazo ectópico sin considerar que hay un problema. Así pues, la EIP no debe tomarse a la ligera. El tratamiento generalmente alivia el dolor agudo, pero 10% de las mujeres quedan estériles después de la EIP.

La EIP se trata casi exclusivamente con antibióticos, dice el doctor Eschenbach, generalmente con antibióticos orales. Las EIP más graves pueden requerir de antibióticos intravenosos en el hospital.

PREVENCIÓN DEL PROBLEMA

La prevención y la recurrencia de la EIP depende de su control. He aquí cómo hacerlo.

Desperdicie la colilla. "Algo que puede hacer por usted misma es dejar de fumar", aconseja la doctora Polly Marchbanks, epidemióloga y jefa de los Centros para el Control y Prevención de Padecimientos, del Servicio de Inteligencia Epidémica, en Atlanta.

¿Sorprendida? Casi todos saben que el humo del cigarrillo aumenta el riesgo de cáncer en los pulmones y en la garganta. Pocas personas se dan cuenta de que fumar también puede causar cáncer en la vejiga, el páncreas y la cerviz. La doctora Marchbanks y los investigadores en el Centro de Control de Enfermedades han descubierto también un vínculo entre la EIP y el cigarro.

No se duche. Ducharse puede causar EIP al llevar material infeccioso hacia el útero o al distribuir bacterias vaginales normales, previene el doctor Eschenbach. La vagina es perfectamente capaz de limpiarse por sí misma mediante secreciones normales.

Reconozca sus riesgos. Como las enfermedades por transmisión sexual son una causa primaria de EIP, es prioritaria la protección. Los investigadores en el Centro de Investigación en Políticas de Salud Reproductiva en la Universidad de California, en San Francisco, ofrecen este recordatorio: la monogamia mutua es más segura; el tener nuevos compañeros aumenta su riesgo de EIP.

Protéjase usted mismo. Tanto las barreras químicas como las mecánicas son muy efectivas en la prevención del EIP. Éstas incluyen condones de látex, diafragmas y espermaticidas.

No ignore infecciones. El tratamiento oportuno de síntomas que sugieren infecciones vaginales es un aliado importante contra EIP, dicen los investigadores. Y recuerde abstenerse del sexo durante el tratamiento. Si su médico dice que el tipo de infección puede transmitirse sexualmente, asegúrese de referir a su compañero también para tratamiento.

Véanse también Estómago con dolor; Vagina con comezón.

Pene con dolor

CUÁNDO CONSULTAR A SU MÉDICO

- Una erección dolorosa o hinchazón similar a una erección no relacionada con pensamientos sexuales persiste por una hora o más.
- Sufrió alguna herida en su pene.
- Su pene se curva dolorosamente al tener una erección.

LO QUE SU SÍNTOMA LE DICE

*L*a naturaleza juega una broma cruel cuando la fuente principal de placer del cuerpo se vuelve un foco doloroso. El dolor del pene se presenta en varias formas, la mayor parte de las cuales aparece sólo cuando el pene está erecto.

La hinchazón prolongada del pene, llamada priapismo, puede empezar como una erección normal y puede asemejarse a una, pero no lo es en realidad. "El pene sólo está *actuando* como si estuviera erecto sexualmente", dice el doctor Irwin Goldstein, profesor de urología en la Escuela de Medicina de la Universidad de Boston. "Lo que realmente estamos viendo es un malfuncionamiento de la regulación del flujo sanguíneo que llega y sale del pene." El priapismo generalmente es resultado de una lesión o de algún medicamento. Algunos hombres con diabetes o un padecimiento celular también son propensos al priapismo, de acuerdo con el doctor Bruce H. Blank, profesor clínico asociado de urología en la Escuela de Medicina de la Universidad de Ciencias de la Salud de Oregon, en Portland.

De hecho, una lesión puede romper un pene erecto, causando dolor y hasta priapismo. "He tratado a personas a quienes se les ha caído el asiento del sanitario en sus penes (narra el doctor Goldstein). He visto a personas que han recibido un portazo en su pene mientras tenían sexo en un auto."

También es posible perder el camino hacia la vagina durante el coito, rompiendo la erección contra la pelvis de la mujer o el muslo. "Simplemente se rompe. Es tan simple como eso", dice el doctor Douglas Whitehead, urólogo, codirector de la Asociación para la Disfunción Sexual Masculina en la ciudad de Nueva York y profesor clínico asociado de urología en la Escuela de Medicina Monte Sinaí de la Universidad de la ciudad de Nueva York.

"Suena un poco difícil de creer que eso puede suceder, pero puede. El pene de hecho se rompe. Truena y usted lo escucha. El pene también puede ponerse negro y azul", dice.

Una vez que pasa el dolor inicial de la lesión, puede sonreír presumiendo ante lo que parece ser un poder permanente recién descubierto, pero esa sonrisa pronto cederá el paso a una mueca. Ni el orgasmo o la eyaculación, que normalmente causa que una erección cese, le aliviará de la seudoerección. Pero no hay nada falso en el dolor. "Es como una liga lastimando alrededor del dedo, sólo que peor", dice el doctor Goldstein. "Es un dolor horrible. La presión es muy grande."

Esa presión proviene de una laceración en la arteria interior del pene. Mucha sangre fluye hacia adentro y no puede salir. La uretra, que lleva orina de la vejiga, también puede ser fracturada, lo que puede causar una infección.

El pene también puede ser dañado cuando no está erecto y el golpe no tiene que lastimar mucho o caer sobre la porción externa del órgano para causar daño arterial que puede conducir eventualmente a la impotencia. "Un trauma brusco en cualquier parte de la punta del pene al ano puede lastimar una arteria e inducir el bloqueo, explica el doctor Goldstein. Muchas personas fallan al apreciar que hay tanto del mecanismo del pene dentro de la pelvis, como lo que hay por fuera."

Las arterias fracturadas o el tejido eréctil que no resulte en priapismo, también puede sanar inadecuadamente o formar cicatrices. La cicatrización no sólo inhibe el flujo de sangre, sino que impide la expansión uniforme del pene. "Normalmente el tejido suave se expande en todas direcciones (expone el doctor Goldstein). Cuando se ha formado una cicatriz, la expansión puede ocurrir ahí. Es como poner una pieza de cinta dúctil sobre una pelota y tratar de inflarla."

La infección o inflamación en la uretra también puede formar cicatrices, sostiene el doctor Whitehead. Y el endurecimiento arterial en el pene a menudo se ve en hombres con acortamiento del tipo artrítico o deformación en las manos, llamada contractura Dupuytren.

Sin importar la causa de la cicatrización, el resultado es la enfermedad de Peyronie, una curva a veces dolorosa en el pene erecto. La curva, que no se nota cuando está fláccido, puede ser ligera o tan dramática que la mecánica del coito se vuelve imposible. "He visto hombres con curvas de 90 grados en sus erecciones (asegura el doctor Goldstein). He visto a otros con curvas de 120 grados o más."

ALIVIO DEL SÍNTOMA

*E*l impedimento mayor para curar las erecciones dolorosas o la hinchazón no es el problema en sí, sino que los hombres rehúsan pedir ayuda inmediata. Ante la ausencia de estímulo sexual "una erección prolongada es muy peligrosa, porque destruirá el tejido eréctil (de acuerdo con el doctor Goldstein). Si no lo trata en cuatro horas, tendrá problemas sustanciales de erección. Y el daño podría ser irreversible después de 12 horas." Cuando se trata de erecciones prolongadas, "todos están tan avergonzados por tenerlas, que lo demoran, lo demoran y demoran, esperando que baje solo. Pero mientras más se tarden, es más probable que queden con tejido dañado permanentemente", agrega el doctor Goldstein. Aquí está lo que hay que hacer.

Vaya a la sala de urgencias. Trague su orgullo y vaya a la sala de urgencias, dicen los urólogos. "La probabilidad de conservar potencia a largo plazo al recibir manejo médico inmediato, es virtualmente de 100% (asegura el doctor Goldstein). Sin tratamiento, las oportunidades de quedar impotente varían de 25 a 75 por ciento."

Olvídese de autotratamiento. Con el paso de los años se han sugerido varios remedios caseros para las erecciones prolongadas o dolorosas, algunos de ellos por artículos médicos autorizados, de acuerdo con el doctor Goldstein. Regaderazos fríos, enemas con agua helada, compresas frías: "ninguno de ellos será útil y la demora sólo aumentará las probabilidades de daño permanente."

Imagine que es como una nariz congestionada. Si la erección prolongada es causada por medicamentos o la sangre no puede salir del pene, el médico probablemente inyectará en el pene un medicamento que contraiga los vasos sanguíneos. "El pene erecto es como una nariz congestionada, con escurrimiento (sostiene el doctor Goldstein). El tejido se congestiona y se hincha y el tratamiento es como darle una dosis de Neo-Sinefrina para contraer el tejido y permitir que la sangre fluya."

No deje que el hielo sea suficiente. Si la fractura es ligera, con poco sangrado y sin infección urinaria, los médicos podrían enviarlo a casa con compresas de hielo y la precaución de evitar el coito hasta que su pene haya sanado. Usted estará encantado de que no haya cirugía, pero deseará buscar una segunda opinión, dice el doctor Blank. "He visto menos incidencias de impotencia y deformidad si se tratan quirúrgicamente las pequeñas fracturas", añade.

Busque una solución menos agresiva. Cuando una arteria está lacerada dentro del pene, el médico no *siempre* tiene que operar. "Solíamos hacerlo (dice el doctor Goldstein), pero encontramos que es un procedimiento muy agresivo y que lastima." En vez de ello, un radiólogo vascular a menudo inserta un catéter en la arteria e inyecta un coágulo de sangre para detener el sangrado. Cuando el coágulo se disuelve, el orificio ha sanado.

Si la uretra ha sido fracturada, puede necesitar cirugía para evitar que la orina se encharque en el pene, de acuerdo con el doctor Blank.

Verifique sus medicinas. Los medicamentos también pueden causar erecciones prolongadas al interferir con el flujo normal de la sangre, asegura el doctor Goldstein. Algunos antidepresivos son ofensores comunes, como son los medicamentos para lesiones en la cabeza y la espalda. El uso inapropiado de medicamentos para ayudar a que los hombres logren erecciones, también puede causar una erección prolongada dolorosa. Asegúrese de que su médico conozca todo sobre los medicamentos que está tomando, tanto los que le han prescrito, como los que no requieren de receta.

Haga que las cosas se enderecen

El Peyronie puede ser doloroso, pero no siempre es necesario operar para quitar el calambre de la erección, dicen los médicos.

475

Espere. En casi la mitad de los casos, el dolor, si no la curvatura, se va en un año o dos. "No siempre necesita ser tratado (afirma el doctor Whitehead), si hay sólo una curvatura ligera y un poco de dolor. Si interfiere con el sexo o hay mucho dolor, entonces tenemos que revisar." Sin embargo, ésta no es una decisión que usted pueda tomar por su cuenta. Necesita tener el visto bueno de su médico.

Pregunte por la E. Las dosis altas de vitamina E han probado ser útiles al tratar el padecimiento de Peyronie, dice el doctor Whitehead.

El ultrasonido puede ser lo último. La terapia con ultrasonido puede poner algo de flexibilidad en el tejido de la cicatriz, asegura el doctor Whitehead. También pueden ayudar las inyecciones de antiinflamatorios.

Enderezando la curva. Si se requiere de cirugía, el médico podrá cortar el tejido endurecido y sustituirlo con piel más flexible, informa el doctor Blank. En casos graves puede ser necesario un implante de pene. Pregunte a su médico sobre esas opciones.

Pene con secreción

CUÁNDO CONSULTAR A SU MÉDICO

- Cualquier secreción inusual debe discutirla con su médico.

LO QUE SU SÍNTOMA LE DICE

*H*ay una variedad de causas que podrían producir un goteo persistente por el pene, dicen los médicos. Pero lo más probable en esta era de guerra con padecimientos de transmisión sexual, es que su secreción provenga de una fuente poco honorable.

"La vasta mayoría de las secreciones del pene son el resultado de padecimientos transmitidos sexualmente", sostiene el doctor Michael Warren, jefe de la División de Urología en la Rama Médica de la Universidad de Texas, en Galveston. La secreción puede ser espesa o líquida y varía de blanca a amarilla, de verdosa a roja.

Los dos padecimientos sospechosos más comunes son gonorrea y clamidia, de acuerdo con Michelle Topal, supervisora de la Línea Directa de los Centros Nacionales para el Control y la Prevención de Padecimientos por Transmisión Sexual, en Research Park, Carolina del Norte. Ambos tienen signos similares. La clamidia produce una descarga alrededor de la cabeza del pene y quizá haya dolor al orinar. La gonorrea también provoca ardor al orinar o dolor.

El escurrimiento puede empezar entre 2 y 5 días después de un coito con el compañero infectado, o podría tomar hasta 14 días, agrega Topal. La infección por clamidia se manifiesta con secreción a la semana o a las cuatro semanas después del coito.

Otra causa común es una infección o irritación de la uretra, un padecimiento conocido como uretritis inespecífica, dice el doctor Irwin Goldstein, profesor de urología en la Escuela de Medicina de la Universidad de Boston. La infección o inflamación de la próstata también puede propiciar una secreción del pene. Ambos tipos de infección puede ser transmitidos a una pareja sexual, previene.

ALIVIO DEL SÍNTOMA

Si está experimentando secreción por el pene, sin duda *debe* ver a su médico para diagnóstico y tratamiento. De ahí que existan algunos hechos que usted debe conocer antes y después de su visita.

Tome su medicina. Sólo los antibióticos pueden cortar el flujo de las secreciones del pene, dicen los médicos. La ceftriaxona y la doxiciclina se usan para gonorrea y clamidia, en tanto que otros antibióticos se prescriben para uretritis o problemas de próstata.

Guárdelo para usted mismo. No juegue con la oportunidad de infectar a alguien más si tiene secreción en el pene. "No puede arriesgarse a contagiar", dice el doctor Warren. Eso significa que no haya sexo sin protección hasta que el problema se diagnostique y se trate.

No escriba su propia prescripción. No puede presumir de tratar su propia infección al husmear por el botiquín y tragar los antibióticos que sobraron después de la cirugía dental de su esposa. "Hay muy poco que pueda hacer hasta que vea al médico y no deseará alterar los síntomas tomando algo", advierte el doctor Warren.

Permanezca limpio. Siempre debe mantener el pene limpio, retirando la secreción y lavando con jabón neutro y agua caliente. "Sólo higiene básica",

477

dice el doctor Warren. (Su médico deseará ver la secreción, así que no lave el área justo antes de entrar en su consultorio.)

Levante el teléfono. Muchas ciudades tienen servicios telefónicos gratuitos para que las personas pregunten por problemas genitales, como secreción del pene, que sospechen que se transmiten sexualmente, indica Topal.

Personalidad (Cambio de)

CUÁNDO CONSULTAR A SU MÉDICO

- De pronto tiene dificultades para llevarse bien con familiares, amigos y compañeros de trabajo.
- Se siente socialmente aislado.
- Se siente sin esperanza ni ayuda.

LO QUE SU SÍNTOMA LE DICE

Normalmente usted es una persona extrovertida, amante de la diversión, pero de pronto está gruñona, apática y sin humor.

Su hija bromea de que podría pedir al exorcista que venga ante este cambio asombroso en su personalidad. Pero usted no se ríe, porque considera que ella podría estar en lo correcto.

"Cuando hay un cambio súbito y notorio en la forma en que una persona se comporta, es muy ominoso. Generalmente no sucede, a menos que esté pasando algo malo más importante", dice la doctora Betsy Comstock, profesora de psiquiatría en el Colegio de Medicina Baylor, en Houston.

Aunque nuestras personalidades básicas están conformadas para cuando cumplimos 30 años, pueden ocurrir ajustes graduales durante la vida, explica el doctor John Moran, psicólogo en Scottsdale, Arizona. Por ejemplo, los hombres a menudo se vuelven más tiernos con la edad, mientras que las mujeres tienden a ser más agresivas, añade. Pero pueden necesitarse años para que esas transformaciones sucedan. Los cambios súbitos en la personalidad que se presentan en cuestión de días o semanas, pueden ser un serio problema.

478

Entre las muchas causas de cambio de personalidad están la ansiedad, depresión, el abuso de drogas o de alcohol, el síndrome premenstrual, la enfermedad de Alzheimer, un infarto y un tumor cerebral.

ALIVIO DEL SÍNTOMA

"*L*a lista de enfermedades que pueden causar un cambio súbito de personalidad es un poco larga (expone el doctor Comstock). Si le sucede a usted, es importante que le hagan un estudio físico y psiquiátrico lo antes posible." Su médico le prescribirá el tratamiento adecuado.

Véanse también Depresión; Irritabilidad; Cambios de humor.

Pesadillas

CUÁNDO CONSULTAR A SU MÉDICO

- Sus pesadillas le perturban tanto o son tan frecuentes que le impiden dormirse o permanecer dormido.

LO QUE SU SÍNTOMA LE DICE

*L*agartijas a cuadros con los dientes del tamaño de los colmillos de elefantes y los ojos como huracanes amarillos le roen los tobillos, mientras usted permanece inmóvil en un desierto de vidrios rotos. Bueno, no hay problema ¡si está dormido!

Todos tenemos una pesadilla ocasional. Se despierta con miedo y se incorpora en la cama, con el corazón acelerado y sudando. Está asustado. Si fuera un niño pequeño, estaría aterrado. Y a medida que el terror se empieza a ir, usted se pregunta por qué soñó lo que sonó y cómo evitar que vuelva a suceder. Lo más probable es que no sea más que una señal de que usted está bajo un toque de estrés. O quizá sus píldoras para la presión sanguínea estén actuando.

Los psicólogos y los expertos en el sueño aún debaten si los sueños reflejan turbulencia emocional. "Depende de con quién hable", dice el doctor Mark Mahowald, director del Centro Regional de Minnesota sobre Desórdenes del Sueño, en el Centro Médico de Hennepin County, en Minneapolis. Algunos dicen que los sueños son producto de la acción de ondas cerebrales fortuitas que el cerebro dormido trata de organizar en un argumento. Otros les encuentran gran significado: arquetipos arcaicos, miedos y deseos reprimidos, soluciones simbólicas. "Es una mezcla de ambos, pero predomina el aspecto fortuito (opina el doctor Mahowald). Virtualmente todos los mamíferos sueñan. Mi gato lo hace, pero no estoy seguro de qué esté resolviendo."

Sin embargo, es más probable que las personas bajo estrés tengan pesadillas. "Las pesadillas son como ataques de ansiedad mientras sueña", asegura el doctor Paul Gouin, director del Programa de Desórdenes del Sueño en el Centro Médico Ingham en Lansing, Michigan. "No es una señal de un trastorno serio, pero podría preguntarse si su mente no está llamándole la atención sobre algo que usted suprimió durante el día."

ALIVIO DEL SÍNTOMA

A sí que, después de todo, la lagartija podría no significar mucho. Es sólo que usted no quiere que ande corriendo por su cabeza cuando se vaya a dormir. ¿Qué hacer con ese reptil?

No pierda el sueño por eso. Literal y figurativamente. La pesadilla generalmente no es la manifestación de un disturbio psiquiátrico subyacente, aclara el doctor Mahowald.

Reafirme a los niños. "Sólo dígales que todo está bien y que sólo fue un mal sueño", aconseja el doctor Mahowald. Los niños pueden tener una etapa difícil distinguiendo entre despertar a la realidad y los asuntos bizarros que componen los malos sueños, así que es buena idea verificar bajo la cama y en el armario, sólo para mostrarles que despertar desvanece al "Coco".

El bugabúuu puede ser el drogabúuu. Si las pesadillas persisten, la bestia podría estar en la botella de su medicina en el botiquín. "Hay una amplia gama de medicamentos que pueden cambiar dramáticamente la gravedad, el contenido, la calidad y la cantidad de sueños (advierte el doctor Mahowald). Lo primero que hacemos con las personas que se quejan de pesadillas es encontrar qué medicamentos toma, si es que lo hace." Algunas prescripciones para la presión arterial alta y casi todas las medicinas para enfermedad de Parkinson tienden a aumentar la actividad y pueden causar pesadillas, agrega. Si usted está bajo cualesquiera de esos medicamentos y tiene pesadillas, discútalo con su médico.

La medicina podría amordazar al monstruo. Ocasionalmente los médicos podrían prescribir antidepresivos tricíclicos para eliminar las pesadillas.

480

Pero hay una opción que podría querer considerar sólo si las pesadillas perturban seriamente su sueño. Los expertos en sueño generalmente desaprueban los medicamentos porque limitan la parte del sueño donde hay movimiento rápido del ojo (MRO), así que no se puede soñar. "Es como ir tras un gorrión con un rifle para venados", dice el doctor Gouin.

Vuelva a escribir su pesadilla. Cuando los sueños se vuelven atroces, ¿por qué no reescribe el libreto?, sugiere el doctor Mahowald. "Si molesta un sueño o si la pesadilla es recurrente, puede cambiar el final mientras está despierto." En un ensayo del sueño, usted pasa el argumento de la pesadilla repetidamente durante el día, cambiando los sucesos horribles por unos mejores. Por la noche, su mente recuerda las revisiones del argumento y las incorpora al sueño.

Hable sobre el terror. Como las pesadillas podrían representar conflictos emocionales subyacentes sin resolver, puede que un poco de terapia ayude. "Encuentre lo que está detrás, aconseja el doctor Gouin. Encuentre un amigo, un confidente, un psicoterapeuta con quien pueda hablarlo."

OTRO TERROR EN LA NOCHE

¿Qué sucede cuando usted (o con mayor probabilidad, su hijo) perfora el silencio de la noche con un grito que congela la sangre? ¿Es sólo otra pesadilla? Quizá no. A menudo las pesadillas se confunden con los terrores del sueño, que parecen similares pero que son diferentes.

Las personas con terrores del sueño ni siquiera están soñando, afirma el doctor Mahowald. Son como el sonambulismo, pues ambos ocurren en las etapas profundas del sueño, donde no hay sueños.

A diferencia de alguien que tiene pesadillas, una persona con terrores del sueño nunca despierta realmente. De hecho, tienen dificultad para despertarse. Y una vez que están despiertos, no pueden recordar lo que los asustó o hasta los hizo saltar en la cama con un llanto que hubiera intimidado al mismo Drácula.

Contrólelo cuidadosamente. Los terrores del sueño son sólo parte del proceso de maduración en los niños. "Esas cosas tienen que suceder (asegura el doctor Mahowald). Lo mejor que puede hacer es consolar a la persona que duerme y guiarla hasta que se vuelva a acostar."

Si el comportamiento es potencialmente peligroso, muy perturbador o molesto para otros miembros de la familia, puede ser tratado con medicamentos o con terapia del comportamiento, concluye el doctor Mahowald.

481

Peso (Aumento de)

CUÁNDO CONSULTAR A SU MÉDICO

- Su aumento de peso es repentino o empezó al iniciar la toma de un nuevo medicamento.
- También tiene insomnio o se siente débil y deprimido.
- También orina más por la noche o tiene antecedentes de problemas cardiacos o dolor en el pecho.

LO QUE SU SÍNTOMA LE DICE

Probablemente no haya llegado de la delgadez extrema a la obesidad de la noche a la mañana, pero habrá notado que sus pantalones favoritos están más ajustados y que se le nota una llantita cuando usa camiseta deportiva.

Aunque las fluctuaciones de ½ o 1 kg al día son normales, un aumento constante en peso (más bien, en grasa) no lo es.

La causa más común de ganar peso es el exceso de ingesta de grasas y muy poco ejercicio. "Es difícil ganar peso, excepto por comer grasas", sostiene el doctor Donald S. Robertson, director médico del Centro de Nutrición y Bariatría del Suroeste, en Scottsdale, Arizona, y coautor de *The Snowbird Diet*.

Un pequeño porcentaje de las personas con sobrepeso parecen tener una propensión genética para ganar peso. "No estamos platicando sobre cualquiera", dice el doctor Richard L. Atkinson, jefe asociado del consejo de investigación y desarrollo en el Hospital para Asuntos de Veteranos en Hampton, Virginia, y profesor de medicina en la Escuela Médica en el Este de Virginia, en Norfolk. "Aquellos con obesidad seria, digamos de 25 a 50 kilogramos sobre su peso corporal ideal, pueden tener una alteración metabólica que los predisponga a almacenar calorías en forma de grasa."

A medida que envejece, su metabolismo disminuye en forma gradual, facilitando que los gramos se acumulen, establece el doctor Atkinson. Para complicar el problema, muchas personas mayores son menos activas que cuando eran jóvenes, aunque continúen comiendo la misma cantidad de alimentos.

Las personas que dejan de fumar a menudo ganan algo de peso porque la nicotina ya no estimula más su metabolismo artificialmente y porque tienden a comer en vez de fumar, asegura el doctor Michael Steelman, vicepresidente de la Sociedad Americana de Médicos Bariatras, quien ejerce en privado en la ciudad de Oklahoma.

Algunos problemas médicos pueden causar aumento de peso. Una tiroides subactiva, aunque no cause un aumento significativo en el peso, disminuye el metabolismo, permitiendo que las calorías se almacenen con más facilidad a manera de grasa. Las personas con diabetes, que empiezan tomando insulina pueden notar un aumento en el peso. Y, en raras instancias, las perturbaciones hormonales que causan una sobreproducción de insulina o cortisol en el cuerpo también pueden causar aumento de peso.

Como efecto colateral, algunos medicamentos pueden estimular el apetito, hacer más lento el metabolismo o permitir que las calorías se almacenen más fácilmente como grasa. Las mujeres que toman píldoras anticonceptivas o terapia de sustitución de estrógenos probablemente notarán un aumento de peso de cerca de dos a tres kilogramos, afirma el doctor Robertson. Cualquier glucocorticoide, como la prednisona para la artritis, puede ser un problema. Y el Elavil, un antidepresivo, es "desagradable porque induce la ganancia de peso (sostiene el doctor Atkinson). Los medicamentos antiataques, los fármacos para ansiedad, contra esquizofrenia, casi todos los que afectan el humor y la emoción, también pueden causar aumento de peso", añade.

De hecho, la salud mental misma influencia el peso corporal. En tanto que muchas personas con depresión dejan de comer y pierden peso, otras comen y ganan peso, de acuerdo con el doctor Atkinson.

No toda la pérdida de peso puede atribuirse al almacenamiento de grasa. Los kilogramos de más también pueden ser el resultado de una retención de líquidos por problemas de riñón, hígado o corazón. Aun antes de que los tobillos se empiecen a hinchar, alerta el doctor Atkinson, fácilmente podría ganar de tres a cinco kilogramos por retención de líquidos.

ALIVIO DEL SÍNTOMA

Algunas de las causas para aumentar de peso, como la retención de líquidos y efectos secundarios de medicamentos, son problemas médicos que requieren la atención de su doctor. Como para el problema cotidiano del sobrepeso, hay mucho más que puede decirse de lo que podemos mencionar en unos cuantos consejos. Pero lo básico es básico. El cuerpo no *quiere* estar gordo más de lo que quiere estar enfermo. *Empezará* a perder peso si sigue estos cuantos principios.

Corte la grasa. Aunque se necesita un poco de grasa para metabolizar algunos nutrientes y para producir hormonas, no debe comprender más de 20 a 30% de sus calorías totales diarias, sugiere el doctor Robertson. "Averigüe dónde está la grasa y elimínela." Las guías nutricionales actuales recomiendan que la mayor parte de su dieta consista en granos enteros, frutas y vegetales. Disminuya las cantidades de carne y productos lácteos que come y use mantequilla, margarina, aceites y aderezos de ensalada en forma racionada.

Póngase en movimiento. Para quemar las calorías que ya están acumuladas como grasa y para asegurar que su cuerpo no se vuelva un depósito de grasa, debe ejercitarlo regularmente. "No tiene que ser en extremo vigoroso (aclara el doctor Robertson). Puede caminar dos o tres kilómetros al día, a un paso de dos kilómetros en 15 minutos, o podría hacer 15 minutos de ejercicios aeróbicos, seguidos por 15 minutos de levantamiento de pesas ligeras." Si 15 minutos de caminata son muy fuertes para usted, empiece lentamente. Tómese media hora para dar la vuelta a la manzana si tiene que hacerlo. La idea es mantenerse en movimiento y hacerlo sobre bases regulares.

Por cierto, el ejercicio también puede ayudarle a tratar con la depresión, que puede estar contribuyendo a una sobrealimentación. (Para otras formas de tratar la depresión, vea la página 132.)

Haga más músculos. No tema levantar pesas pensando que desarrollará demasiados músculos o porque es muy viejo, dice el doctor Robertson. "Mientras más masa muscular tenga, más alto será su metabolismo y más calorías quemará en reposo. Es cierto, aun si está en sus ochenta o noventa." Si la idea del levantamiento de pesas le intimida, platique con su médico sobre algunos ejercicios de resistencia que sean apropiados para su nivel de condición. Él podría recomendarle un programa local que lo inicie con seguridad.

Comprométase a cambiar. Prevenir la formación de grasa requiere de un cambio en el estilo de vida de *por vida*, en favor de la actividad física y la comida sana, concluye el doctor Atkinson. No piense en el ejercicio y en lo que come sólo como una medida temporal para ayudarse a bajar de peso. Dése cuenta desde el principio que éstas son actividades para el resto de su vida.

Véase también Retención de líquidos.

Peso (Pérdida de)

CUÁNDO CONSULTAR A SU MÉDICO

- Usted no está tratando de perder peso.
- Está tratando de perder peso y de pronto pierde más de cinco kilogramos.

LO QUE SU SÍNTOMA LE DICE

Suena como un síntoma de sueño: pérdida de peso. No hay llantitas, nada rebota. ("Lo que sea, doctor, no quiero que me lo cure, porque me veo sensacional en mi traje de baño.")

Espere un momento antes de que siga el deleite. La pérdida de peso no intencional, inexplicable, es un síntoma serio, de acuerdo con el doctor Richard L. Atkinson, jefe asociado del consejo para la investigación y desarrollo en la Escuela Médica del Este de Virginia, en Norfolk. "Necesita acudir al médico para una revisión", afirma. "Y es particularmente importante si está tratando de perder peso y pierde mucho repentinamente. Puede estar confundiendo un padecimiento serio con el éxito en la dieta."

El único momento en que la pérdida de peso no es un síntoma serio, es cuando usted alteró verdaderamente su estilo de vida, adoptando una dieta nutritiva, baja en grasas y lleva un horario regular de ejercicio y actividad física, con lo que la pérdida de peso es gradual.

Muchos de los problemas de salud pueden conducir a una pérdida repentina e inexplicable de peso. Cualquier enfermedad en la que pierda su apetito por un periodo extenso puede quitarle unos kilogramos, como con una enfermedad crónica como el cáncer, por ejemplo. (El SIDA y la tuberculosis son dos de los peores asesinos del apetito.)

Algunas enfermedades glandulares hacen que esté más hambriento, pero también consumen su cuerpo. La tiroides sobreactiva acelera su metabolismo, causando pérdida de peso (así como sudoración, temblores, debilidad muscular y nerviosismo). En la diabetes (el padecimiento de la glándula del pán-

485

creas que arruina la capacidad del cuerpo para regular el azúcar en la sangre, como fuente principal de combustible), el cuerpo quema la grasa tratando de satisfacer sus necesidades de energía.

Algunos padecimientos de la edad avanzada, como el de Parkinson y el de Alzheimer, pueden robarle peso. En el de Alzheimer, las personas simplemente se olvidan de comer. Y las personas mayores a menudo pierden peso sólo porque están envejeciendo; su metabolismo es más lento, la sensación del gusto se pierde y el apetito mismo puede disminuir, explica el doctor Donald S. Robertson, director Médico del Centro de Nutrición y Bariatría del Suroeste, en Scottsdale, Arizona, y coautor de *The Snowbird Diet*.

Pero no es sólo la enfermedad física la que causa pérdida de peso. La enfermedad mental también puede alterar el apetito. Algunas personas con depresión se desinteresan por comer y pierden peso, asevera el doctor Robertson. Y la anorexia, el desorden psicológico en el que la persona casi no come por una percepción distorsionada de su cuerpo, también conduce a una pérdida rápida y excesiva de peso.

ALIVIO DEL SÍNTOMA

La pérdida de peso no deseada o no pretendida no es un problema que pueda resolverse comiendo, probablemente es un síntoma de una enfermedad seria y usted necesitará ver a su médico. Aquí está lo que puede surgir y lo que su médico puede sugerirle.

Tratando TB. La tuberculosis no es una sentencia de muerte; es muy tratable. Los antibióticos pueden curarla, sostiene el doctor Atkinson, pero usted debe seguir fielmente el tratamiento, que dura meses.

Calmando una tiroides muy activa. Los médicos tratan el hipertiroidismo con medicamentos, cirugía o con una dosis de yodo radiactivo que destruye parte de la glándula, dice el doctor Atkinson. Después de su tratamiento podría tener que tomar píldoras para la tiroides, que le brindarán cantidades normales de la hormona tiroidea.

Disciplinando la diabetes. Si su médico dignostica diabetes, necesitará un programa personal de dieta, ejercicio y medicamento (ya sea oral o inyectado) para regularla.

Detección de cáncer. Mientras más pronto detecte el cáncer, mejores serán las oportunidades de cura, advierte el doctor Atkinson. El tratamiento puede incluir cirugía, radiación o quimioterapia.

Pezones con secreción

CUÁNDO CONSULTAR A SU MÉDICO

- La secreción es transparente y amarilla, acuosa o sanguinolenta.
- Uno o ambos pezones tienen secreciones continuamente.

LO QUE SU SÍNTOMA LE DICE

*U*sted lo nota al ponerse el sujetador por la mañana. O cuando realiza su revisión mensual del pecho. De pronto encuentra una gota o dos de líquido lechoso que sale de su pezón. La mano se congela. Su mente se inunda de miedo. ¿Es la señal de algo serio?

No necesariamente. En la mayoría de los casos, es normal tener una ligera secreción de sus pezones, como sería secretar un poco de grasa por la piel.

Como los folículos en la piel, los ductos que llegan a los pezones contienen naturalmente algún líquido, de acuerdo con la doctora Susan Love, directora del Centro de Pecho en la Universidad de California, en Los Angeles, y autora de *Dr. Susan Love's Breast Book.* "Los ductos de los pezones son conductos, que fueron hechos para llevar leche al pezón (señala la doctora Love). El hecho de que haya un poco de líquido en ellos no debe sorprender." Los colores de la secreción pueden variar desde gris, verde o café a blanco.

Si oprime sus pezones, puede producir más secreción, añade el doctor Norman L. Sadowsky, profesor clínico de radiología en la Escuela de Medicina de la Universidad Tufts y jefe del Centro de Pecho Faulkner-Sagoff, en Boston. "Exprimir y otras formas de presión sobre el pezón se asemejan a la succión del bebé", dice el doctor Sadowsky. Exprimir puede estimular la producción de prolactina, la hormona responsable de que los pechos produzcan leche y otros líquidos.

En una mamá que amamanta, la secreción del pezón puede ocurrir espontáneamente, aun sin la estimulación directa del pecho. "El llanto de un bebé

487

hambriento puede causar una descarga de leche en unos cuantos segundos", asegura el doctor Sadowsky.

Pero incluso una mujer que no está amamantando tendrá secreción si se exprime o estimula su pezón lo suficiente, muestran los estudios. Cuando los investigadores colocaron un tiraleches en los pezones de un grupo de mujeres, la mayoría tuvo secreción, sin importar si eran jóvenes, mayores, si habían transcurrido años desde su último parto o si nunca habían estado embarazadas.

De hecho, casi cualquier clase de estimulación en el pecho puede producir la secreción por los pezones: el rocío fuerte de la regadera, un mamograma, un sujetador demasiado ajustado o el roce de la ropa durante el ejercicio.

También es más probable que tenga secreciones cuando sus niveles hormonales cambian. En una mujer pueden fluctuar cuando toma o deja de tomar píldoras anticonceptivas, entra en la menopausia o toma terapia de sustitución hormonal. Además de las hormonas, hay varias cosas que pueden causar secreción en ambos pezones, incluyendo antidepresivos y medicamentos para la presión sanguínea.

Si la secreción es gruesa, amarilla, café, verde o de tipo purulento, podría tener una infección dentro del pecho. Una secreción clara, acuosa o sanguinolenta podría evidenciar un tumor, que es más probable que sea benigno que maligno. "Por eso es tan importante estar alerta ante la consistencia, el color, la persistencia y la ubicación de la descarga", advierte el doctor Sadowsky.

ALIVIO DEL SÍNTOMA

A quí hay unos cuantos consejos que aliviarán su mente y controlarán la secreción.

Pida ayuda. Si experimenta una secreción que parece anormal en cualquier forma, comuníqueselo a su médico. Si tiene una infección, el médico le prescribirá un antibiótico apropiado.

Compre un sujetador deportivo. Si es propensa a las secreciones, asegúrese que sus ropas no froten contra sus pezones, especialmente durante el ejercicio. "No es buena idea estar sin sujetador en esta circunstancia (aconseja el doctor Sadowsky). Su ropa estimula continuamente sus pechos y puede empeorar el problema."

Compre almohadillas a prueba de goteo. Si está amamantando, puede evitar sentirse avergonzada por un derrame inoportuno de leche, si usa almohadillas absorbentes dentro de su sujetador, sugiere el doctor Sadowsky.

Picazón (Hormigueo)

CUÁNDO CONSULTAR A SU MÉDICO

- Experimenta picazón que aumenta dramáticamente al sentarse, toser o estornudar.
- Cualquier picazón inexplicable que afecta todo un lado de su cuerpo, o que vaya acompañada por debilidad muscular requiere atención médica inmediata.

LO QUE SU SÍNTOMA LE DICE

*E*n la mayor parte de los casos la picazón es inofensiva. Por lo regular se presenta cuando presiona un nervio o una arteria y se reduce el flujo sanguíneo en su brazo o pierna, causando que "se duerma". Al cambiar la postura del cuerpo y aliviar la compresión, desaparece la picazón u hormigueo.

Pero la picazón también puede ser un síntoma para un gran número de problemas como ansiedad, un disco espinal herniado, mala circulación sanguínea, diabetes, padecimiento cardiaco, infarto, artritis, esclerosis múltiple, síndrome del túnel del carpo o un tumor.

ALIVIO DEL SÍNTOMA

*L*a picazón que se presenta sin una causa detectable debe ser notificada a su médico, recomienda el doctor Sean Grady, neurocirujano en el Centro de Ciencias de la Salud de la Universidad de Washington, en Seattle.

Si su médico sospecha que el hormigueo es un síntoma de un padecimiento, probablemente realizará un examen físico y neurológico completos. También podría tomar una muestra de sangre para determinar si la diabetes está causando su problema.

Sin embargo, si su brazo o pierna simplemente se han quedado dormidos, no es necesario ver al médico. Los siguientes consejos deberían ser muy efectivos.

489

Frótelos. Dar masaje a los músculos en el área con picazón, generalmente fortalece el flujo sanguíneo o reduce la presión en la terminal nerviosa pellizcada, para terminar rápido con el hormigueo, dice el doctor Grady.

No se quede sentado. Si mueve un brazo o una pierna que se ha quedado dormido ayudará a traer sangre hacia el área y eliminar el hormigueo. En primer lugar, si camina o cambia la postura varias veces por hora, podrá prevenir el hormigueo. En segundo, al moverse, es menos probable que pellizque un nervio o una arteria, sostiene el doctor Grady.

Aflójelo. Algunas personas usan pantalón o cinturón muy ajustados y experimentan picazón en los muslos. "Aflójese el cinturón o los tirantes, compre pantalones nuevos o, mejor aún, si lo necesita, pierda peso", aconseja el doctor Grady.

Enderécese. "Una de las razones por las que podría estar teniendo picazón es un problema de disco en el cuello o espalda. Al jorobarse podría irritar un nervio cerca del disco", advierte el doctor Steven Mandel, profesor clínico de neurología en el Colegio Médico Jefferson y médico asistente en el Hospital de la Universidad Thomas Jefferson, en Filadelfia. "Es importante mantener buena postura corporal parándose derecho y no jorobarse cuando se siente."

Véase también Entumecimiento.

Piel con comezón

CUÁNDO CONSULTAR A SU MÉDICO

- La comezón aumenta cuando toma medicamentos por prescripción.
- Su comezón es intensa o persiste por más de dos días, especialmente si en sus antecedentes familiares se incluye la diabetes o enfermedades del riñón.

Lo que su síntoma le dice

*S*i sólo *todas* las comezones se presentaran cada siete años... Pero casi todos tenemos comezón ocasionalmente y algunas personas la tienen constantemente.

La comezón es notoria como el síntoma más común de alergias, indica el doctor Glenn Kline, alergólogo y profesor asistente clínico de pediatría en la Universidad de Texas, en Houston. Muy a menudo, la comezón es un síntoma solitario de alergia, al principio. Sólo quien la tiene sabe que está ahí, porque es invisible. Pero al rascarse por comezón alérgica, a menudo despertará un salpullido o ronchas.

"Los casos realmente difíciles son de pacientes con comezón crónica, a los que no se les ve nada sobre la piel", dice el doctor Ivor Carol, dermatólogo y profesor asociado de medicina en la Escuela de Medicina de la Universidad de Washington, en Seattle. Aquí es cuando los médicos tienen que hacer trabajo detectivesco y buscar posibles causas internas para este tipo enloquecedor de comezón, como estrés o sobreproducción de algunas hormonas.

Otras causas comunes de comezón: mordeduras de insectos y picaduras, parásitos como niguas (pequeños ácaros que penetran la piel) o sarna, piel seca y ropa mojada o ajustada.

Alivio del síntoma

*"S*ólo los reyes y las reinas deberían tener comezón, porque se siente tan bien rascarse", comenta el doctor Caro, citando un antiguo dicho chino. Está bien revelar ocasionalmente la comezón pasada con un glorioso rasquido, como el que causan sus tobillos al frotarlos contra los calcetines. Pero dice el doctor Kline que la agonizante regla para la comezón es: "Tratar de no rascarse". Si se rasca sólo empeorará la comezón y podría abrir la piel a infecciones, previene. Afortunadamente, rascarse no es la única forma de tratar con la comezón.

Enfríela. Tome un regaderazo frío, sugiere el doctor Caro. O aplíquese compresas frías: enrolle una toalla mojada con agua fría y déjela sobre las áreas con comezón por cinco o diez minutos. El agua que se evapora refrescará y aliviará la comezón, asegura.

Alívela. Las lociones que contienen mentol o alcanfor son muy refrescantes y alivian; tienden a alejar la comezón, dice el doctor Caro.

Báñese con el desayuno. Un baño frío o tibio con avena generalmente calmará la comezón. Hay paquetes especialmente preparados, medidos con avena en polvo a la que se le añadieron aceites para el baño. "Es reconfortante y alivia la comezón originada por piel seca", asegura el doctor Caro.

No permita que la histamina levante la mano. Ignore las ganas de rascarse los piquetes y mordeduras de insectos, o cualquier otra comezón por alergias, frotando con hielo hasta que pase la sensación. Después tenga en lista antihistamínicos orales, aconseja el doctor Kline. Tenga cuidado con los antihistamínicos tópicos, como la crema de Benadryl y los productos cuyos nombres terminen en "caína", como benzocaínas. Pueden causar reacciones alérgicas en la piel y pueden complicar su problema.

La Calamina está bien... a veces. La loción de Calamina es lo mejor para comezones con ampollas, como las que causan las ortigas. Pero si se desconoce el origen de su comezón o si la causa es la piel seca, la acción secante de la Calamina hará de su comezón la más fuerte de todas, advierte el doctor Caro.

Manténgase fresco. "El calor empeora la comezón", dice el doctor Kline, y podría agravar las reacciones alérgicas. Unas cuantas formas para enfriar la comezón intensa: Evite el agua caliente, exponerse al sol y el ejercicio que lo sobrecaliente.

Manténgalo suelto. Las ropas sueltas de algodón son las de elección en personas propensas a la comezón. La ropa que se ajusta a sus curvas, así como los materiales irritantes como los sintéticos o la lana, realmente pueden cultivar su comezón. Si sencillamente debe usar prendas de lana, invierta en productos de algodón o seda para usarlos debajo y mantenerse cómodo.

Véanse también Salpullido; Urticaria.

Piel con rozaduras

CUÁNDO CONSULTAR A SU MÉDICO

- La piel con rozaduras persiste por más de dos días después de que se retiró la fuente original de irritación.

LO QUE SU SÍNTOMA LE DICE

*U*sted acaba de descubrir el ejercicio *perfecto*: caminar. Es conveniente, no requiere de equipo y le permite empezar en su propio nivel. Sin embargo, su entusiasmo tiene vida corta. Para el segundo día en su nuevo programa de caminata, la parte interior de sus muslos está tan roja e irritada que con trabajo puede salir de su cama, menos ir a dar la vuelta a la manzana.

Caminar no es lo único que causa el problema. *Cualquier* actividad que requiere que la piel frote repetidamente a la piel puede ocasionar rozaduras. Y la humedad, ya sea por sudor o por lluvia, empeora el problema. Algunos sitios comunes de rozadura son la parte interior de los muslos y bajo los brazos o los pechos, dice la doctora Diana Bihova, profesora asistente clínica de dermatología en la Escuela de Medicina de la Universidad de Nueva York y autora de *Beauty from the Inside Out*. Las áreas del cuerpo que se rozan contra la ropa, bajo las bandas en la cintura o los sujetadores más ajustados por ejemplo, también pueden rozarse.

Las rozaduras generalmente surgen de improviso y se anuncian a sí mismas con una sensación de picazón o ardor, indica el doctor William Dvorine, jefe de la Sección de Dermatología en el Hospital St. Agnes, en Baltimore, y autor de *A Dermatologist's Guide to Home Skin Treatment*. Si no evita lo que sea que esté rozando en la forma equivocada, la superficie inflamada de la piel puede pelarse y el área empezará a supurar.

Cualquiera puede experimentar rozaduras, pero es un problema particular en personas con sobrepeso y en atletas, en especial si sus uniformes no se mantienen escrupulosamente limpios.

493

ALIVIO DEL SÍNTOMA

*L*a rozadura es un problema menor para la mayoría; su tratamiento es sencillo y su prevención también. He aquí lo que hay que hacer.

Tome un tiempo fuera. Una vez que su piel ya se rozó, necesitará darse la oportunidad de sanar. Tome un descanso de la actividad que causó el problema. La rozadura deberá sanar en uno o dos días.

Deslícese en algo resbaloso. En las áreas donde haya rozaduras repetidas, como el interior de los muslos, las ingles, bajo los brazos o los pechos, se puede interrumpir la fricción si espolvorea algún talco, sugiere el doctor Dvorine. Los ungüentos, como el petrolato puro (vaselina), óxido de zinc, crema de cortisona, pueden ayudar a que las áreas que están muy cercanas se deslicen unas sobre otras. "En zonas con mucho vello, las aplicaciones grasosas pueden tapar los folículos y producir más irritación (previene el doctor Dvorine). Así que las cremas y lociones son mejores ahí."

Aflójese. La ropa suelta de algodón es lo mejor para la piel propensa a rozaduras, recomienda la doctora Bihova. La ropa para atletismo muy ajustada también debe hacerse con fibras naturales, porque absorben el sudor y lo alejan de la piel. Algunas ropas para ejercicio de alta tecnología están hechas con materiales sintéticos que "respiran", en forma similar a las fibras naturales, dice el doctor Dvorine.

Sude menos. Si la rozadura es ocasionada por sudor excesivo, quizá prefiera confinar su ejercicio a las mañanas más frías y a las horas de la tarde. (Para otros consejos para permanecer seco, véanse Olor corporal y Sudoración.)

Piel con roturas agrietadas

CUÁNDO CONSULTAR A SU MÉDICO

- Hay una grieta que va a lo largo de la piel sobre su mano o su pie.
- Tiene diabetes y hay una rotura en la piel de su pie.
- Un área con rotura se siente caliente o dolorosa, está inflamada o roja o secreta pus o líquido.
- La piel de la parte inferior de la pierna empieza a asemejarse a las escamas de pescado o de cocodrilo.
- Los tratamientos caseros para grietas no le ayudan después de tres semanas.

LO QUE SU SÍNTOMA LE DICE

*A*lgunas personas tienen una mano en todo: jardinería, decoración, reparaciones del auto, cocina, limpieza. Pero al tener una mano en materiales que le roban humedad como tierra, solventes y agua jabonosa, pueden dejar la piel reseca y partida.

La piel agrietada puede parecer como un lecho seco de río y es causada por lo mismo: falta de agua. Empieza cuando se pierde agua de la superficie de la piel, dejando debajo capas de células de piel seca, explica el doctor Stuart M. Brown, profesor clínico de dermatología en la Escuela Médica de la Universidad del Suroeste de Texas, en Dallas.

"La piel deshidratada es quebradiza, como las uñas", describe el doctor Leonard Swinyer, profesor clínico de dermatología en la Universidad de Utah, en Salt Lake City. Y, como las uñas, la piel quebradiza no puede doblarse fácilmente sin (¡auch!) romperse.

La baja humedad es una de las causas principales de la resequedad. El aire extrae la humedad de la piel, como cualquier habitante del desierto puede atestiguar. Pero la calefacción casera crea en cualquier clima una atmósfera

495

desértica dentro de su casa, que puede resultar igualmente deshidratante. Por esto, la piel agrietada es un problema especial en invierno.

La humedad realiza rutinariamente un acto de desaparición ante irritantes como los detergentes, perfumes, lociones, alcohol para frotar y removedor de barniz de uñas, asegura el doctor Swinyer. Resulta congruente evitar sustancias para el mantenimiento casero que pueden causar piel reseca y agrietada, pero muchas personas trabajan a diario con ladrones de humedad como pinturas, solventes y otros químicos.

Algunas enfermedades como la psoriasis, el eczema y otras reacciones alérgicas pueden hacer que la piel se ponga gruesa, seca y se agriete. En la misma forma los callos secos y gruesos son sitios de fisuras comunes, dice el doctor Lon Christianson, un experto en psoriasis que trabaja en la Clínica Dermatológica en Fargo, Dakota del Norte, y vocero de la Academia Americana de Dermatología.

Alivio del síntoma

*L*as manos y los pies son zonas donde suele agrietarse la piel. Pero las grietas superficiales pueden presentarse dondequiera, especialmente en la piel delicada de la espinilla, los antebrazos y las mejillas, dice el doctor Christianson. Todas ellas pueden aliviarse con el tratamiento adecuado.

Remoje y salve. Restaure la humedad en las áreas ligeramente agrietadas usando un humectante que no requiera de receta médica. Los humectantes llevan agua hacia la piel y ahí la mantienen, afirma el doctor Swinyer. Recuerde que su baño debe ser breve (menos de cinco minutos al día), pues la exposición prolongada al agua remueve los aceites de la piel y esto da como resultado una mayor resequedad. Sin embargo, de ser necesario, un dermatólogo puede prescribir humectantes más potentes.

Suavice la piel *severamente* agrietada con agua tibia por más de cinco minutos, pero *no* use humectantes, advierte el doctor Swinyer. "Una vez que la piel sea maleable, selle la humedad de inmediato cubriendo la piel mojada con un ungüento o loción como Eucerin, Vaseline o hasta Crisco", sugiere el doctor Swinyer.

Manténgalo ahí. Use *Super Glue** en roturas pequeñas que surjan en los dedos u otras articulaciones, recomienda el doctor Brown. Sólo aplique un poco de pegamento sobre la abertura. Secará en segundos y actuará como

---

* Producto no comercializado en algunos países de América Latina. (N. de la T.)

496

piel para pegar la rotura y evitar que se abra más mientras sana, explica. *Super Glue* es lo más increíble que hay. Es invaluable. Lo he usado durante 18 años, asegura el doctor Brown. Seca en cuestión de 10 a 15 segundos y puede regresar a su rutina regular. Usted podría pensar que arde colocarlo, pero ni siquiera se siente cuando lo aplica.

"Hasta puede oprimir donde tiene la herida y no sentirá nada. Si vuelve a romperse, sólo ponga otra gota de *Super Glue* ahí." Usted no puede retirar el pegamento, pero con el tiempo caerá por sí solo.

Lave con cuidado. Evite el agua caliente y use jabones especiales o barras dermolimpiadoras, aconseja la doctora Diana Bihova, profesora asistente clínica de dermatología en la Escuela de Medicina de la Universidad de Nueva York, en la ciudad de Nueva York, y autora de *Beauty from the Inside Out*.

También puede usar un sustituto del jabón, como un limpiador de piel, sugiere el doctor Swinyer. "Limpie con él justo como lo haría con agua y jabón. Después no se talle, sino que aplique más a palmadas y cúbralo con una loción grasosa para conservar la humedad", aconseja.

Cúbrala. Si su piel está propensa a roturas y grietas, utilice siempre guantes de hule cuando use agua jabonosa o químicos para limpiar la casa.

Use urea o alfahidroxiácidos. "Las cremas o lociones que contienen urea o alfahidroxiácidos son realmente buenas para la resequedad (sostiene la doctora Bihova). La gran mayoría promueven que sane y pueden ayudarle a *prevenir* roturas cuando las use regularmente."

Piel con úlceras

CUÁNDO CONSULTAR A SU MÉDICO

- Una úlcera tiene apariencia extraña, no sana después de dos semanas o crece con rapidez.
- Las úlceras son recurrentes o se multiplican.
- También tiene fiebre o náusea.

497

Lo que su síntoma le dice

Cuando tiene una úlcera, quisiera salir corriendo. Lo mismo le sucede al sistema inmunitario de su cuerpo. Se va a trabajar de inmediato, envía al batallón de reparación celular y, zip, zip, limpia todo, generalmente.

Algunas úlceras prueban ser más perseverantes que otras; sólo se aferran y siguen.

Hay cientos de posibilidades y causas de úlceras, muchas de las cuales son difíciles de señalar y aún más difíciles de compartir. De acuerdo con el doctor William Dexter, profesor asistente de la comunidad clínica y medicina familiar en el Centro Médico Dartmouth-Hitchcock en Lebanon, New Hampshire: "Cuando una úlcera asoma su horrible cabeza, le está diciendo una de tres cosas: alguna clase de proceso de una enfermedad se está desarrollando bajo la piel, algo sucede en otra parte del cuerpo que se está expresando a través de la piel o bien la piel ha entrado en contacto con algo con lo que no está de acuerdo."

Generalmente es la última. La piel es un imán para una variedad de bichos horripilantes, desde las picaduras y aguijones de mosquitos y abejas, hasta las madrigueras y túneles de los pequeños parásitos. Cualquiera de esas mordeduras y madrigueras puede infectarse, haciendo las úlceras aún más pronunciadas. Y no olvide los gérmenes.

"La mayor parte de las úlceras más feas, con pus, escamas y enrojecimiento, son el trabajo de microorganismos infecciosos", advierte el doctor Guy F. Webster, profesor asistente de dermatología y director del Centro de Farmacología Cutánea en la Universidad Thomas Jefferson, en Filadelfia.

Los más contagiosos y comunes de éstos son las bacterias. Pueden causar trastornos como furúnculos, impétigo (una erupción rojiza sobre la cara que forma costras con pus) y foliculitis (un folículo piloso infectado). Los virus son responsables de los brotes de enfermedades como varicela, herpes y sarampión. Finalmente los hongos son los pequeños invasores que producen enfermedades en la piel como pie de atleta y tiña.

Muchos problemas de la piel pueden desarrollar úlceras y pústulas si se infectan. La piel afectada con problemas de dermatitis o eczema es muy susceptible a infecciones secundarias, en especial si hay una rotura en la superficie de la piel (por ejemplo, por rascarse).

Pero los agentes infecciosos no son los únicos culpables de las úlceras. Cosas como las manchas por la edad o los quistes son desarrollos benignos en la piel. Una lesión precancerosa con el potencial de convertirse en verdadero cáncer de piel puede aparecer al principio como una pequeña úlcera.

Las heridas profundas, los desgarros en la piel y las úlceras de la superficie del cuerpo son realmente signos de enfermedades más serias y profundas. Algunos ejemplos pueden ser las úlceras asociadas con falta de circulación, diabetes, enfermedad de Lyme y SIDA.

ALIVIO DEL SÍNTOMA

*E*l secreto para sanar las úlceras es tratar la causa, pero en la mayoría de los casos, las personas no saben si están tratando con herpes, impétigo o chinches.

"No existe un tratamiento general para todas las úlceras, porque las causas son muchas y diversas", dice el doctor Stephen M. Schleicher, instructor clínico de dermatología en la Escuela Médica de la Universidad Temple y el Colegio de Medicina Osteópata, en Filadelfia, y codirector del Centro de Dermatología, en Filadelfia. "Trataría un virus en forma muy diferente a una infección bacteriana y lo que funciona bien en un caso puede resultar desastroso en el otro."

Como la automedicación impropia puede demorar la curación, el tratamiento de las úlceras persistentes debería quedar en manos del médico. En el caso de úlceras pequeñas, el sistema natural de defensa del organismo generalmente es suficiente para limpiar esas lesiones por sí solo, dando tiempo y cuidado adecuados. He aquí cómo puede ayudar.

Mantenga limpia la úlcera. "Lo mejor que puede hacer con las úlceras es mantenerlas tan limpias como sea posible (sugiere el doctor Schleicher). Usted no deseará lastimar una úlcera frotándola con aspereza. Sólo use agua y jabón una o dos veces por día y seque dando golpecitos con una toalla."

Mantenga la mayor parte de las úlceras expuestas y secas. "El aire libre sobre una úlcera ocasionará que seque y alentará a las bacterias a irse de ahí", sostiene el doctor Lawrence C. Parish, profesor clínico de dermatología en el Colegio Médico Jefferson en la Universidad Thomas Jefferson, en Filadelfia. "Si las úlceras están tapadas se alienta a las bacterias y otros gérmenes a reproducirse y supurar." Las excepciones son las grandes úlceras abiertas que secretan pus, sangre o líquido. Ésas deben limpiarse y cubrirse con vendajes para absorber la secreción y evitar infecciones por gérmenes.

Evite rascarse. Nada invitará más pronto a las infecciones que rascarse una úlcera con comezón. Los antihistamínicos orales reducen la necesidad de rascarse, dice el doctor Dexter. Lo mismo resultará con un baño con avena coloidal. También puede aplicarse crema de hidrocortisona del 0.5 al 1% sobre la úlcera, pero pregunte primero a su médico: algunas infecciones se intensificarán si las expone a estos medicamentos. (Para ver otras formas de tratar con la piel con comezón, véase la página 490).

Verifique su botiquín. Algunos medicamentos producen una reacción del tipo alérgico, causando erupciones que aparecen por toda la piel. Pregunte a su médico si recomienda un cambio en sus medicamentos.

Pregunte a su médico sobre estos tratamientos. Las infecciones bacterianas se tratan con varios antibióticos. Éstos pueden incluir cremas y ungüentos que no requieren de receta médica; también bacitracina, así como medicamentos orales y tópicos más potentes, como penicilina y cefalosporinas. Los medicamentos antivirales por prescripción incluyen aciclovir para varicela y herpes. La escabiasis responde a cremas específicas por prescripción. Y los medicamentos como tolnaftatos y miconazoles, que no requieren de receta médica, manejarán la mayor parte de las infecciones por hongos.

Piel (Diferentes colores de la)

CUÁNDO CONSULTAR A SU MÉDICO

- Su piel, o grandes porciones de ella, se ve con extrañas sombras.
- El pigmento natural de su piel desaparece.

LO QUE SU SÍNTOMA LE DICE

Candice siempre usa manga larga, calcetines opacos, una bufanda alrededor de su cuello, guantes y un sombrero de ala ancha para dar sombra a su rostro. Ella desprecia su imagen. Le encantaría renunciar a su guardarropa y unirse al equipo del bikini. Pero unos cuantos minutos bajo el sol hacen surgir sus verdaderos colores: grandes zonas de piel, en color lila-blanco, que contrastan contra las pocas áreas que permanecen pigmentadas.

Candice tiene vitiligo, un trastorno común, físicamente inofensivo, que es causado porque el sistema inmunitario del cuerpo "se come" el pigmento de la piel. Ocasionalmente afecta a todo el cuerpo, dice el doctor Leonard Swinyer, profesor clínico de dermatología en la Universidad de Utah, en Salt Lake City.

No todos los cambios en la piel son tan dramáticos. También hay un cambio bastante común al color amarillo. Hay varias razones posibles para cambiar por amarillo. Una es la edad. "Las personas mayores pueden desarrollar un tono más amarillento en la piel a medida que se adelgaza y permite que trasluzca la capa de grasa que está debajo", comenta el doctor Joseph G. Morelli, profesor asociado en los departamentos de dermatología y pediatría en el Centro de Ciencias de la Salud de la Universidad de Colorado, en Denver.

Si tiene el hábito de comer a diario un paquete de zanahorias o come muchos alimentos ricos en el nutriente betacaroteno, su piel puede ponerse amarillenta. "Los niños chiquitos a veces se ponen así por comer muchos alimentos vegetales para bebé", explica el doctor Robert E. Clark, director de la Unidad de Oncología Cutánea y Cirugía Dermatológica en el Centro Médico de la Universidad Duke, en Durham, Carolina del Norte.

Cuando aparece un color amarillo generalizado (ictericia), que sigue a síntomas gripales, puede señalar un problema serio como hepatitis, problemas biliares o cirrosis. La ictericia ocurre cuando la bilirrubina, un producto de desecho que el cuerpo procesa normalmente a través del hígado y lo excreta, regresa hacia el torrente sanguíneo, explica el doctor Francisco Averhoff, epidemiólogo en la rama de Hepatitis para los Centros de Prevención y Control de Padecimientos, en Atlanta. La toxina puede dar a la persona delgada una apariencia cetrina, pero primero cambia lo blanco de los ojos a un tono amarillo, además del color de la piel.

Aunque es menos común, las reacciones ante algunos medicamentos para el corazón pueden oscurecer la piel o darle una sombra azulosa. Y en raras ocasiones, el cáncer de piel puede llegar a zonas internas y producir un cambio de color general a café o negro, dice el doctor Swinyer.

ALIVIO DEL SÍNTOMA

Si su piel se enrojece por la sobreexposición a los rayos solares, usted sabe que se expuso demasiado al aire libre. Cualquier otro cambio de color amerita investigación y, a veces, tratamiento.

Encienda su vida, oscurezca su piel. "Un tratamiento posible para el vitiligo es PUVA (Psolaren y UltraVioletA)", dice el doctor Martin A. Weinstock, director de fotomedicina en el Hospital Médico Roger Williams y jefe de dermatología en el Centro Médico para Asuntos de Veteranos en Providence, Rhode Island. Una medicina llamada psolaren y la exposición a la luz ultravioleta, se han combinado en un esfuerzo para generar pigmento, explica.

Deje la comida del conejo. Es la solución obvia para el exceso de betacaroteno, el cual no es tóxico como la vitamina A (a la que se convierte una vez que está en el cuerpo). Simplemente al tomar menos betacaroteno se liberará del tono amarillo.

Consulte al médico. "Si tiene ictericia (advierte el doctor Averhoff), los trastornos subyacentes deben diagnosticarse y tratarse por un médico."

También necesitará ver a su médico para llegar a la raíz de cualquier otro cambio de color. Si la medicación cardiaca le causa un color azul, podría ser capaz de alterar su dosis o prescribirle una medicina alterna.

Véase también Ictericia.

Piel despellejada

CUÁNDO CONSULTAR A SU MÉDICO

- También tiene salpullido.
- Su piel empieza a despellejarse después de empezar a tomar un nuevo medicamento.

LO QUE SU SÍNTOMA LE DICE

Su nariz se está despellejando, sus brazos se están despellejando, su espalda se está despellejando. Todo es tan... poco atractivo.

"En general, despellejarse no es un gran problema y no hay ningún daño en ello", aclara el doctor Guy F. Webster, profesor asistente de dermatología y director del Centro para la Farmacología Cutánea en la Universidad Thomas Jefferson, en Filadelfia.

Además de la quemadura por sol, las causas más comunes para despellejarse son resequedad, irritación por químicos caseros y solventes, y el uso excesivo de productos como Retin-A, medicamento prescrito para acné y arrugas, que disminuye el número de células en la superficie de la piel. Las enfermedades que alteran la piel como eczema o psoriasis, también pueden hacer que la piel se despelleje.

"Ocasionalmente, el despellejamiento severo y potencialmente peligroso en grandes áreas es causado por un trastorno llamado NTE, o necrosis tóxica epidérmica, que significa muerte tóxica de la piel", dice el doctor Jerold Z. Kaplan, director Médico del Centro de Quemados Alta Bates en Berkeley, California. La NTE es una reacción alérgica extremadamente rara a medicamentos relativamente comunes, como las sulfas, medicinas para la gota o penicilina y requiere de hospitalización.

Alivio del síntoma

Cuando parezca un camaleón en plena muda, aquí tiene algunos consejos que puede intentar.

Deje de quitarlos. Quizás odie la forma en que se ven los pellejos sobre su piel, pero debería resistir la tentación de jalarlos y quitarlos, sugiere el doctor Webster. La piel rota es una invitación a las infecciones. "Y si usted tiene una enfermedad de la piel como eczema o psoriasis, si quita la piel puede dañar el tejido y empeorar el problema cutáneo subyacente."

Saque las tijeras. "Si la piel está colgando, lo mejor es cortarla con unas tijeras finas, para que no jale las áreas que siguen adheridas", aconseja la doctora Diana Bihova, profesora asistente clínica de dermatología en la Escuela de Medicina de la Universidad de Nueva York, en la ciudad de Nueva York, y coautora de *Beauty from the Inside Out*.

Humecte. Alivie la piel seca que se despelleja humedeciéndola con una buena crema o loción, sugiere el doctor Kaplan. (Para tratar con eczema y psoriasis, *véase* Salpullido en la página 583.)

Tome un baño. Tome un baño de tina o de regadera frío, sugiere el doctor Webster. Le ayudará a remojar cualquier piel suelta. Si se está despellejando todo el cuerpo, el baño con avena coloidal le será muy útil, concluye la doctora Bihova.

Véase también Piel escamosa.

503

Piel escamosa

CUÁNDO CONSULTAR A SU MÉDICO

- La descamación va acompañada de comezón intensa.
- Las áreas con escamas se han inflamado o infectado.
- Nota escamas como de pescado (probablemente sin comezón inicial) sobre la parte inferior de sus piernas.
- El tratamiento que usó en casa no ha ayudado después de tres semanas.

LO QUE SU SÍNTOMA LE DICE

*L*a resequedad puede traer una ráfaga de escamas en la mayor parte de su cuerpo, pero es más común en las piernas y los brazos, donde la piel es más delgada y está más expuesta. Son muchas las causas de la piel seca y escamosa.

Algunas personas sencillamente nacen con ello, dice el doctor Glenn Kline, alergólogo y profesor asistente clínico de pediatría en la Universidad de Texas, en Houston. Pero las escamas son más comunes en las personas mayores, afirma el doctor Ivor Carol, dermatólogo y profesor asociado de medicina en la Escuela de Medicina de la Universidad de Washington en Seattle. Eso es porque con la edad la piel tiende a secarse. En cualquier edad, la piel seca se agrava con el exceso de lavado y de baños, sobre todo con jabones fuertes.

Puede notar que en ciertas temporadas del año empeora la resequedad de la piel. El invierno es la primera estación de las escamas para jóvenes y viejos por igual, porque la baja humedad en el aire frío exterior y en la calefacción interior provocan una piel sedienta. Sin humedad suficiente, las escamas caen tan fácilmente como de una pintura de cien años sobre el costado sur del establo.

La piel escamosa también puede deberse a cualquier enfermedad que ocasione que la piel reciba un daño, se irrite o inflame, como quemaduras por sol, alergias, ortigas, psoriasis y seborrea.

504

La psoriasis que se distingue por una serie de escamas sobre zonas rojas y piel inflamada, debería ser tratada por un médico, advierte el doctor Lon Christianson, experto en psoriasis en la Clínica Dermatológica en Fargo, Dakota del Norte, y vocero de la Academia Americana de Dermatología. Este trastorno persistente en la piel generalmente marca su debut sobre codos, rodillas o cuero cabelludo, pero puede afectar a todo el cuerpo.

La seborrea también afecta comúnmente el cuero cabelludo, formando a menudo hojuelas grasosas y amarillentas. El eczema, un nombre para una variedad de condiciones en la piel, generalmente forma escamas u hojuelas *secas*. El eczema puede aparecer en cualquier parte, pero en los adultos es más común sobre las manos, explica el doctor Christianson. (Véase Caspa.) También, algunos medicamentos para la piel pueden causar que se inflame la piel, seguida de una descamación. "Es la forma del cuerpo para deshacerse de la piel dañada, después de que baja la inflamación", dice el doctor Caro.

ALIVIO DEL SÍNTOMA

*L*as escamas son ocasionadas por varias enfermedades, aunque el tratamiento casi siempre se reduce a lo mismo: humedad.

Tire el jabón. Muchos jabones antibacterianos y desodorantes son muy duros para la piel seca, dice el doctor Kline. Así, en muchos casos, las hojuelas pueden desaparecer sólo al cambiar el jabón por una barra limpiadora suave, similar al jabón. Algunos dermolimpiadores obtienen su poder humectante a base de cosas suaves como aceite de olivo. Pero aléjese de lociones con lanolina, a la que muchas personas se vuelven alérgicas.

No se frote en la forma equivocada. Dése palmadas, no frote su piel al bañarse, para reducir la probabilidad de irritar la piel sensible. "Y siempre séquese bien después del baño o la regadera, para que la piel no quede húmeda (sugiere el doctor Caro). Si el agua tiene la oportunidad de evaporarse, se seca más la piel, porque literalmente succiona agua de la parte más profunda, en vez de hacerlo sólo de la superficie."

Selle su envoltura humectante. Séquese bien, después aplique *de inmediato* un humectante, dice el doctor Caro. Hay cientos de humectantes para elegir. "Muchos de ellos tienen base grasosa, que coloca una capa a prueba de agua entre la piel y el aire, previniendo la pérdida de humedad", sostiene el doctor Caro. El petrolato es el ejemplo clásico de ungüento puro y grasoso. Los humectantes que no requieren de receta, que se venden en cualquier farmacia, le ayudarán a aliviar su piel escamosa. Pero si el problema persiste, pregunte a su médico sobre las lociones que sí necesitan de prescripción.

Envuélvalo. Los humectantes pueden necesitar ayuda adicional para penetrar y trabajar sobre piel extremadamente seca y escamosa, dice la doctora Diana Bihova, profesora asistente clínica de dermatología en la Escuela de Medicina de la Universidad de Nueva York, en la ciudad de Nueva York, y autora de *Beauty from the Inside Out.*

Si las manos están muy secas y no muestran signos de infección, aplique un ungüento con 1% de crema de hidrocortisona antes de ir a la cama y use guantes de vinil o plástico, de los que compra en farmacias. Las áreas más largas pueden estar cubiertas por envoltura plástica para lograr el mismo efecto, dice la doctora Bihova.

Enfrente los hechos. Si tiene tanta caspa que le cae en la cara, en las cejas, la nariz y en la línea del pelo, trate con una crema al 0.5% de hidrocortisona, no más de una vez al día por una semana o dos, sugiere el doctor Guy F. Webster, profesor asistente de dermatología y director del Centro para Farmacología Cutánea en la Universidad Thomas Jefferson, en Filadelfia.

Piel pálida

CUÁNDO CONSULTAR A SU MÉDICO

- También se siente débil, cansado y falto de aliento.
- Si de pronto se pone pálido, sudoroso y tiene taquicardia y dificultad para respirar, consiga un médico de inmediato.

LO QUE SU SÍNTOMA LE DICE

*L*a sangre que fluye libremente bajo la piel es la que da a sus mejillas la apariencia rosada y saludable. Si detiene ese flujo el color se desvanece y le da a la piel su apariencia pálida y sin vida.

El estrés intenso, físico y emocional, puede interferir con el flujo normal de sangre bajo la piel. Cuando tiene un choque emocional, una herida seria, o una infección o está expuesto a temperaturas congelantes, su cuerpo responde constriñendo los vasos sanguíneos de su piel y recanalizando la sangre al centro del cuerpo, donde aumenta el calor corporal y proporciona a los órganos vitales el oxígeno y nutrientes.

El estrés que produce el agotamiento por calor, cuando el cuerpo se sobre-calienta en exceso, también puede robar sangre de su piel y volverla blanca como el sol del desierto. En este caso usted también estará sudando y sentirá que se desmaya.

Y puede añadir palidez al huésped de otras enfermedades físicas relaciona-das con un estilo de vida que no incluye el ejercicio. "Las personas sedentarias generalmente tienen complexiones menos rosadas que las personas más acti-vas, porque sus corazones bombean menos sangre", dice el doctor Robert A. Weiss, profesor asistente de dermatología en la Escuela de Medicina de la Universidad Johns Hopkins, en Baltimore. "El ejercicio frecuente puede tam-bién aumentar el conteo de células rojas en la sangre entregando más oxígeno a la piel."

La palidez, acompañada de fatiga y falta de aliento, también es un signo de anemia por deficiencia de hierro. El hierro ayuda a construir los glóbulos rojos en la sangre que le dan a la sangre su color y llevan oxígeno por el cuerpo. La anemia por deficiencia de hierro por lo general es causada por pérdida de sangre densa o persistente derivada de periodos menstruales, úlcera, gastritis, hemorroides, exceso en el uso de aspirina y, ocasionalmente, por tumores intestinales.

Además, puede haber un almacenamiento de hierro inferior al promedio si está embarazada, amamantando o evitando alimentos que contienen hierro, como carnes rojas.

La palidez también es un síntoma de formas menos comunes de anemia, que acompañan algunos padecimientos de la sangre y enfermedades crónicas. Algunas de estas anemias son heredadas.

Finalmente, la palidez es uno de los signos de advertencia de un ataque car-diaco. Trate como una emergencia médica cuando empiece a sudar profu-samente, su latido cardiaco sea muy rápido, empiece a jadear y esté muy pálido.

ALIVIO DEL SÍNTOMA

*H*e aquí lo que hay que hacer si encuentra que el espejo le devuelve la imagen de un fantasma.

Determínelo con un examen para determinar nivel de hierro en sangre. Una prueba rutinaria que mide el hierro puede decirle de cuánto hierro dispone su cuerpo. "Es la mejor forma de ayudarle a notar una deficiencia oportuna-mente, antes de que progrese hacia una anemia grave", advierte el doctor My-ron Winick, profesor emérito de nutrición en el Colegio de Médicos y Cirujanos de la Universidad de Columbia, en la ciudad de Nueva York. Si el nivel de hierro oscila cerca del límite de la deficiencia, su médico puede someterlo a un régimen dietético y tomar un suplemento para restituir los niveles de hierro.

Únase a los que se mueven. Caminar, andar en bicicleta o cualquier otro ejercicio en el que mueva sus brazos y piernas, ayuda a estimular la formación de glóbulos rojos y promueve el mejor flujo sanguíneo, de acuerdo con el doctor John Abruzzo, profesor de medicina y director del Centro de Reumatología y Osteoporosis en el Hospital Universitario Thomas Jefferson, en Filadelfia. "El ejercicio regular puede ayudar a restaurar el brillo rosado en sólo unas cuantas semanas."

Humecte con ácidos de frutas. Si tiene su cara del color de la pasta por una infección, olvide el rubor adicional. Mejor, trate con las lociones que no requieren de receta, que contienen alfahidroxiácidos hechos con ácidos frutales. "Este ingrediente causa una inflamación ligera, eliminando las células viejas, lo que abre el camino a las células frescas (advierte el doctor Weiss). Tendrá la apariencia de haber sido besada por el sol, sin ningún efecto colateral serio."

Ponga su cabeza entre las rodillas. Si de pronto se pone pálido, sudoroso y mareado por el calor, dóblese en tal forma que su cabeza esté por debajo del corazón. Esto ayuda a que la gravedad lleve la sangre al cerebro y le traerá rubor a sus mejillas, sugiere el doctor Weiss. Después beba líquidos fríos, retire el exceso de ropa y muévase a la sombra.

Piel sensible

CUÁNDO CONSULTAR A SU MÉDICO

- Su piel, además de sensible, está roja, escamosa, en hojuelas, despellejándose o ampulada.
- Su piel parece quemada por el sol, pero no se ha sobreexpuesto.
- Las áreas sensibles se están poniendo de color oscuro.
- El área sensible está roja y más caliente que la piel de la misma área, en el lado opuesto de su cuerpo.

LO QUE SU SÍNTOMA LE DICE

Si se rostizó al sol, se escaldó o se quemó, lo más probable es que usted no tiene duda sobre la causa de la sensibilidad en su piel.

Pero en ocasiones las causas de que la piel se sienta dolorida o muy sensible al tacto no son tan obvias. Por ejemplo, podría sorprenderle saber que su piel puede tener gripe. Por extraño que parezca, las infecciones virales de casi cualquier tipo (respiratoria o intestinal), pueden lastimar su piel, además de hacer que duelan sus músculos y huesos.

Un virus que en especial es muy poco amable es el *Herpes zoster*, que causa dolor y malestar general.

Otra causa común de sensibilidad en la piel es la resequedad por falta de humedad en el aire, sobre todo en el invierno. Casi cualquier lesión que presiona o lesiona un nervio puede hacer que la piel esté dolorida y sensible, dicen los médicos. Si un área específica de la piel le molesta después de un episodio de dolor de espalda, por ejemplo, podría haber un daño en un segmento sensible de un nervio. La neuropatía diabética, que irrita los nervios en la piel, también puede causar sensibilidad o entumecimiento al tacto.

ALIVIO DEL SÍNTOMA

He aquí cómo ayudar a que la piel sensible se sienta cómoda nuevamente.

Alivie la gripe. Si la gripe u otro virus están haciendo que le duela la piel, intente aliviar el dolor con aspirina, aconseja la doctora Libby Edwards, jefa de dermatología en el Centro Médico Carolinas en Charlotte, Carolina del Norte. (Advertencia: no le dé aspirina a un niño con síntomas gripales o similares. Use productos con acetaminofén, de preferencia. La aspirina, cuando se administra a niños menores de 12 años durante la gripe, varicela o cualquier periodo febril puede causar síndrome de Reye, una inflamación del cerebro potencialmente fatal.)

Hidrate la piel. Si sospecha que la resequedad está causando la sensibilidad de su piel, pruebe la técnica básica hidratante de la doctora Carolina Koblenzer, profesora clínica asociada de dermatología, en la Universidad de Pennsylvania, en Filadelfia. Remójese en el baño para que su piel absorba humedad, después séllela con un emoliente barato, como la jalea de petrolato blanca (vaselina) o en loción. Ambos están disponibles sin prescripción en las farmacias. (Para otros consejos para tratar con la resequedad en la piel, véase Piel escamosa.)

No permita que el herpes lo haga desesperar. Si la piel dolorida es ocasionada por un herpes, le ayudará tomar un analgésico moderado como aspirina, ibuprofeno o acetaminofén, sugiere el doctor Charles Ellis, profesor de dermatología en la Escuela Médica de la Universidad de Michigan, en Ann Arbor. Pero si el dolor es intenso, el doctor Ellis aconseja que vea al médico. Podría prescribirle aciclovir, una medicina que puede acortar la enfermedad.

Detenga el dolor que persista. El dolor en la piel puede persistir después de un brote de herpes, sobre todo en las personas mayores. La prescripción de cortisona oral puede terminar con el problema, al igual que los antidepresivos tricíclicos. (De hecho, los tricíclicos son buenos para *cualquier* dolor crónico nervioso.) Para casos a largo plazo, el doctor Ellis sugiere que considere que le pida a su médico que le refiera a alguna clínica universitaria del dolor.

Pierna (Dolor de)

CUÁNDO CONSULTAR A SU MÉDICO

- El dolor dura más de tres días.
- También experimenta entumecimiento, frío o debilidad en las piernas.
- El dolor sucede *tanto* en la parte superior como en la inferior de la pierna.
- Nota una coloración azul, úlceras o protuberancias sensibles bajo la piel.
- Usted tiene una lesión que produce inflamación, o cambio de color, o sospecha que hay daño en un hueso por la lesión.
- Tiene una lesión por exceso de uso, que no mejora después de tres semanas.

LO QUE SU SÍNTOMA LE DICE

Hace algunos años, Secretariat, quizás el mayor pura sangre en la historia de las carreras, sufrió de una herida en una pata. Aun cuando su carrera había terminado y ahora era semental, el dolor era tal que el legendario ganador de la Triple Corona tuvo que ser sacrificado.

Es una historia muy triste. Pero si lo ve por el lado bueno, ¡usted no es un caballo!

Como en el caso de Secretariat, las lesiones siempre son las primeras sospechosas cuando empieza a doler una pierna. Cuando se trata de una fractura de hueso es muy obvio, porque es causada por un trauma súbito, como una caída. Lo mismo sucede con un desgarre muscular o una torcedura. Pero una lesión por exceso de uso llega gradualmente. Esta categoría incluye algo que cada atleta conoce muy bien: el dolor en la espinilla.

"El dolor en la espinilla es el término generalizado para cualquier dolor agudo por el uso excesivo de los huesos y tejidos de la parte inferior de la pierna", dice el doctor Lyle Micheli, Director de la División de Medicina del Deporte en el Hospital Infantil de Boston y profesor clínico asociado de cirugía ortopédica en la Escuela Médica de Harvard. En realidad, los dolores en la espinilla son cosas como fracturas por tensión, tendinitis o síndrome de compartimiento: una irritación del tejido que rodea a los músculos de la espinilla. Y los dolores en la espinilla tienen muchas causas, incluyendo superficies duras para correr, uso de calzado inadecuado, ejercitarse sin calentamiento o ejercicio en exceso.

Las piernas también son muy propensas a varios tipos de enfermedades dolorosas de las venas o de las arterias. La tromboflebitis, que es la inflamación y el taponamiento por coágulos en las venas, crea una sensación de pesadez acompañada de una sensación de ardor o punzadas bajo la piel. En su forma "superficial" el padecimiento produce enrojecimiento y sensibilidad en la piel y no es motivo de preocupación. Pero la tromboflebitis venosa profunda (TVP) puede producir úlceras dolorosas y supurantes en la piel. Y un coágulo que se desprenda de una TVP puede ser fatal si llega a los pulmones.

Además, el flujo sanguíneo insuficiente por la arterosclerosis (endurecimiento de las arterias) puede llevar a lo que los médicos llaman claudicación intermitente. Una persona que tiene esa alteración experimenta una sensación sorda de calambre que surge ante el ejercicio (cuando el músculo requiere de más sangre rica en oxígeno) y se va con el reposo. La claudicación intermitente es muy común y por lo general se muestra en las pantorrillas, pero en ocasiones se presenta también en los muslos. En raras ocasiones, los problemas de flujo sanguíneo pueden ser ocasionados por un aneurisma que amenaza la extremidad, en una arteria detrás de la rodilla.

También es posible que los dolores de piernas se originen en otro lugar aparte de la pierna, en especial en la espina. Esto se llama dolor referido. "Cualquier anomalía en un disco o en el conducto espinal, como un tumor o una infección, pueden referir dolor hacia las piernas, con poco o ningún dolor en la espalda", informa el doctor Steven Mandel, profesor clínico de neurología en el Colegio Médico Jefferson y médico asistente en el Hospital de la Universidad Thomas Jefferson, en Filadelfia.

La ciática es un tipo común de dolor referido. El nervio ciático sale de la columna y baja por la pierna. El hecho de sentarse en un lugar duro o usar un cinturón de trabajo muy ajustado, puede pellizcar el nervio arriba y producir un dolor muy agudo abajo, en la pierna.

También la pierna misma puede experimentar entrampamientos, que son contracciones de los nervios que producen ardor, temblores, entumecimientos o debilidad. Generalmente esta clase de dolor se presenta en personas que se sientan, están en cuclillas, hincadas o de pie por largos periodos.

Por último, la causa del dolor puede estar en el hueso mismo. La osteomielitis, por ejemplo, es un padecimiento infeccioso del hueso que puede ser muy agudo y doloroso.

ALIVIO DEL SÍNTOMA

*U*n dolor en la pierna puede hacerle sentir como un caballo de arado, con destino a la fábrica de pegamentos. Aquí hay algunos consejos para dejar su cojera atrás y quedar en forma.

Esté atento a sus síntomas. Trate de identificar lo que empeora y lo que mejora su dolor. Ponga especial atención a las clases de actividades que afectan la intensidad o la duración de su dolor, aconseja el doctor Michael F. Nolan, fisioterapeuta y profesor asociado de anatomía y neurología en el Colegio de Medicina de la Universidad del Sur de la Florida, en Tampa. Si el movimiento constante o repetitivo de las piernas es parte de su trabajo, considere poder tomar descansos frecuentes.

Enfríelo con hielo. La aplicación de compresas de hielo por varios días es perfecta para aliviar el dolor por una herida, dice el doctor Micheli. Envuelva cubos de hielo en una toalla y aplíquelos en el área dolorida durante 15 minutos cada vez, siempre que requiera de alivio. Sólo asegúrese de que el dolor es por una herida. El hielo puede agravar el dolor asociado con una enfermedad vascular, previene el doctor Robert Ginsburg, director de la Unidad de Intervención Cardiovascular en el Centro de Ciencias de la Salud de la Universidad de Colorado, en Denver.

Trate con la compresión. Un vendaje elástico puede aliviar el dolor y la hinchazón por un tirón en los cuadríceps o los tendones de la corva (músculos al frente y detrás de los muslos). Para aliviar el dolor de la tromboflebitis, la compresión de las medias elásticas realiza un buen trabajo, asegura el doctor

Ginsburg. Son medias que se prescriben para aliviar el dolor vascular. Las calcetas elásticas de las tiendas departamentales de hecho pueden obstruir el flujo sanguíneo y aumentar el dolor, agrega.

Eleve la pierna. Elevar la pierna dañada drena los líquidos que causan la dolorosa hinchazón, afirma el doctor Micheli. También puede darle rápido alivio para la dolorosa pesadez de la tromboflebitis.

Caliente el dolor vascular. Una compresa caliente, no demasiado, una manta u otro artículo para calentar puede brindar alivio rápido a la tromboflebitis, dice el doctor Ginsburg. Sin embargo, no use calor durante los primeros tres días después de una lesión. Puede empeorar la hinchazón.

PREVENGA EL DOLOR DE PIERNA

Si el dolor de pierna le ataca regularmente, hay varias cosas que podría intentar para tratar de mantenerlo a raya.

Sea inteligente de corazón. "Los mismos cambios en el estilo de vida que pueden prevenir un ataque cardiaco pueden reducir el dolor vascular en la pierna (sostiene el doctor Ginsburg). Deje de fumar, deje de comer alimentos grasosos, llenos de colesterol, y baje algunos kilos. Un programa regular de ejercicio, especialmente uno de caminata, volverá a establecer la calidad del flujo sanguíneo a través de la pierna."

Encuentre alternativas de ejercicio. Las personas que tienen dolor en la espinilla deberían suspender las actividades que ocasionan ese dolor (generalmente al correr) y buscar alternativas menos tensionantes, como ciclismo o natación, aconseja el doctor Gary M. Gordon, director de la Clínica de Carreras y Caminata del Centro de Medicina del Deporte en la Universidad de Pennsylvania, en Filadelfia.

Practique sus abdominales. Los ejercicios para incorporarse y otros para fortalecer el abdomen pueden aliviar la tensión en la parte baja de la espalda, reduciendo así el dolor referido a la pierna, recomienda el doctor Nolan.

Vacíe sus bolsillos. Sentarse sobre su billetera puede ocasionarle ciática, dice el doctor Mandel. Los cinturones y la ropa muy ajustada también pueden irritar los nervios. Así que elija lo que llevará en los bolsillos y cambie sus pantalones de diseñador por un par cómodo.

Use cojines. El uso de asientos acojinados y cojines para hincarse pueden suavizar las superficies duras y prevenir la ciática y la compresión nerviosa, concluye el doctor Mandel.

Véase también Pantorrilla (Dolor en la).

Piernas inquietas

CUÁNDO CONSULTAR A SU MÉDICO

- Frecuentemente tiene incomodidad en la pierna, que interfiere seriamente con su sueño.
- Sus piernas también están temblorosas, entumidas o se sacude de repente y con frecuencia, con sensaciones extrañas bajo la piel.

LO QUE SU SÍNTOMA LE DICE

Poco después de recostarse en la almohada, su cerebro quiere partir al País de los Sueños, pero sus piernas sienten la urgencia irresistible de patear las sábanas y regresar al piso. Es la única forma de aliviar la sensación de inquietud dentro de ellas.

La noche está llena de paseantes de piso, personas que intentan deshacerse de la incomodidad, del ardor, los temblores, las sacudidas del síndrome de las piernas inquietas. Cerca de 10% de la población tiene este padecimiento, llamado también síndrome de Ekbom, que ataca al momento de ir a dormir o durante la primera media hora del reposo. A veces los brazos y los muslos tienen también esa sensación de inquietud. Tanto los hombres como las mujeres presentan el síndrome, pero las mujeres embarazadas son las candidatas más probables. (Su problema por lo regular desaparece después del parto.)

Nadie sabe con certeza lo que causa esas sensaciones tan incómodas. "Probablemente sea una anomalía en la química cerebral que puede afectar las señales de los nervios hacia las extremidades", dice el doctor Richard Allen, codirector del Centro de Desórdenes del Sueño Johns Hopkins, en Baltimore. El síndrome tiende a presentarse por familias, agrega. Es posible que la cafeína pueda estar alterando sus piernas. Algunos científicos creen que en ciertas personas la cafeína puede alterar el equilibrio químico del cerebro, que al sobreexcitarse altera las señales nerviosas que van a los músculos de las piernas.

514

Las piernas inquietas también se han vinculado con una sobreexposición al frío, con anemia por deficiencia de hierro, nicotina, estrés, fatiga y ansiedad. La inquietud acompañada de otros síntomas, como temblores, entumecimiento o calambres, por ejemplo; puede ser una señal de diabetes, artritis reumatoide o un desorden tiroideo.

En la mayor parte de los casos, tener las piernas inquietas es más una molestia que un problema serio de salud. Los síntomas generalmente vienen y van y desaparecen por sí solos.

ALIVIO DEL SÍNTOMA

*A*demás de pasear en el piso, hay otras formas para calmar sus piernas.

Dése un buen baño caliente de pies. Si calienta sus pies y sus pantorrillas aumentará el flujo sanguíneo y ayudará a aliviar la acumulación de ácido láctico en el músculo, que puede contribuir a sus molestias, de acuerdo con el doctor Kim Edward LeBlanc, profesor asistente clínico de medicina familiar en la Escuela de Medicina de la Universidad del Estado de Louisiana, en Nueva Orleans. Está bien usar una almohadilla o compresa caliente en la cama, en tanto tenga un contador de tiempo que apague el calor cada 15 minutos. (Las compresas calientes o almohadillas no deben ser usadas por personas con diabetes, que pueden tener dañados los nervios y no notar las quemaduras.)

Déles un masaje a sus pantorrillas. Si da masaje lentamente a sus pantorrillas, del tobillo hacia las rodillas, puede estimular el flujo sanguíneo y ayudar a aliviar la inquietud, dice el doctor LeBlanc.

Dése un masaje con linimentos. "Es posible que usar durante el masaje ungüentos tópicos que contienen mentol, ayude a suprimir la actividad nerviosa anormal", comenta el doctor Wayne Henning, investigador clínico del Centro Médico de la Administración para Veteranos Lyons, en Nueva Jersey. Al menos, dice, la sensación de calor al frotarse puede distraerle de la sensación de inquietud, facilitando su sueño.

Domínelas con quinina. Tomar cada noche dos tabletas de quinina y vitamina E, de las que no requieren receta médica, parece ayudar a las piernas inquietas y también los posibles calambres que pueda tener, afirma el doctor LeBlanc. Verifique primero con su médico. (Más consejos para aliviar los calambres musculares en la página 360.)

Tome aspirina. "No se ha definido cómo funciona, pero tomar dos aspirinas a la hora de dormir, puede ayudar a las personas con piernas inquietas a dormir mejor", establece el doctor Thomas Meyer, profesor asociado de medicina en la Universidad de Colorado, en Denver.

Quédese despierto para ver el último programa. "Por alguna razón, las personas que pueden acostarse tarde y dormir más tarde no parecen tener las molestias de las piernas inquietas", dice el doctor Allen. Pero tenga cuidado, no se canse demasiado, agrega. Sus piernas podrían estar brincando toda la noche.

Evite el café en la cena. Dormirá mejor sin esos estimulantes, recomienda el doctor Henning. Trate de evitar las bebidas cafeinadas incluso durante el día: puede valer la pena, agrega.

Omita el brandy y los cigarros después de la cena. La nicotina y el alcohol son sustancias que pueden interferir con el sueño profundo y reparador, asegura el doctor Paul Davidson, profesor asistente clínico de medicina en la Escuela de Medicina de la Universidad de California, en San Francisco, y autor de *Chronic Muscle Pain Syndrome*.

Tome un suplemento multivitamínico con minerales. Se ha relacionado la deficiencia en zinc y folato con las piernas inquietas, aunque se desconoce el vínculo exacto. "Si las piernas inquietas predominan en su familia, asegúrese de que su dieta incluya carne magra, aves y pescado, y como medida adicional, tome un suplemento con esos nutrientes", aconseja el médico en Tucson, Jesse Staff.

Únase a los que se ejercitan a diario. Media hora de caminata vigorosa puede ayudarle a disipar la tensión y calmar todo su sistema nervioso, de la cabeza a los pies, dice el doctor Davidson.

Pida que le prescriban un medicamento. Si estas medidas fallan para calmar sus piernas inquietas, su médico puede prescribirle medicamentos, sugiere el doctor Henning. Las posibles elecciones incluyen sedantes, narcóticos y medicinas dopaminérgicas. "Cada una tiene sus inconvenientes y debe discutirlos con su médico", concluye.

Pies con comezón

LO QUE SU SÍNTOMA LE DICE

Metidos en aquellos zapatos tenis, tan antiguos, tan usados (y tan cómodos), sus pies están tan húmedos y calientes que podría iniciar su pantano particular. ¿Hay alguna duda de que los hongos que le provocan comezón han fincado ahí su residencia?

Como la levadura en el pan, el *Trichophytonrubrum* se desarrolla en el sudor y el calor generados por el calzado inapropiado y por la excesiva sudoración; así es como éste y otros hongos se multiplican y causan el pie de atleta, también llamado tiña del pie.

"La mayoría de las personas que trabajan tienen que mantener sus pies en un ambiente oscuro, cálido y húmedo (sus zapatos) casi todo el tiempo", dice el doctor Myles Schneider, de Annandale, Virgina, podiatra y coautor de *How to Doctor Your Feet without a Doctor*. "Ésa es la causa primordial del pie de atleta."

Y una vez que el pie de atleta se instala, si se rasca las zonas irritadas que causan furiosa comezón entre los dedos de los pies puede causar una rotura en la piel, lo que permite que se desarrolle una segunda infección bacteriana más dolorosa, explica el doctor Roy Corbin, presidente de la Academia Americana de Medicina Podiátrica del Deporte.

Los pies con comezón también pueden tener su causa en la resequedad de la piel o dermatitis de contacto: una reacción alérgica hacia algo que toca los pies.

ALIVIO DEL SÍNTOMA

Partiendo de la base de que lo mejor es no rascarse, no tiene por qué sufrir. Pruebe estos tratamientos para el pie de atleta.

Tome un antihistamínico. Aunque no elimine la causa, un antihistamínico que no requiere de receta médica puede ayudar a quitarle la necesidad abru-

517

madora de rascarse. "Si tuviera comezón y me estuviera volviendo loco, no dudaría en usarlo", dice el doctor Schneider. Tómelo como se indica, añade.

Mójelo y séquelo. Moje una gasa en una solución astringente de las que no requieren receta médica, limpie el área infectada y deje la gasa encima. A medida que la gasa se seca, alejará la humedad de la piel, ayudando en la lucha contra la infección, indica el doctor James Christina, presidente de la Asociación Podiátrica de Maryland.

Caliente esos deditos. Después de bañarse, seque cuidadosamente entre los dedos, usando una toalla o una secadora de pelo en el indicador más bajo, sugiere el doctor Christina.

Póngale crema. Cuando los pies estén totalmente secos, es tiempo de aplicarles con cuidado alguna crema fungicida, recomienda el doctor Schneider. Asegúrese de aplicar la crema antes de irse a la cama, sugiere el doctor Schneider.

Empólvelos. Tómese unos cuantos minutos dos veces al día para espolvorear polvo fungicida en sus pies y en sus zapatos, dice el doctor Schneider. Siga aplicando el polvo a los zapatos y a los pies dos semanas *después* de que desaparezcan los síntomas, aconseja.

Cambie de calcetines. Si los pies sudorosos son un problema, lleve varios pares de calcetines a su trabajo y cámbielos en el transcurso del día, dice el doctor Christina.

Descanse de los zapatos. En vez de usar los mismos zapatos a diario en la oficina o el trabajo, déles un descanso de 48 horas para permitir que se sequen, sugiere el doctor Corbin. "Quizás hasta quiera dejarlos al sol para ayudarles a secarse por completo", añade. Mientras sus zapatos están descansando (y aun cuando no), espolvoréelos con un polvo fungicida que contenga un agente antihongos, como tolnaftato, para matar cualquier bacteria que viva dentro de los zapatos, recomienda el doctor Schneider.

Pruebe con calcetines acrílicos. Los calcetines acrílicos parecen alejar un poco más la humedad de los pies sudorosos que los de algodón. En cualquier caso, elija el color blanco siempre que pueda, dice el doctor Christina. (Los tintes en los calcetines de color también pueden ser irritantes.)

Use lo natural. Use zapatos hechos sólo con materiales naturales, como piel. Los zapatos plásticos y a prueba del clima no "respiran", creando así el medio ambiente ideal para los hongos hostiles, previene el doctor Schneider. Sin embargo, las sandalias de goma para usar en la regadera están bien y de hecho pueden prevenir que adquiera pie de atleta.

DESCONECTE LA DERMATITIS DE CONTACTO

Otra causa de la comezón en los pies puede ser la dermatitis de contacto, una reacción alérgica a ciertos irritantes, que incluyen colorantes en el calzado y los calcetines, así como el pegamento de los zapatos, dice el doctor Corbin.

Pruebe usted mismo. Si sospecha que algo que está usando o que usa para lavar sus zapatos y calcetines causa la comezón, cambie a un par diferente o a otro detergente por unos días. Si se siente mejor un poco después, encontró al culpable, concluye el doctor Christina.

HIDRATE LOS PIES RESECOS

Las buenas noticias para los pies secos son que: probablemente no tenga pie de atleta. Las malas noticias son que los pies resecos también pueden causar comezón. Pruebe estas técnicas para detener la comezón que se relaciona con la resequedad en los pies.

Prepare crema para aliviarlo. Mezcle una cucharada de Crisco sólido y una cucharada de jalea de petrolato (vaselina). Aplique la crema cuando se vaya a dormir y cubra con una bolsa plástica, sugiere el doctor Schneider.

Vea la E. La crema con vitamina E, disponible en la mayor parte de las farmacias, hace maravillas cuando la aplica con masaje en los pies resecos, afirma el doctor Schneider.

Pregunte acerca de la urea. Quizá pueda encontrar urea en lociones. Pero si no, pida al farmacéutico que le ayude a localizar una loción que contenga este ingrediente superhumectante, dice el doctor Schneider. "Frótela dos veces al día; puede tener un efecto muy bueno sobre la resequedad", finaliza.

Pies con mal olor

LO QUE SU SÍNTOMA LE DICE

*H*a roto matrimonios. (Ella dijo que preferiría reparar la transmisión del auto familiar, que tocar sus calcetines.) Podría inspirar música de rap. Y su olor de pies es tan malo, que podría ser considerado como amenaza ambiental.

Pero a pesar de lo desagradable que resulta, el mal olor en los pies no es algo serio. Sólo es un signo de glándulas sudoríparas demasiado activas. El exceso de sudor crea el ambiente propicio para un sinfín de bacterias y hongos. Y esas bacterias y hongos adicionales causan el olor abrumador.

"No sabemos por qué, pero en algunas personas las glándulas sudoríparas excretan más sudor del que deberían", informa el doctor James Christina, presidente de la Asociación Podiátrica de Maryland. "Y como el sudor propaga el desarrollo bacteriano y de hongos, usted tiene la asociación de infecciones bacteriana y de hongos que causan el olor."

ALIVIO DEL SÍNTOMA

*A*ntes de que corra a sus amigos por culpa del olor de sus pies, pruebe estos consejos:

Haga un cambio. Si cambia frecuentemente los zapatos y los calcetines les da menos oportunidad a los hongos y a las bacterias. "Eso podría significar que usted tuviera que llevarse unos pares de calcetines al trabajo y tal vez dos juegos de zapatos, para cambiar entonces de zapatos y calcetines en algún momento del día", recomienda el doctor Christina.

Espolvoréelos. Si da una espolvoreada ligera, dos veces al día, con un polvo para pies disponible en farmacias, también podría ayudar a matar los hongos que causan el mal olor. "Los polvos son útiles en tanto sus pies no están ya sudados (sostiene el doctor Christina). Si su pie ya está sudado, el polvo tenderá a apelmazarse, lo que reduce su efectividad."

Elija calcetines sintéticos. El algodón puede ser ideal para la ropa, pero los calcetines sintéticos son los reyes cuando se trata de mantener el mal olor a raya. "Son más absorbentes", asegura el doctor Steve Guida, podiatra en Fort Lauderdale, Florida. Y menos humedad significa menos bacterias, agrega.

Inserte un controlador de mal olor. Las bolsitas de carbón que se colocan en los zapatos pueden ayudar a absorber el mal olor, pero asegúrese de estarlos usando con calcetines sintéticos, pues de otra forma sólo enmascarará el olor. "Realmente necesita llegar más a la sudoración, que tener algo que absorba el sudor (explica el doctor Christina). Pero si tiene un buen calcetín sintético que se esté llevando la humedad y tiene un inserto de carbón, sería una combinación útil." Puede comprar insertos de carbón para calzado en algunas farmacias.

El cedro es dulce. Las hormas hechas con cedro de olor dulce pueden ayudar a refrescar los zapatos cuando no los está usando, dice el doctor Christina.

Vaya al natural. Los zapatos hechos con materiales naturales como la piel respiran mejor que los materiales hechos por el hombre, como el plástico, pues permiten que el aire escape, afirma el doctor Guida.

Cuide lo que come. ¿Le gustan los jalapeños y los alimentos picantes? En algunas personas, comer alimentos condimentados puede causar el mal olor al hacer que suden los pies, dice el doctor John Grady, profesor clínico adjunto en el Colegio Scholl de Medicina Podiátrica, en Chicago, y profesor asistente de medicina del deporte en el Colegio Osteópata de Chicago. Si siente indulgencia hacia sus amigos y quiere evitar el olor, asegúrese de lavarse los pies lo más pronto posible.

Haga una fiesta de té. El ácido tánico, una sustancia que se encuentra en el té, puede ayudar a eliminar el mal olor en los pies. Para poner el ácido tánico a trabajar para usted, prepare una jarra de té y, sin agregarle azúcar ni limón, viértala en una tina para baño de pies. Espere a que el té se enfríe y luego remoje sus pies. Lo mejor es dejarlos por 10 minutos. El agua y el jabón deben remover cualquier residuo de hojas de té sobre sus pies, asevera el doctor Myles Schneider de Annandale, Virginia, podiatra y coautor de *How to Doctor Your Feet without a Doctor*.

Sumérjalos en *Domeboro*. Lavarse los pies dos veces por semana en una solución hecha con un paquete de Domeboro y agua caliente, es un remedio muy antiguo que ha probado su efectividad, sugiere el doctor Guida.

Use lana de borrego. Para la sudoración realmente excesiva, puede envolver sus dedos con pequeños trozos de lana de borrego, un artículo disponible en varias farmacias, de acuerdo con la doctora Sally Rudicel, asociada con el Departamento de Ortopedia del Centro Médico Albert Einstein, en Filadelfia. "Actuará como una mecha que absorberá la humedad. Pero debe cambiarla varias veces al día."

Use un poco de antitranspirante. Como el olor de pies principalmente es causado por sudor, tiene sentido aplicar un antitranspirante. "He encontrado que si el caso no es muy grave, usar un antitranspirante en aerosol sobre los pies después de bañarse funciona bien", dice el doctor Christina.

Combata el intenso mal olor con *Drysol*. En casos graves pregunte a su médico sobre el *Drysol*, un medicamento antisudoración que requiere de prescripción médica y que contiene cloruro de aluminio. "La idea de hecho es tapar algunas de las glándulas sudoríparas", indica el doctor Christina. Para mejores resultados, durante la primera noche que use *Drysol*, cubra sus pies

---

* Producto que no se comercializa en varios países latinoamericanos. (N. de la T.)

con plástico envuelto después de aplicar el producto. Después, sólo use *Drysol* una vez por semana ya sin envolverlos, añade.

Traiga la ametralladora. Si realmente tiene mal olor y ninguna de estas técnicas le proporciona alivio, considere una atomización de *Formalyde-10*. Es una atomización que contiene formaldehído y menta, diseñado para reformar hasta los pies con olor más terrible. "Está hecho para los casos más severos y sí funciona", finaliza el doctor Christina. Pregunte a su médico sobre él.

Pies (Dolor de)

CUÁNDO CONSULTAR A SU MÉDICO

- Una inflamación de los pies le dura más de una semana en curarse.
- También tiene un enrojecimiento que va en aumento, punzadas continuas, debilidad o un cambio de sensibilidad en su pie.
- Siente los pies fríos o calientes continuamente.

LO QUE SU SÍNTOMA LE DICE

*E*xisten infinidad de misterios médicos; por ejemplo la cura de un catarro común o por qué los médicos llevan esas encantadoras batas blancas, pero la causa de un dolor de pies no es uno de ellos. En muchos casos, los pies duelen porque han estado embutidos en unos zapatos de forma antinatural y que no le quedan.

¿Le cuesta trabajo creerlo? Pues considere este estudio hecho a 365 mujeres por la Sociedad Americana de Ortopedia de Pie y Tobillo: se observó que 313 de ellas usaban zapatos más pequeños que su talla. No es de sorprender que 285 de esas mujeres se quejaran de dolor de pies. "Los zapatos estrechos y puntiagudos martirizan los dedos y todo el pie", nos dice la doctora Sally Rudicel, directora adjunta del Departamento de Ortopedia del Centro Médico Albert Einstein de Filadelfia y presidenta del Consejo para el Calzado Femenino, que fue quien dirigió el estudio. "Si lleva zapatos apretados y tiene una propensión genética de problemas en los pies, definitivamente esto le causará molestias".

Estas molestias se pueden manifestar de diversas maneras, entre ellas los juanetes y los callos, las grietas en el talón, uñas enterradas y el neuroma de Morton, que es un dolor agudo entre el tercer y el cuarto dedo causado por un nervio pellizcado que se inflama. El neuroma de Morton se puede confundir con la bursitis o metatarsalgia, que es una sensación dolorosa de ardor entre el talón y el arco.

Si usted está pasado de peso, está mucho tiempo de pie o tiene el arco alto, lo más probable es que esté familiarizado con la fascitis plantar, que es un dolor que se presenta bajo el talón y en el arco. La fascitis plantar se debe a un desgaste del tejido que va desde el talón hasta la fascia. "El esfuerzo que representa caminar y correr, tensiona fuertemente esa zona", nos dice Roy Corbin, médico podiatra, presidente de la Academia Americana de Medicina Podiátrica Deportiva. "En muchas ocasiones esto produce depósitos de calcio e inflamación en el ligamento del hueso del talón".

Otra causa que produce malestar en los pies puede ser una verruga plantar, que se implanta en la superficie inferior del pie y que es causada por una infección viral. Las verrugas plantares a veces se confunden con callos, pero he aquí cómo las puede distinguir: pequeños puntitos negros en la superficie y un leve dolor cuando se comprime, según nos dice John Grady, médico podiatra, profesor adjunto de clínica en el Colegio de Medicina Podiátrica de Chicago y ayudante del profesor de medicina del deporte en el Colegio de Osteopatía de Chicago. Las grietas por tensión son también una causa muy común de dolor de pies, especialmente en aquellos que caminan mucho, nos dice el doctor Corbin. Si tiene inflamación en la parte superior del pie, justo detrás de los dedos, lo más probable es que tenga grietas por roce.

Otras causas de dolor de pies pueden ser una reacción alérgica a los tintes o a los materiales de los calcetines o medias; una mala circulación y un caso grave de pie de atleta, dice el doctor Myles Schneider, de Annandale, Virginia, podiatra y coautor del libro *How to Doctor Your Feet without a Doctor*.

ALIVIO DEL SÍNTOMA

Cuando le duelen los pies es el ser más desdichado. He aquí unas cuantas formas de aliviar el dolor.

Quítese los zapatos. Déle un descanso a sus pies quitándose los zapatos o usando pantuflas siempre que pueda, nos dice el doctor Corbin. (No se quite los zapatos si padece diabetes.)

Cambie lo más que pueda. Cambiarse de zapatos durante el día dispersa la presión de sus pies. Siempre que pueda, use zapatos deportivos y lleve aparte sus zapatos elegantes, dice el doctor Corbin.

Se ha visto que algunos tintes y materiales que se usan en la fabricación del calzado y en los calcetines pueden causar dermatitis de contacto, que es una condición cuyos síntomas pueden ser comezón, enrojecimiento y ardor. Si sospecha que el problema lo está causando algo que usted usa, cambie de zapatos y de calcetines o de medias durante unos días y vea qué resultados le da, nos dice el doctor Schneider.

Remójese. Remojarse los pies 20 minutos cada día es bueno siempre y cuando no padezca de diabetes. (Remojarse puede hacer que a la larga la piel de su pie se reseque más, y si no tiene una sensibilidad, puede causarse quemaduras graves si el agua está demasiado caliente, dice el doctor Corbin.) Usted puede añadir al agua uno de los tantos jabones para los pies que existen en el comercio. Asegúrese de lubricar después sus pies con alguna grasa, dice el doctor Corbin. Existen unos pequeños recipientes especiales que también pueden ser efectivos para aliviar esos agotados pies, nos dice.

Fricciónese. Una fabricación diaria en sus pies con cremas que contengan lubricantes, como lanolina, pueden hacer maravillas en aquellas personas que pasan el día de pie, dice le doctor Corbin. Pídale a algún amigo que le dé un masaje durante cinco minutos o hágalo usted mismo. De cualquier manera le agradará, nos dice.

Escoja bien sus zapatos. Cuando se compre zapatos, insista en unos que le acomoden. He aquí cómo deben ser, según el doctor Corbin: un área profunda para los dados (más o menos 1 cm de espacio entre entre su dedo más largo y la punta del zapato); un contrafuerte firme para el talón (es la parte posterior del zapato), y tacón bajo. También es bueno comprar zapatos con agujetas. Pruébese los zapatos con misma clase de media o calcetín que vaya a usar. La parte más ancha de su pie debe coincidir con la parte más ancha de su zapato. Cómprese sus zapatos ya entrado el día, porque sus pies se hinchan en la tarde, dice el doctor Grady.

Piénselo bien. Si tiene síntomas que pudieran ser de neuroma de Morton, trate de llevar zapatos anchos o de usar un arco-soporte metatársico. (Puede comprarlos en las farmacias de acuerdo con su talla de zapato.) Si padece de dolor fuerte y constante, su médico puede aconsejarle una inyección de cortisona o, en última instancia, un procedimiento quirúrgico para relajar o cortar el nervio que está pellizcado, nos dice el doctor Corbin.

CÓMO ALIVIAR EL DOLOR

... Si le molesta el talón, probablemente usted padece de fascitis plantar. He aquí lo que hay que hacer.

Estirar esa fascia. Haga rodar con la planta de su pie una pelota de tenis o un pino de boliche varias veces al día, mientras está sentado. Esto alivia y estira la fascia, haciendo menos probable el que se irrite, dice el doctor Schneider.

Consiga un buen soporte. Los soportes que venden en las tiendas especializadas son una manera poco cara de estirar la fascia, dice el doctor Schneider.

Estire las pantorrillas. Las pantorrillas tensas pueden causar dolor en su tendón de Aquiles y en la fascia, dice la doctora Rudicel. Para evitarlo estire sus pantorrillas suavemente usando esta técnica: Párese a unos 30 cm de una pared y coloque sus manos sobre ella a la altura de sus hombros. Adelante su pierna izquierda. Con la rodilla derecha sin doblar, inclínese 30 veces hacia la pared hasta que sienta que se ha estirado su pantorrilla derecha. Cambie de pierna y repita.

PÓNGALE EL ALTO A LAS VERRUGAS PLANTARES

Una vez arraigada, una simple verruga plantar puede ser una fuente de diseminación para toda su familia, así son de contagiosas, nos dice el doctor Corbin. He aquí lo que se debe hacer.

Adopte la política de manos arriba. Una vez que usted tiene el virus, puede inseminar una verruga plantar a otras partes de su pie si se la escarba, dice el doctor Corbin.

Use chanclas. Las sandalias para la regadera pueden evitar que usted le contagie el virus a otra persona que no esté infectada (y también que usted la vuelva a tener), afirma el doctor Corbin.

Consulte a su médico. Aunque existen tratamientos comerciales que supuestamente le queman las verrugas plantares, usted necesita una dosis más fuerte para que realmente se le quiten. Mejor que arriesgarse a matar los nervios que rodean la verruga con ese tipo de tratamientos, vea a su médico.

Algunos usan el rayo laser para quitar rápida y fácilmente las verrugas, nos dice el doctor Grady.

PIENSE EN LA CIRCULACIÓN

Si usted piensa que el ardor de sus pies se debe a una mala circulación, he aquí un par de formas de hacer que su sangre circule mejor.

525

Dé un paseo a media noche. Si la sensación de ardor se presenta en la noche, en lugar de contar ovejas, levántese y camine un poco, alrededor de la casa, si prefiere. El ejercicio relajará su mente y sus pies hasta la mañana siguiente, nos dice el doctor Schneider.

Ejercite su pies. Ejercicios tan sencillos como hacer girar sus dedos diez veces, puede hacer que la sangre fluya a través de sus pies ardorosos, comenta el doctor Schneider.

Prepucio (Problemas con el)

CUÁNDO CONSULTAR A SU MÉDICO

- Retrajo el prepucio pero está muy ajustado para regresar a su posición original y la cabeza de su pene empieza a hincharse.
- El prepucio está tan ajustado, que restringe o evita orinar.

LO QUE SU SÍNTOMA LE DICE

*E*ste vestigio del hombre primitivo que la evolución olvidó es más inútil que sus amígdalas y más problemático que su apéndice. Por lo regular, su prepucio funciona bien y difícilmente nota usted que ahí está, pero puede crear unos cuantos problemas y algunos de ellos son potencialmente dañinos.

Como las bacterias y los gérmenes se desarrollan en el pliegue tibio y húmedo de la piel que envuelve la cabeza del pene, los hombres con prepucio intacto tienen 10 veces más probabilidades de desarrollar infecciones del riñón y la vejiga, así como padecimientos de transmisión sexual que quienes están circuncidados, de acuerdo con el doctor teniente coronel Thomas E. Wiswell, jefe del Departamento de Neonatología en el Centro Médico de la Armada Walter Reed, en Washington, D.C.

En lo que se refiere a los prepucios, la limpieza poco ayuda para mantener las bacterias a raya. Sin importar con cuánta meticulosidad y diligencia limpie ese pliegue de carne, todavía le hace mucho más susceptible a inconvenientes urológicos, sostiene el doctor Wiswell, quien en alguna ocasión fue un convencido oponente de la circuncisión. Pero ya cambió su opinión. "Obviamente propongo una buena higiene. Pero no existen datos suficientes para pensar que la higiene minimiza el riesgo de esas complicaciones, tanto o más que una circuncisión."

Las infecciones recurrentes ocasionan que el tejido que conforma el prepucio pierda su elasticidad (a esto se le llama *balanitis)*, advierte el doctor Irwin Goldstein, profesor de urología en la Escuela de Medicina de la Universidad de Boston. Los hombres con diabetes son especialmente vulnerables.

El prepucio puede cerrarse alrededor de la cabeza del pene, impidiendo el flujo de orina, lo que se conoce como *fimosis*. Y si la cubierta muy ajustada se retrae por encima y atrás de la cabeza del pene, ésta empieza a hincharse y el prepucio no puede regresar a su posición normal. Este fenómeno, llamado *parafimosis*, "puede ser peligroso (advierte el doctor Goldstein). He visto casos de amputación de la cabeza del pene por esta causa."

Alivio del síntoma

Si la higiene es casi ineficiente contra infecciones y sus complicaciones, ¿qué recurso existe para ayudar a mantener su prepucio sano y sin problemas? Aquí está lo que los médicos recomiendan.

Manténgalo limpio. Ya sea que reduzca las posibilidades de infección o no, debe mantener el prepucio lo más limpio posible. "Lave el pene como lavaría cualquier otra parte del cuerpo (aconseja el doctor Wiswell). Luego retráigalo con cuidado y lave muy bien alrededor con agua caliente y jabón. Después seque con cuidado." Para las infecciones que inevitablemente surgen, los médicos prescriben antibióticos, dice.

No fuerce el tejido. Al limpiar o hacer el amor, nunca trate de abrir forzadamente el prepucio o jalarlo por encima y detrás de la cabeza del pene, dicen los médicos. En los hombres, el prepucio se retraerá naturalmente a medida que tenga la erección, de acuerdo con el doctor Goldstein. En los niños, el prepucio no puede retraerse para exponer la cabeza del pene sino hasta que tienen dos o tres años, ilustra el doctor Wiswell.

Si no puede regresar el prepucio a su posición original, vea al médico de inmediato. Puede practicarse una incisión, en corte dorsal, para permitir que el prepucio se mueva con más facilidad sobre la cabeza del pene, dice el doctor Wiswell.

Considere la circuncisión. No todos los médicos le recomendarán que se haga la circuncisión, pero debe reconocer que los beneficios sobrepasan los riesgos, asegura el doctor Wiswell. Después de todo, es la única forma real de garantizar virtualmente la prevención del relativamente raro caso de cáncer en el pene. (Es interesante: de los 60 mil casos reportados de cáncer en el pene desde 1930, sólo 10 de esos hombres habían sido circuncidados.)

Cada vez más los hombres no circuncidados están solicitando se les practique la circuncisión más adelante en su vida. "No está exento de riesgos, aunque son bajos, existen", concluye el doctor Wiswell. Las posibilidades para discutir con su médico si considera la circuncisión, incluyen infección por cirugía, trauma a la cabeza del pene, sangrado y, aunque es muy raro, la curación anormal.

Problemas de sinusitis

CUÁNDO CONSULTAR A SU MÉDICO

- Su dolor en los senos paranasales no disminuye después de tres o cinco días de tomar descongestionantes orales que no requieren receta.
- También tiene fiebre de más de 38°C y tos.
- Tuvo una fuerte jaqueca que le duró más de un día o dos.
- Tiene los párpados hinchados e hinchazón a lo largo de la nariz.
- Tiene secreción nasal verde o amarillenta.
- Experimenta también problemas de visión, como visión borrosa o visión doble.
- Su dolor empezó después de practicar clavados en el agua.

LO QUE SU SÍNTOMA LE DICE

Sus senos paranasales son una colección de compartimientos huecos en su cabeza, que van desde la parte superior de la nariz para atrás de sus ojos y los huesos de los pómulos de la cara. Estos compartimientos que regularmente producen moco, tienen aberturas muy pequeñas que fácilmente se cierran en respuesta a irritantes como el humo de cigarro, resfriados o alergias.

Una vez que las pequeñas aberturas de los senos están obstruidas, el moco que producen no puede drenar. Los fluidos se acumulan en las cavidades y causan presión y dolor. Si usted es susceptible a esta clase de dolor, está bien acompañado, pues más de 32 millones de americanos tienen problemas de los senos.

Es fácil ver por qué los problemas se desarrollan con tanta rapidez. Además de que las aberturas son muy chicas y propensas a hincharse y cerrarse, las que drenan sus senos maxilares están ubicadas de manera poco conveniente. De hecho, la ubicación podría considerarse como "error de diseño", explica el doctor Nelson Gantz, consejero del Departamento de Medicina y Jefe de la División de Padecimientos Infecciosos en el Centro Médico Policlínico en Harrisburg, Pennsylvania, y profesor clínico de medicina en el Colegio de Medicina en la Universidad del Estado de Pennsylvania, en Hershey. Las aberturas para los senos maxilares detrás de los pómulos, por ejemplo, están localizadas en la parte superior de los senos. "Tendría que estar de cabeza para que drenaran adecuadamente", añade el doctor Gantz.

Pero, ¿qué tan sensibles son las aberturas? Además de cerrarse en respuesta a la exposición al humo y los virus, estos pasajes pueden cerrarse cuando los alergenos causan que el tejido se hinche o por cambios en la presión del aire, como cuando desciende un avión. Las infecciones pueden causar un desarrollo nasal benigno llamado pólipo, que puede empeorar el problema de los senos.

ALIVIO DEL SÍNTOMA

No se preocupe, no deberá pararse de cabeza para aliviar sus problemas de los senos.

Manténgalos abiertos al vapor. Su primera defensa en contra del dolor de los senos es el vapor húmedo, asegura el doctor Gantz. Recomienda tomar un regaderazo caliente dos veces por día, para ayudar a que drenen los senos.

También puede comprar un vaporizador nasal o adecuar uno fácilmente, recomienda el doctor Alexander Chester, profesor clínico de medicina en la Escuela de Medicina de la Universidad Georgetown, en Washington, D.C.

"Hierva una olla con agua, retírela de la estufa, enrede una toalla en su cabeza e inhale el vapor por 15 minutos tres veces al día", sugiere el doctor Chester. Asegúrese de que su cara esté al menos 45 cm despegada de la olla para que no se queme.

Limpie su aire. Si es la estación alta en polen, tenga misericordia de sus senos conservando cerradas las ventanas y dejando que otra persona pode el pasto, dice el doctor Lee Smith, secretario de la Academia Americana de Otolaringología Alérgica, quien tiene práctica privada en Princeton, Virginia del Oeste.

El doctor Smith también sugiere mantenerse alejado de los fumadores. Y considere poner un ionizador en su recámara. "Esos purificadores de aire sí funcionan (dice). Si puede controlar su exposición a las sustancias tóxicas y tensionantes por la noche, podrá estar en mejor forma durante el día." (Más consejos para evitar sustancias que atraen reacciones alérgicas en "Atacando las alergias", en la página 367.)

Intente hábitos de sueño saludables para los senos. "Eleve la cabecera de su cama como 18 cm para ayudar a que drenen los senos", dice el doctor Chester. Puede lograrlo colocando dos bloques de madera de 18 cm bajo las patas de la cabecera.

Un humidificador de vapor caliente con unas cuantas gotas de aceite de eucalipto añadido al agua, aliviará sus senos por la noche, sostiene el doctor Chester. Y asegúrese de no dormir demasiado. El sueño excesivo (en especial cuando duerme más de lo que normalmente necesita) puede empeorar la condición de sus senos por la postura recostada, añade.

Mantenga su nariz aeróbica. El ejercicio aeróbico, generalmente 20 minutos una o dos veces al día, tendrá un efecto descongestionante en su nariz y senos, afirma el doctor Chester. La caminata vigorosa también servirá muy bien.

Considere suplementos. El doctor Chester a menudo recomienda suplementos vitamínicos diarios: 3,000 miligramos de vitamina C y 30 miligramos de zinc, para quienes sufren de sinusitis. "Sospechamos que esas vitaminas causan que los tejidos hinchados se retraigan en la nariz", dice.

Evite la cocoa. Los dulces concentrados, especialmente el chocolate, pueden causar una hinchazón alérgica en las membranas nasales, advierte el doctor Chester. Quizá también quiera evitar la leche. "El 10% de quienes padecen sinusitis tienen alergia a la leche. Trate de evitar los productos lácteos por dos semanas, para ver si mejoran sus senos."

AYUDA DE SU MÉDICO

Su médico puede determinar si la causa de su dolor es una infección de los senos, o sinusitis.

Termine con la infección. Su médico prescribirá antibióticos y antidescongestionantes orales en caso de sinusitis, indica el doctor Rangy Oppenheimer, otolaringólogo en Encinitas, California. "Creo que la combinación de los dos realmente puede romper el ciclo", agrega.

Durante los primeros días, su médico también podría sugerirle un descongestionante nasal en atomizador que no requiera receta médica, dice el doctor Oppenheimer. "Use esos atomizadores de dos a cuatro días (advierte). Después de eso, si tiene que usarlos para respirar, el medicamento ya no funcionará y causará más inflamación."

Busque ayuda para los problemas crónicos. Cuando los senos se infectan una y otra vez, su médico necesitará evaluar la posibilidad de que tenga pólipos nasales, alerta el doctor Oppenheimer.

Un pequeño visor de una fibra óptica delgada le permite a su médico examinar la cavidad de los senos y los pólipos pueden extirparse quirúrgicamente a través de la nariz. El médico también puede prescribir un medicamento con esteroides durante unas cuantas semanas después de la cirugía, para prevenir que se vuelvan a desarrollar los pólipos.

Véase también Nariz tapada.

Problemas para sanar

CUÁNDO CONSULTAR A SU MÉDICO

- Tiene una herida inflamada, de mal color o que produce pus.
- Una herida aumenta en tamaño y gravedad.
- Una cortadura o un rasguño no sana en cuatro semanas.
- Tiene úlceras en las piernas que sanan lentamente y los tobillos hinchados.

LO QUE SU SÍNTOMA LE DICE

*P*apá se cortó al rasurarse el otro día y todavía tiene el rasguño rojo y sensible. Mamá tuvo cirugía menor hace tiempo y la cicatriz se ve infectada. El pequeño Johnny se cayó de la bicicleta el mes pasado y la rodilla raspada no ha mejorado. Y abuelito tiene unas úlceras en las piernas que no se le quieren quitar.

No es una familia típica. Y tampoco es un comportamiento normal ante las heridas. Generalmente el cuerpo está listo, deseoso y es capaz de arreglarse él mismo cuando necesita reparación. Pero cuando la curación parece llegar a paso de caracol, debe sospechar que el cuerpo está encontrando algunos obstáculos.

En la curación normal, una herida atraviesa por tres fases. Fase uno: los glóbulos blancos y las plaquetas corren hacia la herida para combatir la infección e iniciar la reparación. En la fase dos, esas plaquetas liberan proteínas llamadas factores del crecimiento, que estimulan la producción de tejido nuevo. En la etapa final el tejido nuevo es aceptado por el cuerpo y madura. Sin embargo, en cualquiera de las etapas hay muchas cosas que pueden salir mal.

"Hay seis elementos clave para sanar las heridas", dice el doctor David Knighton, director del Instituto de Medicina de Reparación en St. Louis Park, Minnesota. "La curación recae sobre el buen flujo sanguíneo. La buena nutrición es esencial. Los efectos de ciertos medicamentos o enfermedades que inhiben la reparación del tejido deben ser controlados o minimizados. La herida misma debe estar limpia y libre de cuerpos extraños, y libre de infección. Asimismo debe estar a salvo de trauma e irritación. Un problema con sólo uno de esos elementos obstaculizará el proceso de curación. El proceso se vendrá abajo y usted quedará estancado con una herida que no sana."

De estos elementos de curación, quizás el más importante es el adecuado flujo sanguíneo. ¿Por qué? Porque la sangre lleva oxígeno a la herida. "El oxígeno posibilita que los glóbulos blancos maten las bacterias infecciosas en la herida", indica el doctor John M. Rabkin, profesor asistente de cirugía en la Universidad de Ciencias de la Salud de Oregon, en Portland. "También juega un papel primordial en depositar colágeno, una proteína importante y necesaria para construir tejido nuevo."

Otros factores también entran en el juego. Uno es la edad: la piel madura no sana tan rápido como la de un joven. La piel hinchada no sana igual de bien, ni tampoco la piel que ha sido tratada con radiación. Las costras, aunque protegen la herida del mundo exterior, de hecho retardan el desarrollo de tejido nuevo de piel. Por último, las heridas que se mantienen húmedas sanan más rápido que las que están secas.

Las heridas que sanan lentamente y las úlceras son características de varios padecimientos. Las enfermedades circulatorias y la diabetes, por ejemplo, pueden causar graves ulceraciones en la parte inferior de las piernas. Estos trastornos también causan mala circulación, que después inhibe la curación. Otros padecimientos así como los tratamientos prescritos para ellos, pueden dejar a una persona "inmunosuprimida", esto es, le impiden que el sistema inmunitario realice su trabajo de curación. Los padecimientos celulares, anemia, hemofilia y otros que impiden el proceso de coagulación o la formación de glóbulos y plaquetas, son ejemplos primordiales. Lo mismo son la tuberculosis, el cáncer y el SIDA.

ALIVIO DEL SÍNTOMA

*A*l contrario de lo que dice el viejo adagio, el tiempo no cura todas las heridas. Es el sistema inmunitario el que cura heridas. Puede dar a una cortadura, quemadura o lastimadura todo el tiempo del mundo, pero si no le proporciona un ambiente propicio para sanar, estará en camino de una muy larga recuperación. Aquí tiene cómo acelerar el proceso.

Mantenga limpias las heridas. ¡Prioridad principal! Lave todas las heridas bien con agua caliente y un jabón suave una vez al día, o con más frecuencia si se vuelve a ensuciar. Trate de remover cualquier suciedad o cuerpo extraño que vea en la herida y, si no puede, pida al médico que haga el trabajo, recomienda el doctor James Brand, profesor asistente de medicina familiar en el Centro de Ciencias de la Salud de la Universidad de Oklahoma, en la ciudad de Oklahoma.

Deje fuera el aire. Use vendajes para mantener la humedad dentro y la suciedad y las bacterias fuera, sugiere el doctor Guy F. Webster, profesor asistente de dermatología y director del Centro de Farmacología Cutánea en la Universidad Thomas Jefferson, en Filadelfia. Las vendas adhesivas y las compresas de gasa son tan efectivas como los accesorios quirúrgicos. Incluso puede usar envoltura plástica bajo el vendaje para mantenerlo hermético, aconseja el doctor Webster. Sólo asegúrese de que la herida esté limpia, la venda fija y cámbiela con frecuencia, agrega.

Cuide su herida. Su herida no sanará si la toca o la somete a tallado, quemaduras, químicos, abrasivos, golpes o raspones. Trátela con cuidado, aconseja el doctor Knighton.

Aplique calor. La aplicación directa de calor, mediante una almohadilla, compresa, botella con agua caliente o un baño caliente, estimulará el flujo sanguíneo hacia el lugar de la herida, de acuerdo con el doctor Rabkin. No se escalde; unos cuantos grados sobre su temperatura corporal realizarán un buen trabajo. Puede aplicar el calor de 15 a 20 minutos cada vez, varias veces al día.

Llénese con nutrientes para sanar. Algunas vitaminas, minerales y otros nutrientes son instrumentos del proceso de curación. Entre ellos: las vitaminas C, A y E; zinc; magnesio; manganeso y proteínas. Las comidas balanceadas y los suplementos vitamínicos diarios generalmente son suficientes para tener lo que necesita, dice el doctor Knighton. Si necesita más, un médico puede recomendarle un buen programa de suplemento con vitaminas que cubra sus requerimientos.

Combata la infección con antibióticos. Si su herida produce pus, probablemente está infectada y usted requerirá de antibióticos orales, asegura el doctor Rabkin. También puede aplicar un ungüento antibiótico tópico, disponible en farmacias. Ellos le ayudarán un poco con la infección, pero en lo que más ayudan es en mantener la humedad y evitar que bacterias adicionales lleguen a la herida.

Verifique dos veces su receta. Muchos medicamentos pueden hacer más lenta la eficiencia de su sistema inmunitario, advierte el doctor Rabkin. Pregunte a su médico si debe descontinuar cualquiera de sus medicamentos o cambiar por algo más.

Haga suficiente ejercicio. El ejercicio mejorará su flujo sanguíneo, dice el doctor Knighton. Sin embargo, mientras se ejercita, es importante que no traumatice el área que pretende sanar. Por eso muchas personas que tienen heridas en las piernas se instruyen para enfocar sus ejercicios en la parte superior del cuerpo.

Deje de fumar. Fumar reducirá la cantidad de oxígeno que la sangre puede llevar a una herida, indica el doctor Brand. La nicotina del humo también es una sustancia tóxica que puede interferir con la habilidad de las células para reparar el tejido.

No vaya a nadar. ¿Darse un chapuzón es bueno o malo para una herida? Malo, dice el doctor Knighton. El cloro destruirá el nuevo tejido. Reserve su natación para el agua fresca o el océano.

Evite los obstáculos para sanar. "Mientras menos se ponga sobre una herida, más feliz estará", sugiere el doctor Webster. El uso repetido de antisépticos como peróxido de hidrógeno y yodo matarán al nuevo tejido junto con las bacterias, explica. Y si los usa, hágalo sólo durante la limpieza inicial. Si la herida le duele no aplique un anestésico. Sólo agravará la herida. Puede tomar una aspirina o algún analgésico si lo necesita.

Cuide la costra. La costra debe removerse, especialmente si hay pus acumulado por debajo. Pero ¡no la arranque! Remoje las costras pequeñas en agua caliente varias veces durante el día y manténgalas vendadas. Se suavizarán y se caerán por sí solas. Vea al médico para retirar las costras grandes.

Pregunte sobre factores de desarrollo en heridas crónicas. Ahora los médicos pueden ayudar con las heridas que no sanan en los diabéticos y la circulación alterada con soluciones con factor de desarrollo. Las soluciones se preparan con la propia sangre del paciente y se aplican directamente a la herida para promover el desarrollo de células nuevas y tejido, concluye el doctor Knighton.

Protuberancias

CUÁNDO CONSULTAR A SU MÉDICO

- Cualquier protuberancia o cualquier cambio en una protuberancia que haya sido ya diagnosticada debe notificarse a su médico.

LO QUE SU SÍNTOMA LE DICE

No, probablemente no tiene cáncer, pero hay algo que se le recomienda *firmemente* si tiene una protuberancia, que también empieza con "c": cuidado.

"La mayor parte de las protuberancias bajo su piel no son cancerosas y probablemente sean inofensivas. Pero es su médico quien debe juzgarlo", dice el doctor Glen Hollinger, internista en el Hospital del Buen Samaritano, en Los Ángeles.

Una protuberancia es con mayor frecuencia un quiste, un absceso, un tumor benigno o un lipoma (un desarrollo redondo, inofensivo, de grasa que tiene la consistencia de la plastilina). Puede haber protuberancias en casi cualquier parte del cuerpo, pero generalmente en los pechos, en los brazos, las piernas y la espalda.

ALIVIO DEL SÍNTOMA

"*E*n la mayor parte de los casos no es causa de pánico encontrar una protuberancia. Pero les aconsejo que se lo comuniquen a su médico lo antes posible", previene el doctor Hollinger. Éstas son unas cuantas cosas ante las que debe estar prevenido.

Déjelo ser. El lipoma, el tipo más común de protuberancia, probablemente no requiera de tratamiento. "Es una protuberancia insignificante y no vale la pena preocuparse por ella a menos que se infecte, lo que por lo general no sucede", comenta el doctor John C. Rogers, viceconsejero del Departamento de Medicina Familiar en el Colegio de Medicina Baylor, en Houston. Sin embargo, una mujer con un lipoma cerca de la línea del sujetador puede hacerla sentir muy incómoda y decidir que se le quite. El procedimiento puede realizarse en el consultorio médico.

Haga que drenen el absceso. Si la protuberancia es un quiste o un absceso, su médico probablemente recomendará drenarlo, que es otro procedimiento sencillo de consultorio. El médico, mediante una sencilla incisión, permite que el líquido drene de la protuberancia, cubre el área con un vendaje quirúrgico y está listo.

Conozca su cuerpo. El autoexamen regular es la mejor forma de asegurar la detección temprana de protuberancias en pechos y en testículos, dice el doctor Hollinger. Las mujeres deberían examinar sus pechos cinco a siete días después del final de sus periodos o en el mismo día de cada mes si pasan por la menopausia. Los hombres deberían examinar sus testículos al menos una vez al mes. Si no sabe cómo realizar un examen adecuado de sus pechos o de sus testículos, pida a su médico que le muestre el procedimiento.

Busque tratamiento. La razón para hacer que el médico revise cualquier nueva protuberancia, o cualquiera que cambie de color o tamaño, es descubrir si muestra signos de ser cancerosa. Si lo es, mientras más pronto reciba tratamiento, mayores serán sus oportunidades de recuperación. El tratamiento dependerá de varios factores, incluyendo el tipo de cáncer, su tamaño y ubicación y la probabilidad de que se esparza a otras partes de su cuerpo.

Véase también Senos con bultos.

Pulso acelerado

CUÁNDO CONSULTAR A SU MÉDICO

- Su frecuencia del pulso generalmente sube a más de 100 latidos por minuto, aunque no se esté ejercitando.
- Su pulso no regresa a su nivel normal por minuto después de cinco minutos de haber dejado de hacer ejercicio vigoroso.
- Busque tratamiento médico de emergencia si no se está haciendo algún esfuerzo o está ansioso emocionalmente o bajo estrés y su pulso adquiere proporciones caóticas por encima de los 100 latidos por minuto.

LO QUE SU SÍNTOMA LE DICE

*L*os corredores de autos pueden acelerar sus máquinas forzándolas a muchas revoluciones por minuto. El corazón humano también puede correr y revolucionarse a tasas muy elevadas, cuando sufre un trastorno que los cardiólogos llaman taquicardia. Pero a diferencia de un Corvette o Porsche, el corazón fue construido para la comodidad, no para la velocidad. Y cuando su corazón pisa el pedal, usted puede tener un problema.

El pulso normal en un adulto, tomado en reposo, puede estar entre los 60 y los 100 latidos por minuto. Cualquier causa que sobrepase los 100 se define técnicamente como taquicardia. Hay muchas instancias durante las cuales es perfectamente natural para el corazón correr por fuera de los límites de lo "normal", de acuerdo con el doctor Joseph P. Ornato, profesor de medicina interna y cardiología en el Hospital del Colegio Médico de Virginia de la Universidad Commonwealth de Virginia, en Richmond.

"El corazón siempre latirá más rápido cuando tenga más trabajo que hacer y necesita bombear más sangre y oxígeno al cuerpo (explica). El ejercicio,

537

emoción, nerviosismo, una comida abundante son causas comunes. Si tiene sobrepeso o está fuera de forma, el corazón necesitará trabajar más fuerte. Y a veces, el pulso regular ligeramente por encima de lo normal puede ser normal para algunos individuos, dependiendo de su química corporal específica."

La enfermedad o los cambios fisiológicos del cuerpo también pueden causar demandas adicionales al corazón. Éstas incluyen fiebre, presión sanguínea alta o baja, asma, anemia, aumentos en la producción de hormona tiroidea y exceso de adrenalina. Con frecuencia el corazón latirá locamente en respuesta a estimulantes externos, como nicotina, cafeína, medicamentos prescritos y que no requieren de receta y de drogas ilegales. La falta grave de algunos nutrientes (notablemente de potasio y vitaminas B) puede lanzarle a la carrera cardiaca. De hecho las dietas para perder peso alteran su balance mineral, en tal forma que su pulso rápido se puede convertir en un problema.

Las pulsaciones rápidas se presentan comúnmente en personas que han sufrido un ataque cardiaco o quienes sufren de falla cardiaca congestiva. "Cuando el corazón está dañado, una de las formas que tiene para aumentar su rendimiento, es la de aumentar su ritmo", dice el doctor James Willerson, profesor de cardiología y consejero de medicina interna en la Escuela Médica de la Universidad de Texas, en Houston.

A veces un corazón dañado, o hasta uno sano, puede desarrollar defectos en su sistema eléctrico interno, causando que envíe señales de ritmo rápido. Un resultado frecuente de estas tormentas eléctricas es la taquicardia supraventricular paroxística (TSVP), una aceleración súbita pero breve del corazón que puede alcanzar hasta los 200 latidos por minuto. Los médicos consideran que este tipo de descarga eléctrica suele ser más el ruido que las nueces. Es fácilmente tratable y no amenaza la vida.

Otras veces, el corazón se dispara a velocidades muy altas, pero con ritmo loco y errático. Esto se llama fibrilación atrial. El ex presidente George Bush sufrió un ataque muy publicitado de esta aceleración en el ritmo del pulso, benigna y muy tratable, mientras corría en 1991.

Los médicos se preocupan más cuando estos disturbios rápidos del ritmo ocurren en las cámaras bajas del corazón, los ventrículos. Pueden fibrilar en proporción de varios cientos de latidos por minuto, obstaculizando o suprimiendo toda actividad cardiaca. Los disturbios del ritmo ventricular pueden llevar a la muerte cardiaca repentina.

ALIVIO DEL SÍNTOMA

*E*s buena idea que el médico verifique cualquier taquicardia, sólo para confirmar que no haya un problema cardiaco serio. A continuación vea cómo usted y su médico pueden poner los frenos cuando su corazón empiece a acelerarse.

Sólo diga que no. Evite todas las sustancias estimulantes que puedan lanzar a su corazón en una loca carrera: alimentos y bebidas que contengan cafeína (café, té, refrescos), alcohol y drogas, establece el doctor Ornato. Fumar contrae las arterias, haciendo que su corazón trabaje más fuerte y la nicotina es un poderoso estimulante. Si usted toma medicamentos, verifique la etiqueta para las dosis adecuadas o pregunte a su médico si se requiere de un cambio.

Haga un esfuerzo adicional. Usted puede detener algunos episodios de TSVP al usar varias técnicas llamadas maniobras del vago. Si es propenso a la taquicardia, revise estas maniobras con su médico, para ver si son apropiadas para que usted las intente. Trabajan estimulando los nervios vagos del corazón, para que induzcan un ritmo más lento. Incluyen:

- Picar su nariz y sonarse.
- Toser y atragantarse.
- Meter su cara en un tazón con agua helada por varios segundos.
- Ponerse en cuclillas, tensando y doblando su cuerpo como si estuviera tratando de poner un huevo.
- Contraer los músculos abdominales y "tensarlos" como si tratara de mover sus intestinos.

Ejercítese y reduzca peso. La pérdida de peso reduce la sobrecarga para el corazón. Y el ejercicio aeróbico mejora su estado cardiovascular al acondicionar el corazón, los músculos y los pulmones para usar el oxígeno con más eficiencia, dice el doctor Willerson. El ejercicio también es una buena cura para la ansiedad.

Evite dietas. Los polvos altos en proteínas y los productos rápidos para bajar de peso generalmente tienen efectos colaterales que le alteran, previene el doctor Mark E. Josephson, profesor de medicina en la Escuela Médica Harvard y director del Instituto Harvard-Thorndike de Electrofisiología y Servicios de Arritmia en el Hospital Beth Israel, en Boston. Hacen que su corazón se acelere, a veces peligrosamente. Mejor asista a un programa con supervisión médica.

Pregunte por medicamentos que retrasen el pulso del corazón. Los cardiólogos tratan las taquicardias recurrentes y persistentes con una variedad de fármacos que hacen más lento el ritmo del corazón, informa el doctor Jeremy Ruskin, director del Servicio de Arritmia Cardiaca en el Hospital General de Massachusetts, en Boston. Éstas incluyen betabloqueadores, calcio bloqueadores, quinidina, disopiramida y lidocaína.

Véase también Corazón (Irregularidad en latidos del).

Pulso débil

CUÁNDO CONSULTAR A SU MÉDICO

- Su pulso débil se acompaña de otros síntomas más serios e inquietantes, incluyendo desmayos, debilidad, mareo, fatiga, sudoración, falta de aliento o aumento de peso.
- Además de sentirse desmayar, su pulso está por encima de 100 latidos por minuto o debajo de 50 por minuto.

LO QUE SU SÍNTOMA LE DICE

Come bien. Se cuida. Se ve bien y se siente bien. Pero un día se toma el pulso... y no le gusta lo que siente. En vez de repiquetear con el gusto que usted esperaba, su pulso es prácticamente inexistente. Lánguido. Sin vida.

Entonces usted se asusta: "¿Qué está sucediendo?", se pregunta. "El viejo reloj debe estar en las últimas. O quizá tengo ¡alguna rara enfermedad tropical! O tal vez los extraterrestres succionaron mi vida y ¡me convirtieron en zombie! O quizá..."

O quizá debe tranquilizarse y controlarse. Su mejor opción es simplemente la de relajarse y olvidarlo. "Los médicos prácticamente no conceden importancia a la queja de pulso débil en ausencia de cualquier otro síntoma", consuela el doctor James Willerson, profesor de cardiología y consejero en medicina

540

interna en la Escuela de Medicina de la Universidad de Texas, en Houston. "Generalmente no es síntoma de algún padecimiento y sólo es una percepción de un individuo asustado y sin entrenamiento."

Hay muchas cosas que pueden hacer que su pulso parezca débil. Puede ser más difícil sentir el pulso en una persona pesada. Su pulso puede estar un poco acelerado por su nerviosismo. Sus manos pueden estar frías. O quizá trata de sentirlo en el lugar equivocado.

¿Y qué hay de esas ocasiones cuando *está* sucediendo algo fuera de lo ordinario? "Generalmente significa que su presión sanguínea está baja (informa el doctor Willerson). Esto sucede normalmente en algunas personas. Otras veces se presenta por una pérdida de sangre o fluidos, vómito, deshidratación, malnutrición o una sobredosis de medicamentos."

"Cualquier cosa que disminuya el flujo sanguíneo, si es lo suficientemente grave, puede producir verdadera debilidad en el pulso," dice el doctor Joseph P. Ornato, profesor de medicina interna y cardiología en el Hospital del Colegio Médico de Virginia de la Universidad Commonwealth de Virginia, en Richmond. "Pero la mayoría de las personas se quejarían por síntomas más obvios antes que de debilidad del pulso: sudoración, falta de aliento, mareo o desmayo, o ambos."

Los pulsos débiles, acompañados por estos otros síntomas, pueden relacionarse con una falla congestiva cardiaca: un corazón debilitado por enfermedad, daño o infección, no puede bombear sangre y oxígeno suficientes a todo el cuerpo, causando una congestión de sangre y líquidos en el corazón y en los pulmones. En este caso, es más probable que el pulso esté muy acelerado, o que se desmaye.

ALIVIO DEL SÍNTOMA

Casi siempre la percepción de que el pulso está débil no es más que eso, una percepción, y no tiene de qué preocuparse. Pero si muestra otros síntomas o sigue preocupado por ello, conserve esto en mente.

Pida que revisen su presión. Su presión sanguínea puede estar más baja de lo normal, pero que sufra realmente de presión baja depende de un número de factores incluyendo la edad, el tamaño y el peso. Un médico sabe mejor si su presión sanguínea está lo suficientemente baja para ameritar tratamiento.

Verifique dos veces su tratamiento. Lea las etiquetas sobre qué dosis es adecuada. Tomar demasiado o no lo suficiente puede bajar su presión sanguínea y debilitar su pulso. Pregunte al médico si alguno de sus medicamentos debe ser cambiado.

Pregunte a su médico sobre la sal. Algunas veces se aconseja a las personas con presión sanguínea baja crónica que aumenten su consumo de sal o se les dan medicamentos para ayudar a retenerla. Pero a muchas personas con falla cardiaca se les dice exactamente lo opuesto. Su médico sabe qué es lo mejor para usted.

Limite el licor. El alcohol dilata rápidamente los vasos sanguíneos, bajando la presión sanguínea y ocasionando que su pulso baje de vigoroso a difícil en poco tiempo.

Véanse también Corazón (Irregularidad en los latidos del); Pulso acelerado; Pulso lento.

Pulso lento

CUÁNDO CONSULTAR A SU MÉDICO

- Su pulso cae por debajo de 50 pulsaciones por minuto y permanece ahí, sin que usted sea un atleta.
- También experimenta mareo, debilidad, desmayo, fatiga o dificultad para respirar.

LO QUE SU SÍNTOMA LE DICE

*S*i alguien le llama "lento" *a usted* sería un insulto. Si dicen lo mismo sobre su *pulso* sería una palabra de halago. Por lo que se refiere a la frecuencia de su pulso, lento generalmente es más sano. O al menos, no insano.

Aunque lo normal para un pulso en reposo es de 60 a 100 latidos por minuto, las frecuencias cardiacas por debajo de 60, conocidas por los médicos como bradicardias, no son tan anormales o poco frecuentes, de acuerdo con el doctor Joseph P. Ornato, profesor de medicina interna y cardiología en el Colegio Médico del Hospital Virginia de la Universidad Commonwealth de Virginia, en Richmond.

542

"A menudo el pulso lento es un signo de fisiología completamente normal (aclara el doctor Ornato). Los atletas bien acondicionados pueden tener corazones tan fuertes que sus pulsos estén entre los cuarenta y hasta treinta pulsaciones. Y en algunos individuos, una frecuencia menor a lo normal, digamos, en los cincuenta, puede ser lo normal para la química de su cuerpo."

El pulso lento empieza a preocupar a los médicos cuando está acompañado de otros síntomas. "El pulso puede ser muy lento cuando la capacidad de bombeo del corazón se reduce", dice el doctor James Willerson, profesor de cardiología y presidente de medicina interna de la Escuela de Medicina de la Universidad de Texas, en Houston. "Cuando el corazón late lentamente, la experiencia de casi todo el mundo en cuanto a los síntomas que presentan pueden ser vértigo, fatiga y debilidad, antes que quejarse del corazón.

Las bradicardias son las que probablemente producen más esos síntomas, y las que más preocupan a los especialistas del corazón son las que resultan por disturbios en los impulsos eléctricos que regulan el ritmo cardiaco. Estos trastornos, si no se tratan, pueden causar que el corazón se deslice hacia un estado de paro cardiaco.

Pero un latido lento también puede ser causado por problemas que no se relacionan con el corazón. Puede experimentar un pulso lento a consecuencia del daño al corazón por un ataque cardiaco. Si la glándula tiroides secreta muy poca hormona, el ritmo cardiaco puede caer en picada. La hipotermia (la caída en la temperatura corporal) también puede disminuir el pulso. Aunque no es probable, la malnutrición severa puede reducir la frecuencia cardiaca.

Muchos de los medicamentos que se usan para tratar las condiciones cardiacas, como beta bloqueadores, bloqueadores del canal del calcio y digitalis, realizan su trabajo reduciendo la proporción cardiaca. Lo mismo sucede con los tranquilizantes y los sedantes. Otros medicamentos también pueden producir baja en el pulso como efecto colateral.

ALIVIO DEL SÍNTOMA

Si por el contrario se siente bien y no hay otros síntomas, el pulso lento no significa nada, ni necesita tratamiento. Sólo un médico puede decirle si su pulso está realmente "muy lento" y prescribirle el tratamiento adecuado. Aquí hay unas cuantas cosas que usted debe saber.

Haga que su médico revise sus medicamentos. Asegúrese de que está tomando la medicina adecuada y la dosis correcta. Y no decida por sí mismo dejar de tomar su medicamento. En muchos casos, como sucede con algunos medicamentos para el corazón, el pulso lento puede ser el efecto que su médico esté tratando de inducir.

Acelérese con un marcapaso. "Si la bradicardia es lo suficientemente seria para producir otros síntomas e interferir con la función de bombeo del corazón, el tratamiento más efectivo es el implante de un marcapaso artificial", recomienda la doctora Lou Anne Beauregard, profesora asistente de medicina en el Hospital Cooper del Centro Médico de la Universidad en Camden, Nueva Jersey. "Ese aparato mantiene la frecuencia cardiaca en un nivel apropiado para disfrutar de una vida normal y productiva."

Pupila dilatada

CUÁNDO CONSULTAR A SU MÉDICO

- Una pupila es más grande que la otra.
- Ambas pupilas permanecen dilatadas durante más de 24 horas.

LO QUE SU SÍNTOMA LE DICE

Si alguna vez se ha hecho un examen rutinario de los ojos, está familiarizado con las gotas que hacen que sus pupilas se dilaten como las de un gato en la noche. La dilatación adicional de las pupilas permite al médico ver bien el cristalino y la retina dentro de su ojo.

Sus pupilas también pueden dilatarse por medicamentos con adrenalina, como epinefrina y por gotas comerciales de las que ofrecen "quitar lo enrojecido", de acuerdo con Rick Walters, optometrista de los Asociados sobre Ojos en Allentown, Pennsylvania. Muchas drogas ilegales, como la marihuana, pueden dilatar las pupilas.

"En general, si ambos ojos están dilatados, es un problema relacionado con fármacos, y no con un padecimiento", afirma el doctor Jason Slakter, cirujano asistente en el Departamento de Oftalmología en el Hospital de Ojo, Oído y Garganta de Manhattan. Las pupilas se contraerán a medida que el cuerpo elimine la droga o el medicamento, generalmente en el transcurso del día.

Sin embargo, si sólo está dilatada una pupila, podría tener el síndrome de Adie, una enfermedad en la que una pupila se contrae con mayor lentitud que la otra, en respuesta a la luz. Generalmente es causada o por mal funcionamiento en el mecanismo que controla el reflejo de la dilatación, o por una inflamación inofensiva de los nervios del ojo.

El hecho de que sólo una pupila se dilate podría indicar algo más serio, una lesión cerebral, infarto o tumor.

ALIVIO DEL SÍNTOMA

Si sólo una pupila es más grande que la otra, vea al médico inmediatamente, advierte el doctor Slakter. "Éste es un caso en que un periodo de una hora o dos podría salvar su vida", añade.

Revise sus medicamentos. Si ambas pupilas permanecen dilatadas más de un día, su médico podría señalar el medicamento que podría estar causando el problema. Asegúrese de dejarle saber sobre cualquier medicamento de los que no requieren prescripción, o productos para el cuidado de los ojos que usted esté usando.

Pus

CUÁNDO CONSULTAR A SU MÉDICO

- Una herida no deja de drenar después de dos o tres días, o empeora.
- Aparece pus en bolsas profundas bajo la piel, o en pústulas que cubren una amplia área en la piel.
- El área afectada también está roja, dolorida, hinchada, caliente o de mal color.
- Le sale pus por las encías, los ojos o los genitales.
- Vea al médico de inmediato si también experimenta fiebre, escalofríos o sudoración.

Lo que su síntoma le dice

¿*Q*ué es blanco, viscoso, que rezuma y garantiza alterar hasta al estómago más fuerte? No, no es la mayonesa casera de la tía Marta. Ni tampoco es un cantante de cantina de Las Vegas.

Es pus: esa sustancia que da asco, que hace que todos digamos "¡*buaaahhjjj*"!, desde nuestra primera rodilla raspada. ¿Qué *es* exactamente esa secreción tan fea? Bueno, si piensa que se ve como la muerte recalentada, está en lo correcto.

"Está viendo un montón de soldados muertos, resultado de una batalla contra la infección", dice el doctor Guy F. Webster, profesor asistente de dermatología y director del Centro de Farmacología Cutánea en la Universidad Thomas Jefferson, en Filadelfia. "Cuando la piel u otro tejido resulta infectado, el cuerpo envía millones de glóbulos blancos y otros productos del sistema inmunitario a combatir la infección. El pus es el resultado de esa confrontación: glóbulos blancos caídos, tejido podrido y otros desechos."

El material muerto no sólo es desagradable, no es bienvenido. "El cuerpo trata de expeler el pus porque interfiere con el proceso de cura", explica el doctor John M. Rabkin, profesor asistente de cirugía en la Universidad de Ciencias de la Salud de Oregon, en Portland. "No sólo es un obstáculo para que el cuerpo repare los tejidos, es un campo de desarrollo para cualquier bacteria sobreviviente causante de la infección en primer lugar."

Nuestra piel normalmente realiza un buen trabajo manteniendo a raya a las bacterias infecciosas, productoras de pus. Pero a veces esas perseverantes invasoras penetran las defensas de la piel. Pueden penetrar por una herida o llegar como un padecimiento de la piel, como un quiste o acné. En raras circunstancias, las bacterias de una infección interna pueden producir pus justo bajo la piel.

Cuando la infección se establece, el pus puede tomar dos formas. Una es una pústula, un paquete autocontenido, de paredes delgadas con pus visible que brota hacia el exterior de la piel. El acné es un buen ejemplo, pero hay un sinnúmero de otros trastornos infecciosos que producen esos pequeños volcanes blancos, incluyendo la foliculitis (infección de los folículos pilosos) y los furúnculos infectados.

Otras veces el pus forma un pozo bajo la piel. Los médicos llaman a esto absceso: una bolsa profunda o una cavidad en el tejido infectado, donde el pus se reúne y encona. Si el absceso no está muy profundo, el pus encuentra la forma de salir a la superficie y hay curación. Pero si está muy profundo, puede seguir creciendo.

"Si un absceso sigue creciendo, lastimará tremendamente y ocasionará destrucción irreversible de la piel o cualquier otro tejido", dice el doctor Kevin Ferentz, profesor asistente de medicina familiar en la Escuela de Medicina de la Universidad de Maryland, en Baltimore. Por ejemplo, los sacos llenos de pus que se forman por la periodontitis (una forma avanzada de enfermedad en las encías), pueden ocasionar la pérdida de dientes y de tejido del hueso. En casos extremos, los abscesos en una herida con úlceras en la pierna pueden producir gangrena y llegar a la pérdida de la extremidad.

ALIVIO DEL SÍNTOMA

"*E*l pus nos dice que nuestros glóbulos blancos intentan eliminar la infección", dice el doctor James Brand, profesor asistente de medicina familiar en el Centro de Ciencias de la Salud de la Universidad de Oklahoma, en la ciudad de Oklahoma. "Las malas noticias son que eso podría significar que las células están librando una batalla larga y difícil."

Afortunadamente podemos ayudar a nuestras defensas naturales contra la infección. Los brotes pustulares múltiples y los abscesos profundos requieren de cuidado médico, pero he aquí cómo puede tratar casos menores.

Lave con cuidado con agua y un jabón suave. El cuidado más efectivo que puede tener en el caso de una infección con pus es mantenerla limpia, aconseja el doctor Brand. No necesita de jabones especiales ni tallar fuerte. Una o dos lavadas al día con jabón y agua caliente son suficientes para limpiar las bacterias y lavar el pus acumulado.

Envuélvalo. Un vendaje absorberá gran parte del pus del área infectada, la protegerá de la suciedad y de lesiones adicionales y conservará la humedad, que es vital en el proceso de curación, de acuerdo con el doctor Rabkin. Hay muchos vendajes especializados disponibles, pero el tradicional adhesivo o la almohadilla de gasa con cinta adhesiva encima funcionan igualmente bien. Los vendajes deberán ser cambiados al menos tres veces al día.

Aplique un antibiótico tópico. Antes de vendarse, quizá desee poner un ungüento antibiótico, o uno que contenga el ingrediente bacitracín. De acuerdo con el doctor Webster, no combatirá mucho los gérmenes que ya estén dentro de la herida, pero sí sellará la humedad y mantendrá fuera los gérmenes adicionales. Las infecciones más persistentes pueden requerir de medicamentos de prescripción por vía oral.

Aplique compresas calientes y húmedas. Si envuelve una pústula o un absceso con un lienzo caliente y húmedo por 15 minutos durante varias veces al día, el pus irá llegando a la superficie y se suavizará la piel para que en forma natural se rompa y permita que drene, sin agravar la infección ni causar dolor, sostiene el doctor Webster.

Remoje las costras. Si rezuma pus por una costra, podría significar que se está formando un absceso. La costra debe irse... pero no la arranque. Remójela con frecuencia con agua caliente y véndela para mantenerla húmeda. Eventualmente se caerá por sí sola. Después mantenga la herida limpia y vendada. El pus drenará fácilmente y la herida sanará con mayor rapidez.

Pida al médico que lo retire. Los abscesos profundos necesitan ser drenados, cortar la piel muerta y remover los desechos de las capas profundas.

Cepille, use hilo dental y enjuague con agua salada. Si tiene una enfermedad de las encías, tendrá que ver al dentista o al periodontista para tratamiento. Mientras tanto, cepille con una pasta fluorada y use hilo dental para remover gran parte de la placa bacteriana que causa la infección. Al enjuagar con agua salada puede eliminar mucho del contenido del absceso y prevenir futuros daños. Más consejos para tratar con problemas de encías, en Encías (problemas en las), en la página 167.

R

Regurgitación

- Los remedios caseros no le brindan alivio.

LO QUE SU SÍNTOMA LE DICE

Como con las acedías, o agruras, la regurgitación es causada por la fuga de ácido de su estómago hacia el esófago (el tubo angosto que conecta su boca con el estómago). Una vez que escapan un poco de alimento y de ácido, es un viaje corto y rápido para llegar a su garganta.

Las personas que sufren de regurgitación tienen un relajamiento intermitente en el esfínter inferior del esófago, en la válvula que cierra el paso entre el estómago y el esófago. Esta válvula se abre para dejar entrar la comida y se supone que permanece cerrada mientras ésta se digiere. Pero cuando se abre, los contenidos estomacales pueden subir por el esófago y/o la boca. A veces esa mezcla con sabor ácido aprovecha y sube con un eructo. Otras veces sólo con que lo empujen, opriman, o con comer mucho es suficiente para que suceda.

"Le pasa a todos, pero es más frecuente en algunos; con la suficiente regularidad para producir inflamación, que después conduce a las agruras", dice el doctor John Boyle, gastroenterólogo y jefe de pediatría gastroenterológica en el Hospital Rainbow Pediátrico e Infantil de Cleveland.

Un padecimiento conocido como divertículo de Zenker también puede agriarle su última comida, informa el doctor Bruce Luxson, profesor asistente de gastroenterología en la Escuela de Medicina de la Universidad de San Luis, en Missouri. Si tiene divertículo de Zenker, en vez de que su comida llegue al estómago, una parte se queda atorada en un abolsamiento del esófago. Si se recuesta a unas cuantas horas de haber comido algo, la bolsa se vacía, llenando la parte posterior de su boca con alimento, explica. "El alimento nunca llegó al estómago. Se quedó estancado en la parte abolsada", agrega.

ALIVIO DEL SÍNTOMA

*H*e aquí un par de formas para deshacerse del sabor agrio de la parte posterior de su garganta.

No se recueste después de una comida. Una siesta siempre resulta tentadora después de una deliciosa comida, pero se arriesga a regurgitar si ronca. Si debe dormir un poco, elija una silla confortable que le permita quedar parcialmente erguido. O mejor aún, continúe activo y vaya a caminar. De esa forma el ácido del estómago estará más lejos de regresar hacia su esófago, aconseja el doctor Luxson. Como la regurgitación es causada por lo mismo que las agruras, los remedios funcionan bien con ambos.

Consulte a su médico. Si ninguno de los remedios para las agruras funcionan y la regurgitación sigue siendo un problema, su médico debería revisar su esófago. Si tiene divertículo de Zenker, puede ser corregido con cirugía, concluye el doctor Luxson.

Véase también Agruras.

Respiración agitada

CUÁNDO CONSULTAR A SU MÉDICO

- El inicio de la respiración rápida es súbito y severo, y *no hay* entumecimiento ni temblores alrededor de su boca o en sus manos. (Ese entumecimiento y los temblores son síntomas de hiperventilación, que generalmente no es seria.)
- También se siente falto de aliento, con dolor en el pecho o sus pies y piernas están hinchados.
- La respiración rápida no es respuesta de una actividad física.

LO QUE SU SÍNTOMA LE DICE

*S*i acaba de cruzar la línea de la meta de una carrera de costales, tiene una buena razón para bufar y jadear. Le exigió mucho a su cuerpo y necesitó más aire.

Pero si está recostado en casa en un sillón, viendo el televisor y empieza a jadear como perro en una tarde de agosto, no tiene una buena razón (o al menos, ninguna razón sana) para respirar así.

La mayoría de las personas respiran de 8 a 15 veces por minuto en reposo, dice el doctor Henry Gong Jr., profesor de medicina en la División Pulmonar del Centro Médico de la Universidad de California, en Los Ángeles. Pero explica que la proporción puede aumentar o disminuir, dependiendo del nivel de su condición física, sus emociones o de cuánto estrés está experimentando.

El tercer factor, el estrés, quizás sea la causa más común de que los pulmones lleguen a la quinta velocidad. Las personas que pasan sus días sintiéndose nerviosas y tensas es más probable que sufran ataques de respiración rápida que los médicos llaman hiperventilación. Y una vez que empieza a hiperventilar, se sentirá todavía *más* hiper: esa respiración rápida altera el equilibrio corporal de gases en la sangre, entume la boca y las manos y priva de oxígeno al cerebro. La alerta amarilla pasa a roja y las emociones se descontrolan: usted está teniendo lo que se conoce como ataque de pánico y respira aún más *rápido*. Afortunadamente, ninguna causa daño físico. Pero el costo emocional, la perturbación y el miedo por el ataque, agregado a la ansiedad y el nerviosismo por tener más ataques de pánico, es muy alto.

La respiración rápida no siempre es causada por emociones. A veces tiene una causa física: un problema en sus pulmones. "Asma, bronquitis crónica, enfisema, neumonía, tuberculosis, cualquier cosa que afecte los pulmones puede causar un aumento en la respiración", asevera el doctor Mark J. Rumbak, profesor asistente de medicina pulmonar en el Colegio de Medicina de la Universidad del Sur de la Florida, en Tampa.

Ocasionalmente, la respiración rápida es un síntoma de alteraciones del sistema nervioso y problemas cerebrales que alteran los mensajes hacia los pulmones.

Y la respiración rápida también puede significar que debe moverse rápidamente hacia la sala de emergencia: acompañada de dolor en el pecho, es un signo temprano de advertencia de un ataque cardiaco y otros padecimientos del corazón.

ALIVIO DEL SÍNTOMA

El médico debería tratar un padecimiento pulmonar serio. Pero la hiperventilación, aunque ciertamente *parece* seria cuando está sucediendo, puede tratarse en casa. Aquí hay tres formas de convencer a sus pulmones de que se calmen.

Tome una bolsa de pan. Respirar dentro de una bolsa de papel de estraza para equilibrar sus gases es el tratamiento de elección a corto plazo para la hiperventilación, recomienda el doctor Rumbak. Aquí está la técnica: arrugue la parte superior de la boca, cerrándola con una mano; con la otra mano ponga un dedo en la abertura para dejar un pequeño agujero o boca; luego saque su dedo y sostenga la bolsa contra su boca, respirando en forma lenta y uniforme durante cuatro o cinco minutos, inhalando el aire que exhaló en la bolsa. Si no cede la hiperventilación, busque a un médico o acuda al servicio de urgencias, alerta el doctor Rumbak.

Esté atento a su nivel de estrés. Usted puede poner un episodio de hiperventilación en una bolsa, pero hay un cúmulo de estrés detrás de ese síntoma. Una forma para enfrentar el estrés, dice el doctor Gong, es con ejercicios de respiración.

Muchos expertos en estrés recomiendan la respiración "diafragmática" para ayudar a relajarse. Para practicar esta forma de respiración, siéntese derecho en una silla o acuéstese en el piso. Coloque una palma sobre su pecho y la otra sobre su abdomen. Después inhale por la nariz mientras cuenta lentamente hasta cinco. La mano sobre su estómago se sentirá como si la empujara mientras el aire entra a profundidad a sus pulmones. Asegúrese de que la mano que está sobre su pecho continúe en el mismo lugar. Después exhale por la nariz a la cuenta lenta de cinco. Repita la respiración profunda tres veces, descanse un momento y repita tres veces más.

Si su hiperventilación y sus ataques de pánico son frecuentes, considere ver al médico o al psicólogo en busca de ayuda.

Use un medidor de flujo. Los asmáticos a veces no pueden establecer la diferencia entre hiperventilación y un intenso ataque de asma (y esos ataques pueden matar). No es necesario decir que esto causa aún más ansiedad, lo que puede impulsar al asmático a hiperventilar y llegar a un ataque de pánico. Por eso la doctora Susan R. Wynn, alergóloga con práctica privada para los Asociados en Alergia y Asma de Fort Worth, en Texas, sugiere que los asmáticos usen un aparato llamado medidor de picos de flujo. Este aparato mide la fuerza de sus exhalaciones. Si al medir muestra su exhalación normal máxima, usted está hiperventilando. Si muestra menos que su normal máximo, está teniendo un ataque de asma. "Las personas sienten confianza al saber si es hiperventilación o si es un ataque de asma", comenta el doctor Wynn. (Usted puede comprar un medidor de flujo en algunas tiendas especiales o su médico puede indicarle u ordenar uno para usted.)

Véanse también Ansiedad; Respiración difícil.

Respiración difícil

CUÁNDO CONSULTAR A SU MÉDICO

- La respiración difícil va acompañada por falta de respiración, respiración rápida o tos con flema.
- Tiene antecedentes de problemas cardiacos o dolor en el pecho, o sus pies y piernas están hinchados.
- No ha sido diagnosticado como asma previamente.
- Tiene asma y necesita usar su broncodilatador cada cuatro horas o más para prevenir accesos de respiración difícil.

LO QUE SU SÍNTOMA LE DICE

*L*a dificultad para respirar es señal de asma, la extrema sensibilidad de los pulmones que causa inflamación y contracción de las vías respiratorias. "Las paredes de estas vías son angostas por la hinchazón y la inflamación", explica el doctor Michael S. Sherman, profesor asistente y director médico del Departamento de Servicios Pulmonares en la División de Alergia, Cuidado Intensivo y Medicina Pulmonar en el Hospital de la Universidad Hahneman, en Filadelfia. "Los músculos también se contraen, oprimiendo aún más las vías respiratorias". Esa doble dosis de constricción también causa falta de respiración.

553

Las personas con asma no tienen dificultad constante para respirar. La constricción necesita un detonador, pero cuando sus vías respiratorias están supersensibles, es como un detonador de arma de fuego, de acuerdo con la doctora Susan R. Wynn, alergóloga con práctica privada para los Asociados en Alergia y Asma de Fort Worth, en Texas.

"Cualquier cosa que pueda oler: humos, en especial de cigarrillo, perfume, hasta esos pequeños pebeteros, pueden detonar la dificultad para respirar en alguien con asma", previene. También lo ocasiona el ejercicio prolongado, que reseca el tejido bronquial y contrae los músculos lisos en los pulmones. Agregue a la lista las alergias, las infecciones y el estrés emocional.

Pero no todo lo que dificulta la respiración es asma. Las infecciones tan inocuas como una gripe, o tan virulentas como una neumonía, pueden tapar las vías respiratorias con moco y causar dificultad para respirar a personas *sin* antecedentes asmáticos, dice el doctor Sherman. El exceso en la producción de moco por bronquitis crónica también contrae las vías respiratorias y produce un silbido desagradable (acompañado de falta de aliento y respiraciones rápidas). La dificultad para respirar también es un síntoma de enfisema.

El asma, el enfisema y la bronquitis crónica causan un silbido al exhalar. Generalmente hay un sonido o silbido al inhalar, causado por una obstrucción en la parte *superior* del tubo respiratorio, de acuerdo con el doctor Charles P. Felton, jefe de medicina pulmonar en el Centro Hospitalario Harlem y profesor de medicina clínica en el Colegio de Médicos y Cirujanos de la Universidad de Columbia, en la ciudad de Nueva York.

De hecho, cualquier infección o inflamación de la laringe o de la tráquea puede producir ruido al respirar, llamado estridor, dice el doctor Felton. Lo mismo sucede si inhala un objeto, si se atraganta con un hueso de pollo o si la comida se va por el conducto equivocado. "Cualquiera que sea la situación, el estridor siempre es causa de alarma y requiere de atención médica inmediata", afirma.

Y en ocasiones la causa principal del silbido al respirar no es un problema del tubo respiratorio, superior o inferior. Un corazón que esté funcionando mal no puede bombear sangre a través de los pulmones, por lo que se llenan con líquido. Las vías respiratorias pueden angostarse por el líquido, causando un silbido. "Además, cuando usted inhala, el aire llega al agua, haciendo un sonido de gárgara que los médicos llaman crepitación'", agrega el doctor Sherman. ¿Cómo saber si su silbido es ocasionado por un problema cardiaco? Debe haber hinchazón en los pies o piernas.

554

ALIVIO DEL SÍNTOMA

Si usted está silbando, no sólo está chiflando. "Es algo bastante serio", alerta la doctora Wynn. Si todavía no se le ha diagnosticado asma y no tiene un resfriado, debe visitar al médico o acudir a un servicio de urgencias, sobre todo si el silbido o la dificultad al respirar se presentan al inhalar. Aquí hay unos cuantos consejos para hacer su vida menos silbante.

Tosa. Si el silbido desaparece después de que unas cuantas toses limpiaron de moco, posiblemente tenga un resfriado o alguna otra infección viral, dice el doctor Sherman. La clave de la severidad será el color del moco. Amarillo generalmente es signo de infección y puede necesitar la prescripción de un antibiótico. Si el moco es claro o blanco, trate alguno de los remedios de Tos y Estornudos. Esos consejos también pueden serle útiles al tratar con asma.

Déle a sus pulmones un llamado para que despierten. Beber dos tazas de café con cafeína puede aliviar el silbido en un episodio asmático, de acuerdo con la doctora Wynn. Y si va camino al consultorio por un acceso de silbido por causa desconocida, asegura que no le hará daño beber un refresco de cola o una taza de café para ver si le brinda algún alivio.

Reduzca la inflamación del pulmón. Hay algunos medicamentos que requieren de prescripción que son muy útiles para tratar el silbido inducido por el asma. El antihistamínico cromolín sodio o los corticosteroides inhalados son considerados actualmente como los medicamentos fundamentales para reducir la inflamación que estrecha las vías respiratorias en los pulmones, dicen los médicos. "No notará alivio inmediato (aclara la doctora Wynn). Más bien notará una mejoría gradual, pero con el tiempo, los corticosteroides ayudan a reducir la inflamación e irritación de lo que está causando el asma."

Respire con acento bronquial. Los medicamentos por prescripción que dilatan los bronquios (broncodilatadores, como albuterol y metaproterenol) relajan de inmediato los músculos de las vías respiratorias durante un ataque asmático, afirma el doctor Sherman. Los broncodilatadores también son más útiles que los corticosteroides para expandir las vías respiratorias de personas con enfisema o bronquitis crónica.

Conozca el plan de ataque. Asegúrese de que su médico le ayude a comprender precisamente qué medicamentos tomar cuando su asma surge, aconseja la doctora Wynn. "Será diferente para cada quien. Si tiene un ataque de dificultad al respirar, sabrá qué hacer y no tendrá pánico."

Deje el resto en la repisa. Debido a los efectos colaterales como la elevación de la presión sanguínea, el pulso rápido y las palpitaciones cardiacas, los médicos no ven con buenos ojos usar preparados que no requieren de receta médica para tratar estos problemas. Si usted sabe que padece de asma y no tiene otra alternativa, podría inhalar algo que contenga epinefrina.

Si no se le ha diagnosticado asma, no trate de automedicarse con fármacos que no requieren de receta médica. "No pierda el tiempo con eso (sugiere el doctor Sherman). No sabe lo que le está causando el silbido y el tiempo puede ser esencial. Acuda con su médico."

Respiración (Falta de)

CUÁNDO CONSULTAR A SU MÉDICO

- A usted le falta el aliento, pero no puede respirar con más rapidez para compensar.
- También tiene dolor en el pecho, los pies o las piernas hinchados o un historial de problemas cardiacos.
- No se le ha diagnosticado previamente asma ni otra alteración respiratoria.
- La falta de respiración va acompañada de dificultad para respirar, respiración rápida o tos con flema.

LO QUE SU SÍNTOMA LE DICE

Sofocarse un poco es natural e inofensivo si ha estado ejercitándose. La falta de aliento simplemente refleja el aumento en la demanda de oxígeno que requiere su cuerpo. Pero hay una diferencia entre una caminata vigorosa alrededor de la manzana y subir caminando las escaleras.

Si jadea al subir las escaleras, simplemente puede significar que está fuera de forma, dice el doctor Henry Gong Jr., profesor de medicina en la División Pulmonar del Centro Médico de la Universidad de California, en Los Ángeles. Pero también podría significar que no está bien.

556

Una persona puede estar falta de aliento por innumerables problemas pulmonares. Cualquier infección del pulmón, desde un resfriado o un caso de bronquitis, hasta una neumonía y tuberculosis, puede convertir la respiración en una faena.

Hay tres enfermedades respiratorias crónicas que pueden causar falta de respiración y con frecuencia hacer la respiración difícil: asma, bronquitis crónica y enfisema.

Un pulmón colapsado (problema que se presenta en las personas con enfisema y otros padecimientos pulmonares y en hombres jóvenes y altos, por razones no comprendidas) es otra causa de la falta de respiración. Además de sentir un ataque por la falta de respiración, la persona con un pulmón colapsado probablemente sentirá también dolor en el lado afectado del pecho, informa el doctor Gong.

En varios trastornos neurológicos graves, como esclerosis múltiple, padecimiento de Lou Gehrig y miastenia grave, una persona pierde gradualmente la capacidad de respirar por el debilitamiento muscular progresivo, indica el doctor Michael S. Sherman, profesor asistente y director médico del Departamento de Servicios Pulmonares en la División de Alergias, Cuidado Intensivo y Medicina Pulmonar en el Hospital de la Universidad Hahneman, en Filadelfia.

Pero también hay un par de situaciones de emergencia que pueden producir falta de aliento en forma súbita e intensa. El botulismo (una forma rara pero potencialmente fatal de envenenamiento por alimentos) y el envenenamiento por plomo; ambos bloquean los mensajes del sistema nervioso hacia los músculos de la respiración, dejando a una persona incapaz de respirar profundamente, aunque sienta que lo necesita, según el doctor Mark J. Rumbak, profesor asistente de medicina pulmonar en el Colegio de Medicina de la Universidad del Sur de la Florida, en Tampa.

ALIVIO DEL SÍNTOMA

A liviar la falta de respiración generalmente implica favorecer al pulmón útil para que se use más y aumente su capacidad con ejercicios, medicamentos o cirugía. Los médicos dicen que el asma a menudo es reversible y que casi todas las otras alteraciones cuando menos son hasta cierto punto tratables. Aquí hay algunas cosas que conviene advertir.

Tire las colillas. Fumar causa muchas de las enfermedades que llevan a la falta de respiración. No hace falta decirlo, pero no fume. Platique con su médico para dejar el cigarrillo. Él puede recomendarle un medicamento o un programa para dejar de fumar.

Póngase en forma. Si tiene sobrepeso o es sedentario, todo lo que puede necesitar para eliminar su falta de aliento es un programa de ejercicio para poner su corazón y sus pulmones en mejores condiciones, asegura el doctor Gong. La caminata vigorosa es una buena opción. Su meta debe ser un mínimo de 20 minutos de caminata vigorosa tres veces por semana.

Respire desde su abdomen. La respiración abdominal con el diafragma usa mayor capacidad pulmonar, con más eficiencia, lo que le da posibilidad de respirar profundamente, en vez de hacerlo rápido, dice el doctor Sherman. Inhale a través de su nariz y permita que su estómago –no la parte superior de su pecho– se mueva hacia adelante. Eso permite que el aire alcance el fondo de sus pulmones, llenándolos completamente.

Bese el aire. Las personas con problemas cardiopulmonares pueden respirar mejor si exhalan con los labios fruncidos, aconseja el doctor Sherman. Sólo póngalos como si fuera a besar después de inhalar y poco a poco permita que el aire salga de su boca, no por la nariz.

Sea el Arnold Schwarzenegger del aire. Aumente la fuerza de su diafragma y otros músculos usados para respirar con la ayuda de un aparato que opone resistencia; puede conseguirlo con su médico o en una tienda de suministros médicos. "Hay diferentes en el mercado. Algunos parecen una chicharra, con un agujero ajustable en un extremo", dice el doctor Sherman. Usted realiza varios bloques de ejercicios respiratorios diariamente con el aparato. En las semanas subsecuentes, se aumenta la resistencia, lo que fuerza a su diafragma y al resto de los músculos respiratorios a trabajar más duro. "Eso aumenta la fuerza de su diafragma y puede ser capaz de respirar con más vigor. Sin embargo, la eficiencia de esos aparatos es discutible", aclara.

Inhale antes de ejercitarse. Aun si el ejercicio extenuante le causa asma inducida, no debe alejarse de la actividad física, dice la doctora Susan R. Wynn, alergóloga con práctica privada con los Asociados en Alergia y Asma de Fort Worth, en Texas. Tome un poco de su broncodilatador como 20 minutos antes de ejercitarse y asegúrese de hacer calentamiento al menos durante 10 minutos.

Dése una zambullida. Para cualquiera con problemas de falta de respiración, en especial los asmáticos, la natación es el ejercicio ideal, de acuerdo con la doctora Wynn. "Está respirando aire húmedo, lo que es más fácil para sus pulmones", explica.

558

Eleve su cama. Si se le dificulta respirar cuando se acuesta, ponga varios libros bajo las patas de su cabecera, para elevarla entre 30 y 45 grados, aconseja el doctor Sherman. También puede comprar una cuña de hulespuma en una tienda de suministros médicos.

Considere los medicamentos. Los doctores tratan el asma con corticosteroides para reducir la inflamación de los pulmones. Para el asma y muchos otros padecimientos respiratorios, los médicos también prescriben broncodilatadores: medicamentos orales y atomizadores para inhalar que ayudan a abrir las vías respiratorias. "Algunos pacientes con asma severa pueden beneficiarse de recibir broncodilatadores al usar un nebulizador en casa", dice el doctor Sherman.

Consiga tratamiento para el pulmón colapsado. Si sólo se ha colapsado una pequeña parte del pulmón, podría volver a inflarse. Aunque por lo regular los médicos tienen que inflarlo literalmente como un balón, con tratamientos de oxígeno o insertando una aguja en el pecho para succionar la bolsa de aire que comprime el pulmón.

Respire al unísono. Los programas de rehabilitación pulmonar le permiten interactuar con otras personas que comparten sus problemas pulmonares, en tanto que al mismo tiempo le enseñan una variedad de terapias de respiración y de relajación para facilitarle la vida, concluye el doctor Gong. Llame al hospital más cercano para mayor información.

Véase también Respiración difícil.

Retención de líquidos

CUÁNDO CONSULTAR A SU MÉDICO

- La hinchazón en las extremidades o en el abdomen persiste durante más de una semana y su piel se queda hundida cuando usted la presiona.
- Si está embarazada y experimenta hinchazón repentina en sus piernas u otro lugar, vea al médico de inmediato.

Lo que su síntoma le dice

Sus dedos están tan hinchados que necesita usar jabón para quitarse los anillos. Sus piernas están tan hinchadas que los calcetines dejan un anillo rosado alrededor de sus pantorrillas. Las cremalleras no suben. Los botones se botan.

Hay unas cuantas claves que señalan que su cuerpo está reteniendo más de la cantidad usual de agua; un síntoma al que los médicos llaman edema.

Normalmente sus células corporales están en agua. Hay agua dentro de las células y una cierta cantidad de agua alrededor de ellas. La cantidad de agua, tanto dentro como fuera de las células, está regulada por las hormonas, el sodio y los riñones.

Cuando hay demasiado sodio en su cuerpo, como sería por consumir una dieta alta en sales, su sangre se pone más salada y se extrae el agua de las células para diluirla. La sed hace que usted beba más agua.

Los medicamentos esteroideos también pueden causar hinchazón. Estos fármacos causan que los riñones retengan sodio.

Los cuerpos de algunas personas parecen retener agua sin razón aparente, según el doctor Charles Tifft, profesor asociado de medicina en la Escuela de Medicina de la Universidad de Boston. La hinchazón puede ir y venir en ciclos, dice, y puede relacionarse con fluctuaciones hormonales. Puede afectar tanto a hombres como a mujeres. En las mujeres generalmente sucede una semana o algo así antes de la menstruación. Durante este tiempo, el aumento en estrógenos ocasiona la producción de aldosterona. Esta hormona hace que los riñones retengan agua, que tiende a acumularse en los pechos y el abdomen. Algunas mujeres ganan varios kilogramos en peso durante este tiempo. Otras mujeres simplemente experimentan un cambio en la distribución del agua, sin aumento de peso. Sin embargo, las blusas generalmente quedan un poco más ajustadas.

La retención de líquidos también se presenta entre mujeres que pasaron la menopausia que toman hormonas para remplazo de estrógenos.

En la parte final del embarazo, muchas mujeres encuentran que sus piernas se sienten tan pesadas como globos con agua. Esto es porque el vientre presiona la vena que regresa los líquidos del corazón. Entonces los líquidos se concentran en las piernas.

En algunos casos la retención de líquidos evidencian cosas más serias. Si su piel permanece hundida, o si sus dedos conservan la huella cuando presiona su piel, puede tener un problema de corazón, riñones, hígado o tiroides.

ALIVIO DEL SÍNTOMA

Si se hincha a menudo, los siguientes pasos pueden brindarle alivio.

Evite la comida chatarra. Demasiado sodio en su sangre puede llenar de agua sus tejidos, así que resulta sensato reducir su ingesta de sal, dice el doctor Tifft. Además de evitar obviamente las frituras saladas, pizza de pepperoni y alimentos preparados, suprima los alimentos que contienen sal escondida. Esto incluye los aderezos para ensalada, cereales y sopas enlatadas. Conviértase en un lector de etiquetas.

Ponga sus pies a bombear. Caminar, andar en bicicleta y jugar al tenis son actividades que ayudan a bombear el agua y otros líquidos que pueden estancarse en sus piernas y tobillos, de acuerdo con la doctora Susan Lark, directora de PMS y del Centro de Autoayuda en Menopausia en Los Altos, California, y autora de *Premenstrual Syndrome Self-Help Book* y *Menopause Self Help Book.*

Retire la carga de sus piernas. Si tiene hinchadas las pantorrillas, eleve sus piernas unos cuantos minutos diariamente, aconseja la doctora Lark. Acuéstese sobre el piso sobre su espalda, frente a una pared, con las piernas levantadas y con su cadera tan cerca a la pared como sea posible. Sus piernas deben estar tocando la pared y extendidas en una "V" ancha. Respire fácilmente. Sostenga la postura durante cinco minutos. Si está embarazada, recuéstese sobre un costado con sus pies sobre una pila de almohadas.

Pregunte sobre sus medicamentos. Déle a su médico una lista de todos los medicamentos que está tomando, los prescritos y los que no requieren de receta, y pregúntele qué cambios considera apropiados. Por ejemplo, cambiar al estrógeno en dosis bajas para su terapia de sustitución de hormonas podría reducir la retención de líquidos, opina la doctora Lark. Si está tomando esteroides, asegúrese de notificar a su médico sobre sus problemas de retención de líquidos.

Profundice en busca de claves. Si continúa teniendo hinchazón general a pesar de estas medidas, verifique la presión sanguínea y hágase también exámenes de funcionamiento del riñón y el hígado, dice el doctor Tifft. Si las pruebas revelan que su problema es causado por la presión sanguínea elevada, le podrían recetar un diurético, como hidroclorotiazida. Estos medicamentos fuerzan a sus riñones a bombear agua y sodio fuera de sus tejidos hacia la orina, reduciendo el volumen sanguíneo y la presión. Inicialmente esos fármacos pueden drenar con facilidad un litro o más de líquido al día, pero su efecto

561

tiende a desaparecer con el tiempo. Sin embargo, los diuréticos no son "herramientas para bajas casuales de peso (advierte el doctor Tifft). Tienen efectos colaterales potentes y necesitan ser vigilados estrechamente y prescritos con cuidado. No los tome para perder dos kilogramos y que le quede mejor un vestido."

AYUDA PARA LA HINCHAZÓN PREMENSTRUAL

Si la retención de líquidos es una plaga mensual, aquí hay varias medidas que pueden serle útiles.

Evite los diuréticos de la farmacia. Algunos medicamentos que no requieren de receta y que pretenden aliviar el dolor del cólico menstrual, también proclaman que ayudan a eliminar el aumento premenstrual de peso por agua. Algunos de estos productos contienen cafeína, que puede funcionar como diurético, de acuerdo con la doctora Candace Brown, profesora asociada de farmacología y psiquiatría en la Universidad Tennessee, en Menfis. "Sin embargo, el lado flaco de la cafeína es que promueve el dolor en el pecho y la sensibilidad, así como la irritabilidad", asegura la doctora Brown.

Beba un té herbal. El té de perejil o de uva-ursi puede ayudarle a eliminar el exceso de agua sin ningún efecto colateral dañino, de acuerdo con la doctora Lark. Puede encontrar esos tés en muchas tiendas naturistas, agrega.

Verifique la vitamina B₆. Tomar 250 miligramos de vitamina B_6 al día ayuda a reducir la retención premenstrual de agua, dice la doctora Lark. Este nutriente también reduce la acumulación de líquido causada por la sustitución hormonal en el tratamiento durante la menopausia. Sin embargo, la vitamina B_6 puede ser tóxica en altas dosis y sólo debe tomarse bajo la supervisión del médico. Pregunte al suyo si un suplemento de vitamina B_6 es apropiado para usted.

Pruebe el calcio. Los investigadores del Hospital Metropolitano de Nueva York encontraron que el suplemento diario de calcio proporcionó alivio en la retención premenstrual de agua, a tres cuartas partes de las mujeres que lo tomaron. "Su mejor opción es tomar una tableta masticable de 500 miligramos dos veces al día, en el desayuno y la cena", sugiere la doctora Susan Thys-Jacobs, profesora asistente de medicina en el Hospital Monte Sinaí, en la ciudad de Nueva York. Pregunte a su médico si esos suplementos pueden ser útiles en su caso.

Rodilla (Dolor de)

CUÁNDO CONSULTAR A SU MÉDICO

- Su dolor le dificulta caminar.
- Siente floja la rodilla o incapaz de soportar su peso.
- También tiene una intensa hinchazón, enrojecimiento o cambio de color que no disminuye después de 24 horas.
- Hay dolor inexplicable que dura más de tres días.
- El dolor subsecuente a una herida no disminuye en cinco días.

LO QUE SU SÍNTOMA LE DICE

¡*E*sas %&#$*~ rodillas! Nada más las presiona un poco y lo que sigue ¡le hace sentir como si hubiera traicionado al Padrino!

Al igual que los 50 millones de estadounidenses con problemas de rodillas, acaba de unirse al Club de la Rodilla Dolorosa. Sus rodillas siempre han sido vulnerables ante una serie de golpes, moretones y caídas. Pero a medida que nos hemos convertido en una sociedad anciana y más activa, nuestras rodillas ahora afrontan más lesiones y enfrentan más uso y desgarro que antes. De ahí que el Club esté aumentando siempre sus membresías.

Una caída, una torcedura o un golpe en la rodilla obviamente puede darle la calificación para su membresía. Lo mismo sucede con una lesión antigua que nunca sanó adecuadamente y ahora se da a notar en respuesta a los cambios en el barómetro. Pero la mayor parte de los dolores recurrentes o inexplicables se ocasionan por desgaste.

La rodilla se mantiene unida por fuertes ligamentos que conectan, protegen y estabilizan la articulación; el cartílago que amortigua los huesos y los tendones que unen los músculos al hueso. Pero aun estos tejidos tan resistentes tienen sus límites. Demasiado doblar y girar, demasiado correr o demasiado brincar pueden ocasionar que se rompan o que se inflamen.

563

El daño a esos tejidos también cobra víctimas sobre la sensible superficie de los huesos de las rodillas. "Los tejidos de las rodillas trabajan como los amortiguadores de choques en un coche", dice el doctor M. Solomonow, director de la sección de bioingeniería en el Centro Médico del Estado de Louisiana, en Nueva Orleans. "Si realiza muchas paradas repentinas o somete sus componentes a tensiones que no estuvieron diseñados para soportar, se desgastan. En un coche escuchará el sonido de metal contra metal; en la rodilla sentirá el dolor del hueso frotando contra el hueso."

Muchos dolores por exceso de uso están bajo el término genérico, de *condromalacia atellae*, una forma elegante de decir que es un dolor en la rótula, alrededor y debajo de ella.

Pero no todos los dolores por desgaste pertenecen a esa categoría. Suponga que tiene a un adolescente activo en su casa que se queja de dolor justo abajo de la rótula. Podría ser enfermedad de Osgood-Schalatter, llamada con frecuencia dolores del crecimiento, una enfermedad que surge por el exceso de tensión de los tendones del hueso de la parte inferior de la pierna. Combine mucha actividad física con el rápido desarrollo que presentan los músculos y los huesos durante la pubertad y obtendrá a un pobre niño con una elongación ósea o hinchazón en la parte superior de la pantorrilla, justo enfrente y bajo la rótula.

Cuando la rodilla está sujeta tanto a la falta de uso como al exceso, puede desarrollar un padecimiento llamado sinovitis. Su madre puede llamarla agua en la rodilla, porque la articulación dolorida tiene una semejanza con un globo con agua. La sinovitis se presenta por un golpe o torcedura que causa que ciertos tejidos en la rodilla se llenen con sangre u otros fluidos.

Otro trastorno de la rodilla relacionado con el exceso de uso se llama rodilla de ama de casa. Es en realidad una forma de bursitis, en donde la irritación del frente de la rodilla causa un saco bursal frente a la rótula que se llena con líquido. Su causa más común: estar arrodillado por tiempo prolongado sobre superficies duras.

La rodilla también es un lugar potencial para una enfermedad dolorosa llamada *osteocondritis disecans*: la necrosis o muerte de un segmento del hueso o del cartílago. Se desconoce su causa. Eventualmente, el cartílago muerto o el trozo de hueso pueden romperse y producir aún más dolor, así como que se trabe la rodilla.

En algunas ocasiones el desagradable dolor de rodilla de hecho puede originarse en otras partes del cuerpo, como el dedo del pie, el pie, la columna

564

o la cadera. Los arcos caídos o los tobillos débiles pueden causar que su pie quede sobrepronado (girado demasiado hacia adentro) y haga demasiada fuerza sobre la rodilla. Y si tiene mala postura o un paso inadecuado, puede enfocar el dolor directamente a sus rodillas.

La rodilla también es el blanco favorito de la artritis en todas sus formas. La osteoartritis resulta por la rotura del cartílago y los otros tejidos de la articulación, después de años de usar y desgastar. La artritis reumatoide se caracteriza por presentar un desarrollo progresivo de dolor e hinchazón en las articulaciones y en el tejido conectivo, que puede acompañarse de otros síntomas, como fatiga, pérdida de peso y fiebre ligera. La gota es una enfermedad metabólica, en la que se desarrolla la artritis grave cuando el ácido úrico se deposita en las articulaciones y otros tejidos.

Además, la rodilla también es un lugar potencial para tumores y quistes, así como para infecciones dolorosas por bacterias.

ALIVIO DEL SÍNTOMA

*L*a clave para silenciar la mayor parte de las rodillas enojadas es, ante todo, no someterlas a actividades que las agredan. El abuso repetido es un medio seguro para provocar su respuesta feroz.

Trate las rodillas doloridas con cuidado y ellas responderán. Estos consejos le mostrarán cómo.

Use RHICE en sus lesiones. Ya sea que haya tenido un traumatismo agudo, una torcedura o sólo exceso de uso, las lesiones responden mejor a RHICE (por reposo, hielo, compresión y elevación). "El reposo es el componente clave", afirma el doctor Edward J. Resnick, profesor de cirugía ortopédica en el Hospital de la Universidad Temple, en Filadelfia. "Después de un periodo de actividad limitada, los médicos gustan de ver que se reasuman gradualmente las actividades y el ejercicio."

Complete varios días de reposo con aplicaciones de hielo: 15 minutos varias veces al día para reducir la hinchazón. Ponga compresas en la rodilla envolviéndola sin apretar demasiado, con una venda elástica para limitar su movimiento. Eleve la rodilla con almohadas para que los líquidos drenen desde la articulación.

Tome su analgésico. La aspirina y el ibuprofeno son poderosos combatientes del dolor y la inflamación, y le ayudarán a aliviar las rodillas con dolor e hinchazón. El acetaminofén le ayudará con el dolor, pero no bajará la inflamación.

Caliente sus rodillas. El frío está bien en lesiones que acaban de ocurrir, pero gran parte del dolor persistente responde mejor al calor húmedo, dice el doctor Resnick. Recomienda una toalla caliente, húmeda, una botella de agua caliente, una almohadilla con calor húmedo, un baño caliente o una tina con hidromasaje.

Baje unos cuantos kilos. "Si está pasado de peso, la pérdida de peso es una buena forma para reducir algunas de las fuerzas que actúan sobre sus rodillas con cada paso", recomienda el doctor David W. Lhowe, cirujano ortopedista en el Hospital General de Massachusetts, en Boston, y profesor de cirugía ortopédica en la Escuela Médica de Harvard. "Las fuerzas de contacto sobre las superficies de la articulación de la rodilla pueden alcanzar hasta ochenta veces el peso corporal. Si pierde 5 kilogramos, reducirá esas fuerzas en 40 kilogramos, lo que es mucho."

Soporte los arcos. Un soporte de arco sencillo, sin necesidad de receta médica, colocado en su zapato puede evitar la sobrepronación, sugiere el doctor Peter Francis, maestro de educación física en la Universidad del Estado de San Diego. Las personas con pronación severa pueden requerir un aparato profesional para arcos caídos.

Acojine las rodillas. Si debe pasar tiempo sobre sus rodillas, retire algo de tensión usando hincaderas. Tome descansos frecuentes, para que la tensión no se aplique constantemente.

Evite las cuclillas. Ponerse en cuclillas y doblar todas las rodillas puede poner una enorme tensión en ellas y causar desgarros del cartílago o la posible rotura del tendón del cuadríceps. Las cuclillas repetitivas pueden producir episodios prolongados de dolor en la rodilla en ciertos individuos, dice el doctor Lhowe.

Encuentre alternativas para correr. Las actividades que no son pesadas, como ciclismo, caminata y natación pueden brindarle los mismos beneficios que correr, pero son mucho más amables con sus rodillas, sostiene el doctor Francis. Si debe correr aumente su tiempo de calentamiento, reduzca la distancia, corra en superficies más suaves y use siempre zapatos para correr.

Mande sus rodillas al gimnasio. "El tono muscular pobre generalmente es el culpable real subyacente del problema crónico de rodillas", dice el doctor Phillip J. Marone, director del Centro de Medicina del Deporte Jefferson, en el Hospital de la Universidad Thomas Jefferson, en Filadelfia. "Por eso, en el 80% de los casos, las rodillas doloridas responderán a un programa cuidadoso de ejercicios, enfocado a construir flexibilidad y fortaleza, particularmente en los cuadríceps y los tendones de las corvas (en los músculos al frente y atrás de los muslos)."

Véanse también Articulaciones inflamadas; Articulaciones (Dolor en las); Articulaciones hinchadas.

Rodilla trabada

CUÁNDO CONSULTAR A SU MÉDICO

- Su rodilla se congela, doblada o extendida.
- Es incapaz de extender o flexionar totalmente su rodilla.

LO QUE SU SÍNTOMA LE DICE

*E*stá hincado o arrodillado en el piso y de pronto no puede ponerse en pie. O tal vez está caminando o practicando algún deporte y una pierna se traba en determinada posición. O trata de levantarse de un asiento... pero no puede.

Casi es como si un tornillo de banco atrapara su rodilla y evitara que se moviera. Bueno... casi. Algo muy real probablemente está evitando que su rodilla se mueva.

"En situaciones normales, la rodilla es un mecanismo que opera con suavidad, como la bisagra de una puerta que abre y cierra", explica el doctor Edward J. Resnick, profesor de cirugía ortopédica en el Hospital de la Universidad de Temple, en Filadelfia. "Pero si pone un obstáculo en la puerta o un objeto en la hendidura, el movimiento suave puede obstruirse o trabarse en una posición."

Esto es lo que los ortopedistas llaman un bloqueo *verdadero* de la rodilla: algo que evita físicamente que la rodilla pueda estirarse o doblarse y que mantiene la rodilla rígida en un lugar. A menudo es doloroso y como puede suceder al subir escaleras, sentarse en el suelo o estar en alguna posición vulnerable, puede ser atemorizante.

Por lo regular el bloqueo es causado por una pieza de cartílago desgastada, o posiblemente por un pequeño fragmento de hueso suelto por una alteración del hueso, llamada *osteocondritis disecans*. "El fragmento de cartílago o el pedacito de hueso se mueve libremente en la cavidad de la rodilla hasta que queda atrapado entre dos superficies de la articulación, lo que impide su capacidad para enderezar la rodilla", describe el doctor David W. Lhowe, cirujano ortopedista en el Hospital General Massachusetts, en Boston, y profesor de cirugía ortopédica en la Escuela Médica de Harvard.

Hay veces que la obstrucción sucede porque se desalinean los huesos y los músculos que rodean la rodilla. "La debilidad de los músculos interiores del muslo o la tirantez en el músculo exterior pueden desalinear la rótula", advierte el doctor Lyle Micheli, director de la División de Medicina del Deporte en el Hospital Infantil de Boston y profesor clínico de cirugía ortopédica en la Escuela Médica de Harvard. "La rótula se sale de la ranura del hueso del muslo, se descarrila y se atasca, sin permitirle doblarla o extenderla. Cuando el músculo regresa a lo normal, la rótula regresa a su lugar y el movimiento procede normalmente."

El verdadero bloqueo es muy raro. Pero muchas veces después de una lesión, la persona experimentará la incapacidad de mover la rodilla. Eso puede *sentirse* como un bloqueo en la rodilla, pero en realidad no hay nada que interfiera físicamente con el movimiento de esa rodilla. Los médicos lo llaman un seudobloqueo.

"El seudobloqueo es simplemente una reacción al dolor. El mecanismo del dolor no permitirá que la extremidad se extienda o flexione totalmente", dice el doctor Phillip J. Marone, director del Centro de Medicina del Deporte Jefferson en el Hospital de la Universidad Thomas Jefferson, en Filadelfia, y médico del equipo profesional de beisbol *Phillies*. Algunas veces el dolor que crea un seudobloqueo se presenta por una torcedura o un golpe en la rodilla o puede ser tan sólo un mal caso de rigidez por estar sentado demasiado tiempo.

ALIVIO DEL SÍNTOMA

*A*unque una rodilla trabada simplemente pueda destrabarse con un poco de reposo, no piense que está curada. Puede haber un serio daño si su bloqueo es ocasionado por un trozo suelto de hueso o de cartílago. Cualquier restricción en el movimiento de la rodilla debe ser tratado por un médico. El problema puede ser corregido quirúrgicamente.

Véase también Rodilla (Dolor de).

Ronquera

CUÁNDO CONSULTAR A SU MÉDICO

- Su ronquera persiste por más de una semana.
- Está ronco aunque no ha tenido un resfriado, un problema alérgico ni una lesión reciente en su voz.
- También tiene una protuberancia o hinchazón en su cuello, dolor persistente al hablar o secreción verdosa por la nariz.

LO QUE SU SÍNTOMA LE DICE

Sus cuerdas vocales, dos pequeñas tiras de músculo situados detrás de la manzana de Adán, se mueven a medida que respira y vibran hacia adelante y hacia atrás cuando usted habla. Si su voz está ronca, quiere decir que algo mantiene sus cuerdas vocales separadas o interfiere con la forma en que vibran.

Ese algo a menudo es hinchazón: por las horas de aullar felizmente en el partido de futbol de su hijo (él ganó, pero usted perdió su voz); de hablar sobre un ruido fuerte de fondo; gritar a sus niños o hasta por cantar fuera de su tono natural.

Las personas que usan (o abusan de) sus voces mucho pueden desarrollar pequeños nódulos en sus cuerdas vocales que producen ronquera. Esos nódulos son tan comunes, que los médicos a menudo llaman a ese trastorno según los pacientes que tratan. Los nódulos de cantantes, ministros y maestros se han unido a uno de los favoritos del doctor: nódulos de instructores de danza aeróbica. Y en los niños, lo apropiado sería llamarlos nódulos de gritones.

Desde luego, el abuso o el exceso en el uso de sus cuerdas vocales no es lo único que puede causar ronquera. Una infección de los senos paranasales o una infección respiratoria de la parte superior, como el resfriado, pueden inflamar las cuerdas vocales, causando laringitis común. Cualquier padecimiento que

569

cause tos o que tenga que aclararse repetidamente la garganta puede conducir a la ronquera.

Otra causa común de ronquera es el reflujo de ácido durante la noche, en que el exceso de ácido del estómago sube por el esófago hacia su garganta mientras usted duerme. Lo engañoso de este tipo de reflujo es que usted podría no saber que lo tiene. Una clave es el aliento matutino demasiado penetrante. Así que si tiene ronquera inexplicable y muy mal aliento matutino, el problema podría ser el reflujo nocturno.

Además, todo ese humo de cigarrillo puede causarle ronquera en otra forma: al producir un tumor sobre las cuerdas vocales, problema que aqueja a los fumadores más que a nadie más.

Y sin importar la causa de su ronquera, el aire seco la empeora.

ALIVIO DEL SÍNTOMA

No tiene que desaparecer del coro para siempre. Hay muchas formas de tratar la ronquera y volver a afinar su instrumento.

Descanse su voz. El silencio total es el mejor regalo para sanar que puede darle a su voz desgastada, dice el doctor Howard Levine, director del Centro de Senos Nasales Monte Sinaí, en Cleveland. Al menos, evite los extremos: susurrar y gritar. "El susurro causa una tensión tremenda sobre las cuerdas vocales (asegura el doctor Levine). Si usted *debe* hablar, es preferible que use una voz suave."

Humecte, por dentro y por fuera. "Inhalar el vapor durante un buen regaderazo caliente es uno de los mejores tratamientos", asegura Glenn Bunting, patólogo del lenguaje en la Enfermería de Ojo y Oído de Massachusetts, en Boston. O trate con un inhalador de vapor. "Es como darse un enjuague facial", añade. También puede considerar usar un humidificador en su recámara para disminuir el daño por el calor seco del interior, agrega.

Necesita también obtener suficiente agua *dentro* de su cuerpo. Sugiere este lineamiento para una ingesta saludable de agua: aumente su consumo de agua hasta que su orina salga clara. Si está tomando vitaminas como betacaroteno o medicamentos que cambian el color de su orina, entonces simplemente consuma de 10 a 12 vasos de 240 ml de agua al día.

Invite a un pollo a almorzar. Si su ronquera es por un resfriado pruebe el caldo de pollo. "Hay una base científica para el caldo de pollo", dice el doctor Levine. El calor crea humedad y el ajo es un buen adelgazante del moco. Si el caldo de pollo no es su platillo favorito, sugiere tomar un suplemento de ajo. Siga las sugerencias del fabricante en cuanto a la cantidad recomendada.

Secreciones delgadas. El jarabe de Robitussin es bueno para adelgazar el moco, afirma el doctor Levine. Pero evite los antihistamínicos, que tienen efecto secante. Un descongestionante también puede ayudar a reducir el flujo de moco, dice, pero si tiene un problema cardiaco, consulte a su médico antes de tomarlo. Algunos descongestionantes orales pueden aumentar la presión sanguínea.

Evite la aspirina. Si su resfriado ha producido mucha inflamación, la aspirina puede ocasionar más daño en sus cuerdas vocales, advierte el doctor Levine, lo que puede empeorar su ronquera. Elija un analgésico sin aspirina, en su lugar.

Controle la tos. Use un supresor y un expectorante para prevenir la tos y no dañar más sus cuerdas vocales, aconseja el doctor C. Thomas Yarington, profesor clínico de otolaringología en la Universidad de Washington, en Seattle.

No haga gárgaras. Al contrario de la creencia popular, las gárgaras con enjuague bucal empeoran la ronquera, dice el doctor David Alessi, otolaringólogo en Los Ángeles. La mayor parte de los enjuagues bucales contienen alcohol, que irrita las membranas mucosas y deshidrata las cuerdas vocales. El líquido no llega a ningún lugar cercano a las cuerdas vocales y la acción misma de hacer gárgaras es dañina. Golpeará sus cuerdas vocales juntas y aumentará la inflamación.

Evite ese trago. El alcohol en su copa tiene el mismo efecto secante que el alcohol en el enjuague bucal, añade el doctor Alessi. Si tiene ronquera, alivie mejor su garganta con una bebida no alcohólica.

Pase de largo con la cafeína. "Aléjese de la cafeína, en café, refrescos y chocolate", dice Bunting. La cafeína es un agente que reseca, lo que no ayudará a esas cuerdas vocales inflamadas.

CUÁNDO NECESITA AYUDA MÉDICA

Si los nódulos vocales son severos, o si ha descubierto un tumor, su médico puede ayudarle.

Pida terapia de voz. Si sus nódulos vocales no se alivian con el reposo de la voz y las técnicas de prevención de ronquera, su médico puede referirle con un patólogo del lenguaje para reentrenar su voz, sugiere el doctor Levine. Puede considerarse la cirugía en casos graves.

Trate el tumor. Si su médico sospecha que un tumor causa la ronquera, no deje que el miedo le aleje de la ayuda, alerta el doctor Levine. La mayor parte de los tumores de las cuerdas vocales son pequeños y si se detectan en etapas tempranas, generalmente pueden curarse y preservar su voz.

PREVENCIÓN DE PROBLEMAS FUTUROS

Una vez que aclaró su ronquera, he aquí cómo mantener a esa rana en su lirio.

Caliente. Cualquiera que use mucho su voz es un atleta vocal, dice la doctora Bonnie Raphael, entrenadora vocal de la compañía de teatro en Cambridge, Massachusetts. Y justo como cualquier otro atleta, necesitan calentar. Intente esto antes de su próximo discurso o práctica en concierto.

Con cuidado estire los músculos del cuello girando su cabeza lentamente mientras respira con facilidad y dejando la mandíbula suelta. Gire sus hombros en diferentes direcciones, después sacúdalos relajadamente. Sorba un poco de agua. Mueva su lengua alrededor, un poco dentro y fuera de su boca. Bostece unas cuantas veces y entone un poco de una canción, mientras siente las vibraciones del sonido sobre sus labios cerrados. Realice la misma rutina después de que usó su voz y así ayudará a prevenir la ronquera.

Evite irritantes. El humo del cigarrillo, los humos químicos y el polvo de la madera pueden producir ronquera, asegura el doctor Alessi. Evite la exposición al humo del cigarrillo: del propio y de otros. Compre una mascarilla con filtros en la tlapalería para proteger su garganta y cuerdas vocales del polvo de madera y humos, sugiere.

Deje de aclararse la garganta. Aclarar su garganta es un hábito común que puede ser difícil de erradicar, dice Bunting. Para evitar la ronquera que puede resultar, mejor sugiere que trate de tragar. Trague lentamente, como si estuviera tragando de hecho un trozo de alimento. Aliviará la sensación de que tiene algo en la garganta, agrega. (Para más consejos para eliminar ese hábito, *Véase* Garganta (Aclarar la).

Permita que su voz viaje ligera. Si viaja mucho por avión, su voz encontrará dos enemigos: el aire muy reseco y la necesidad de hablar sobre el ruido de los motores. Bunting sugiere agregar un regaderazo con vapor a su rutina preaeroportuaria y beber mucha agua durante el viaje.

Acérquese y sea más personal. Si tiene que comunicarse en un ambiente ruidoso, "trate de acercarse y quedar dentro del campo de escucha de la otra persona (aconseja Bunting). La mejor posición es cara a cara, para que puedan leer sus labios."

Ronquidos

CUÁNDO CONSULTAR A SU MÉDICO

- Su cónyuge nota que su fuerte ronquido se interrumpe con pausas en la respiración como de 10 segundos o más, quizá seguidas por un bufido ronco o esfuerzos para respirar.
- También se queja de sopor diurno frecuente o de quedarse dormido durante el día.
- Ronca y tiene uno de los siguientes síntomas: alta presión sanguínea, hinchazón en la pierna, problemas para tener una erección, lagunas en la memoria o dificultades para concentrarse.

LO QUE SU SÍNTOMA LE DICE

Sus ronquidos perforan la noche con el estrépito grave y distante de un tren de carga que se acerca, que aumenta su intensidad más y más fuerte. Usted, y probablemente cualquiera a distancia suficiente para escuchar, va a bordo del *Expreso del Ojo Rojo*, al menos tan lejos como al *Empalme de Días Cansados*.

Roncar es tan común, tan difícil de curar y por lo general es tan insignificante a nivel médico que los doctores están reacios a tratarlo. "Roncar puede ser una condición humana normal", alega el doctor Paul Gouin, director del Programa de Desórdenes del Sueño en el Centro Médico Ingham en Lansing, Michigan. "Demasiadas personas roncan (más hombres que mujeres), tanto que sería algo histérico preocuparse demasiado." Ocasionalmente, sin embargo, roncar tiene un lado oscuro: la apnea del sueño.

"En el fondo de cualquier cosa, estamos buscando un aspecto estructural, en cómo están construidas las gargantas de las personas (comenta el doctor Gouin). Cuando despierta, los músculos de la garganta mantienen abierta y sin restricciones la vía respiratoria." Una vez dormido, disminuye el tono muscu-

573

lar y la garganta se relaja. En quienes roncan, la lengua o el tejido interno de la garganta obstruye parcialmente el pasaje suave del aire a través de la tráquea. Como cuando se sorbe aire por un popote en la espuma del fondo de la malteada, el ronquido es el sonido que se hace cuando el oxígeno es inhalado entre el tejido que obstruye.

Ahora tome un popote mojado y succione muy fuerte. Los costados del popote, ya débiles y esponjosos, se colapsan y no permiten el paso del aire. Esto sucede dentro de las gargantas de las personas con apnea del sueño. "En la acción de respirar, usted trata de absorber su garganta por su garganta (explica el doctor Gouin). Al tratar de sobreponerse a la obstrucción parcial, inhala con más fuerza y las paredes relajadas de la garganta flotan hacia adentro y se pegan una con otra."

Una persona con apnea del sueño deja de respirar, no sólo una o dos veces, sino tan frecuentemente como cientos de veces durante la noche. Todos esos esfuerzos y bufidos interfieren con un sueño reparador, posiblemente forzando el corazón y aumentando la presión sanguínea.

ALIVIO DEL SÍNTOMA

No todos los que roncan tienen apnea del sueño, dicen los médicos. Pero casi todas las personas con apnea, roncan. Para ambos, mantener la garganta sin restricciones puede ser tan difícil como maniobrar el popote entre las burbujas de la malteada. "El tratamiento es muy frustrante en su manejo", advierte el doctor Mark Mahowald, director del Centro Regional de Minnesota de Desórdenes del Sueño en el Centro Médico del Condado Hennepin, en Minneapolis. "No se puede predecir con certeza el grado de éxito."

De todas formas, hay muchos tratamientos y todos ellos funcionan en algunas personas.

Rodee a los sospechosos usuales. Los resfriados, los sedantes, las alergias, la obesidad, la edad avanzada y beber alcohol antes de acostarse pueden afectar su respiración nocturna y todos deben ser considerados en el tratamiento para ronquidos. "Pero usted puede tener esas cosas –incluso todas juntas– y aún así no roncar", indica el doctor Gouin. En cambio, puede eliminarlas todas y no obstante seguir roncando.

Ruédate, Beethoven. Si se les puede enseñar a los perros a rodar, lo mismo pueden hacer quienes roncan. Y cuando se habla de posiciones en la cama, la mejor (al menos para prevenir los ronquidos) puede ser de costado, ya que es menos probable que la lengua y los tejidos relajados de la garganta la bloqueen. "Puede aprender usted mismo a dormir sobre su costado con un poco de entrenamiento", dice la doctora Suzan Jaffe, directora clínica del Programa de Sueño en el Centro Médico Hollywood, en Florida.

Aléjese de la espalda. Cosa un bolsillo para una pelota de tenis en la parte trasera de su pijama, entre los omóplatos, cerca del cuello. "En unas cuantas semanas asegura la doctora Jaffe, se habrá entrenado usted mismo a dormir sobre su costado y ya no necesitará de la pelota de tenis."

Si eso no funciona, pregunte por la técnica del codazo. "Es la famosa técnica de querido, voltéate", dice el doctor Gouin. En algunos casos, un codazo a quien ronca es suficiente para que se voltee.

Amárrese la lengua. Los aparatos dentales que retienen la lengua y forman un paso para el aire más sencillo están disfrutando de un "resurgimiento de interés", de acuerdo con el doctor Gouin. Aunque a veces pueden ser efectivos, quienes roncan los encuentran muy incómodos de usar, añade.

Sólo diga no. Resista la tentación de comprar cosas que ofrecen alivio. Los tirantes en el cuello y las almohadas moldeadas diseñadas para detener los ronquidos no han demostrado valer la pena, alerta el doctor Gouin.

El CPAP es un engrane de lujo. Sólo hay una excepción para el consejo de no usar aparatos. Si no le importa usar en la cama algo que parece un aparato de buceo, las máquinas de presión continua positiva en vías respiratorias (CPAP por sus siglas en inglés) están virtualmente garantizadas para terminar con apnea y ronquidos. Al retirarse por la noche, usted se pone una pequeña máscara triangular en la nariz que está unida por un tubo a un pequeño ventilador que se encuentra en una caja que permanece en su mesa de noche. El ventilador envía sólo aire suficiente a través de sus fosas nasales hacia su garganta, para mantener las vías respiratorias libres y que su noche sea silenciosa.

"Las personas reportan sentirse mucho mejor después de la primera noche de usarlo (informa el doctor Mahowald), y dejan de roncar también." ¿Qué sucede con el incómodo engrane? "Usar ropa interior también es como un intruso, dice el doctor Gouin, y nadie piensa en ello. Una vez que se vuelve un procedimiento de operación habitual, ya no piensa más en ello."

Una máquina CPAP, que sólo puede conseguirse a través de un médico y sólo para prevenir la apnea, no es barata. Prepárese a pagar más de mil dólares.

Tome una rebanada y tire los dados. Para curar el ronquido común que no es una amenaza de salud, los procedimientos quirúrgicos para abrir más la nariz o remover exceso de tejido en la garganta son condicionales. Las operaciones para enderezar tabiques desviados (el hueso y el cartílago que separan las fosas nasales) o para retirar pólipos nasales no siempre tienen éxito, previenen los médicos.

Sin embargo, en los niños, las amígdalas y las adenoides grandes "con frecuencia son precursoras de las cosas por venir (afirma la doctora Jaffe), y removerlas a edad temprana previene problemas de ronquido y apnea más tarde en la vida."

Uno de los procedimientos más complicados es la uvulopalatofaringoplastia, en la que se retiran las amígdalas, la parte trasera del paladar suave y la úvula (ese pequeño "costalito" que cuelga en la parte trasera de la boca). "Es como arremangar la piel de la garganta", dice el doctor Gouin. Aunque, nuevamente, el éxito es "notablemente impredecible".

Rostro (Dolor de)

CUÁNDO CONSULTAR A SU MÉDICO

- También tiene dolor de ojos.
- Tienen fiebre, le ha salido un salpullido en la cara o siente el rostro hinchado.
- También siente dolor, hormigueo o entumecimiento en las manos y los pies.

LO QUE SU SÍNTOMA LE INDICA

Los médicos saben que el dolor en la cara significa que lo más probable es que su problema esté en otro lado (como la cabeza, la mandíbula, el cuello o incluso los dientes). Encontrar el "dónde" a veces es una labor un poco detectivesca.

La cara, la cabeza y el cuello tienen nervios que se comunican entre sí. Si un nervio de su cuello está pellizcado o irritado, el dolor puede irradiarse más allá del nervio y causarle dolor en la cara, nos dice el doctor Steven Mandel, profesor clínico de neurología en el Colegio Médico Jefferson y médico asistente en el Hospital de la Universidad Thomas Jefferson, de Filadelfia.

Hay muchas causas que pueden provocar el dolor de rostro. Las personas que padecen de migrañas o de dolores de cabeza frecuentes pueden padecerlo. Las infecciones de los senos, los oídos y los ojos pueden ser la causa. Un dolor de muelas también puede producirlo. Existe un trastorno en la mandíbula, problemático y muy difícil de diagnosticar, llamado alteración articular temporomandibular (también conocido como AAT) que a veces causa dolor facial, pero lo más probable es que usted experimente otros síntomas, así como un sonido de clic en las mandíbulas o dolores de cabeza.

El dolor facial agudo es el síntoma principal de un estado llamado tic *douloureux*, que es un desorden nervioso. Se puede desatar con una corriente de aire frío, bebiendo líquidos fríos, lavándose la cara, afeitándose, mascando chicle e incluso hablando.

"El tic *douloureux* es una sacudida intermitente de dolor", nos dice el doctor John Loeser, director del Centro Multidisciplinario del Dolor de la Escuela de medicina de la Universidad de Washington, en Seattle. "El mecanismo que produce este dolor facial todavía no está muy bien estudiado" (añade). "Pero lo que sí sabemos es que cuando el dolor aparece, no hay absolutamente nada más que esté mal."

El dolor facial es un síntoma raro, pero posible, de una apoplejía, aunque lo más probable es que se sientan otros síntomas también, tales como entumecimiento o problemas de la vista.

ALIVIO DEL SÍNTOMA

*D*ado que el dolor facial generalmente lo causan diversos problemas, el hecho de tratarlos (ya sea dolor de muelas, dolor de cabeza o AAT) hará que éste desaparezca. (Usted encontrará soluciones para tratar el dolor de dientes en la página 147, jaquecas en la página 293. *Véase* también Mandíbulas (Problemas de las) en la página 322 para ayuda del AAT.)

Si padece de tic *douloureux*, he aquí unas cuantas cosas que debe conocer.

Tome medicación controlada. Los doctores han encontrado que la mejor manera de controlar el dolor del tic *douloureux* es mediante una terapia a base de medicamentos. Con frecuencia se prescriben anticonvulsivos o medicamentos similares como la carbamacepina, que afecta directamente los nervios.

Considere la posibilidad de cirugía cuando fallen los medicamentos. Una operación menor que consiste en insertar una aguja especial en el nervio a través de la mejilla puede detener el dolor. Pero la otra cara de la moneda es que hay una pérdida de sensibilidad en el área del nervio.

Rubor

CUÁNDO CONSULTAR A SU MÉDICO

- Su rubor es recurrente.
- Se ha expuesto demasiado al sol y también experimenta calambres musculares.
- También se siente mareado, o tiene fiebre o escalofríos intensos.

LO QUE SU SÍNTOMA LE DICE

*T*enía como 12 años, soñaba despierto durante la clase de latín, garabateando felizmente el nombre de esa persona especial en la parte trasera de su cuaderno. Entonces usted volteaba y veía al objeto de su afecto leyendo por encima de su hombro.

¿Recuerda esa sensación? Sus mejillas parecían tener flamas y su mejor amigo le informaba en voz alta que estaba usted tan rojo como un betabel.

Bueno, algunos de los mismos sentimientos que lo ruborizaron a los 12 pueden ruborizarlo como adulto. El estrés, la vergüenza o la ansiedad pueden producir un aumento súbito en la temperatura, que su cuerpo trata de bajar al dilatar todos los vasos sanguíneos cercanos a la superficie de la piel. El resultado: un rubor color de rosa.

También es perfectamente normal verse y sentirse ruborizado después del ejercicio o del sexo, dicen los médicos. Lo mismo, después de varias bebidas alcohólicas o de una comida muy condimentada o sazonada con glutamato monosódico.

Si usted es mujer, puede tener razones especiales para ruborizarse. Durante el embarazo, los cambios hormonales en su cuerpo y el aumento de la presión sanguínea pueden causar rubores ocasionales. Después, durante la menopausia, la disminución de estrógeno puede anunciarse a sí misma con bochornos que incluyen rubor intenso, de acuerdo con el doctor John E. Midling, consejero del Departamento de Medicina Familiar y Comunitaria en el Colegio Médico de Wisconsin, en Milwaukee.

Cualquier causa de alta temperatura puede causar rubor. La fiebre por una infección, la exposición al calor, quemaduras por sol o deshidratación, todas pueden causar que su termostato interno produzca el rubor.

Además, cualquier enfermedad crónica que afecte la circulación, desde diabetes hasta problemas cardiacos, puede producir rubor, dicen los doctores. Una tiroides muy activa también puede producirlo.

Algunos medicamentos, particularmente los que se toman para reducir la presión sanguínea elevada o los niveles de colesterol, pueden causar que se ruborice como efecto colateral. Ruborizarse es una reacción común a las dosis seguras, pero altas, de la vitamina B niacina, tomada bajo la forma de ácido nicotínico.

ALIVIO DEL SÍNTOMA

Ya sea que esté propenso a ruborizarse en tonos de rosa o que parezca más como un jitomate maduro, aquí encontrará ayuda.

Observe lo que come y bebe. El alcohol, las especias fuertes y el glutamato monosódico son las causas dietarias primordiales del rubor, asegura el doctor Robert Wesselhoeft III, director de medicina familiar en la Escuela de Medicina de la Universidad Tufts, en Boston. Evite cocteles, retire el curry y el jengibre de su especiero y lea las etiquetas para detectar el glutamato monosódico en los alimentos preparados, sugiere.

Evalúe su estrógeno. Si está cerca de la edad de la menopausia, pida a su médico que verifique sus niveles de estrógeno, sugiere el doctor Oliver Cooper, profesor de medicina familiar y comunitaria en el Colegio de Medicina del Centro de Ciencias de la Salud de la Universidad A & M de Texas, en el College Station. Pregunte si es candidato a terapia de sustitución hormonal, lo que puede ayudarle ante los saltos hormonales y detener el rubor.

Maneje el calor. Si ha estado realizando todo bajo el sol, he aquí cómo manejar el agotamiento por calor, dice el doctor Harry Greene, jefe de medicina general en el Colegio de Medicina de la Universidad de Arizona, en Tucson.

579

"Póngase en la sombra y enfríese con un ventilador o agua fría. Si toma bebidas frías no le perjudicará, pero tómelas lentamente. Demasiado puede hacerle vomitar", advierte.

Revise sus medicamentos. Sería recomendable revisar con su médico cualquier medicina que pudiera estar tomando, prescrita o que no requiere de receta, dice el doctor Greene. Puede estar experimentando el rubor como un efecto colateral.

Si toma niacina para controlar el colesterol elevado en sangre o por cualquier otra razón, su médico puede sugerir que tome aspirina hasta una hora antes de tomar el suplemento, opina el doctor Greene. La aspirina bloquea la producción de prostaglandinas, las hormonas que contribuyen a la respuesta del rubor.

Pida ayuda a su médico. Hay muchas causas para los episodios repetitivos de rubor. Su médico podría prescribirle tratamiento adecuado. Por ejemplo, si tiene la tiroides demasiado activa, su médico puede recetarle medicamentos para cortar su producción de hormonas.

Véase también Bochornos.

S

Salivación excesiva

*L*a salivación excesiva es uno de los síntomas benignos médicamente (aunque suicidas en términos sociales) que los médicos no han podido comprender. No saben cómo evitar el flujo.

Pero si su problema es la salivación excesiva, saber que los médicos no saben qué hacer no resulta de gran ayuda. Sin embargo, usted podría encontrar algún consuelo en saber *por qué* sus llaves no se cierran.

Algunas mujeres experimentan un aumento pronunciado de saliva al corto tiempo de embarazarse, dice Maureen Van Dinter, enfermera clínica especialista en el Departamento de Medicina Familiar y Práctica en la Universidad de Wisconsin, en Madison. El aumento del flujo de saliva causa una dificultad molesta para tragar y para hablar hasta el parto, cuando el flujo retorna a la normalidad, tan misteriosamente como empezó.

"Sus mejillas se inflan como las de una ardilla por las glándulas salivales hinchadas y la parte interior de su boca se pone muy roja e irritada", agrega. A menudo se desarrolla un sabor desagradable y las mujeres se deben enjuagar constantemente la boca para evitar que la saliva les escurra por la quijada.

Se ha dado muy poca atención a este problema y, al paso de los años, muchos médicos lo han menospreciado como psicosomático, dice Van Dinter: "Se ha causado mucha inquietud al decir a estas mujeres que están locas, que todo está en sus mentes. Pero no está en sus mentes. Está en sus bocas."

El exceso de salivación se puede presentar después de dejar de tomar algunos medicamentos. Todo un compendio de medicinas pueden secar su boca, como efecto colateral, de acuerdo con el doctor Louis M. Abbey, profesor de patología bucal en la Escuela de Odontología del Colegio Médico de Virginia/Universidad Commonwealth de Virginia, en Richmond. "Una vez

581

que se retira el medicamento, su flujo de saliva regresa a lo normal, pero usted *siente* como si su boca estuviera inundada y escurriendo", añade.

Las personas que obtienen dentaduras totales o puentes por primera vez, también notan un aumento en su flujo de saliva, dice el doctor Abbey. "La presencia de cualquier cosa en su boca estimula la producción de saliva y algunas personas que reciben una dentadura parcial o un puente por primera vez, tienen la sensación de que materialmente se ahogan en saliva."

Los trastornos que afectan los impulsos mente-cuerpo, como el padecimiento de Bell, la enfermedad de Parkinson, un infarto, pueden impedir la capacidad de las personas para deglutir correctamente o para mantener sellados sus labios, informa el doctor Michael W. Dodds, quien tiene maestría en cirugía dental y es profesor asistente en el Departamento de Odontología Comunitaria en el Centro de Ciencias de la Salud de la Universidad de Texas, en San Antonio.

ALIVIO DEL SÍNTOMA

Muchas técnicas se han intentado para disminuir el flujo de saliva, pero muy pocas funcionan, dice Van Dinter. Con la cirugía, los médicos pueden corregir la dirección de los ductos salivales para que drenen directamente hacia la garganta, pero, afirma el doctor Dodds, "no lo recomendaría". Aquí hay algunas medidas menos dramáticas.

Sorba o chupe. Las mujeres embarazadas han experimentado con toda clase de remedios: tabletas, tragos frecuentes de agua, comidas frecuentes en cantidades pequeñas, para poder manejar el exceso de saliva, eliminar el mal sabor de boca y ayudar a deglutir. A veces funciona, pero generalmente no, comenta Van Dinter. Inténtelas todas y vea si alguna funciona en usted.

No la seque con medicinas. El exceso de saliva no es lo suficientemente serio para que lo "cure" con drogas que secan su boca como efecto colateral; esta precaución es triple para las mujeres embarazadas, ya que los fármacos pueden dañar al feto.

Salpullido

CUÁNDO CONSULTAR A SU MÉDICO

- Le sale un salpullido cuando toma un medicamento.
- También se siente enfermo o tiene fiebre.
- El salpullido le arde, le pica, se despelleja o se hacen ampollas.
- De pronto tiene una jaqueca fuerte, se siente aletargado o tiene pequeños puntos negros o púrpura sobre la mayor parte de la piel.
- Le sale un salpullido tipo "ojo de buey" rojo, siempre que lo muerde una garrapata, aun meses después.
- Más de una persona en su ambiente tiene el mismo tipo de salpullido.
- Desarrolla el salpullido en una zona sobre la mejilla o el puente de la nariz, con forma de mariposa.

LO QUE SU SÍNTOMA LE DICE

*P*arece como si le hubieran espolvoreado pimienta en la espalda, tuviera un diseño de unir puntos en color púrpura sobre su brazo, o la constelación de Orión en su cara. Está abultado o terso, seco o húmedo, caliente o frío. Pica, da comezón, arde o se siente normal. Va y viene o permanece. Es salpullido.

Los salpullidos tienen diferentes formas, pero generalmente son erupciones cutáneas, dice el doctor Stuart M. Brown, profesor clínico de dermatología en la Escuela Médica de la Universidad del Suroeste de Texas, en Dallas. El mensaje principal que envía un salpullido es que su cuerpo simplemente no está "contento" con algo; y puede no estar feliz con casi cualquier cosa que esté sucediendo, o donde esté colocado, o con lo que haya cerca, desde nueces que le ocasionen alergia hasta padecimientos infecciosos letales.

ALERTA ANTE LAS ALERGIAS

Los salpullidos son uno de los síntomas más comunes de alergias, explica el doctor Glenn Kline, alergólogo y profesor asistente clínico de pediatría en

583

la Universidad de Texas, en Houston. Las alergias pueden ser sistémicas (toman un curso por el cuerpo, pero asoman a través de la piel como un salpullido) o localizadas (causan puntos en zonas específicas). A menudo son causadas por algo que comió: huevos, leche, frijoles de soya, pescado, cacahuates y el trigo son los culpables más comunes. También pueden ser causadas por algo que usted tocó; el ejemplo clásico es el de la ortiga.

También hay ya algunos salpullidos alérgicos modernos: los químicos en la ropa, filtros solares, conservadores y fragancias en muchos cosméticos son algunos agresores, dice el doctor Ivor Caro, dermatólogo y profesor asociado de medicina en la Escuela de Medicina de la Universidad de Washington, en Seattle. Usted podría pensar que un salpullido surge cuando usted es tocado por algún material agresivo, pero no; el barniz de uñas y el fijador de cabello, por ejemplo, con frecuencia causan salpullido en los párpados.

"Una de las cosas más interesantes actualmente es la alergia al látex", comenta el doctor Kline. A medida que más y más personas usan guantes de látex para prevenir enfermedades, se presentan más y más casos de salpullidos. Esta clase de alergia puede ser peligrosa, alerta el doctor Kline, porque parte del equipo de primeros auxilios en emergencias, así como los guantes de cirujanos, contienen látex. ¡Lo último que usted quisiera sería un salpullido en su vesícula biliar o en una herida abierta! Si usted es alérgico al látex o a otros materiales, su médico puede proporcionarle un brazalete de alerta médica para que lo use en todo momento.

Los salpullidos también pueden aparecer en reacción a los antibióticos u otros medicamentos.

Salpullido por infecciones

Una amplia variedad de padecimientos infecciosos pueden anunciar su presencia en el cuerpo con un salpullido que los delata. Estos padecimientos incluyen infecciones bacterianas, como impétigo; infecciones virales como varicela, e infecciones por hongos y levaduras, como el pie de atleta y algunos tipos de seborrea. Los salpullidos también pueden acompañar a la piel reseca, eczema u otras enfermedades de la piel.

Los parásitos también pueden causar salpullido. La escabiasis, por ejemplo, es causada por un parásito que se aloja en la piel suave entre los dedos, en la muñeca y a veces en los genitales o en cualquier otro lugar. Causa un salpullido con comezón muy intensa dondequiera que haga túnel. (La comezón puede desarrollarse antes del salpullido.) La escabiasis es muy contagiosa y debe ser atendida por un dermatólogo, quien a menudo puede encontrar los parásitos microscópicos en la piel, dice el doctor Caro.

ALIVIO DEL SÍNTOMA

Los salpullidos son tan difíciles de descifrar que quedan fuera de los autodiagnósticos y de los tratamientos que no requieren de receta médica, alerta el doctor Leonard Swinyer, profesor clínico de dermatología en la Universidad de Utah, en Salt Lake City.

Prepárese para llevar cualquier salpullido persistente no identificado con el dermatólogo, donde tendrá mucho de qué hablar. Para poder señalar la razón del mal, el médico le preguntará qué alimentos consume, qué medicinas toma, qué mascotas tiene, cómo es su casa, su centro de trabajo, qué ropa usa y antecedentes médicos familiares, explica el doctor Caro.

Si la causa de su salpullido no resulta obvia después de esto, el médico puede iniciar pruebas para ver si éste puede surgir "sobre pedido", colocando pequeñas cantidades de varias sustancias colocadas sobre la piel, dice el doctor Kline. Pero hasta que llegue al doctor, aquí hay algunos cuantos consejos que puede intentar.

Pida cortisona. Lo primero a intentar en un salpullido que ocasiona comezón es ponerse crema de hidrocortisona al 1%, sugiere el doctor Lon Christianson, experto en psoriasis en la Clínica Dermatológica en Fargo, Dakota del Norte, y vocero de la Academia Americana de Dermatología. Úntela sobre el salpullido inflamado o con comezón dos veces al día. Si no muestra signos de curación después de cinco o seis días, vea a su médico. Use cortisona sólo si el salpullido *no está* infectado, advierte el doctor Christianson. Un salpullido infectado puede estar más inflamado y posiblemente se hinche y produzca pus.

Mire a su alrededor. Si alguien cerca de usted se está rascando y usted también, podría tener escabiasis. Si es así, un dermatólogo puede prescribirle medicamentos para terminar con los parásitos.

No permita que su ropa lo irrite. Si tiene salpullidos a menudo es buena idea reducir el número de químicos que utiliza para lavar su ropa. Use un jabón o detergente y olvídese de suavizantes y aromatizantes; o mímese usando jabones suaves para lavandería, de los que se recomiendan para lavar ropa de bebé. También puede ayudar si utiliza dos veces el ciclo de enjuague para la ropa en la lavadora.

Combata los hongos. Los salpullidos por hongos, como el del pie de atleta y las infecciones por levaduras, pueden ser tratados con una crema fungicida.

585

Estos padecimientos primero deben ser diagnosticados por un médico, para que sepa exactamente con qué está tratando.

Aléjese de las ortigas. Si toca ortigas o hiedra venenosa, lave con rapidez el área y así puede salvarse de una semana o más de un salpullido muy desagradable. Si perdió su oportunidad y tiene uno con ampollas y comezón, tome un antihistamínico oral, aconseja el doctor Kline. Aléjese del agua caliente, que empeorará la comezón. Y *nunca* coma hojas de ortiga, advierte el doctor Kline. Este "remedio" antiguo puede resultar fatal en individuos muy sensibles.

Sangrado después del coito

CUÁNDO CONSULTAR A SU MÉDICO

- Experimenta sangrado después del coito, en cualquier momento fuera de su periodo menstrual.

LO QUE SU SÍNTOMA LE DICE

*A*unque el sexo exuberante o agitado pueda causar sangrado ocasional, la infección es la sospechosa más probable. La aspirina, los medicamentos que adelgazan la sangre o las píldoras anticonceptivas también pueden causar sangrado después del coito. Y usted deseará descartar la posibilidad de que su compañero sea quien tiene el problema.

Los pólipos cervicales benignos pueden sangrar cuando los toca durante el coito. Rara vez el sangrado puede resultar por los cambios anormales en las células del cérvix, algunos padecimientos sanguíneos o cáncer uterino.

ALIVIO DEL SÍNTOMA

*A*unque no es de preocupar, una visita con su médico puede ayudarle a aclarar la causa de esas manchas.

586

No lave la evidencia. Su sangrado poscoito es un síntoma, no un crimen. Así que no se duche antes de ver al doctor, sugiere el doctor Roger Smith, profesor de obstetricia y ginecología en el Colegio Médico del Hospital y Clínica de Georgia, en Augusta. Es importante que su médico pueda ver la fuente del problema.

Afine su prescripción. En ocasiones las píldoras anticonceptivas en dosis bajas pueden causar hipoplasia, un revestimiento del útero demasiado delgado, que en su momento puede causar el sangrado después del sexo. Omitir una píldora o tomarla después también puede desencadenar el sangrado, lo que resulta intrascendente y no es una señal de peligro, aclara el doctor Smith. Su médico puede necesitar cambiar su prescripción para eliminar el sangrado.

Elimine el "...itis". Las hormonas pueden interactuar con bacterias genitales normales para crear irritación cervical (cervicitis). La cervicitis es una de las causas más frecuentes de sangrado después del coito y que con mayor frecuencia causa manchas, no sólo después del sexo. Por lo regular no es peligrosa, señala el doctor John Grossman, ginecólogo en el Hospital y Centro Médico de la Universidad de Washington, en Washington, D.C., y puede tratarse con cremas antibióticas. (Los antibióticos también pueden curar la vaginitis, que en ocasiones causa sangrado.) Si padece una irritación persistente, su médico puede recomendar la cauterización, un procedimiento quirúrgico sencillo.

Cancele la clamidia. Si su médico encuentra una infección por clamidia, usted necesitará de antibióticos tipo tetraciclinas o de una familia de medicinas llamadas quinolonas fluoradas, comenta el doctor Grossman.

Elimine los pólipos. Los pólipos endocervicales, que se desarrollan en racimo y que surgen en el cérvix, pueden causar sangrado al oprimirlos durante el coito. Su médico puede recomendarle extirparlos quirúrgicamente, que por lo general es un procedimiento muy sencillo que realiza en el consultorio, dice el doctor Grossman.

Actualice su Papanicolau. Un médico que encuentre células anormales en su examen del Papanicolau puede recomendar cirugía menor, o criocirugía (que elimina las células por congelación), o cauterización (que mata las células con calor).

Sangrado posmenopáusico

CUÁNDO CONSULTAR A SU MÉDICO

- Tiene cualquier sangrado después de la menopausia: ligero o profuso.
- Está en terapia de sustitución hormonal y su sangrado no está en el ciclo que su médico le indicó que podría esperar.

LO QUE SU SÍNTOMA LE DICE

*A*unque la menopausia ha salido del armario en los años recientes, todavía hay muchas mujeres que recuerdan que se la mencionaba delicadamente como un cambio de vida. La forma actual en que las mujeres enfrentan la menopausia podría ser como decir: "¿Qué más hay de nuevo? ¡La vida *es* cambio!"

Uno de los cambios que la menopausia traerá a su cuerpo es el fin de su periodo menstrual normal. Sin embargo, esto no significa que cese repentinamente. Es muy común que las mujeres que pasan por la menopausia tengan ciclos irregulares durante varios años, aclara el doctor Brian Walsh, profesor asistente de ginecobstetricia y biología reproductiva en la Escuela Médica de Harvard y director de la Unidad de Menopausia en el Hospital Brigham de Mujeres, en Boston.

El sangrado después de la menopausia tiene varias causas. Los niveles más bajos de estrógeno pueden causar el adelgazamiento de las paredes vaginales, que son más susceptibles de sangrar, explica el doctor Walsh. Los tumores en el útero pueden causar sangrado e incluso algún sangrado posmenopáusico puede provenir de la vejiga o del recto, agrega.

Usted puede estar preocupada porque su sangrado pudiera ser un signo de cáncer. En realidad es posible, pero el cáncer uterino tiene un altísimo porcentaje de curación si se le detecta con oportunidad, asegura el doctor Walsh. Como el sangrado es un signo temprano de advertencia, es posible una cura hasta en 95% de los casos.

ALIVIO DEL SÍNTOMA

*P*or fortuna hay una amplia variedad de tratamientos y curas para el sangrado después de la menopausia. Los pólipos o fibromas en el útero pueden extirparse con técnicas microquirúrgicas; las infecciones pueden tratarse con antibióticos y el estrógeno puede ayudar a que los tejidos vaginales sanen, afirma el doctor Walsh.

Conserve un calendario. Si usted toma terapia de sustitución de hormonas, debería llevar un registro de su ciclo y consultar a su médico cada seis meses o un año, aconseja la doctora Verónica Ravnikar, profesora de obstetricia y ginecología de la Unidad de Esterilidad y Endocrinología Reproductiva en el Centro Médico de la Universidad de Massachusetts, en Boston. "Asegúrese de preguntar a su médico qué tipo de sangrado debe esperar", añade.

Planee la protección. Si su examen del Papanicolau indica displasia, puede ayudar a protegerse de otra exposición a los virus que pueden ser responsables de ella, escudando el cérvix con un diafragma o usando un condón durante el coito. La displasia es el aumento en la actividad de las células del cérvix, que puede llevar al cáncer si no recibe tratamiento. Puede ser curada con criocirugía y la posible excisión cervical, seguida por vigilancia cuidadosa mediante exámenes del Papanicolau.

Deje el cigarrillo. La suspensión del hábito de fumar también le ayudará a mantener su cérvix saludable. Varios estudios han mostrado una relación entre el tabaquismo y el cáncer cervical.

Sed

CUÁNDO CONSULTAR A SU MÉDICO

- Experimenta mucha sed, aumento del apetito y orina en exceso.
- También tiene muy resecos los labios, la piel o la boca.
- También se siente débil o fatigado.

LO QUE SU SÍNTOMA LE DICE

La sed trabaja en forma similar a la luz de la temperatura en su auto: se enciende cuando los líquidos están bajos.

Esos líquidos pueden bajar por el exceso de sudoración, vómito, diarrea, fiebre, bochornos, quemaduras de sol o por dieta. Aun el permanecer sentado durante horas en la cabina seca de un avión puede costarle hasta medio litro o más de agua por la evaporación por la piel y el aliento. Los diuréticos o los medicamentos de esteroides también pueden deshidratar el cuerpo.

A medida que sus niveles de líquido disminuyen, su cuerpo roba agua de la saliva, haciendo que su boca se sienta seca y como con algodón. Si en este punto no remplaza los líquidos, empezará a sentirse cansado, débil y con jaqueca. A medida que la deshidratación avanza, podría experimentar mareos y otros síntomas severos.

Todo parece muy simple: la boca seca significa que tome un trago. Sin embargo, la primera señal no siempre es confiable, si está paseando en una montaña bajo el sol de medio día, podría estar deshidratado en forma significativa antes de que empiece siquiera la sensación de sed, de acuerdo con el doctor Beau Freund, fisiólogo investigador en el Instituto de Investigación de la Armada de los Estados Unidos sobre Medicina Ambiental en Natick, Massachusetts.

Otra clase de sed, la sed continua, sin importar cuánto beba, acompañada de un apetito insaciable y orinar con frecuencia, puede ser la señal de la diabetes en adultos, del tipo II.

Ésta es la forma más común de diabetes y, como su nombre lo dice, ataca a las personas después de los 40 años. El problema es que el cuerpo tiene demasiada azúcar en la sangre (glucosa). El cuerpo intenta diluir la acumulación de azúcar en la corriente sanguínea extrayendo líquidos de las células.

ALIVIO DEL SÍNTOMA

"La sed es un síntoma de advertencia que debería ser atendido", previene el doctor Freund. Aquí hay algunos lineamientos.

Beba antes de sentirse sediento. No siempre puede depender de la sed, dice la doctora Liz Applegate, nutricionista del deporte en la Universidad de California, en Davis. Esto es especialmente cierto a medida que envejece, ya que los años tienden a adormecer su sensación de sed. Beber media taza de agua cada hora controlará la deshidratación media, sugiere. Sin embargo, necesitará más si está sudando o si el aire está caliente o seco. Muchos médicos recomiendan beber ocho vasos con 240 ml de agua al día.

Permita que su orina sirva de guía. Para prevenir la deshidratación necesitará beber lo suficiente para que su orina esté clara, y no pálida o de color amarillo oscuro, dice la doctora Applegate. La orina clara significa que tiene su cuerpo hidratado, dice.

Mantenga agua, agua por todas partes. Use ayudas visuales para recordarle beber líquidos suficientes. Por ejemplo, mantenga una botella llena de agua en el centro de su refrigerador. Lleve un suministro de líquidos en un recipiente portátil para su escritorio y automóvil también.

Beba antes, durante y después del ejercicio. Mientras se ejercita, puede perder hasta dos litros de líquidos antes de notar que tiene sed. "Para estar seguro, necesita beber como media taza 15 minutos antes del ejercicio, después cada 15 minutos mientras lo realiza y después de ejercitarse", aconseja la doctora Hinda Greene, asesora de medicina interna en la clínica de Cleveland-Florida, en Fort Lauderdale. Si se siente débil y cansado durante el ejercicio, deténgase y beba un poco.

Para sesiones prolongadas en que sude mucho, trate con bebidas para deportistas. Cuando se ejercita mucho, por más de dos horas, suda mucha agua y minerales, llamados electrólitos, que ayudan a transmitir las señales nerviosas a los músculos. "Beber agua simple no es suficiente para reemplazar esas partículas (previene la doctora Greene). Se sentirá mejor con bebidas para deportistas." Contienen sal para ayudarle a retener agua, electrólitos como potasio y también glucosa, un carbohidrato que acelera la absorción y que brinda energía. (Si tiene diabetes, o presión sanguínea elevada, o si está tomando un diurético por prescripción, pregunte a su médico antes de usar esos productos.)

Beba agua dura. Al ablandar el agua se le retiran el calcio y el magnesio y se les sustituye con sodio. Esto puede desencadenar la sed, dice la doctora Greene. Si tiene un sistema ablandador de agua en casa, quizá quiera considerar retirarlo, o al menos asegurarse de que su agua del grifo sea dura.

Verifique sus medicamentos. Permita que su médico sepa que usted piensa que su diurético o esteroide le está causando sed, sugiere la doctora Green. Una dosis más baja podría curar los síntomas.

Busque a su médico para una prueba sanguínea. La diabetes no es un padecimiento para autorrecetarse. "Si su sangre contiene niveles altos de glucosa, necesitará trabajar con su médico para controlarla", dice el doctor

591

Richard Guthrie, profesor de pediatría en la Escuela de Medicina de la Universidad de Kansas y director del Centro de Diabetes en el Hospital de San José, en Wichita. La Asociación Americana de Diabetes recomienda un programa supervisado, que incluya tanto dieta como ejercicio.

Semen con sangre

CUÁNDO CONSULTAR A SU MÉDICO

- Aparece sangre en su semen en más de tres ocasiones.
- El semen con sangre se acompaña de cualquier dolor en el área, entre sus genitales y el ano, o por la necesidad frecuente y urgente de orinar.
- Tiene más de 50 años.

LO QUE SU SÍNTOMA LE DICE

*P*robablemente lo notará después de hacer el amor y lo aterrorizará. Pero relájese. Los doctores dicen que no hay motivo de alarma inmediata.

Ya sea que aparezca la sangre como hilos rojos o que tiña su eyaculación completa en color rojo óxido, por lo regular es inofensiva y probablemente desaparecerá por sí sola.

"La sangre en el semen es muy común. Generalmente es benigna", aclara el doctor Bruce H. Blank, profesor clínico asociado de urología en la Escuela de Medicina de la Universidad de Ciencias de la Salud en Oregon, en Portland. "No encontramos la causa en la mayor parte de los casos y aun cuando encontremos la causa, en general no es un problema médico amenazador."

En otras palabras, el semen con sangre casi nunca es serio (ni es un signo de cáncer, como muchos creen). Una infección menor puede en ocasiones causar la aparición de sangre en el semen, de acuerdo con el doctor Blank. Ocasionalmente y en especial en los hombres mayores, es un signo de un problema urinario o de la próstata. En casi todos los casos la sangre desaparece en un plazo de tres semanas.

592

ALIVIO DEL SÍNTOMA

He aquí lo que su médico podría hacer y sugerir para terminar con las emisiones de sangre.

Deje la aspirina en la repisa. A menos que se los prescriban, no tome medicamentos que adelgacen la sangre o prevengan la coagulación. "No tome aspirinas porque estará más propenso a sangrar con mayor facilidad", aconseja el doctor Blank. Si no sabe si los medicamentos que está tomando recaen dentro de esta categoría, pregunte a su médico o farmacéutico.

Siga adelante. Disfrute. No hay necesidad de temer hacer el amor, dice el doctor Blank. No puede lastimarlo a usted, ni a su pareja.

Pida ayuda médica. Consulte a su médico si todavía ve sangre en su semen después de tres semanas, si siente cualquier dolor al eyacular u orinar, o si tiene más de 50 años. Ya sea que tenga una infección menor o prostatitis, la prescripción será la misma: antibióticos, probablemente tetraciclina o doxiciclina. "Como el médico no siempre puede determinar la causa (aclara el doctor Blank), el antibiótico al menos brindará la seguridad de que se está tratando una posible infección."

Prepárese para una prueba. Durante la visita al consultorio, su médico podría querer examinar su próstata y realizar una cistoscopia: un examen de su vejiga y uretra con un pequeño aparato óptico. "Si la sangre es persistente, debemos asegurarnos de que no haya un tumor o un pólipo", explica el doctor E. Douglas Whitehead, urólogo, codirector de la Asociación sobre Disfunciones Sexuales Masculinas en la ciudad de Nueva York, y profesor clínico asociado de urología en la Escuela de Medicina Monte Sinaí de la Universidad de la ciudad de Nueva York.

Senos con bultos

CUÁNDO CONSULTAR A SU MÉDICO

- Si encuentra cualquier bulto extraño, nódulo, hinchazón o hundimiento en uno de sus pechos.

LO QUE SU SÍNTOMA LE INDICA

*P*or lo que respecta a los senos, hay mucho que recae bajo el término "normal": grande, chico, en forma de pera, inclinado hacia abajo. Los senos de las mujeres se ven diferentes y pueden *sentirse* diferentes.

En muchas mujeres el tejido en la base de cada seno es grueso y en forma de cresta, lo que le da la sensación grumosa. Para muchas mujeres es perfectamente normal una cierta cantidad de protuberancias. De hecho, es muy común en mujeres por encima de los 40 años la queja porque sienten sus pechos grumosos.

Los senos de la mujer pueden sentirse grumosos justo antes de su periodo menstrual. En esta etapa del mes, experimentan un alza en las hormonas femeninas: estrógeno, progesterona y prolactina. Esas hormonas estimulan el tejido fibroso del seno y crecen y retienen líquidos. Una vez que se inicia el periodo menstrual, su cuerpo reabsorbe el exceso de tejido y líquido. Pero a medida que la mujer crece, una cierta cantidad del exceso de tejido fibroso permanece, haciendo que los senos se sientan grumosos. Esto se llama a menudo enfermedad del seno fibroquístico, pero muchos doctores dicen que es erróneo referirse a esos grumos como a una enfermedad. Después de todo, simplemente podrían ser una parte natural del seno de una mujer mayor.

¿Por qué toda esta plática sobre grumos normales? La respuesta es simple. Porque el cáncer del seno primero se anuncia en forma de grumo (a menos que se detecte antes en una mamografía), las mujeres tienden a sentir pánico cuando encuentran alguno. De hecho, la gran mayoría de los grumos no son cancerosos.

Un bulto movible y oprimible, que se siente como una uva y sobresale del resto de los grumos probablemente sea un quiste. Esos sacos llenos de líquido se originan cuando los conductos de la leche se tapan y no drenan. Los quistes pueden ser dolorosos, pero no causan cáncer. Y por lo general desaparecen cuando llega su periodo.

Un nódulo que no se mueve y se siente duro como un frijol seco o un chícharo es motivo de preocupación. Los bultos duros, inamovibles *pueden* (pero no siempre) contener células cancerosas.

Los nódulos movibles, como canicas, probablemente sean inflamaciones no cancerosas, conocidas como fibroadenomas. Las protuberancias firmes e irregulares del tejido del pecho son causadas probablemente por alguna lesión en el seno o un furúnculo cerca de la superficie del mismo. Un área inflamada

594

en forma de cuña cerca del pezón probablemente sea un conducto de leche infectado.

ALIVIO DEL SÍNTOMA

Cuando se habla de bultos, no adivine usted misma. Si encuentra un bulto que le preocupe, o cualquier cosa en sus senos no se siente bien, pida a su médico que la examine. Aquí hay algunas cosas ante las que debe estar alerta.

Haga que un experto eduque sus dedos. La mejor forma de familiarizarse con el terreno es hacer que un profesional de la salud examine sus senos con usted la primera vez, dice la enfermera Kerry McGinn, coordinadora en el Centro de Cuidado del Seno de la Universidad de California, en San Francisco, y autora de *The Informed Woman's Guide to Breast Health*.

"La guía por parte de un médico o una enfermera ha salvado a mujeres de tener un ataque de pánico cuando descubren un bulto grande y duro, que resulta ser la punta de una costilla", comenta.

Mantenga un registro mensual. Esto facilita recordar cómo se sentían sus senos el mes pasado. El mejor momento para realizar un autoexamen del pecho es de una semana a 10 días desde el primer día del periodo, cuando sus pechos están menos sensibles y se sienten menos grumosos, de acuerdo con la enfermera Rosalind Benedet, quien practica en el Centro de Salud del Seno en el Centro Médico California Pacífico, en San Francisco. Si usted ya no tiene menstruaciones o está tomando terapia de sustitución hormonal, examínese los senos el primer día de cada mes. Sin importar el método para autoexaminarse que elija, es buena idea que sea consistente. De esa forma podrá reconocer cualquier cambio que ocurra.

Recuéstese bien. Será más fácil detectar cualquier bulto pequeño, sobre todo en senos grandes, si está bien acostada, con un brazo levantado sobre su cabeza. Con las yemas de los dedos de la otra mano, presione con firmeza sobre su pecho, siguiendo un patrón de círculos concéntricos, hacia afuera del pezón hasta que haya examinado todo el seno, incluyendo el pezón y la areola. Debería examinar también el área arriba del seno, hacia la clavícula y el área axilar. Si ha ganado o perdido peso, puede encontrar grumos que antes nunca sintió. (Es normal la cresta firme en la curva inferior de cada seno.)

Programe un mamograma. Los rayos x en el seno pueden encontrar un bulto dos años antes de lo que usted o su médico podrían, según muestran los estudios. Tres cuartas partes de las protuberancias que se muestran en los mamogramas se convierten en quistes, masas de tejido o depósitos de calcio. La Sociedad Americana del Cáncer recomienda realizarse el primer mamograma a los 40, después practicarse uno cada uno o dos años hasta los 50. Después, debe practicarse uno cada año.

Intente la prueba de la aguja. Si tiene un quiste tipo ampolla, su médico puede querer drenarlo con una aguja, mediante un procedimiento simple, en el consultorio. Si se desinfla, que es lo más probable, entonces usted sabrá que no es canceroso, de acuerdo con el doctor Robinson Baker, profesor de cirugía y oncología en la Escuela de Medicina de la Universidad Johns Hopkins, en Baltimore.

Prepárese para más pruebas de diagnóstico. Si el quiste no drena, quizá la envíen a tomarse un mamograma o ultrasonido, para determinar la forma y el tamaño de la protuberancia. Su médico entonces podría realizar una biopsia con aguja (remover quirúrgicamente una muestra de tejido) para analizar las células de su seno en busca de anormalidades.

"Una biopsia es la única forma definitiva de diagnosticar un bulto", dice el doctor Baker. Si la protuberancia es pequeña, el cirujano puede extirparla por completo durante la biopsia. Si es grande, sólo se retira una sección para analizarla. Si se encuentra cáncer, entonces usted y su médico pueden decidir entre una lumpectomía, en la que se retira el bulto más un poco del tejido sano circundante y los nódulos linfáticos axilares, o una mastectomía, que es extirpar todo o parte del seno.

PLAN PARA PERMANECER LIBRE DE BULTOS

Al limitar los factores que influyen en la producción excesiva de estrógeno, usted podría ser capaz de prevenir las protuberancias. Aquí hay algunos consejos.

Evite alimentos altos en grasas. Las grasas promueven el desarrollo de los senos y la retención de líquidos, de acuerdo con la doctora Susan Lark, directora de PMS y de la Clínica de Autoayuda en Menopausia en Los Altos, California, y autora de *Premenstrual Syndrome Self-Help Book* y *Menopause Self-Help Book*. "La grasa se convierte en estrógeno, que promueve el tejido en los senos y también aumenta la retención de líquidos y sales, lo que empeora los quistes", señala. Recomienda adoptar una dieta basada en granos enteros, frutas y vegetales, para ayudar a prevenir los grumos.

596

Sea amiga de las hojuelas de salvado. Si aumenta su ingesta de alimentos ricos en fibra puede ayudar a absorber el exceso de estrógeno y moverlo fuera del cuerpo. "Si el estrógeno no se elimina y permanece en altos niveles en el cuerpo, promoverá la retención de líquidos y estimulará el desarrollo de grumos en el seno", explica la doctora Lark. De nuevo, la dieta ideal consiste fundamentalmente en granos enteros, frutas y vegetales.

Pierda el exceso de kilos. "Trate de mantener el peso ideal para su estatura", aconseja el doctor Robert London, profesor asistente clínico de obstetricia y ginecología en la Escuela de Medicina de la Universidad Johns Hopkins, en Baltimore. La obesidad se relaciona con niveles altos de estrógeno en la sangre, añade, y la coloca también con mayor vulnerabilidad ante el cáncer en el seno.

Senos con cambios

CUÁNDO CONSULTAR A SU MÉDICO

- Descubre un bulto extraño.
- Tuvo una secreción espontánea por el pezón, piel áspera con poros agrandados, zonas rojas, un bulto o un hundimiento en el contorno de uno de sus senos.

LO QUE SU SÍNTOMA LE DICE

Si las mujeres estuvieran hechas de mármol, eternamente tendrían senos firmes, tersos y simétricos, como la estatua de Venus. Sin embargo, las mujeres de carne y hueso tienen senos que cambian constantemente.

La pérdida o ganancia de peso causa cambios en los senos. Lo mismo hacen las hormonas de la mujer. Antes de cada periodo menstrual, el alza en estrógeno y en progesterona estimulan la retención de líquidos y el desarrollo en el tejido del pecho. Los senos pueden hincharse una talla completa de sujetador cada mes, y también ponerse sensibles y grumosos. Entonces, al llegar la menopausia, pueden perder su firmeza.

Todos estos cambios en los senos son normales y no deberían causar alarma, de acuerdo con la doctora Kathleen Mayzel, directora del Centro de Seno Faulkner, en Boston. "El momento para preocuparse es cuando nota cualquier cambio súbito o inusual en la forma, textura o sensación en los senos", advierte el doctor Mayzel.

El hundimiento en la piel del seno o del pezón podría ser por la pérdida de elasticidad en los ligamentos de soporte al envejecer. Pero el hundimiento también puede ser un signo de que un tumor enterrado en los tejidos está presionando hacia la piel o los pezones. En el caso de un tumor, el hundimiento puede mostrarlo mucho antes de que la protuberancia sea lo suficientemente grande para sentirla.

ALIVIO DEL SÍNTOMA

*A*quí hay algunos consejos para ayudarle a detectar cambios en sus senos que deben notificarse al médico.

Use sus ojos para mirar por todos lados. Descúbrase hasta la cintura y párese frente al espejo con las manos sobre las caderas. Lentamente, girando de lado a lado, vea si uno de los senos se ha agrandado más que el otro. Verifique también cualquier zona esponjosa o protuberancia, áreas rojas o cambio de color en la piel, áreas más gruesas con grandes poros, o secreción con sangre pegajosa o amarilla por los pezones.

Levante los brazos sobre su cabeza. Esto tensa el tejido del seno y hace más prominente la hinchazón, el hundimiento o el abultamiento, de acuerdo con la doctora Susan Love, directora del Centro de Seno en la Universidad de California, en Los Ángeles, y autora de *Dr. Susan Love's Breast Book*. También puede dar una buena mirada si pone las manos en sus caderas y empuja sus hombros hacia adelante, agrega.

Sienta todo el pecho. Si desliza sus manos sobre un seno mojado y enjabonado es una forma rápida para verificar los cambios, dice la doctora Mayzel. Sólo asegúrese de sentir todo el seno, desde la clavícula hasta su axila, dice. Para más detalles para realizar un autoexamen del seno, *véase* Senos con bultos.

Reporte cualquier hallazgo inusual. Si encontró algo raro que no está en el otro seno, o no está segura de lo que encontró, póngase en contacto con su médico. Él o ella le ayudarán mejor a aprender lo que es o no normal y a tranquilizar su mente, concluye la doctora Mayzel.

Véanse también Amamantar (Problemas para); Senos con bultos; Senos hipersensibles; Pezones con secreción.

Senos hipersensibles

CUÁNDO CONSULTAR A SU MÉDICO

- El dolor es intenso o persiste por dos meses o más.
- Está tomando terapia de sustitución hormonal.

LO QUE SU SÍNTOMA LE DICE

Olvide el calendario. Como muchas mujeres, marque su calendario menstrual consultando sus senos. Una semana o dos antes de su periodo, los senos empiezan a doler. Después, una vez que inicia su periodo, la incomodidad pasa... sólo para empezar de nuevo el próximo mes.

Nadie ha señalado la causa exacta que produce el dolor mensual en los senos. Muchos médicos creen que está causado por el exceso de hormonas femeninas: mucho estrógeno, progesterona o prolactina. El desequilibrio en estas hormonas es otra posibilidad. En cualquier caso, el cambio mensual en las hormonas causa retención de líquido en los senos, lo que los hace sentirse hinchados e hipersensibles.

Para algunas mujeres, el dolor en los senos puede empeorar durante la década previa a la menopausia, de acuerdo con la doctora Susan Lark, directora de PMS y del Centro de Autoayuda en Menopausia, en Los Altos, California, y autora de *Premenstrual Syndrome Self-Help Book* y *Menopause Self-Help Book*. "Es cuando las hormonas femeninas están en su apogeo", añade la doctora Lark.

Sin importar la edad de la mujer, la incomodidad parece intensificarse con estrés emocional o inactividad prolongada. Las cantidades excesivas de sal, grasa y cafeína también parecen tener un impacto negativo.

La hipersensibilidad en los pechos que no desaparece en dos semanas podría ser un signo de embarazo. También podría ser por una lesión o por artritis en el cuello.

599

ALIVIO DEL SÍNTOMA

Si está experimentando dolor mensual en los senos, no necesita llegar a la menopausia para sentir alivio. Aquí están las cosas que puede hacer ahora.

Camine. El dolor de pecho puede empeorar si usted es una calentadora de bancas, de acuerdo con el ginecólogo de Boston Robert Shirley, ex director de la Clínica de Seno en el Hospital de la Mujer, en Boston. "Una caminata diaria de media hora o montar en bicicleta, pueden hacer la diferencia en esta incomodidad mensual en los senos", agrega.

Proporcione a sus senos soporte total. Usar un buen sujetador para hacer ejercicio y aun para dormir, puede ayudarle a quitar tensión sobre los tejidos sensibles, de acuerdo con la enfermera Kerry McGinn, coordinadora en el Centro de Cuidado del Seno de la Universidad de California, en San Francisco, autora de *The Informed Woman's Guide to Breast Health.*

Acolchone su sujetador. Pruebe colocar un poco de lana dentro de su sujetador normal. El material suave enviará un mensaje de comodidad a su cerebro y puede sobrepasar al mensaje de dolor, dice McGinn.

Tome un analgésico. Si toma dos ibuprofenos u otras tabletas antiinflamatorias que no requieran de receta médica tres veces al día, podría ser todo lo que necesita para mantener a raya al dolor de senos durante la semana previa a su periodo, asegura la doctora Lois Jovanoc-Peterson, endocrinóloga en la Fundación de Investigación Médica Sansum, en Santa Bárbara, y coautora de *Hormones: The Woman's Answer Book.*

Enfríe su pecho. Muchas mujeres encuentran que las compresas de hielo ayudan a aliviar el dolor, informa McGinn. Coloque una bolsa plástica llena de hielo cubierta por un lienzo contra sus senos de 10 a 15 minutos y vea si le proporciona alivio.

Imagine sus senos descansando sobre arena tibia. Este ejercicio de simple visualización puede ayudar a disipar el estrés diario y a programar su mente para aliviar el dolor, sugiere McGinn. Para empezar, siéntese en una silla cómoda, cierre los ojos y respire lenta y profundamente. Después relaje cada músculo de su cuerpo, empezando con los dedos de los pies y trabajando hasta su frente. Ahora, visualice la arena tibia envolviendo sus senos. Sostenga la imagen durante 10 minutos aproximadamente. Si siente que esto le ayuda, puede practicarlo tan a menudo como lo desee.

Haga que le ajusten las hormonas. Si está tomando terapia de sustitución de hormonas y le duelen los senos, dígaselo a su médico. "El problema generalmente puede ser resuelto al prescribir progestin (progesterona sintética) en dosis más bajas a tomarse durante más días", afirma el doctor Jovanovic-Peterson.

DIETA PARA SENOS LIBRES DE DOLOR

Aquí hay algunos remedios dietéticos que pueden ayudar a defenderla del dolor en los senos.

Olvídese de la mantequilla. Las investigaciones muestran que una dieta baja en grasas puede ayudar a aliviar el dolor en los senos al reducir los niveles de estrógeno, de acuerdo con el doctor David P. Rose, jefe de la División de Nutrición y Endocrinología en la Fundación Americana para la Salud. "Las mujeres en nuestro estudio reportaron que cuando redujeron las grasas al 20% del total de calorías, también se redujo el dolor de sus pechos", informa el doctor Rose. Un bono de la dieta baja en grasas: también puede reducir su riesgo al cáncer de seno. Puede reducir la cantidad de grasa en su dieta comiendo más frutas, vegetales y granos enteros y reducir la carne y productos lácteos.

Empiece el día con un cereal alto en fibra. La fibra en la dieta ayuda a evitar que el estrógeno sobreestimule el tejido del seno, explica el doctor Shirley. La fibra también puede ayudar a que el cuerpo se libere del exceso de estrógeno. Los cereales de salvado son grandes fuentes de fibra. Lo mismo sucede con las frutas y vegetales, especialmente aquellos que se consumen con cáscara, como manzanas, duraznos y peras.

Olvide el café. En un estudio realizado por investigadores en el Centro Médico de la Universidad Duke en Durham, Carolina del Norte, 61% de las mujeres con dolor de senos experimentaron reducción en la hipersensibilidad cuando eliminaron la cafeína en sus dietas. Aunque el estudio no fue concluyente, en verdad no le dañaría tratar de suprimir las bebidas cafeinadas como café, té y cola, aconseja la investigadora de Duke, enfermera familiar Linda Russel, del Departamento de Cirugía.

Renuncie al chocolate. Los investigadores de la Universidad Estatal de Nueva York, en Buffalo, pidieron a 102 mujeres que llevaran registro de su ingesta de sustancias que contienen metilxantina, que se encuentra en el chocolate, café, té, aspirina y algunos medicamentos para resfriado y asma. Encontraron que las mujeres que tuvieron la mayor ingesta de metilxantina, también reportaron mayor hipersensibilidad y dolor en los senos. Esto no sorprendió al doctor Shirley. "Estoy impresionado por la mejoría en mis pacientes que han eliminado las metilxantinas", exclama.

Reduzca su ingesta de sal. La sal promueve la retención de líquidos y puede aumentar el dolor, de acuerdo con el doctor Shirley. Esto significa mantenerse alejado de los alimentos procesados. También, leer las etiquetas y evitar los alimentos que contengan más de 300 miligramos por ración.

Elimine líquidos. La zarzaparrilla y otras hierbas diuréticas pueden ayudarle a prevenir la retención de líquidos, dice la doctora Lark. "Recomiendo que las mujeres tomen dos goteros llenos de tintura de zarzaparrilla disueltos en agua caliente dos veces al día, cuando la hinchazón y el dolor empeoren", dice. Puede comprar esas hierbas en forma de té, en la mayor parte de las tiendas naturistas. Lo mismo sucede con la tintura de zarzaparrilla. Varios alimentos también tienen propiedades diuréticas, añade. Esos incluyen perejil, apio y pepinos.

Tome un suplemento multivitamínico con minerales. La marca que elija debe incluir vitamina A, las vitaminas del complejo B, vitamina E, yodo y selenio. En los registros de las investigaciones, todos han mostrado tener algún efecto benéfico sobre los dolores y los grumos en los senos, aun cuando parte de la evidencia no es concluyente, añade el doctor Shirley. Por ejemplo, las vitaminas B pueden funcionar ayudando al hígado a metabolizar el estrógeno, finaliza.

Sensibilidad a la luz

CUÁNDO CONSULTAR A SU MÉDICO

- Sus ojos de pronto se vuelven sensibles a la luz brillante y la incomodidad perdura por más de una hora.
- También tiene dolor o presión en sus ojos o ve halos coloreados alrededor de las luces.
- Sus ojos están cada vez más sensibles o la sensibilidad interfiere con sus actividades diarias.

LO QUE SU SÍNTOMA LE DICE

*E*s normal experimentar incomodidad momentánea a medida que sus ojos se ajustan a la luz. Cuando sale de un teatro oscuro hacia la luz de la tarde, por ejemplo, el resplandor seguramente le hará entrecerrar los ojos. ¿Pero qué sucede si la luz ordinaria del día le hace respingar y cubrirse los ojos como un criminal atrapado entre las luces de los reflectores del patio?

En la mayor parte de los casos, la sensibilidad no es motivo de alarma. Un resfriado, sinusitis, hasta una mota de polvo pueden estimular los nervios que van de sus ojos al cerebro, enviándole mensajes de dolor ocular que le harán respingar ante la luz ordinaria.

Algunos antibióticos, antihistamínicos y otros medicamentos pueden hacer sus ojos temporalmente más sensibles a la luz. Lo mismo puede suceder si hay infección en los ojos.

Si los días brillantes y soleados, o las luces interiores intensas *siempre* hacen que tenga que entrecerrar los ojos, simplemente podría significar que tuviera ojos sensibles a la luz, en la misma forma que hay personas con piel sensible al sol, de acuerdo con el doctor Jason Slakter, cirujano asistente en el Departamento de Oftalmología en el Hospital de Ojo, Oído y Garganta de Manhattan. O, si ha optado por usar lentes para sol para proteger sus ojos de los nocivos rayos ultravioleta, la consecuencia es que ahora sus ojos pueden ser menos tolerantes a la brillantez de la luz. "Esta clase de sensibilidad no es dañina", asegura el doctor Slakter.

La intolerancia a la luz brillante también puede ser consecuencia del proceso de envejecimiento, añade el doctor Slakter. Hacia los 40 años, dice, es común que las personas se vuelvan más sensibles al reflejo de la luz sobre un auto encerado, o a la luz reflejada en un lago o un banco de nieve. Esta sensibilidad al reflejo ocurre a medida que los cristalinos en los ojos se vuelven más gruesos u opacos, dispersando y magnificando la luz.

Otra alteración menos común, llamada degeneración macular, daña las células sensibles a la luz que normalmente ayudan al ojo a adaptarse a la luz brillante. La forma más común de este padecimiento prevalece entre las personas mayores. La sensibilidad a la luz también puede ser uno de los signos de advertencia del glaucoma, aunque es más probable que experimente también problemas con su vista y que presente dolor.

ALIVIO DEL SÍNTOMA

Cualquier problema que surja de improviso debe comunicarse a su médico lo antes posible. Si resulta ser glaucoma, mientras más pronto inicie el tratamiento, serán mejores las probabilidades de salvar los ojos. (Para encontrar

603

más sobre el glaucoma, *véase* Ojos con dolor.) Si tiene problemas al adaptarse con rapidez de la luz brillante a la penumbra al manejar, por ejemplo, podría ser un aviso temprano de degeneración macular. Por desgracia hay pocos tratamientos para la forma más común de este padecimiento, que puede conducir a la visión de túnel en reversa o a la incapacidad de ver de frente.

Si su problema es sólo de hipersensibilidad en los ojos, aquí está lo que puede hacer para quitar el reflejo.

Compre los mejores bloqueadores de sol. Si tiene ojos sensibles a la luz, necesita lentes para el sol con tres características básicas, recomienda el doctor Slakter. Para quienes empiezan, la etiqueta de los lentes para sol debería indicar que elimina al menos 90% o más de la radiación ultravioleta alfa y beta (UVA y UVB). Además de ayudarle a ver con comodidad ante la luz fuerte, también pueden prevenir la formación de cataratas y degeneración macular, añade el doctor Mitchell H. Friedlaender, director de servicios de córnea en la División de Oftalmología en la Fundación Clínica y de Investigación Scripps en La Jolla, California, y coautor de *20/20: A Total Guide to Improving Your Vision and Preventing Eye Disease*.

Los anteojos también deben estar polarizados para eliminar el reflejo de la luz solar. "Se sorprendería de la diferencia con lentes polarizados al estar pescando en un lago iluminado por el sol o al esquiar con el reflejo de la nieve", dice el doctor Bruce Rosenthal, jefe de servicios de baja visión en el Colegio de Optometría de la Universidad Estatal de Nueva York, en Manhattan.

La tercera característica, de recubrimiento metálico de espejo, reduce con mucho la cantidad de luz que llega al ojo al reflejarla. "Para quienes están a su alrededor, los lentes parecen espejos", dice el doctor Friedlaender.

Proteja sus ojos cuando esté en tratamiento. La sensibilidad a la luz puede ser un efecto secundario de varios medicamentos comunes, como antihistamínicos, antibióticos o medicamentos para la presión sanguínea, de acuerdo con el doctor Friedlaender. Si está tomando una de estas medicinas y nota que le afecta la brillantez de la luz más de lo usual, asegúrese de usar lentes oscuros en el exterior. También puede necesitar un par adicional con lentes más ligeros, con tinte, para usarlas cuando haya luz interior intensa, añade.

Véase también Ojos con dolor.

Somnolencia

CUÁNDO CONSULTAR A SU MÉDICO

- Está experimentado episodios repetidos de somnolencia durante una semana o más, pero obtiene reposo suficiente cada noche (de seis a ocho horas).
- La somnolencia afecta su capacidad de alerta o lo pone a usted y a otros en riesgo físico, como cuando maneja.
- También ronca excesivamente o experimenta frecuentes interrupciones en su sueño.
- El sueño llega tan repentinamente que usted se desploma.

LO QUE SU SÍNTOMA LE DICE

¿*S*e siente soñoliento todo el tiempo? ¡Únase a la multitud! Los Estados Unidos son una nación con personas que bostezan, hambrientas de sueño, que libran una batalla diaria con el mago de los sueños. Vivimos en un mundo donde cada vez más las personas se someten a horarios sin descanso que nunca terminan. Para ello, algo tiene que hacerse a un lado y para la mayoría de nosotros es nuestro tiempo de sueño. ¡Sin duda por eso tantas personas se frotan los ojos y cabecean en los momentos más inadecuados!

Es muy probable que los patrones irregulares de sueño sean tan causantes de la somnolencia como la falta de sueño adecuado. Las diferencias de horarios al volar, cambios de turno, horario inconsistente para irse a dormir y las fiestas de fin de semana pueden perturbar nuestros ciclos de sueño/vigilia, afirma el doctor Charles Pollak, director del Centro de Desórdenes Sueño/Vigilia en el Hospital Nueva York-Centro Médico Cornell, en White Plains. "Con demasiada frecuencia las personas tratan de funcionar cuando sus cerebros y sus cuerpos están en el modo de sueño", agrega.

605

Además de reflejar cuánto y cuándo está durmiendo usted, la somnolencia también puede ser una señal de la calidad de su sueño. Millones de personas, especialmente quienes roncan, pueden sufrir de un padecimiento del sueño que pone en peligro la vida, llamado apnea obstructiva del sueño, en el que se cierra la vía respiratoria superior, causando que se detenga la respiración periódicamente por 30 a 60 segundos o hasta más. El cerebro, al sentir la falta de respiración, desencadenará un reflejo de ronquido o jadeo que despierta parcialmente al individuo y reinicia la respiración normal.

Estos eventos pueden ocurrir cientos de veces en la noche, evitando que usted disfrute de los beneficios restauradores de un sueño profundo ininterrumpido. Las personas con apnea crónica del sueño también presentan aumento en el riesgo de alta presión sanguínea, enfermedad cardiaca e infarto. Y la somnolencia asociada con la apnea del sueño es la causa sospechosa de miles de muertes en accidentes industriales y en carretera cada año. (Para más información sobre la apnea del sueño, *véase* Ronquidos.)

Sin embargo, los factores del sueño no son los únicos que pueden causar somnolencia. Casi cualquier virus, alergia o enfermedad puede interferir con el sueño, dejándolo soñoliento y anhelando más de una pestañeadita. Entre los más comunes están la gripe y el resfriado común. Y algunos de los medicamentos que se usan para combatirlos, especialmente los antihistamínicos, pueden dejarlo peleando para mantener los ojos abiertos. Muchos medicamentos incluyen la somnolencia como un efecto colateral.

Desde luego que el alcohol puede dejarlo en un estupor soñoliento. Y lo mismo sucede con la *supresión* de la cafeína.

Además, la narcolepsia es una alteración neurológica relativamente rara que causa somnolencia extrema y fuertes ataques recurrentes de sueño.

ALIVIO DEL SÍNTOMA

¿Cansado de sentirse como zombie? ¿Listo para enfrentarse al mundo con brillo en sus ojos y energía en su paso? He aquí algunos consejos para alejar esa soñolienta sensación.

Obtenga más sueño de calidad. Es más probable que requiera atrapar más Zzzs. ¿Pero cuánto es suficiente? "Varía de persona a persona, pero para la mayoría de nosotros son ocho horas o más", dice el psicólogo-biólogo David F. Dinges, profesor asociado en el departamento de psiquiatría en la Escuela de Medicina de la Universidad de Pennsylvania, en Filadelfia. "Tendemos a devaluar el sueño y vivir con menos. Hay una deuda acumulativa de sueño que surge por el modo de vida que llevamos y el cuerpo llegará a reclamar la deuda si no la pagamos." Si usted se ha estado privando de dormir, el doctor Dinges recomienda obtener al menos una hora más de ojos cerrados cada noche para pagar su deuda de sueño. Una vez que haya determinado el sueño óptimo nocturno, obtenga la misma cantidad de sueño cada noche en el mismo periodo. Dependiendo de su deuda de sueño, podría tomarle uno o dos días para pagar. (Para más consejos para obtener una buena noche de sueño, *véase* Insomnio.)

Tome siestas. Las siestas son una buena forma para recuperar sueño perdido y rejuvenecer cuando ataca la somnolencia, dice el doctor Wilse B. Webb, profesor de psicología en la Universidad de Florida, en Gainesville. Hasta 45 minutos en la primera parte de la tarde harán ese trabajo maravillosamente. Las siestas son especialmente útiles para las personas que tienen narcolepsia.

Tome una taza de café. "La cafeína es un poderoso estimulante que puede ser muy útil", afirma el doctor Philip R. Westbrook, director del Centro de Desórdenes del Sueño en el Centro Médico Cedars-Sinai, en Los Ángeles. Una o dos tazas de café en la mañana y una durante el almuerzo es suficiente para un día. Más que eso puede ocasionar un choque interno por la cafeína durante la tarde. Eso es peor que la somnolencia que está tratando de reducir.

Manténgase activo. "Si está en una situación de baja demanda, como conducir o leer, puede darle sueño (advierte el doctor Webb). En contraste, nadie se ha quedado dormido alguna vez jugando tenis. Si continúa haciendo cosas activas y está ocupado, como caminando o hablando, interferirá con la urgencia de dormir."

Ilumine su vida. Las luces brillantes o un paseo bajo la luz del sol puede borrar algo de su somnolencia, de acuerdo con estudios recientes. La luz puede tener un efecto estimulante en el sistema nervioso central, ajusta su reloj biológico y suprime la producción de melatonina, la hormona que se supone induce la somnolencia.

Tenga la sensación. Un regaderazo caliente, la brisa fresca, música de *rock* con volumen alto, contacto físico o cualquier estímulo que alerte los sentidos puede activar y aumentar su sentido de alerta, dice el doctor Westbrook.

Revise sus medicamentos. Haga una lista de todos los medicamentos que está tomando actualmente, tanto de los que son de prescripción, como los que no requieren de receta; muéstresela a su médico. Él puede sugerirle alternativas que no le causarán somnolencia.

Véanse también Decaimiento vespertino; Fatiga; Insomnio.

Sonambulismo

CUÁNDO CONSULTAR A SU MÉDICO

- Su sonambulismo se vuelve perturbador o potencialmente dañino para usted o alguien más.
- El sonambulismo se acompaña de tirones bruscos, como tics, en la cara o brazos.
- Un adulto empieza a ser sonámbulo por primera vez.

LO QUE SU SÍNTOMA LE DICE

*S*u hijo parece estar presentando una audición para *El hijo de Frankenstein* o *La invasión de los zombies*: está caminando dormido otra vez. No hay de qué preocuparse. "El sonambulismo es perfectamente normal en niños y probablemente normal en adultos", de acuerdo con el doctor Mark Mahowald, director del Centro Regional de desórdenes del Sueño de Minnesota, en el Centro Médico del Condado Hennepin, en Minneapolis.

Lo mejor (y quizá lo único) que usted puede hacer es asegurarse de que el sonámbulo no se lastime. Cierre las ventanas, las puertas del sótano y ponga rejas hacia las escaleras. Eventualmente podrá ir dejando las precauciones, pues su hijo dejará el sonambulismo en la misma forma inexplicable en que llegó a él. El sonambulismo *puede* empezar en la edad adulta. Los factores como antecedentes familiares, consumo de alcohol y privación del sueño pueden predisponer a alguien a tomarse un paseo de la vida real por la "Tierra del Cabeceo", dicen los investigadores.

ALIVIO DEL SÍNTOMA

*C*uando el doctor Mahowald asistió a la escuela de medicina, se le enseñó que si los sonámbulos persistían en sus paseos nocturnos durante la adolescencia y hasta la madurez, había una fuerte probabilidad de que existiera un

608

desorden psiquiátrico. "Desde luego que eso no es cierto (asegura). Es un mito que continúa siendo divulgado. Casi todos los profesionales de la medicina siguen aceptándolo."

Ahora que usted sabe que no tiene un psicótico en casa, ¿cómo tratar con un miembro de la familia que pasea a las 2 a.m.?

No los despierte. No, no porque enloquecerán, ni se les trabarán las mandíbulas, ni su alma quedará atrapada fuera del cuerpo, ni todas las creencias que prevalecieron en el pasado, sino porque no hay razón para despertarlos. "Si los despierta, que puede ser muy difícil, se sobresaltarán y no sabrán qué está pasando", previene el doctor Neil B. Kavey, director del Centro de Desórdenes del Sueño en el Centro Médico Presbiteriano Columbia, en la ciudad de Nueva York. "¿Por qué desorientar a alguien?", dice. Sólo guíe a su sonámbulo a salvo y con cuidado hasta su cama.

Aproveche la oportunidad en un trance. "La hipnosis es un tratamiento maravilloso para esto", asegura el doctor Paul Gouin, director del Programa de Desórdenes del Sueño en el Centro Médico Ingham en Lansing, Michigan. Unas cuantas visitas al hipnoterapista deberían convencer a su mente subconsciente de que cuando esté dormido, su cuerpo debe *descansar*.

Refuerce al paseante. Como existe el concepto erróneo de que los sonámbulos tienen problemas psicológicos, dice el doctor Mahowald, "la mayoría sólo necesita la seguridad de que nada está mal en realidad. Esto es lo más importante".

Pregunte sobre medicamentos. Si persiste el sonambulismo o presenta problemas o daños, los médicos en ocasiones prescriben medicamentos. "Aunque somos reacios a hacerlo, porque en la mayoría de los casos se trata de niños", concluye el doctor Mahowald. Las terapias del comportamiento con frecuencia son efectivas y preferibles, dice.

Sudor frío

CUÁNDO CONSULTAR A SU MÉDICO

- El sudor frío se presenta repetidamente durante la noche, noche tras noche.
- Sospecha que la ansiedad es causa del sudor frío.
- También tiene la enfermedad de célula en forma de hoz (drepanocito), o una alteración en su sistema inmunitario.
- Si la sudoración fría acompaña a la sobreexposición al sol o al calor trátelo como una emergencia médica.

LO QUE SU SÍNTOMA LE DICE

Usted es un nervioso cubo de hielo, un hombre de nieve sobre una cama vibrante. Está mojado, tiritando, está frío y probablemente se siente miserable.

Lo más probable es que un virus, como el de la gripe o el de la mononucleosis, ha hecho de su cuerpo un patio de recreo. Otras infecciones más serias, como la tuberculosis y el SIDA también pueden causar sudor frío.

Pero quizá no tenga que ver con el clima, sino que está bajo mucha presión o sintiendo mucha ansiedad, dos causas también del sudor frío.

Además de las emociones intensas, el dolor intenso (como el de una migraña) puede causar sudor frío. Una elevación en la adrenalina causada por el dolor, puede forzar a sus glándulas sudoríparas a que se abran, y se cierren los vasos sanguíneos en la piel, haciéndole sentir sudoroso y frío.

La adrenalina no es la única hormona involucrada en el sudor frío. El estrógeno, o la falta de él, también desempeña su papel. Si usted es una mujer cercana a la menopausia, puede dormirse con un bochorno y despertar como resultado del sudor frío, envuelta en sábanas frías y húmedas. De hecho, para algunas mujeres, la sudoración fría nocturna es el único signo de los bochornos.

Pero no hemos terminado con las hormonas, también está la insulina. Si usted es diabético (el problema es muy poca insulina) puede experimentar sudoración fría cuando cae su nivel de azúcar en la sangre.

610

Finalmente, a veces el sudor frío evidencia una emergencia médica. Puede ser un signo de un problema cardiaco o circulatorio grave, aunque probablemente notará primero dolor en el pecho. (En algunos casos, muy raros, sudar frío es la primera señal de un ataque cardiaco.) El sudor frío también puede indicar baja de presión sanguínea por un *shock* por pérdida de sangre, quizá por una hemorragia interna por un vaso sanguíneo roto.

ALIVIO DEL SÍNTOMA

Como el sudor frío casi siempre se vincula con otra alteración, no requieren de un tratamiento separado, dicen los médicos. Se irán cuando se trate el problema preexistente. Aquí hay una semblanza con unas cuantas formas para enfrentar esos problemas.

Examínese. Si su médico piensa que una infección está causando los sudores fríos, los exámenes médicos mostrarán al microbio responsable, informa la doctora Adel Mahmoud, consejera de medicina en la Escuela de Medicina de la Universidad Case Western Reserve, en Cleveland. Entonces su médico le prescribirá un antibiótico para eliminar la bacteria agresora.

Si el veredicto es mononucleosis, se le aconsejará tomar líquidos, comer una dieta balanceada y evitar el ejercicio exhaustivo, establece el doctor Oliver Cooper, profesor de medicina familiar y comunitaria en el Colegio de Medicina de la Universidad de Ciencias de la Salud de Texas A & M, en College Station. También necesitará boicotear los deportes mientras se alivia (para evitar una rotura en su hígado o bazo hinchado).

Alivie su ansiedad. Si sospecha que la sudoración fría es causada por la ansiedad, no dude en pedir ayuda a su médico, dice el doctor Robert Weselhoeft III, director de medicina familiar en la Escuela de Medicina de la Universidad Tufts, en Boston. (Para otras formas de tratar la ansiedad, véase la página 22).

Alivie la migraña. Cuando los remedios que no requieren de receta como aspirina, acetaminofén o ibuprofeno no alivian el dolor, su médico puede prescribir medicinas para aliviar las migrañas y prevenir futuros ataques, dice el doctor John C. Rogers, viceconsejero del Departamento de Medicina Familiar en el Colegio de Medicina Baylor, en Houston.

Evalúe su estrógeno. Si piensa que los bochornos pueden estar causando estos sudores fríos, pregunte a su médico sobre los tratamientos apropiados, aconseja el doctor David Losh, profesor asociado de práctica familiar en la Escuela de Medicina de la Universidad de Washington, en Seattle. La terapia de sustitución hormonal es una opción posible. (Otras técnicas para enfrentarlo en: Bochornos).

Sudoración

CUÁNDO CONSULTAR A SU MÉDICO

- El sudor continuamente moja y mancha su ropa y zapatos o gotea por su piel, aun cuando la habitación esté fría.
- La sudoración interfiere en su carrera o en su vida personal.
- Está experimentado fiebre persistente o recurrente, mareo o taquicardia.
- El sudor tiene color, cristaliza sobre la piel o causa irritación cutánea.

LO QUE SU SÍNTOMA LE DICE

*E*nfrentémoslo: todos transpiramos, pero algunos sólo *sudan*... a mares. Si usted es uno de ellos, no necesita que alguien se lo diga, sus ropas mojadas probablemente ya lo estén haciendo.

Casi toda la sudoración es causada por calor, humedad, estrés o ansiedad; es el medio del cuerpo para regular su temperatura. La mayoría de las personas que sudan excesivamente sólo tienen una predisposición genética para producir un poco más de enfriador en respuesta a estos estímulos normales. No es un problema médico; sus glándulas sudoríparas sólo son más exuberantes.

Sudar es un efecto colateral normal de la pubertad, la menstruación, la menopausia y otros cambios hormonales. El ejercicio físico, los alimentos picantes y condimentados, el alcohol y el tabaco son otras causas comunes para los ataques de sudoración.

En su aspecto más serio, la sudoración excesiva puede ocurrir como resultado de una infección. "Puede ser cualquier cosa, desde el resfriado común hasta una enfermedad subyacente más seria, una de las cuales puede producir fiebres constantes o intermitentes", dice la doctora Hinda Greene, asesora en medicina interna en la Clínica Cleveland-Florida, en Fort Lauderdale. "Sudar es la forma que tiene el cuerpo para disipar el calor de la fiebre."

612

Entre los padecimientos que incluyen esa sudoración febril están la enfermedad de Hodgkins, la tuberculosis, el hipertiroidismo, las enfermedades cardiacas, el cáncer, la neumonía, el paludismo y las enfermedades del hígado y del riñón.

ALIVIO DEL SÍNTOMA

Si no desea seguir chorreando sudor, los siguientes remedios son recomendados por médicos y le dejarán bien y seco.

Vista fresco. "Vista con atuendos ligeros, sueltos, con materiales naturales como algodón para absorber la transpiración y permitir que el aire fresco entre y que el aire caliente salga", sugiere el doctor R. Kenneth Landow, profesor clínico asociado en el Departamento de Medicina y Dermatología en la Universidad del Sur de California, en Los Ángeles. "Las fibras hechas por el hombre, como rayón, nylon y poliéster no absorben la transpiración ni proporcionan ventilación."

Pase el antitranspirante. Cuidado. Los desodorantes no son antitranspirantes, pero un desodorante puede *contener* un antitranspirante. La mayor parte de los productos contra la humedad, que no requieren de receta médica, funcionan bien. "Los más efectivos contienen clorhidróxido de aluminio o alguna otra sal de aluminio para bloquear los conductos de las glándulas sudoríparas (ilustra el doctor Landow). Puede ser aplicado en cualquier área afectada: mano, pie, cuerpo y hasta en la frente." Los antitranspirantes más fuertes, con cloruro de aluminio, tienen mayores concentraciones de sales de aluminio y sólo se venden con prescripción médica.

Aplíquelo, no lo atomice. Las barras y presentaciones en *"roll-on"* o "girabolita" brindan más protección y cubren más que los aerosoles, asegura la doctora Selma Targovnik, dermatóloga asesora en el Centro Médico del Buen Samaritano, en Phoenix. Séquese bien antes de aplicarse el antitranspirante, pues la humedad diluirá su efectividad. Si usa uno líquido con aplicador de bolita, agítelo bien. Los ingredientes activos podrían quedarse en el fondo.

Destruya sus glándulas. "Ahora tenemos una técnica llamada iontoforesis, en la que aplicamos una corriente eléctrica débil a las áreas problemáticas, para contraer los conductos sudoríparos y mantener la sudoración bajo control," informa el doctor Stephen Z. Smith, dermatólogo con práctica privada e instructor clínico en el Departamento de Dermatología en la Escuela de Medicina de la Universidad de Louisville, en Kentucky. "Estos aparatos se usan en casa bajo la dirección del médico y pueden costar varios cientos de dólares." Un aparato similar puede conseguirse en los Estados Unidos sin prescripción médica por $125 dólares, pero usa una corriente mucho más débil. Estos aparatos no son tan efectivos, pero vale la pena intentarlo.

Frote un poco de alcohol. "Si se frota con un poco de alcohol contraerá los poros y contendrá el sudor por unas horas (sostiene el doctor Landow). Esto sólo debe hacerse ocasionalmente, porque el exceso en el uso de alcohol frotado podría causar resequedad e irritación graves de la piel."

Empolve. "Para algunos es suficiente con espolvorear mucho polvo: talco para bebé, fécula de maíz, bicarbonato de sodio, etc. (asegura el doctor Landow). No evita el sudor, pero absorbe mucho de la humedad y permite que se sienta más seco."

Sumérjase en agua. ¿Tiene una entrevista de trabajo y desea evitar que le suden las palmas o las axilas? De acuerdo con la doctora Targovnik si se remoja en agua fría, temporalmente frenará su sudoración. Un remojo de 30 minutos de las partes afectadas cerrará los poros y le brindará como tres horas de protección contra la humedad.

Evite alimentos picantes y condimentados. Una razón para sudar cada tarde puede ser ese almuerzo con burritos de frijoles con salsa. O la sopa. O todo ese café. Elimine esos alimentos que pueden convertir su estómago en un horno y su cuerpo reducirá su acumulación de sudor, aconseja el doctor Smith. Encontrar qué alimentos encienden su termostato interno puede requerir de un poco de experimentación. Trate de eliminar a todos los sospechosos, uno a la vez, empezando con el más obvio: la comida condimentada.

Guarde el alcohol y tabaco. No sólo son hábitos poco saludables, sino que propician la sudoración también. "El alcohol tiende a dilatar los vasos cutáneos, aumentando su calor corporal; el tabaco aumenta sus niveles corporales de adrenalina, ambos le harán sudar más", advierte el doctor Landow.

Como último recurso, considere la cirugía. Si todo lo demás falla y está desesperado buscando alivio, quizá quiera discutir tres procedimientos quirúrgicos con su médico. Uno es la simpatectomía, en la que los nervios que se conectan con las glándulas sudoríparas se cortan. En el segundo se extirpan las glándulas del área afectada. Y en el tercero, la liposucción, las glándulas se absorben del tejido de la piel mediante un tubo pequeño. El doctor Landow advierte que los tres tienen riesgos, incluyendo cicatrices y daño nervioso y que, en muchos casos, la sudoración regresa como en dos años.

Sudoración nocturna

CUÁNDO CONSULTAR A SU MÉDICO

- Suda por la noche sin importar que la habitación esté fresca, especialmente si los episodios van y vienen con regularidad.
- La sudoración se acompaña de fiebre, fatiga, malestar o dolor en el cuerpo.
- Está experimentando una alteración en el sueño, como sonambulismo, pesadillas, apneas o insomnio.

LO QUE SU SÍNTOMA LE DICE

Se retira a su recámara, anticipando alegremente una noche cómoda de sueño. Pero en vez de llegar a un mar de tranquilidad, usted despierta para encontrarse en su pequeño Mundo Marino... y está representando el papel de un delfín, ¡uno de los protagonistas!

Si está sufriendo de sudores nocturnos, usted sabe que esto no es exactamente una exageración. Un episodio que empapa puede hacer que su cama parezca el escenario de una película melodramática, que lo deja a usted, su ropa y su cama completamente mojados.

La buena noticia es que estos episodios acuáticos nocturnos son muy raros. Generalmente hay episodios únicos con un origen totalmente inofensivo: habitación caliente, demasiadas mantas y mal sueño o algo que comió. También es natural que los experimenten las mujeres que atraviesan por la menopausia. Y si usted tiende a sudar en exceso durante el día, su propensión puede favorecer que también sude por la noche.

"La emoción y el estrés generalmente causan sudoración y usted puede llevar esos sentimientos a su cama", dice el doctor Ernest Hartmann, director del Centro de Desórdenes del Sueño en el Hospital Newton-Wellesley en Newton, Massachusetts. "Las pesadillas, el sonambulismo y la apnea del sueño también pueden causar sudoración nocturna", añade.

615

"La sudoración nocturna recurrente es, por lo general, un intento del cuerpo para combatir los efectos de la fiebre", establece la doctora Hinda Greene, asesora en medicina interna en la Clínica Cleveland-Florida, en Fort Lauderdale. "El escenario en el mejor de los casos, es que la fiebre surge por una infección en bajo grado: resfriado o gripe, una de las enfermedades más comunes."

También hay algunas enfermedades relativamente serias que pueden ocasionar los sudores nocturnos. Incluyen tuberculosis, hepatitis, desórdenes del sistema inmunitario, alteraciones de la tiroides, leucemia, infartos, padecimientos intestinales y del corazón.

ALIVIO DEL SÍNTOMA

*E*s raro tener sudoración nocturna repetitiva y no debe ser tratada a la ligera. Puede tomar un poco de trabajo detectivesco por parte de su médico para encontrar la causa. Aquí está lo que su médico podría considerar, así como algunos remedios para detener el remojo que usted pudiera querer intentar.

Baje la temperatura de la habitación. "La primera suposición y la más lógica es que esté utilizando demasiadas mantas y que mantiene la habitación demasiado caliente", sostiene el doctor Philip R. Westbrook, director del Centro de Desórdenes del Sueño en el Centro Médico Cedros de Sinaí, en Los Ángeles. "La mayoría de las personas al dormir, en realidad sólo necesitan una manta ligera y que la habitación esté a unos 19°C de temperatura para dormir cómodamente. Si el aire acondicionado o un ventilador le refresca, úselo por todos los medios."

Use la barrita. "Quienes sudan en exceso durante el día están propensos a los sudores nocturnos y pueden tomar los mismos pasos preventivos que utilizarían en el día (opina el doctor Westbrook). Esto incluye el uso de un antitranspirante, frotarse con alcohol o usar talco antes de acostarse."

Beba más agua. "Siempre que esté sudando, necesita aumentar su ingesta de agua para reponer la pérdida", dice la doctora Greene. Ella recomienda al menos 12 vasos por día (4 más de los que requiere una persona promedio), a temperatura ambiente, para refrescar su temperatura corporal sin alterar el sistema. Beba un vaso justo antes de irse a dormir. Si se baña en regadera o se da un baño de esponja con agua fresca (no fría), también puede bajar la temperatura corporal e inhibir un poco el sudor.

Pregunte acerca del estrógeno. "Casi la mitad de las mujeres menopáusicas experimentarán sudoración nocturna, pues declina el estrógeno", comenta la doctora Lila Wallis, profesora clínica de medicina en la Universidad Cornell en Ithaca, Nueva York. "Para algún alivio, su médico puede prescribir estrógeno y otros suplementos hormonales y medicinas." Si está pasando por la menopausia, pregunte a su médico si la terapia de sustitución hormonal es adecuada para usted. (Para mayores consejos de cómo tratar los bochornos, véase la página 61.)

Tome aspirina. Verifique su temperatura. Si está incubando una fiebre persistente, tome aspirina o acetaminofén durante el día o antes de dormir para bajar la fiebre. Pero lo hará mediante la sudoración, afirma la doctora Greene. Las buenas noticias son que esto puede ser el impulso necesario para finalmente superar la infección subyacente.

Olvide el ejercicio nocturno. "No tome parte en la actividad física pesada antes de ir a dormir (advierte la doctora Wallis). Eso sólo aumentará su temperatura corporal y servirá como la chispa que inicie la sudoración más tarde por la noche." Aléjese de las tinas calientes, regaderazos y saunas por la noche.

Evite los bocadillos de medianoche. "No debería tener el estómago totalmente lleno a la hora de dormir (dice el doctor Westbrook). Un bocadillo a medianoche sólo se quedará recostado en su estómago por toda la noche, provocando malestar y produciendo sudoración. Los alimentos condimentados y las bebidas calientes también pueden causar sudoración nocturna intensa."

Diga no a las bebidas antes de dormir. La copa o coctel de la noche, el café o el cigarrillo pueden aumentar su pulso, su presión sanguínea, su temperatura corporal y sus niveles de adrenalina, dice la doctora Greene. Es una invitación abierta para un sueño nocturno difícil, si no es que sudoroso.

Conserve un registro de sueño. Si no puede explicar qué puede estar causando sus sudores nocturnos, el doctor Hartmann sugiere que mantenga un registro de su actividad de sueño. Anote cualquier cosa relevante antes de irse a dormir, como lo que vistió o la temperatura de la habitación. Cuando se despierte, anote cualquier cosa que recuerde de la noche, cómo se sintió y el estado de su cama. También apunte sus actividades diurnas, consumo de alimentos y tensiones. Siga almacenando la información durante algunas semanas: puede encontrar patrones que surjan y le brinden a su médico una mejor indicación de la causa.

T

Tartamudeo

CUÁNDO CONSULTAR A SU MÉDICO

- Empieza a tartamudear por primera vez de adulto.
- Los periodos de tartamudeo empiezan a presentarse con más frecuencia, o hablar parece requerir de más esfuerzo o tensión en los sonidos.
- Como padre, está preocupado por la dicción de su hijo.

LO QUE SU SÍNTOMA LE INDICA

*S*i tiene un niño que empieza a tartamudear, lo primero que debe recordar es que tiene compañía ilustre: Winston Churchill, Marilyn Monroe, Carly Simon y James Earl Jones, por mencionar sólo unos cuantos tartamudos famosos; todos y cada uno lucharon contra el problema.

La tartamudez generalmente comienza en la infancia y ocurre con más frecuencia en los niños que en las niñas. De hecho, los niños tienen cuatro veces más probabilidades de tartamudear. Este trastorno generalmente empieza cuando están desarrollando habilidades del lenguaje. Es normal que los niños repitan palabras, como: "Yo quiero-quiero-quiero esa galleta." Pero un niño que tartamudea repite *sonidos* en vez de palabras; como "Yo q-q-q-quiero esa galleta." Los médicos dicen que un niño que repite *sonidos* de palabras más de dos veces, está empezando a tartamudear.

Aunque los investigadores no conocen exactamente las causas de la tartamudez, sospechan que hay una predisposición genética: tiende a presentarse en las mismas familias. El niño que desarrolla tartamudez persistente puede estar experimentando mayor tensión en su casa, o podría empezar a tartamudear cuando está muy excitado. Cualquiera que sea la causa, puede desencadenar que un niño que ha heredado la tendencia empiece a tartamudear. Pero la tartamudez *nunca* es por culpa del niño, de acuerdo con los médicos, por eso es esencial que el niño no sea responsabilizado por sus padres o maestros.

618

En los adultos es muy rara la tartamudez temporal y por lo regular es señal de que usted requiere de la atención de un médico. La tartamudez puede surgir después de un miniinfarto, llamado ataque isquémico transitorio. En raros casos, una herida en la cabeza o la encefalitis (inflamación del cerebro) pueden causar que alguien que nunca ha tenido problemas empiece a tartamudear. Si usted empieza a tartamudear en forma repentina, considérelo un signo de advertencia y vea al médico de inmediato.

ALIVIO DEL SÍNTOMA

*E*l niño que empieza a tartamudear necesitará de un terapeuta del lenguaje, más que de un médico. Pero la terapia profesional sólo es un punto de partida. Mientras más puedan ayudar los padres, maestros y amigos, más fáciles serán las cosas para el niño, no sólo durante la infancia, sino como adulto. A veces la tartamudez desaparece por sí sola, pero hay muchas formas con las que se puede ayudar a los niños para que la manejen y se sientan con mayor control sobre su dicción.

Aquí hay algunos indicadores sobre la forma correcta para ayudar a un niño que tartamudea.

Busque ayuda profesional. El momento ideal para obtener ayuda de un terapeuta del lenguaje es cuando el niño preescolar empieza a tartamudear, pero sin luchar ni reaccionar contra ello, sugiere el doctor C. Woodruff Starkweather, profesor en dicción, lenguaje y audición en la Universidad Temple, en Filadelfia. "Si trata a los niños antes de que entren a la escuela, por lo general será totalmente efectivo", añade. Es probable que el terapeuta le pida que lleve al niño a evaluaciones periódicas y poder así asesorarlo sobre la forma de manejo del problema en casa.

Escuche el significado. "Asegúrese de que escucha con atención a su hijo mientras habla", aconseja el doctor Charles Diggs, director de asuntos del consumidor de la Asociación Americana de Dicción-Lenguaje-Audición en Rockville, Maryland. "Y siéntese y hable directamente con su hijo. Muéstrele a través del tacto que lo está escuchando y que le importa. Lo que es importante es escuchar lo *que* su hijo trata de decirle, no la *forma* en que lo dice."

No hable con rapidez. Si su paso normal de dicción es rápido, trate de disminuirlo conscientemente, sugiere el doctor Diggs. Usted es un buen modelo a seguir para su hijo cuando *él* habla y si disminuye el paso, también le estará poniendo más atención. Eso crea una atmósfera mejor para comunicarse con su hijo, de acuerdo con el doctor Diggs.

619

Cree una zona de comunicación tranquila. "Asegúrese de proporcionar a su hijo un periodo de atención no dividida a diario, sin que tenga competencia de otros niños", aconseja el doctor John Haskell, profesor asistente adjunto de patología de la dicción en el Colegio de Maestros de la Universidad de Columbia y patólogo del lenguaje y la dicción con práctica privada en la ciudad de Nueva York. Cuando hay conflictos entre hermanos, debe intervenir para controlar y calmarlos. Asegúrese de que el niño que tartamudea siempre tenga un turno para hablar.

Platique a la hora de acostarlo. "Mantenga muchas charlas tranquilas con su hijo (dice el doctor Haskell). Una conversación que sólo dure 5 ó 10 minutos está muy bien, pero trate de tener esas charlas con la mayor frecuencia posible en la semana. Un tiempo privado a diario, con plática sosegada y *relajada* acerca de los intereses del niño, le beneficiará mucho", recomienda el doctor Haskell. Hable acerca de las cosas que le interesan a su hijo, pero mantenga la conversación tranquila, sin demandar. O lea una historia en voz alta y platique sobre lo que sucede en la historia. "Pero evite preguntar cosas directas, como: `¿Qué hiciste hoy?'" Si alienta a su hijo a hablar sobre la dicción, se dará cuenta de que se le permite discutir todo lo que quiera.

Temblores

CUÁNDO CONSULTAR A SU MÉDICO

- Está experimentando un temblor persistente que se está volviendo más frecuente y perturbador.

LO QUE SU SÍNTOMA LE DICE

*E*l cantante Jerry Lee Lewis estaba en lo correcto. Hay muchas cosas que están sacudiéndose.

"Todos tenemos temblores. Pero la mayor parte del tiempo son tan pequeños que no los notamos", dice el doctor Allan Naarden, profesor clínico de neurología en el Centro Médico de la Universidad del Suroeste de Texas, en Dallas.

Los temblores son sacudidas causadas por contracciones musculares involuntarias. Pueden ocurrir en cualquier parte del cuerpo, pero generalmente afectan el cuello, los brazos y las manos. La mayoría de las personas tendrán temblores perceptibles sólo si están bajo estrés, extremadamente cansados, si beben demasiada cafeína o toman medicamentos que causan los temblores como efecto secundario, dice el doctor Naarden.

Algunas personas tienen temblores serios y recurrentes. Las dos causas más comunes son la enfermedad de Parkinson y una que a menudo es heredada, conocida como temblor esencial. Puede sospechar que tiene temblor esencial si las sacudidas se presentan al alcanzar una taza, amarrar un zapato o realizar algún otro movimiento. Aunque molesto, el temblor esencial no es necesariamente algo que ponga en riesgo su salud.

Otras causas de temblores persistentes incluyen alcoholismo, esclerosis múltiple, tumor, infarto, hipertiroidismo y enfermedad de Wilson (un raro padecimiento heredado, que interrumpe el metabolismo del cobre en el cuerpo).

Alivio del síntoma

"*L*as personas con temblores discapacitantes necesitan tratamiento médico y, en ocasiones, quirúrgico", dice el doctor Joseph Jankovic, director del Centro de la Enfermedad de Parkinson y la Clínica de Desórdenes del Movimiento en el Colegio de Medicina Baylor, en Houston.

Su médico puede prescribir medicamentos como propranolol y primidona para controlar los temblores. Pero ya sea que tome medicamentos o no, hay varias formas de disminuir la severidad de los temblores, independientemente de su causa. He aquí cómo.

Sacuda el estrés. Si se siente tenso o bajo estrés y encuentra una forma de relajarse, puede aliviar sus temblores, dice el doctor Erwin Montgomery, profesor asociado de neurología en el Colegio de Medicina de la Universidad de Arizona, en Tucson. El entrenamiento en biorretroalimentación, relajamiento muscular progresivo y otras técnicas de reducción de estrés pueden ayudarle. La biorretroalimentación incluye el uso de un monitor para ayudarle a aprender a dejar salir la tensión de sus músculos. Pida a su médico que le refiera con alguien que le proporcione entrenamiento. (Para otros métodos para tratar el estrés, *véase* Ansiedad.)

Deténgase después de dos. La cafeína puede aumentar la intensidad de sus temblores. Limítese a dos tazas de 240 mililitros de café o té al día, sugiere la doctora Carroll Ramseyer, profesora clínica de neurología en la Escuela de Medicina de la Universidad del Sur de California, en Los Ángeles.

Arrope sus temblores. Disfrutar de una cantidad adecuada de reposo en forma regular, puede también disminuir sus temblores, dice la doctora Ramseyer. Establezca un horario razonable para dormir y trate de obtener la misma cantidad de sueño cada noche. La mayoría de las personas necesitan al menos de siete a ocho horas por noche.

Revise su botiquín. Los medicamentos que no requieren receta médica para el resfriado y las alergias contienen seudoefedrina y las medicinas por prescripción como la epinefrina (que se usa para tratar asma), también pueden causar temblores en algunas personas. Haga una lista de sus medicamentos y pregunte a su médico si alguno de estos fármacos puede estar contribuyendo a su problema.

EL MANEJO DÍA CON DÍA

Los temblores no se controlan con facilidad. Pero sólo porque usted no pueda controlarlos no significa que ellos lo controlen a usted. Aquí hay unas cuantas formas de terapia que puede hacer en casa, que podrían ayudarle a permanecer activo.

Sobrecargue. Si usa pesas de medio a un kilogramo alrededor de su muñeca o codo mientras come, limpia o realiza otra actividad, podría ayudarle a controlar su temblor, dice Anne Ford, administradora de servicios de rehabilitación en el Hospital Memorial Walter O. Boswell en Sun City, Arizona. Sugiere que use las pesas sólo cuando realice la actividad, ya que su uso prolongado puede fatigar sus músculos y empeorar los temblores. Las pesas se venden en casi todas las tiendas de artículos deportivos.

Pruebe utensilios especiales. Los tenedores extrapesados, las cucharas y los cuchillos pueden hacerle más fácil comer. Quizá también quiera considerar el uso de platos que tienen una pared de dos centímetros en un lado. Esa pared evita que la comida se deslice y es más fácil recogerla. Estos utensilios se compran sobre pedido en algunas tiendas de suministros médicos.

Cánselos. Justo antes de realizar alguna tarea, pruebe a sentarse en una silla con las manos a sus costados. Presione el asiento o los brazos de la silla con las palmas hacia abajo. Después, manteniendo los codos rígidos, empuje con suavidad sus manos hacia abajo contra la silla, durante uno o dos minutos. "Al mantenerse en esa posición rígida puede fatigar los músculos y aliviar los temblores por un breve tiempo", dice Ford.

Temperatura (Sensibilidad a la)

CUÁNDO CONSULTAR A SU MÉDICO

- Generalmente se siente más frío o más caliente que las personas que están a su alrededor.
- Se siente caliente por más de cinco días.
- A menudo se siente cansado, débil e irritable.
- También tiene insomnio, uñas quebradizas o temblores en los dedos.
- Su peso fluctúa rápidamente, sin cambios en la dieta.
- Si es mujer, tiene periodos menstruales demasiado abundantes o muy ligeros.

LO QUE SU SÍNTOMA LE DICE

"Algunas personas son más sensibles al frío o al calor que otras. Si no hay un problema nuevo, probablemente no haya nada malo", dice el doctor Peter Sigmann, profesor asociado de medicina interna en el Colegio Médico de Wisconsin, en Milwaukee. "Por otra parte, si hay un nuevo problema podría ser una señal de anemia o de desorden tiroideo."

La sensibilidad a la temperatura también podría ser un signo de advertencia de un resfriado, de cualquier infección, de menopausia o de migraña.

Tener frío también es un síntoma de depresión y del desorden afectivo de temporada, que aflige a las personas en extremo sensibles a la reducción de la luz solar en el invierno. Éstas a menudo tienen ritmos disparejos de temperatura del cuerpo. "Para la mayoría de nosotros, la temperatura mínima en el cuerpo se presenta como a las 3 a.m. Pero las personas con desorden afectivo de temporada tienen el ritmo alterado. Su temperatura mínima general-

623

mente se impulsa alrededor de las 6 a.m. Así pues, cuando despiertan, tienen mucho frío. Fisiológicamente, para ellos se siente como la medianoche", dice el doctor David Avery, profesor asociado de psiquiatría y ciencias del comportamiento en la Escuela de Medicina de la Universidad de Washington, en Seattle.

ALIVIO DEL SÍNTOMA

*A*fortunadamente, la sensibilidad a la temperatura es por lo general un problema menor, que puede aliviarse con facilidad. Aquí hay algunas cosas que se pueden intentar.

Verifique su temperatura. La sensibilidad al frío o al calor puede ser un signo de fiebre. Así que lo primero que debe hacer es tomarse la temperatura, dice el doctor Sigmann. Tómesela a la hora de ir a dormir, cuando hay menos posibilidades de una fluctuación, sugiere. Si tiene fiebre, descanse y beba suficientes líquidos. (*Véase* Fiebre, si desea consultar algunos consejos.)

Revise sus medicamentos. Algunas medicinas, como los beta bloqueadores que se usan para tratar la presión sanguínea alta, los trastornos cardiacos, las migrañas y las enfermedades tiroideas, pueden hacer que sus manos y pies sean más sensibles al frío. Pregunte a su médico sobre los efectos colaterales de las medicinas que está tomando y si hay un medicamento alternativo que sería mejor para usted.

Ilumine su día. Si siente frío y está deprimido por la mañana, el doctor Avery sugiere que trate de ajustar su reloj biológico dando un paseo de 15 a 20 minutos después del amanecer, tres veces por semana. "La mañana es el mejor momento para la exposición al sol, pues es entonces cuando el reloj biológico puede ajustarse con más facilidad (agrega). Una vez que lo ajuste, podría despertar más fresco y con menos sensibilidad a la temperatura."

Póngale hierro. "La deficiencia de hierro es la causa más común de anemia, sobre todo entre mujeres que tienen periodos muy abundantes y dietas pobres. Si está anémico, sentirá frío con más frecuencia", dice el doctor Sigmann. Para prevenir la anemia coma alimentos ricos en hierro, como carne magra y pavo, atún, brócoli y papas. Si tiene deficiencia de hierro a pesar de una buena dieta, su médico podría desear verificar problemas intestinales.

Enfríe el fuego. Si usted es una mujer cercana a la menopausia y empieza a tener bochornos, pida a su médico que verifique sus niveles de estrógeno. Si su estrógeno está bajo, podría recomendarle terapia de sustitución hormonal. (Sobre esta terapia y otras formas de tratar con bochornos, véase la página 61.)

Pida ayuda sobre su dolor de cabeza. "Algunas personas se quejan de que tienen los pies o las manos frías cuando padecen migraña", dice el doctor John C. Rogers, viceconsejero del Departamento de Medicina Familiar en el Colegio de Medicina Baylor, en Houston. Los alimentos como el vino tinto, el café, el queso, las nueces, el té, chocolate y los alimentos condimentados a menudo causan migrañas y deben ser evitados. (Más consejos para tratar las jaquecas en la página 293.)

Vea a su médico. Si su sensibilidad al calor o al frío va acompañada por cualquiera de los síntomas enlistados al principio de este capítulo, vea a su doctor. Puede tener una enfermedad tiroidea seria, que requiere de atención médica. Para tratar su tiroides su médico puede prescribirle medicamentos, yodo radiactivo o cirugía.

Testículo (Dolor de)

CUÁNDO CONSULTAR A SU MÉDICO

- El dolor en el testículo o en el escroto se acompaña de cualquiera de los siguientes síntomas: hinchazón, náusea, vómito, dolor abdominal, enrojecimiento, secreción del pene o dificultad para orinar.

LO QUE SU SÍNTOMA LE DICE

*H*ay una buena razón del porqué los instructores en clases de defensa personal les enseñan a las mujeres dónde apuntar con la rodilla. Para un hombre, hay pocos dolores que pueden equipararse a la horrible agonía de un golpe directo en las joyas de la familia. Pero no todo dolor testicular tiene una causa externa. A veces el propio cuerpo hace el trabajo sucio.

La causa probable de dolor testicular depende de cuántos años tenga usted, según el doctor Bruce H. Blank, profesor clínico asociado de urología en la

Escuela de Medicina de la Universidad de Ciencias de la Salud de Oregon, en Portland. Cuando el varón adulto desarrolla dolor en los testículos, dice el doctor Blank, es probable que tenga epididimitis, una infección bacteriana del epidídimo, un tubo similar a un espagueti que va por detrás del testículo hacia el escroto. No sólo dolerá el escroto, sino que tal vez sentirá una hinchazón o una protuberancia en el epidídimo.

Los niños y los adolescentes que padecen dolor testicular probablemente sufren de una torsión, padecimiento que se desarrolla cuando el testículo virtualmente se estrangula a sí mismo al girar, en alguna forma, sobre el cordón espermático al que está sujeto. En los niños se da casi con la misma frecuencia pero es mucho menos serio (aunque no menos doloroso); es un giro similar que se desarrolla en la parte del cuerpo llamada apéndice de los testículos o epidídimo.

Lo que sea que se voltee, el cruel giro del destino casi siempre pasa en forma espontánea, dice el doctor Blank. El niño puede estar activo físicamente cuando le sucede, o quizá despierte con él a mitad de la noche.

El dolor testicular también puede ser causado por las paperas. Además, puede tener causas indirectas, como el pellizcamiento de algunos nervios de la espalda, piedras en el riñón o venas de tipo varicoso en el cordón espermático.

ALIVIO DEL SÍNTOMA

*A*unque no hay tiempo que perder cuando esté doblado por el terrible dolor en el escroto, por su giro y torsión a sus testículos, tiene un espacio de cuatro a seis horas antes de que el órgano muera por falta de sangre. Y hasta que llegue al hospital, no le ayudará en absoluto saber si es la torsión de un testículo, torsión del apéndice testicular, epididimitis o una hernia. Todos duelen por igual, dice el doctor Blank, y el diagnóstico puede ser igualmente difícil aun para los médicos. "Si tiene dolor agudo en el escroto debe ver a su médico de inmediato, porque podría perder el testículo si no lo corrige en sólo unas cuantas horas."

Vea si una elevación lo alivia. Una prueba muy simple, aunque nunca tonta, puede determinar la causa. Elevar el escroto hinchado, ya sea recostándose con una almohada bajo sus nalgas, usar un soporte atlético, o cambiar de postura puede aliviar temporalmente el dolor de la epididimitis, pero hará peor la tortura de una torsión. Los varones con torsión también pueden sentir náusea o vomitar.

626

Deje que el médico lo gire. Un médico puede tratar de destrabar el cordón espermático sin cirugía, dice el doctor Blank, pero generalmente es muy doloroso. Por lo general, se requiere de cirugía. El médico desenrolla el testículo, lo coloca con su compañero hacia el interior del escroto para prevenir una torsión futura. Aun si se corrige sin cirugía, quizá el médico aconseje operar para adherir los testículos al interior del escroto, añade el doctor Blank.

Tome un poco de alivio frío. No se requiere de cirugía si el doctor encuentra torsión de un apéndice en el testículo o epididimitis, aclara el doctor Blank. Aunque es dolorosa, la torsión de un apéndice no es peligrosa. Los médicos por lo regular recomiendan compresas de hielo, elevar el escroto y analgésicos durante un par de semanas, aunque el dolor perdurará naturalmente dos o tres días, dice. Puede elevar el escroto con la ayuda de un soporte atlético (suspensorio) o recostándose con una almohada metida entre sus nalgas. Si el dolor persiste, puede ser necesaria la cirugía.

LOS GÉRMENES DEL DOLOR

Se salvará de la mesa de operaciones, pero no del consultorio del doctor, si la epididimitis hace que le duelan sus partes privadas. La infección bacteriana o transmitida sexualmente, casi siempre por una bacteria desconocida aunque casi siempre clamidia o gonorrea, puede causar que el dolor aumente gradualmente durante horas o incluso días. Aunque la mayoría de los hombres que tienen una infección son sexualmente activos, el acto sexual no es la única forma de contraerla. "Cualquier bacteria, posiblemente una responsable de una infección urinaria, puede causar dolor testicular", dice el doctor E. Douglas Whitehead, urólogo, codirector de la Asociación de la Disfunción Sexual Masculina en la ciudad de Nueva York y profesor clínico asociado de urología en la Escuela de Medicina Monte Sinaí de la Ciudad Universitaria, en Nueva York.

Una vez infectado, surgirá un bulto dentro del escroto, que puede estar rojo y sentirse caliente al tacto. Puede tener problemas para orinar o notar alguna secreción en su pene.

La epididimitis no es una emergencia médica como la torsión, dice el doctor Blank, pero el dolor probablemente sea suficiente para llevarlo al consultorio del doctor lo más pronto posible. Además de tomar cualquier antibiótico que le prescriban, aquí está lo que su médico podría decirle.

Tome un descanso. El reposo en cama es justo lo que el médico ordenó para la epididimitis, dice el doctor Whitehead. Elevar el escroto alivia el dolor.

Tome un baño. Si se reclina en una tina con agua caliente, "alivia la hinchazón y el dolor y estimula el flujo sanguíneo," dice el doctor Whitehead.

Pase un poco de hielo. Las compresas de hielo también pueden ayudar a reducir la hinchazón y la inflamación, dice el doctor Blank.

Pida apoyo. En caso de que las paperas estén causando el dolor testicular, agrega el doctor Blank, le prescribirán el uso de un suspensorio, permanecer recostado por varios días y aplicaciones de hielo.

Testículo inflamado

CUÁNDO CONSULTAR A SU MÉDICO

- Se puede sentir un bulto o prominencia en la superficie del testículo, antes tersa y uniforme.
- Sus testículos y su escroto se ven o se sienten hinchados o más grandes de lo normal.

LO QUE SU SÍNTOMA LE DICE

Su testículo es en promedio, saludable, común y corriente, y se siente como un pequeño huevo duro pelado; misma forma, misma textura, misma firmeza. Pero aun con "hinchazón" el testículo en sí mismo puede no cambiar, porque la forma más común de hinchazón no lo afecta a él, sino al saco que lo rodea, aclara el doctor E. Douglas Whitehead, urólogo, codirector de la Asociación para la Disfunción Sexual Masculina en la ciudad de Nueva York y profesor clínico asociado de urología en la Escuela de Medicina Monte Sinaí de la Ciudad Universitaria de la misma ciudad. Por razones que los médicos no comprenden, el saco puede llenarse simplemente y sin dolor con líquido, causando una hinchazón que se llama *hidrocele.*

En ocasiones se dilatarán las venas en el escroto, causando una hinchazón que quizá ni siquiera se reconozca como tal. El término médico para esta enfermedad es *varicocele.* "Muchos hombres no notan los varicoceles (afirma el

628

doctor Whitehead), pero parece una especie de vena varicosa." Si tiene un varicocele, quizá también pueda sentir una sensación de pesantez en el escroto.

La hinchazón en el escroto también puede resultar por una infección, aunque la que se produzca por una invasión bacteriana será dolorosa. Cualquier protuberancia que aparezca sobre el testículo podría ser epididimitis, pero desde luego, debe ser verificada por cáncer. La epididimitis es una infección del epidídimo, los tubos enrollados que van detrás de los testículos y sirven para almacenar y transportar los espermatozoides.

ALIVIO DEL SÍNTOMA

Sólo la cirugía, de ser necesaria, puede curar las causas variadas de la hinchazón testicular o escrotal. Para el hidrocele, algunos médicos drenarán el líquido, pero la mayoría de los urólogos recomiendan cirugía para aliviar el problema. El varicocele no interferirá con una vida sexual normal, pero puede afectar su capacidad de tener hijos. "Muchos hombres no necesitan tratamiento para él (sostiene el doctor Whitehead) "sólo si hay problemas de fertilidad o malestar testicular pudiera ser necesaria la cirugía."

Pero su salud testicular no está por completo en manos del urólogo. Aquí hay cosas cruciales que puede hacer.

Pase el examen testicular. Los hombres deben examinar sus testículos al menos una vez al mes, desde los 13 ó 14 años. Esto les ayudará a identificar hidrocele o varicocele pero, lo más importante, "es clave para la detección temprana de cáncer testicular", alerta el doctor Whitehead.

Sólo 2 de cada 100,000 hombres tendrán cáncer de los testículos, que se manifiesta en un principio como un grumo o un área endurecida. Aunque sin duda es raro, todavía es el cáncer número uno entre varones con edades de 15 a 35 años. Las buenas nuevas son que es curable, si se le detecta lo suficientemente pronto. De hecho, las tasas de supervivencia están cerca del 100 por ciento.

Realice el examen en la regadera, cuando el escroto está más relajado. Ruede cada testículo entre el pulgar y los primeros tres dedos de la mano, para sentir cualquier bulto, aspereza o irregularidad, explica el doctor Whitehead. A excepción del epidídimo, deberá sentir sólo la superficie tersa de los testículos. Y asegúrese de notar también cualquier dolor o sensación de pesantez, dice.

Véase también Testículo (Dolor de).

Tics y tirones

CUÁNDO CONSULTAR A SU MÉDICO

- Cualquier tic que perturbe su vida, le ocasione dolor o persista por más de tres meses, debe ser notificado a su médico.

LO QUE SU SÍNTOMA LE INDICA

*S*eguramente se siente en evidencia cuando de pronto tuerce su cabeza sin razón aparente. Es como si el Malvado Tic del Oeste lo hubiera reclutado.

La mayor parte de los tics involucran movimientos sencillos del cuerpo, como un tirón, encoger los hombros, pestañear, fruncir la nariz y chasquear los dientes.

Aunque los adultos pueden desarrollar tics, casi todos comienzan en la infancia, alrededor de los seis años, afirma el doctor Allan Naarden, profesor clínico de neurología en el Centro Médico de la Universidad del Suroeste de Texas. De hecho, algunos doctores estiman que hasta el 10% de los niños pueden tener tics. A menudo, éstos empeoran a medida que los niños se aproximan a la pubertad y gradualmente llegan a la edad adulta. En los adultos los tics por lo general duran menos de un año.

En raras ocasiones los tics pueden perdurar e incluir movimientos más complejos como brincar, empujar con los brazos o un incesante tocar. Además, algunas personas tienen tics vocales. Ladran involuntariamente, silban o repiten frases y obscenidades. Estos son signos del síndrome de Tourette (ST), el padecimiento de tic más severo e infame, que generalmente ataca antes de los 21 años. Las personas con Tourette también pueden tener incapacidad de aprendizaje e hiperactividad. Sin embargo, el Tourette sólo afecta a 2 personas en cada 10,000 dice el doctor Naarden.

Otras causas raras de tics incluyen enfermedad tiroidea, esquizofrenia, daño cerebral y abuso de drogas estimulantes.

Los investigadores sospechan que muchos tics tienen un vínculo genético, ya que de 30 a 50% de las personas con tics tienen un miembro en su familia con el mismo padecimiento. También hay evidencia de que las personas con tics pueden tener niveles anormales de una sustancia química cerebral llamada dopamina.

Sin embargo, hasta 15% de los niños tienen tics temporales o transitorios. Estos últimos, que no siempre son hereditarios, aumentan especialmente en tiempo de estrés o ansiedad.

ALIVIO DEL SÍNTOMA

*L*a mayoría de las personas que tienen tics transitorios eventualmente se liberan de ellos; por lo general desaparecen en un año y no son ni remotamente tan serios como el síndrome de Tourette.

Los medicamentos como haloperidol y pimozida pueden ayudar a controlar los tics de ST, pero muchos médicos rehúsan prescribirlos por los posibles efectos colaterales, como somnolencia, temblores y depresión. De hecho, los médicos por lo regular evitan dar tratamiento con medicamentos, a menos que un individuo no pueda soportar más los tics.

Pero aun cuando se use medicamento, muchos doctores preferirían intentar seguir estas estrategias primero, pues ayudan a determinar el diagnóstico y pueden ayudarlo a usted a enfrentar su problema.

Empiece a escribir. Si nota un tic, empiece a llevar un diario. Eso puede ayudarle a resolver muchas preguntas que su médico le hará para determinar la causa y el posible tratamiento. ¿Cuándo empezó? ¿Cuánto dura? ¿Qué partes del cuerpo están involucradas?

Hágalos sudar. "Muchas personas parecen mejorar o no conceder importancia a los tics mientras están en un programa de ejercicios", dice el doctor Naarden. Cualquier ejercicio, incluyendo la natación, correr y caminar, resulta útil, pero debe realizarlo al menos tres veces por semana, cuando menos 20 minutos por sesión.

Alimente su cabeza. Los métodos para el manejo del estrés, como yoga, respiración profunda y técnicas de relajación pueden ayudar a algunas personas a reducir la gravedad de sus tics, asegura el doctor Erwin Montgomery, profesor asociado de neurología en el Colegio de Medicina de la Universidad de Arizona, en Tucson.

No sea demasiado dulce. "Varias personas me han comentado que la cafeína y el azúcar refinado parecen empeorar los tics infantiles, dice el doctor Naarden. Como la cafeína y el azúcar no son necesarios, sugiero alejarse de ellos".

Tobillo (Dolor de)

CUÁNDO CONSULTAR A SU MÉDICO

- Se lesionó su tobillo y le duele tanto que no puede apoyar su peso en él 24 horas después.
- Su dolor no se relaciona con ninguna lesión y ha perdurado por más de cuatro días.
- Vea a su médico inmediatamente después de una lesión si, además del dolor, experimenta hinchazón, contusión o fiebre, o si la articulación se siente floja.

LO QUE SU SÍNTOMA LE DICE

*L*os tratamos como bestias de carga, forzándolos a soportar grandes pesos, caminar grandes distancias, girar, torcer y doblarse en cada dirección. Pero presione el tobillo más allá de sus límites, como a menudo hacemos en el deporte por ejemplo, y lloraremos pidiendo ayuda. En algunos casos, el llanto estará acompañado por un grito de dolor.

"La lesión más común es la torcedura de la parte externa del tobillo", explica Phillip J. Marone, director del Centro Médico en Deportes Jefferson en el Hospital de la Universidad Thomas Jefferson, en Filadelfia, y médico de los *Phillies*, un equipo profesional de beisbol. "Esta torcedura puede forzar los ligamentos de soporte, produciendo una torcedura. O puede rasgar un músculo o fracturar un hueso. Cada una de esas lesiones puede producir hinchazón significativa, moretones y pérdida del movimiento, así como dolor intenso."

Una torcedura no es lo único que puede hacer que duela el tobillo. El exceso de uso (exceso de caminata, estar de pie, trepar o inclinarse) puede llevar a

632

la tendinitis, una inflamación de los tendones que conectan los músculos de las piernas a los huesos del tobillo y pie. Un lugar común es el tendón de Aquiles, que va del talón hacia la parte superior del tobillo. El tendón de Aquiles puede jalar o desgarrarse con facilidad, sobre todo si no es muy flexible. El exceso de uso también puede producir bursitis: una inflamación dolorosa de la bursa del tobillo (un saco lleno de líquido que está en la parte posterior del talón y que funciona como almohadilla protectora).

Los tobillos reciben el abuso también en otras formas. "El calzado que queda mal, no brinda soporte, puede ocasionar que el tobillo duela por torcerse o por el impacto con las superficies duras", establece el doctor Edward J. Resnick, profesor de cirugía ortopédica en el Hospital de la Universidad Temple, en Filadelfia. "Los zapatos endebles o los que no fueron diseñados para la tarea que usted realiza, forzarán en exceso la articulación."

También hay algunas condiciones médicas que pueden causar dolor en el tobillo. La gota a menudo ataca los tobillos; es dolor e hinchazón intensos en las articulaciones causado por el depósito o cristalización de ácido úrico. Otros agravantes en el tobillo incluyen espolones de hueso, fragmentos sueltos de hueso o cartílago, artritis reumatoide, mala circulación y daño nervioso.

ALIVIO DEL SÍNTOMA

*E*l dolor en los tobillos no debe ser tomado a la ligera. Pueden surgir complicaciones si demora para obtener el tratamiento subsecuente a una lesión. Aquí hay algunas sugerencias para aliviar el dolor.

Aplique un poco de RHICE. Reposo, hielo, compresión y elevación es su primera línea defensiva ante todas las lesiones del tobillo... y ante casi todas las otras formas de dolor del tobillo también.

"El reposo es imperativo para que no agreda a un tobillo que ya está enojado", explica el doctor Gary M. Gordon, director de la Clínica de Carrera y Caminata en el Centro de Medicina del Deporte en la Universidad de Pennsylvania, en Filadelfia. "El reposo en cama es lo mejor; si tiene que caminar use muletas o bastón. Aplique hielo durante 15 minutos varias veces al día para disminuir la hinchazón dolorosa, entumir las terminaciones nerviosas muy sensibles y contraer los capilares para prevenir el exceso de sangrado."

Aplique compresión con un vendaje elástico o use un refuerzo para inmovilizar el tobillo. Elévelo varios centímetros con almohadas, para drenar los líquidos. Mantenga el RHICE de tres a cinco días.

Trate a su tobillo como si fuera jaqueca. La aspirina, el ibuprofeno y el acetaminofén pueden disminuir significativamente el dolor de un tobillo lastimado, recomienda el doctor Resnick.

Eleve sus talones. Puede aliviar un tendón de Aquiles torcido introduciendo una plantilla o almohadilla en el talón del zapato, de acuerdo con el doctor Resnick. Un centímetro y medio puede ser suficiente. Las almohadillas se venden en farmacias y las plantillas y los aumentos pueden ser ajustados por un zapatero.

PREVENGA PROBLEMAS. COMPRE ZAPATOS CORRECTOS

Si tiende a lastimarse los tobillos con frecuencia, quizá fuera bueno echar un vistazo largo a sus zapatos.

Use el calzado adecuado. ¿Está trotando con zapatos tenis? ¿Va a la cancha de basquetbol con zapatos para correr? ¡Psst, pssst! Use siempre el zapato diseñado específicamente para darle el soporte adecuado y la protección para su ocupación o actividad, aconseja el doctor Resnick.

Instale un soporte en el arco. Todos los zapatos deberían tener un soporte adecuado en el arco para evitar la pronación: la tendencia del pie a girar hacia adentro. Esto es especialmente válido para las personas con pies planos. Los zapatos de mayor calidad tienen un soporte de arco ya interconstruido, en tanto que los zapatos casuales, sandalias y el calzado de menor calidad no lo tiene. Puede comprar arcos de soporte para ponerlos en los zapatos, en la mayor parte de las farmacias o tiendas de calzado.

Amortigüe el paso. Si usted está de pie todo el día, las plantillas acojinadas, disponibles en farmacias, absorben gran parte del impacto al caminar sobre superficies duras, dice el doctor Michael Rask, consejero de la Academia Americana de Cirujanos Neurólogos y Ortopedistas en Las Vegas.

Ponga los antiguos zapatos a descansar. Los zapatos pierden su acojinamiento y soporte con el uso. "Muchas personas llevan zapatos con uno o dos años de uso pesado y es demasiado (comenta el doctor Gordon). La mayor parte de los zapatos sólo tiene una vida de seis a ocho meses de soporte confiable."

CÓMO TRATAR LA GOTA

Una vez que le hayan diagnosticado la gota, hay mucho que puede hacer para mantener a raya el dolor de tobillo.

Cambie su dieta. Tanto los alimentos altos en purina, como los productos lácteos, los riñones, el hígado, los mariscos, las sardinas y las nueces, pueden contribuir a mantener altos los niveles de ácido úrico y causar así los ataques de gota, advierte el doctor Rask. Mantenerse alejado de esos alimentos le ayudará a evitar problemas. Evite también el alcohol, porque aumenta la producción de ácido úrico.

Deshágase de los kilos de más. El sobrepeso puede poner demasiada tensión en sus tobillos. Es muy común que la persona que tiene gota esté pasada de peso. Una carga más ligera puede ser todo lo que sus tobillos necesitan.

Pregunte a su médico sobre los analgésicos antiinflamatorios. Los ataques intensos con dolor por gota y artritis a menudo se controlan con medicamentos orales que requieren prescripción, como Indocin, Naproxen y Colchicina. Los casos extremos pueden tratarse con inyecciones de medicamentos esteroides, como la cortisona.

Véanse también Tobillo inflamado; Articulaciones inflamadas; Articulaciones (Dolor de); Articulaciones hinchadas

Tobillo inflamado

CUÁNDO CONSULTAR A SU MÉDICO

- Vea a su médico de inmediato si se torció el tobillo y le causa inflamación, contusiones y dolor.
- Una inflamación inexplicable dura más de 72 horas.
- La hinchazón parece empeorar, o usted no puede caminar después de lastimarse.

LO QUE SU SÍNTOMA LE DICE

*E*l tobillo humano es realmente un ejemplo asombroso de ingeniería biomecánica, una red interactiva de huesos, nervios, músculos y vasos sanguíneos que trabajan en perfecta armonía. Pero como casi todos los sistemas complejos, si usted interrumpe esa armonía, todo el sistema se vendrá abajo.

Cuando se lesiona severamente un tobillo, esa articulación antes quieta se vuelve un semillero de actividad, de acuerdo con el doctor Gary M. Gordon, director de la Clínica de Carrera y Caminata en el Centro de Medicina del Deporte de la Universidad de Pennsylvania, en Filadelfia. "Los nervios, los músculos y otros tejidos se lesionan. Los vasos y los capilares se rasgan, y sangran. Llega más sangre al área para iniciar el proceso de curación. Los líquidos se acumulan más rápido de lo que pueden removerse y usted tiene inflamación."

Las lesiones más comunes en el tobillo son: inversión o torcedura interna hacia la articulación que resulta en un desgarro del ligamento; torcedura de un músculo o tendón, o aun fractura de huesos. Las tres pueden causar inflamación, doler y dejar un horrible moretón. Sólo el médico puede diagnosticar adecuadamente cuál de ellos tiene.

Además de la lesión, hay varias causas posibles para un tobillo inflamado, y todas son bastante comunes. El exceso de uso crónico (hacer demasiado, muy pronto y muy rápido) puede conducir a la acumulación excesiva de líquidos e inflamación. Por ejemplo, puede causar tendinitis, una inflamación de los tendones. En la tendinitis, la tensión y la acción repetitiva lesionan o irritan el tendón, causando que se inflame. La falta de uso también puede ser un problema. Si usted es propenso a la retención de líquidos, sólo por holgazanear durante un día caluroso, puede tener los tobillos del tamaño de una toronja. Lo mismo ocasionan algunos medicamentos.

Aun algo tan común como los zapatos pueden convertirse en traidores y transformar los tobillos en réplicas en miniatura del Hindenburg. "Un zapato que está muy flojo o muy ajustado, usado, endeble o inadecuado para el uso que se le está dando, puede inflamar un tobillo muy por encima de su tamaño normal", asegura el doctor Michael Rask, consejero de la Academia Americana de Cirujanos Neurólogos y Ortopedistas en Las Vegas.

Las enfermedades circulatorias y vasculares también pueden producir hinchazón. La insuficiencia venosa, una debilidad en las válvulas de las venas, puede causar que la sangre se estanque en los tobillos, llevando a una hinchazón molesta. La hinchazón también puede resultar por fallas del corazón, que pueden tener muchas causas, como presión sanguínea alta, ataque cardiaco o cualquier cosa que debilite el músculo cardiaco.

Otras causas comunes de la hinchazón crónica del tobillo son las enfermedades linfáticas y del riñón, la diabetes, la gota y la artritis reumatoide.

ALIVIO DEL SÍNTOMA

*L*os atletas generalmente se recuperan con facilidad de los tobillos lastimados o hinchados, porque se les diagnostica adecuadamente y con prontitud. Escuche el consejo de los profesionales: no tome riesgos cuando su tobillo se inflame después de una lesión; vea al médico. Su doctor pedirá rayos x para descartar fracturas. Aquí hay algunos tratamientos que su médico puede recomendarle, así como algunas cosas que puede intentar usted mismo.

Aplique RHICE. Son las iniciales del tratamiento más confiable en caso de inflamación relacionada o no con lesiones: reposo (retire la carga de su pie); hielo (si lo aplica durante 15 minutos varias veces al día para controlar el sangrado y el goteo de líquidos); compresión (use una venda elástica para inmovilizar la articulación del tobillo) y elevación (colocar más arriba el tobillo, para que la gravedad pueda desalojar los líquidos). Mantenga el RHICE de tres a cinco días.

Elija con cuidado los analgésicos. Los analgésicos y antiinflamatorios, como aspirina e ibuprofeno, pueden reducir el dolor, pero debe evitarlos cuando la lesión causa que se inflame el tobillo, porque pueden promover el sangrado, advierte el doctor Gordon. El acetaminofén es bueno para el dolor y no tiene propiedades antiinflamatorias, agrega.

Deje que sus dedos caminen. "En tanto no haya dolor, es excelente dar masaje al tobillo (aconseja el doctor Gordon). Debe ser muy suave, con los dedos, una o dos veces al día, empujando todo hacia arriba, a la rodilla, para forzar que los líquidos se alejen de la articulación."

Camine en el agua. Caminar sumergido con el agua hasta la cintura es un medio excelente y gentil para ejercitar un tobillo y reducir la inflamación, afirma el doctor Gordon. "El movimiento del agua contra los músculos ayuda a bombear los líquidos que se acumulan."

Cambie su prescripción. Los tobillos hinchados generalmente son el resultado de una reacción a medicamentos. Pregunte a su médico si cualquiera de los medicamentos que toma podrían estar contribuyendo al problema y si es apropiado cambiar la prescripción o las dosis.

Use zapatos para correr. Un calzado usado, impropio o mal construido puede ser el culpable de la inflamación, en primer lugar. Si tiene que andar por ahí y tiene los tobillos inflamados, el calzado más apropiado es el zapato para correr, recomienda el doctor Phillip J. Marone, director del Centro de Medicina Deportiva Jefferson en el Hospital de la Universidad Thomas Jefferson, en Filadelfia, y médico del equipo profesional de beisbol *Phillies*. "Es ligero, cómodo y tiene soportes para la planta, el arco y el talón, para no agravar la situación."

Dé un paseo. Los tobillos hinchados en forma crónica son una forma de vida para los sedentarios. La falta de movimientos musculares sólo causa que se acumulen líquidos, lo que causa que después disminuya la actividad. De acuerdo con el doctor Gordon, un programa regular de caminata y ejercicio puede romper con ese círculo vicioso y regresar los tobillos a la normalidad.

Busque el frío. En especial durante las primeras etapas de una herida. "El calor dilata los capilares, pero estimula el goteo de sangre y otros líquidos, empeorando la inflamación", dice el doctor Gordon. El hielo es mucho mejor para restablecer el flujo sanguíneo, agrega. Remojar sus pies y sus tobillos en agua fría de 15 a 20 minutos, le brindará un poco de alivio.

Véase también Tobillo (Dolor de); Retención de líquidos

Torpeza

CUÁNDO CONSULTAR A SU MÉDICO

- De pronto se siente torpe inexplicablemente.
- Tiene dificultad para ver con claridad.
- Tiene entumecimiento, temblores o pérdida de sensaciones en sus manos o pies.

LO QUE SU SÍNTOMA LE DICE

*E*n alguna parte de nosotros, un chambón está acechando.

"Todos somos algo torpes en cierta medida. Sólo varía de persona a persona", dice el doctor Robert Slater, profesor asistente de neurología clínica en la Escuela de Medicina de la Universidad de Pennsylvania, en Filadelfia. "Para la persona promedio, una cantidad normal de torpeza puede ser de uno o dos incidentes embarazosos al día. Se le puede caer un vaso o chocar contra una puerta cualquier día (explica el doctor Slater). Por otra parte, si se golpea contra la puerta la mitad de las veces que trata de atravesarla o si golpea el mismo vidrio tres veces seguidas en una secuencia rápida, ésa puede ser causa de preocupación."

Si nota que está más torpe que de costumbre, puede ser simplemente un síntoma de fatiga, en mujeres, síndrome premenstrual o ansiedad. Pero también podría ser un signo de advertencia de un infarto, esclerosis múltiple o un tumor.

ALIVIO DEL SÍNTOMA

*A*unque un aumento repentino en la torpeza debe de comunicarse al médico, también hay un número de remedios rápidos y fáciles para esos momentos ocasionales, cuando las cosas cercanas a usted parecen golpear, estrellarse y traquetear.

No insista. "Las personas que notan que están torpes, invariablemente se ponen más torpes (asegura el doctor Slater). En realidad, pueden estar así de torpes durante toda su vida y, repentinamente, por alguna razón que es de estrés o fatiga, están más conscientes de ello."

Tome una siesta. Puede estar un poco más torpe si está cansado. "Si sabe que ha estado perdiendo sueño y se le han estropeando las cosas a su alrededor, entonces lo primero que debe hacer es descansar", aconseja el doctor Slater.

Tome tiempo para relajarse. Algunas personas propensas al estrés o que sufren de ansiedad pueden tener más problemas con sus dedos escurridizos, dice el doctor Slater. Las técnicas de reducción tensional, como la biorretroalimentación o la meditación pueden ayudarle.

¿Tenis, cualquiera? Los ejercicios que requieren de coordinación ojo/mano pueden mejorar sus reflejos y hacerlo menos torpe, sostiene Jim Buskirk, terapista físico en el Centro de Mareo y Equilibrio en Wilmett, Illinois. "Las actividades como el tenis y el ping-pong son buenas, en especial para la coordinación ojo/mano. Con tomar una raqueta con una pelota atada a una cuerda y golpearla por uno o dos minutos al día, puede ayudarse. También hacemos que las personas sostengan dos palitos redondos en su mano y colocamos un tercero por encima, para formar una H. Después les pedimos que lo rueden hacia adelante y hacia atrás."

Imagine su peor pesadilla. La imaginación puede ayudarle a superar su torpeza, dice el doctor Dennis Gersten, psiquiatra en San Diego y editor de

Atlantis: The Imagery Newsletter. Para intentarlo, cierre sus ojos e imagine que está en una tienda llena de figuras de vidrio o porcelana. Después imagine que usted es la persona más torpe del mundo. En su torpeza, se tropieza y cae sobre toda clase de objetos preciosos. Ahora aléjese y ríase a carcajadas, porque el mundo no se terminó.

"Muchas personas caminan sobre agujas y alfileres para evitar alguna catástrofe imaginaria, pero de hecho, al imaginar el escenario en el peor de los casos, muchas veces quitan la impresión del miedo a la torpeza", dice el doctor Gersten. Practique esta imaginación durante cinco a diez minutos por día.

Deje que salga el animal que hay en usted. Los animales son otra imagen que ayuda a las personas a ser menos torpes. "¿Cuál es el animal más gracioso en el que puede pensar? ¿Un chita?, ¿un águila?", pregunta el doctor Gersten. "Imagínese usted mismo como animal. Siéntase como ese animal. Sienta cómo cada músculo en su cuerpo trabaja en equipo. Sienta el viento en su cara mientras corre o atraviesa por el aire en perfecto equilibrio con usted y la naturaleza." Practique esta imagen de cinco a diez minutos siempre que baje su autoestima ante un episodio de torpeza.

Tos

CUÁNDO CONSULTAR A SU MÉDICO

- La tos persiste durante más de dos semanas y no parece mejorar.
- Tose con mucha flema o lo que aparenta ser sangre.
- También tiene dolor en el pecho, fiebre, escalofríos o sudores nocturnos.

LO QUE SU SÍNTOMA LE DICE

¿*E*s el perro el que le ladra a algún conejo en el patio? ¿Es el experto en armas del vecindario, jugando con su ametralladora nueva? ¿O sólo es su marido, con otro ataque de tos?

En realidad *cualquier cosa* puede ser responsable de ese terrible ataque, que es la respuesta reflexiva de los pulmones ante alguna fuente de irritación, similar al golpecito en la rodilla para medir los reflejos que hace sacudir la pierna. La clave para entender su tos y elegir su cura es lo que sale con ella (si es que sale), ya sea si es tos seca e improductiva o tos productora de flema.

Cualquier irritante en el ambiente puede causar la tos seca, de acuerdo con la doctora Anne L. Davis, profesora asociada de medicina clínica en la División de Medicina Pulmonar y de Cuidado Intensivo en el Centro Médico de la Universidad de Nueva York y asistente del director de servicios de pecho en el Centro Hospitalario Bellevue, en la ciudad de Nueva York. "Si tiene una alergia, la tos puede ser una manifestación importante de ella", afirma. El humo, los químicos, los humos nocivos, el polen, el polvo y el pelo de los animales pueden irritar los tubos bronquiales que van a los pulmones, ocasionando una tos como un intento de liberarse del agresor. "Si usted es sensible, desde moverse a una nueva oficina o cambiar de alfombra, puede hacerle toser."

El asma a menudo produce tos seca, en vez del tradicional silbido, según el doctor Richard L. Sheldon, neumólogo e internista en la Clínica Médica Beaver, en Banning, California. "De hecho, el asma es la causa más común para la tos no diagnosticada, especialmente si tose por la noche", añade.

El goteo posnasal y un problema digestivo llamado reflujo gástrico, son otras dos fuentes de tos, frecuentes y relativamente inofensivas, establece la doctora Sally E. Wenzel, profesora asistente de medicina en el Centro Nacional Judío de Inmunología y Medicina Respiratoria, en Denver. Si el goteo causa la tos, generalmente lo sentirá bajando y cosquilleando por su garganta. En el reflujo, el malfuncionamiento de la válvula que separa su estómago del esófago, permite que el alimento que se digiere y el ácido estomacal desafíen la gravedad y suban hacia su garganta, dándole un sabor agrio en la boca, acompañado de tos.

Las infecciones bacterianas, virales y por hongos, desde un simple resfriado hasta una bronquitis y una neumonía, inflaman el tubo respiratorio y pueden desencadenar tos, agrega el doctor Sheldon. Todas esas enfermedades con frecuencia empiezan con una tos árida y rasposa y, a medida que los pulmones producen más moco, progresa hasta una tos seca llena de esputo.

Además de posible fiebre, dolor de pecho, congestión y malestar general, asegura el doctor Sheldon, usted sabrá que tiene una infección si su flema no es transparente o blanca.

No se preocupe demasiado si la tos permanece en tanto el resto de su resfriado se acaba: "Sólo es alguna congestión residual en las áreas externas de los pulmones que usted tendrá, especialmente después de un resfriado viral (explica el doctor Sheldon). Esto no significa que tenga asma ni nada por el estilo, sólo es un poco de inflamación que perciben los pulmones y que desean expectorar."

Desde luego que fumar es una fuente obvia de la tos persistente, en especial en un fumador crónico. En respuesta a la irritación, los pulmones crean muchas más células que secretan moco. Pero quizás usted no note esa flema extra. El moco no puede llegar fácilmente a su garganta porque el humo paraliza los cilios –como vellosidades– que están en los bronquios, explica el doctor Sheldon. Por eso los fumadores a veces despiertan por la mañana con una tos sofocante, agobiada por el esputo, que cesa después de que ya se fumaron unos cuantos cigarrillos.

La tos constante, más severa, sofocante, puede ser bronquitis crónica o enfisema. Los pulmones intentan expulsar con tos el aire atrapado que no puede salir por los pasajes restringidos, dice el doctor Sheldon. Las personas con estos trastornos también experimentan falta de aire y dificultad para respirar.

Algo más serio: la tos puede ser un signo de tumor o cáncer en el pulmón. "El cáncer de pulmón ahora es el más común, tanto en hombres como en mujeres (afirma el doctor Sheldon) y se presenta básicamente en forma de tos."

ALIVIO DEL SÍNTOMA

*E*n realidad no tiene que ir al médico cada vez que tiene cosquilleo en la garganta, o incluso cuando tiene una tos un poco más fuerte. "Van y vienen (aclara el doctor Sheldon). Usted sabe lo que es. Lo tuvo el año pasado. Su esposa lo tuvo la semana pasada. Se resolverá solo en unos cuantos días."

Si no es así, vea a su médico. Y si siente dolor agudo al toser, o si tose lo que parece ser sangre, o si el ataque persiste igual por un par de semanas, lo mejor será que visite al médico. Mientras tanto, no se siente sólo a farfullar y escupir como un cacharro viejo. Pruebe estos controladores de tos.

Ahogue esa tos. Si tiene tos productora de flema, necesita adelgazarla para que pueda expectorarla con más facilidad. "Probablemente la mejor forma de hacer más líquido el esputo para que salga con facilidad es mantenerse bien hidratado", recomienda el doctor Sheldon. Así que beba tanta agua como pueda. (También deseará estar bien hidratado si tiene tos seca, la que será mucho más tolerable si la refresca con bebida.)

Vaya por guaifenesina. Los jarabes para la tos que no requieren de receta y contienen guaifenesina ayudan a hidratar el moco, de acuerdo con el doctor Sheldon.

No amordace a la tos. Está tosiendo porque sus reflejos intentan eliminar una irritación, así que inhibir la tos seca con supresores de la tos será contraproducente, en especial si sus pulmones están trabajando tiempo extra en la línea de ensamble de la flema. "Por lo general lo que usted quiere es sacar eso de ahí (asegura el doctor Sheldon). Si suspende el mecanismo, eso se va a encharcar y estancar ahí."

Cállela para dormir. Si tiene una tos incesante, desagradable, ruidosa, que ocasiona que usted y los demás en su casa estén despiertos por la noche, podría considerar el uso *juicioso* de un supresor de la tos que no requiera de receta médica. "Si tiene una tos fuerte, le duelen las costillas y pierde sueño, puede callarla por un rato con algún medicamento para la tos", recomienda el doctor Sheldon. Si su tos produce flema "debe de reconocer que tiene algunos charcos de moco por ahí. Pero usted debe aceptar que de esa forma obtendrá alivio."

Los mejores supresores de la tos que no requieren de receta médica contienen dextrometorfán. Un jarabe por prescripción es probable que contenga codeína. Ambos tienden a hacerle sentir soñoliento.

Alíviela con sal. Si está tosiendo mucho, probablemente su garganta esté lastimada y rasposa, y esa irritación sólo empeorará la tos. Para obtener alivio haga gárgaras frecuentes con agua con sal, sugiere la doctora Wenzel. Sólo vierta ½ cucharadita de sal en una taza de agua caliente. No la trague, sobre todo si sigue una dieta restringida en sodio.

Desaparezca las colillas. Es obvio, pero vale la pena enfatizarlo. Fumar causa y agrava cualquier tos que usted pueda tener. Si no puede dejarlo usted solo, pida a su médico que le recomiende un programa donde le ayuden a dejarlo.

Sea la sensación para los bronquios. Para acabar con la tos persistente, pida a su médico un broncodilatador. "Acelera la limpieza y la tos terminará", asevera el doctor Sheldon.

Busque un poco de agua. El aire seco irrita sus pulmones y puede empeorar su tos, dice la doctora Wenzel. Si usa un humidificador en su casa, humedecerá el aire y facilitará las cosas para su tubo respiratorio. Pero mantenga limpio el humidificador, advierte. Tienden a desarrollar moho, por lo que, si es sensible, puede agravar su tos.

Tos con sangre

CUÁNDO CONSULTAR A SU MÉDICO

- En ausencia de una gripe o resfriado, nota pequeñas manchas rojas o rayas rojas en su flema.
- También tiene fiebre, dolor en el pecho y falta de aliento.
- Su flema es muy roja o tose lo que parece sangre más de una vez.

LO QUE SU SÍNTOMA LE DICE

*E*n el mejor de los casos, puede ser una hemorragia nasal. En el peor, podría tratarse de un serio problema pulmonar. En cualquiera de los dos casos (y en cualquier lugar intermedio), toser con sangre debe tomarse como algo serio aunque pueda *no* serlo.

La presencia de sangre en su esputo o flema, generalmente indica al menos un pequeño sangrado en su tubo respiratorio, en algún lugar entre la nariz y el fondo de sus pulmones. Una hemorragia nasal inocua, por ejemplo, podría causar algún goteo posnasal rojo que usted tosió, de acuerdo con el doctor Richard L. Sheldon, neumólogo e internista en la Clínica Médica Beaver en Banning, California. Pero el sangrar por cualquier otra parte, además de la nariz, es problemático. Por ejemplo, una tos fuerte pudo haber roto un vaso sanguíneo en su pulmón, según el doctor Charles P. Felton, jefe de medicina pulmonar en el Centro Hospitalario Harlem y profesor clínico de medicina en el Colegio de Médicos y Cirujanos de la Universidad de Columbia, en la ciudad de Nueva York. "Muchas veces puede haber sangre en las infecciones virales incipientes", dice.

La bronquitis y algunas variedades de neumonía pueden causar que sangren los vasos sanguíneos en los pulmones, explica el doctor Sheldon. Lo mismo pueden hacer los coágulos y la inflamación del tejido pulmonar causados por problemas cardiacos. En los peores casos, la tuberculosis y el cáncer de pulmón pueden producir flema con sangre, agrega el doctor Sheldon.

La fuente del sangrado no siempre está en el tubo respiratorio. También puede ser el estómago y expulsarlo al toser, alerta el doctor Sheldon.

Si la sangre es de un color rojo brillante, es que usted sigue sangrando. Si es rojo oscuro, o tal vez café u óxido, quiere decir que la sangre se secó o coaguló. En casos menos serios, aparecerá en pequeños puntos rojos o hilos en el moco, indica el doctor Felton. En los casos más serios, la sangre puede aparecer como hebras o coágulos o sólo acumularse en la boca, añade el doctor Sheldon.

ALIVIO DEL SÍNTOMA

No se puede poner un torniquete en la flema con sangre. Ya sea que ésta desaparezca inofensivamente después de su aparición o que siga tosiendo con sangre, usted ya va en camino del consultorio. En cualquier caso necesita hacer lo siguiente.

Vigílela. Si tiene un resfriado fuerte o una infección viral y nota unas cuantas manchas de sangre en su moco, el doctor Felton dice que es mejor que permanezca atento: observe bien para ver si vuelve a suceder o si empeora. Si lo hace, vea al médico.

No bloquee la sangre. No tome supresores de la tos que no requieren de receta para bloquear sus flemas con sangre, advierte la doctora Sally E. Wenzel, profesora asistente de medicina en el Centro Nacional Judío para Medicina Respiratoria e Inmunológica, en Denver. Al autorrecetarse podría propiciar la acumulación de sangre en cualquier parte de su cuerpo y así enmascarar un indicio de problemas serios. Su médico puede decidir que usted necesita un supresor de la tos, para que no agrave lo que sea que produzca el sangrado, pero ésa debe ser su opinión.

Tosa en un recipiente. Si tose con sangre más de una vez o está preocupado por lo que vio y por llevarlo al médico, asegúrese de tomar una buena muestra de la flema para análisis, recomienda la doctora Wenzel. Si hay una infección, la prueba asegurará que obtenga el antibiótico adecuado.

U

Úlceras en la boca

CUÁNDO CONSULTAR A SU MÉDICO

- Una úlcera en su boca no sana en tres semanas.
- Desarrolla una úlcera indolora en la boca.

LO QUE SU SÍNTOMA LE DICE

Úlcera. Hasta el nombre suena poco saludable y un poco chocante. Pero estas ulceritas dolorosas, de hecho son casi inofensivas. Sus malvadas gemelas, las úlceras causadas por el herpes o fuegos, son las úlceras más contagiosas por las que usted tiene que preocuparse. Ambas son muy similares: redondas, rojas y posiblemente llenas de pus. Las úlceras en la boca por lo general no crecen juntas, como las que causa el herpes, y a menudo erupcionan sobre las partes móviles y flexibles de la boca, como la lengua y el tejido bajo ella, las mejillas y la parte suave del paladar. Cuando tenga una úlcera generalmente no sentirá el ardor que señala la llegada de la úlcera que causa el herpes.

Los médicos no saben en realidad por qué aparecen las úlceras en la boca de la personas, que se conocen técnicamente como úlceras aftosas. La herencia parece desempeñar algún papel, dice el doctor Eric Z. Shapira, miembro de la junta nacional de la Academia de Odontología General y dentista con práctica privada en Half Moon Bay, California. Algunas personas sólo son más sensibles al *Streptococcus sanguis*, la bacteria que causa las erupciones. Si ha tenido úlceras en la boca alguna vez, es probable que las vuelva a tener.

Los dentistas dicen que las mujeres son mucho más vulnerables a los brotes de úlceras en la boca, especialmente durante el embarazo y en algunas etapas de su ciclo menstrual. El estrés también puede propiciar que aparezca una úlcera, así como las alergias a alimentos, dice el doctor Shapira. Quienes usan dentaduras postizas pueden tener úlceras por la presión y el roce de los dientes falsos sobre las encías. Las mordidas y abrasiones también pueden causar una erupción en personas propensas a desarrollar las úlceras.

646

ALIVIO DEL SÍNTOMA

*L*as úlceras en la boca en realidad pueden escocer. En personas muy vulnerables dolerán muchísimo. Se retirarán por sí solas en 10 ó 14 días. Pero probablemente no deseará tener dolor durante todo ese tiempo, así que aquí está lo que puede hacer.

Cúbralas con hidrocortisona. Un gel por prescripción médica o una pasta con hidrocortisona señalarán la úlcera y le harán sentir mejor, además de que por lo general acelerarán la recuperación, asegura la doctora D'Anne Kleinsmith, dermatóloga con práctica privada en West Bloomfield, Michigan.

Frote un poco de bálsamo sobre la úlcera. Los ungüentos que no requieren de receta cubrirán la úlcera y la esterilizarán en cierta forma, sostiene el doctor Shapira. Los ungüentos al menos adormecerán el dolor para que pueda comer con mayor facilidad.

Trate con el extintor de Kaopectate. Para una úlcera u otro dolor ligero en la boca, mezcle partes iguales de Kaopectate con jarabe de Benadryl, ambos los puede comprar en las farmacias, dice el doctor Louis M. Abbey, profesor de patología oral en la Universidad Commonwealth Virginia/Escuela de Odontología del Colegio Médico de Virginia, en Richmond. Mantenga la mezcla en su boca al menos durante un minuto antes de comer, para aliviar su boca. El Benadryl quita el dolor, en tanto que el Kaopectate ayuda a que el anestésico se adhiera al interior de su boca, explica.

Alivie con solución salina. Enjuagarse la boca con un poco de agua salada varias veces al día le ayudará a aliviar el dolor de la úlcera, afirma el doctor Shapira. Mezcle una cucharadita de sal en un vaso con 240 ml de agua tibia y pásela bien por su boca haciendo buches.

No coma el ácido. Los alimentos condimentados o muy ácidos, como los jitomates o frutas cítricas, quemarán e irritarán la ulceración. Evítelos hasta que sane la úlcera, aconseja el doctor Shapira.

¿La lisina quita lo rojo? Hace varios años los investigadores mostraron algún interés en tratar las úlceras con suplementos de la lisina, un aminoácido. "Funciona con algunas personas y no sirve con otras", aclara el doctor Shapira. Verifique con su médico antes de tomar cualquier suplemento por su cuenta.

Manéjese con cuidado. Como su mano puede resbalarse cuando se cepilla vigorosamente los dientes, tome su tiempo y tenga mucho cuidado al realizar sus rutinas bucales de higiene, recomiendan los dentistas.

Véase también Aftas.

647

Úlceras por estar en cama

CUÁNDO CONSULTAR A SU MÉDICO

- Tiene una úlcera roja, irritada, por estar en cama, que no sana después de dos semanas de que usted la cuida.
- La piel alrededor de la úlcera se rompe o agrieta.
- Sus úlceras o las áreas de alrededor muestran signos de infección: inflamación, sensibilidad, secreción o calor.
- También tiene fiebre.

LO QUE SU SÍNTOMA LE DICE

*L*as úlceras por estar en cama no son tanto un problema de la piel contra la cama; son un problema de hueso contra piel. Cuando usted se acuesta sobre el mismo lugar sin moverse durante un tiempo prolongado, las áreas del cuerpo donde el hueso está muy cercano a la piel puede enrojecer y empezar a doler. Eso es porque la piel sensible se "comprime" entre el hueso y la cama.

"Las úlceras de cama generalmente aparecen en áreas del cuerpo donde hay hueso subyacente muy cercano a la superficie de la piel", explica la doctora Rebekah Wang-Cheng, profesora asociada de medicina interna general en el Colegio Médico de Wisconsin, en Milwaukee. "La presión causa que la piel se irrite y se inflame."

Las úlceras por estar en cama tienen de hecho el nombre equivocado: no se presentan sólo en quienes están encamados. "Las personas que están en sillas de ruedas también presentan problemas, porque hay aún más presión en algunos puntos, como las nalgas, donde están sentados."

En sus primeras etapas, a las úlceras de cama, que se les podría llamar con mejor precisión úlceras por presión, pueden aparecer como un parche rojo que no se quita. Si no se tratan pueden crecer. Eventualmente la piel se agrietará y se desarrollará una herida abierta e infección. En casos muy graves, el tejido incluso puede erosionarse al punto de exponer el hueso o el músculo.

Obviamente, las úlceras por estar en cama son comunes entre quienes están encamados. Cualquiera que pase unas cuantas semanas en el hospital y hasta unos cuantos días en cama con gripe puede desarrollar piel roja y ulcerada. "Las úlceras por presión pueden empezar justo una hora después de presionar la piel", asegura la doctora Wang-Cheng. Y pueden agravarse con cualquier cosa que genere fricción sobre la piel, como mala higiene, humedad por incontinencia, mala circulación sanguínea, rozaduras causadas por esfuerzos para moverse por la cama: todos son problemas comunes a quienes tienen una enfermedad seria. Las úlceras se desarrollan con más frecuencia en la espalda, las nalgas y el cóccix. Pero también se pueden formar en las rodillas, los talones, los tobillos y en la parte posterior de la cabeza.

Las úlceras por estar en cama son más frecuentes entre las personas mayores, porque generalmente son menos activas y su piel es más delgada y menos capaz de resistir la presión.

ALIVIO DEL SÍNTOMA

*E*l mejor momento para tratar una úlcera de este tipo es antes de que se forme la ampolla, opina la doctora Wang-Cheng. "Una vez que hay una ampolla, tendrá una larga espera. Esas úlceras sanan muy lentamente (explica). Va a tener que medir su recuperación en términos de semanas, no de días."

Lo mejor que puede hacer es detenerlas antes de que empiecen. Revise constantemente la piel de la persona encamada buscando irritación. Si encuentra que están por desarrollarse úlceras, he aquí lo que hay que hacer.

Retire el peso. Aliviar la presión de la zona irritada es lo más importante que puede hacer, sugiere la doctora Wang-Cheng. Por ejemplo, mueva a la persona encamada de lado a lado si las úlceras están en la espalda. Si la persona confinada a una silla de ruedas tiene úlceras en las nalgas, quítela de ahí y recuéstela en cama sobre su costado o su estómago, hasta que sane la úlcera.

Siga moviéndose. Cambie las posiciones del cuerpo con frecuencia. Si la persona es capaz de moverse, asegúrese de que cambie su peso cada 15 minutos, recomienda la doctora Wang-Cheng. Si la persona que usted cuida está inmóvil, muévala a una nueva postura al menos una vez cada hora (si está en silla de ruedas) o una vez cada dos horas (si está en cama).

Flote sobre aire. "Muchas personas tratan de usar cubiertas para colchón de piel de borrego o de hule espuma en forma de cartón de huevo. Pero estas dos cosas no reducen la presión sobre la piel lo suficiente para prevenir las úlceras", afirma la doctora Wang-Cheng. Un colchón de aire con bomba a un costado, para poder inflarlo es una forma mucho mejor de reducir presión sobre las úlceras. Esos colchones se venden en algunas tiendas de suministros médicos.

Manténgala envuelta. Lave la úlcera con solución salina. Después cúbrala con una cinta de venda transparente que selle por sí misma alrededor de la herida y que se pueda dejar en el lugar hasta por cuatro días. "El cuerpo está produciendo factores de desarrollo que ayudan a sanar la herida. Pero si está cambiando el vendaje a diario, esos factores de desarrollo se arrancarán de la piel antes de tener la oportunidad de trabajar", advierte el doctor Kevin Welch, profesor asistente de dermatología en el Centro de Ciencias de la Salud de la Universidad de Arizona, en Tucson. "Un envoltura hermética ayudará a mantener los factores de desarrollo en contacto con la herida y promover la curación." Esos vendajes, llamados revestimientos oclusivos, están disponibles en algunas tiendas de suministros médicos.

Sea cuidadoso. "Debido a los efectos irritantes de las heces y la orina sobre la piel, es cuatro veces más probable que las personas que son incontinentes y están inmóviles, desarrollen úlceras por presión, que quienes no lo son", previene la doctora Katherine Jeter, terapista enterostomal en Spartanburg, Carolina del Sur, y directora ejecutiva de *Help for Incontinent People*. "Estas personas necesitan de cuidado intensivo en la piel. Use productos como lavados en atomizador y barreras humectantes que estén hechas especialmente para incontinentes." La mayoría de estos productos están a la venta en tiendas de suministros médicos.

Coma, beba y mantenga su piel saludable. "La mala nutrición es una de las primeras cosas que buscamos en las personas que tienen úlceras (indica la doctora Jeter). La piel es el órgano más grande del cuerpo y, como cualquier otro órgano, sufrirá de un daño severo cuando no obtiene suficiente cantidad de nutrientes." Para mantener la piel bien nutrida, beba al menos ocho vasos de agua al día y coma una dieta balanceada, incluyendo suficientes proteínas. La proteína es el reparador del cuerpo y es vital para mantener la piel sana."

Tome vitamina C. "Los estudios sugieren que tomar 500 miligramos de suplementos de vitamina C dos veces al día reducen el tamaño de algunas úlceras de cama casi 84%", dice la doctora Wang-Cheng. Sin embargo, antes de tomar la terapia de vitamina C, obtenga la autorización de su médico.

Uñas (Cambios en las)

CUÁNDO CONSULTAR A SU MÉDICO

- Ha notado cambios perdurables e inexplicables en el color de su uña, sin que se relacione con una lesión.

LO QUE SU SÍNTOMA LE DICE

*U*na uña negra o azul dice al mundo que usted y su martillo probablemente nunca aparecerán en programas especializados de reparaciones. Las uñas de color amarillo rojizo muestran que cambia su barniz de uñas casi tan seguido como el canal del televisor. Las uñas que se abren y se rompen pueden ser un signo de que está pasando mucho tiempo con sus manos en el fregadero. Las uñas que toman una apariencia convexa, similar a una cuchara; pueden significar deficiencia respiratoria o que simplemente no está recibiendo suficiente hierro. Las uñas mordisqueadas y los padrastros pueden reflejar su nivel de ansiedad.

También hay cambios en las uñas que parecen estar fuera de nuestras manos.

Las uñas acanaladas (llamadas líneas de Beau) son causadas por golpes, una enfermedad o un accidente que daña la matriz de la uña; el centro de producción de la nueva uña.

Las uñas como gis o moronas señalan un encuentro cercano con los hongos. Y la enfermedad de la piel llamada psoriasis puede causar pequeños hoyos en las uñas de los dedos.

"Hay una amplia gama de alteraciones que se manifiestan mediante cambios en las uñas", indica el doctor Mark Scioli, cirujano ortopédico del Centro de Cirugía Ortopédica en Lubbock, Texas. "La uña realmente es un retrato de la salud del cuerpo."

651

Alivio del síntoma

Una vez que ha identificado la fuente de sus síntomas, trate estos tratamientos para uñas más bonitas.

Uñas como gis

Por desgracia, las uñas como gis, que se desmoronan, son mucho *peores* de lo que supone.

Las bacterias tenaces y los hongos a veces atacan una uña o a su matriz después de que ya ha sido dañada. También pueden ser un problema en cualquiera que tenga propensión a los problemas de la piel, como la psoriasis. Las infecciones por hongos a menudo se contagian a otras uñas, explica el doctor Scioli.

Aquí hay algunos consejos para tener uñas libres de hongos.

Haga un examen. En vez de depender de una observación del médico, pídale que examine la uña para determinar la causa exacta del problema, sugiere el doctor Richard K. Scher, profesor de dermatología y especialista en uñas en el Centro Médico Presbiteriano Columbia, en la ciudad de Nueva York. "Las muestras tomadas en la uña pueden confirmar el tipo de hongo que le está afectando," añade.

Compre una contraparte para su cortaúñas. En vez de usar el mismo cortaúñas en todas las uñas, puede ayudar a prevenir el contagio de hongos a las otras uñas si compra un par adicional y sólo usa el antiguo en la uña infectada. Limpie ambos pares con alcohol después de usarlos, aconseja el doctor Sher.

Quite un poco (o mucho) de arriba. Armado con un par de cortaúñas apropiado (para uñas de los dedos de las manos o para uñas del pie) corte con cuidado lo más bajo posible, recomienda el doctor Scher.

Ataque con un antimicótico. Después de remover la porción infectada de la uña, aplique un ungüento que contenga ingredientes que combatan los hongos, como los imidazoles, dice el doctor Scher.

Use la griseofulvina con precaución. Como la crema tópica antimicótica a menudo es ineficiente contra los hongos en las uñas, su médico puede prescribirle griseofulvina en un caso difícil. Al tomarla oralmente, este antibiótico disminuye la tasa de crecimiento de los hongos en tanto que ayuda al cuerpo a combatirlos. Pero sea paciente: generalmente toma de 4 a 6 meses limpiar los hongos de las uñas de las manos y de 12 a 18 meses de las uñas de los pies. Y tenga cuidado: aunque ha estado en el mercado por más de 30 años, el uso extenso de este fármaco puede causar problemas de hígado, como ictericia, en un reducido número de pacientes, previene el doctor Martin L. Kabongo, coordinador en dermatología para la residencia práctica en medicina familiar en el Hospital Bon Secours en Grosse Point, Michigan. Si su médico prescribe griseofulvina, asegúrese de que también verifique su cuenta de glóbulos blancos para ver anomalías después de que empiece a tomar la droga.

Sustituya esos calcetines. Si suda mucho, lo que crea un campo propicio para hongos y bacterias, cambie sus calcetines más de una vez al día, dice el doctor Scioli.

Ponga un poco de polvo. Un antimicótico que no requiera de receta médica, en atomizador o espolvoreado sobre sus pies y en sus zapatos dos veces por día, también puede ayudar en el esfuerzo para desaparecer los hongos, recomienda el doctor Myles Schneider, de Annandale, Virginia, podiatra y coautor de *How to Doctor Your Feet without a Doctor*. (Para mayores consejos para combatir los hongos que ocasionan pies con comezón, véase la página 517.)

ESTRATEGIAS PARA DETENER LAS UÑAS PARTIDAS

Las uñas pueden partirse cuando los ladrones de humedad, como químicos fuertes y el clima frío, le roban su fuerza. Pero es fácil protegerlas. He aquí cómo.

Remoje. Si remoja sus uñas por 15 minutos antes de acostarse en agua simple y caliente, puede ayudarle a prevenir que se partan, dice el doctor Scher.

Tome su tiempo para cortarlas. Es menos probable que las uñas se partan si las corta después de remojarlas, afirma el doctor Scher.

Aplíqueles lanolina. Aplicar un humectante con lanolina sobre las uñas después del remojo, ayuda a sellar dentro la humedad y evita que la uña se seque, sostiene el doctor Scher.

Use guantes. Ya que mojarse y secarse repetidamente las manos puede ayudar a debilitar las uñas, use guantes de goma con recubrimiento de algodón cuando lave los trastes, aconseja el doctor Scioli.

Mantenga un ojo sobre la biotina. En un estudio que se hizo en la Universidad de Columbia, de acuerdo con el doctor Scher, se comprobó que las grandes dosis de esta vitamina B, poco conocida, redujeron la fragilidad de las uñas en dos tercios de los pacientes que participaron en él. El estudio inició después de que los investigadores en Suiza descubrieron que los suplementos de biotina ayudaban a prevenir que los cascos de los caballos de carreras se abrieran. La conexión: "Los cascos y las uñas están hechos básicamente de lo mismo: queratina", explica el doctor Scher.

Aunque necesita realizarse más trabajo, los investigadores creen que la biotina en alguna forma fortalece la queratina de la uña, dice. Sin embargo, hasta que no se realice investigación con seres humanos, recomienda que se contente con la biotina que encuentre en los suplementos multivitamínicos.

Prevención de problemas con el barniz

La política prudente para barnizar sus uñas puede dar resultado *antes* de que desarrolle uñas secas o amarillentas, o que se agriete la cutícula. Considere estos consejos.

Límelas. Si lima la superficie de la uña con mucho cuidado con una lima fina después de remover el barniz, mantendrá la apariencia natural del color de su uña, afirma el doctor Scher.

Ponga una capa sobre otra. Una capa adicional de base incolora protegerá la uña y prevendrá el cambio de color, previene el doctor Scher.

Nunca en domingo. Para ayudar a prevenir la resequedad de las uñas si usa barniz, disfrute del color durante seis días y luego permita a sus uñas estar desnudas por un día. Otra ayuda importante contra la resequedad: use un removedor de barniz que contenga acetato en vez de acetona, sugiere.

Cuidado con las alergias. "Si usted tiene *cualquier* alergia, verifique con su dermatólogo o médico familiar antes de embarcarse en el uso de cualquier uña artificial (advierte el doctor Scioli). Si tiene reacciones alérgicas, no le aconsejaría usar cosas como lacas o adhesivos. Pueden causar problemas crónicos en la cutícula."

Urticaria

CUÁNDO CONSULTAR A SU MÉDICO

- La cara, los ojos o la garganta empiezan a hincharse.
- Tiene urticaria frecuente o persistente.
- Su síntoma dura por más de un día y se acompaña de fiebre u otra sensación de enfermedad.
- La urticaria se convierte en ampollas.

LO QUE SU SÍNTOMA LE DICE

¿Quién puso el nombre a este exasperante tipo de salpullido? Debe haber sido alguien que sintió cosas muy feas sobre su piel.

Se sabe que tiene urticaria si se siente bien, pero su piel parece estar teniendo una fiesta estridente que se mueve de un lugar a otro. La urticaria es una zona con ronchitas rojas y que dan comezón, que desaparece en menos de un día (o más bien, en horas). Pero las ronchitas a menudo reaparecen en otro lado, explica el doctor Glenn Kline, alergólogo y profesor asistente clínico de pediatría en la Universidad de Texas, en Houston. Se elevan porque la histamina, un químico del cuerpo, exprime líquido de los vasos sanguíneos y lo reúne bajo la piel.

La urticaria puede ser aguda (un solo ataque) o crónica (dura por semanas o en ocasiones pica a una persona durante años), explica el doctor Kline. Cualquiera puede tener urticaria, pero a menudo se presenta en la misma familia y es probable que elija a personas propensas a la fiebre del heno, al polvo y al eczema.

La urticaria aguda a menudo es una reacción alérgica a cosas que come o toca. Los saborizantes, los colorantes y los preservadores artificiales, por ejemplo, son una causa común de urticaria, sostiene el doctor Ivor Caro, dermatólogo y profesor asociado de medicina en la Escuela de Medicina de la Universidad de Washington, en Seattle. La urticaria causada por piquetes de abejas también es aguda; generalmente pasa en unas cuantas horas.

Algunas personas tienen una erupción de urticaria cuando manejan algunos alimentos, como jitomate y carne, entre otros. Es notable que a menudo pueden *comer* esos productos sin problema, comenta el doctor Arthur Daily, profesor clínico asociado de dermatología en la Universidad Brown en Providencia, Rhode Island.

Ocasionalmente, la urticaria puede ser causada por "nervios" o situaciones estresantes. "Por ejemplo, durante los exámenes finales, veo a muchos estudiantes con urticaria", ha observado el doctor Kline.

Otras causas importantes: los virus y ciertas enfermedades como el lupus; los medicamentos, como antibióticos y aspirina; la luz solar; el calor; el frío; la presión (como la del respaldo de una silla al sentarse o un cinturón ajustado); ejercicio y sudoración. Pero virtualmente *cualquier cosa* puede causar urticaria.

ALIVIO DEL SÍNTOMA

A menudo queda muy clara la causa de la urticaria aguda: come fresas y de pronto parece una. La urticaria crónica generalmente es más misteriosa. Sus causas rara vez se descubren, aun por expertos investigadores, afirma el doctor Daily. Por fortuna, ambos tipos de urticaria responden a una variedad de tratamientos.

Manténgase fresco. Cuando empiece a surgir la urticaria, a menudo podrá salvar su cuerpo de volverse un *bouquet* de granitos rojos si toma un regaderazo frío, aconseja el doctor Daily. Se refiere a un baño *frío*. El agua caliente estimula la liberación de histamina y puede volverlo una roncha gigante caminando.

Viaje a la farmacia. La urticaria y las histaminas van de la mano, así que resulta cuerdo remitir esas ronchitas a la sumisión con antihistamínicos orales, como Benadryl o CloroTrimetón. Pero si no desea estar soñoliento, vea a un dermatólogo para que le prescriba un antihistamínico que se lo evite, como Hismanal o Seldane. Sólo use antihistamínicos por prescripción cuando la urticaria sea crónica, previene el doctor Kline.

O tal vez usted *desea* dormir mientras pasan los síntomas. En ese caso, el doctor Kline dice que tome los antihistamínicos comunes que causan somnolencia antes de irse a dormir, pues le ayudará a dormir y probablemente cuide de la urticaria de mañana.

Para la urticaria causada por estrés, el doctor Caro prescribe una combinación de medicamentos antihistamínicos con antidepresivos. "A menudo es muy benéfico para tratar la urticaria y para ayudar a relajar a las personas", asegura.

Saboree sin culpa, toque sin culpa. Si tiene urticaria después de comer alimentos específicos o de usar varios productos, aléjese de ellos. Si desconoce lo que causa el problema, haga un poco de espionaje: evite bebidas de dieta y alimentos con muchos aditivos. Evite lugares polvosos (y motas de polvo). Y deje de poner químicos en su piel, a los que puede ser alérgico. Los posibles culpables incluyen maquillaje, colonia, champú y jabones. Reintrodúzcalos uno a la vez y vea qué causa la urticaria.

Tenga cuidado con la ropa. Evite usar en la ropa nueva químicos que provoquen urticaria al lavarla antes de usarla. También use detergentes ligeros, sin perfumes y deje de usar suavizantes de telas en la secadora, concluye el doctor Caro.

V

Vagina con comezón

- La comezón persiste por más de tres días, no responde a los remedios caseros o va empeorando de manera progresiva.

LO QUE SU SÍNTOMA LE DICE

A menos que pase sus veranos en un campo nudista, sus partes privadas a menudo están cubiertas por tres a cuatro capas de materiales, quizá un protector, pantaletas, un par de pantimedias y sus *jeans* de moda.

¿Y qué es lo que hace esa parte caliente y húmeda de usted bajo todas esas capas?

¡Da comezón! Y la está volviendo loca.

La comezón vaginal puede surgir por algo tan simple como atrapar bacterias por demasiado tiempo, bajo demasiadas capas de ropa muy ajustada. Todo el calor y la humedad brindan las condiciones perfectas para incubar infecciones.

De hecho, la comezón puede ser una tarjeta de presentación indeseable de infecciones, que van desde la vaginitis bacteriana a levaduras (llamadas también *Candida albicans* o *monilia*) y tricomoniasis.

La comezón puede ser una señal de una alergia a un químico en el jabón, el desodorante o el tinte, o simplemente un signo de adelgazamiento de los tejidos vaginales en mujeres que se acercan a la menopausia.

ALIVIO DEL SÍNTOMA

V amos a dar un vistazo a cómo desvanecer esa comezón infernal.

Use un poco de sal. Varias formas de vaginitis responderán a un sencillo remedio casero: el baño salino de asiento. Aquí está la receta del doctor Gideon Panter, ginecólogo en la ciudad de Nueva York.

Disuelva la mitad de una taza de sal de mesa en una tina con agua caliente. Una vez en la tina, inserte su dedo en la vagina y deje que entre el agua salada, retire su dedo y relájese por 10 ó 15 minutos. Dos o tres noches consecutivas de baños salados pueden aliviar la comezón, si la suya es tratable en casa, establece el doctor Panter.

Absténgase mientras dure. No tenga relaciones sexuales hasta que se alivie la comezón, recomienda el doctor Panter. Si el organismo que inició su albergue provocándole comezón en su vagina fue transmitido por su compañero, no tiene sentido volverse a exponer al problema. Tómese unos cuantos días y muestre su amor en otras formas, sugiere.

Considere el condón. Los condones brindan maravillosa protección contra el embarazo no deseado y las enfermedades de transmisión sexual. Si cada vez que se usa condón aparece un brote de comezón vaginal, es posible que tenga alergia a la goma de látex del condón, a la cubierta de talco o al lubricante.

Trate esta sencilla prueba casera del doctor Bruce Katz, dermatólogo y profesor asistente clínico en dermatología en el Colegio de Médicos y Cirujanos de la Universidad Columbia en la ciudad de Nueva York. Pegue en un brazo un trozo interior de la parte de un condón recién cortado y la parte exterior en el otro. Deje ambas piezas en el lugar durante 48 horas y mantenga las áreas secas. Si ambos brazos reaccionan, usted es alérgica a la goma. Si sólo el brazo que tuvo pegado el interior del condón tiene comezón o salpullido, usted es alérgica al talco. Si sólo el brazo con la pieza exterior reacciona, usted es alérgica al lubricante.

¿Significa esto que debe evitar el uso de condones? Absolutamente no, dice el doctor Katz. Su papel para reducir el riesgo de infecciones es demasiado crítico. En su lugar, haga que su compañero use *dos*: piel de oveja sobre látex si fue alérgica al hule, o invierta el orden si el problema es el talco. ¿Por qué no cambiar simplemente a la piel de oveja? La piel de oveja por sí sola no puede proteger contra algunos organismos, incluyendo el virus que causa SIDA. El doctor Katz dice que un condón sin látex podría estar pronto en el mercado pero no resolverá el problema por completo.

Pregunte a su médico. Necesitará que su médico le ayude a determinar qué tipo de infección causa la comezón. Si se le han diagnosticado infecciones por levaduras en el pasado y está familiarizada con los síntomas específicos, llame a su médico y pídale una prescripción, recomienda el doctor R. Don Gambrell Jr., profesor clínico de endocrinología y obstetricia y ginecología en el Colegio

Médico del Hospital y Clínica de Georgia, en Augusta. Su médico prescribirá medicamentos contra hongos, como Vagistat o Nystatin.

La tricomoniasis se trata con el antibiótico por prescripción llamado Flagyl. Las infecciones bacterianas necesitan de agentes antibacterianos, ya sea sulfas o, si es alérgica a las sulfas, con antiséptico Betadine, un producto que no requiere de receta médica, informa el doctor Gambrell.

"Y asegúrese de que su médico tome un examen para el virus del papiloma humano", recomienda la doctora Jessica L. Thomasson, ginecóloga en el Centro Médico Columbia, en Milwaukee. Este virus, que causa verrugas genitales, es una causa importante de comezón vaginal y que frecuentemente se pasa por alto, asegura.

Pida ayuda para los síntomas de la menopausia. Si se está acercando a la menopausia, pregunte a su médico sobre tratamientos para la comezón causados por cambios que están teniendo lugar en la vagina. La terapia de sustitución hormonal es una opción, pero aun así debe preguntar sobre cremas hormonales por prescripción para la vagina.

Guarde la ducha y el polvo. Ducharse no sólo no la ayudará a curar la comezón o la vaginitis, sino que puede ser peligroso, advierte el doctor David Eschenbach, profesor y jefe de la División de Ginecología en la Escuela de Medicina de la Universidad de Washington, en Seattle. La ducha vaginal puede conducir material infeccioso a través del cérvix y causar una enfermedad pélvica inflamatoria, agrega.

También es cuestionable el uso de talco o de fécula de maíz, alerta el doctor Eschenbach. Con el tiempo se pueden juntar las pequeñas partículas cerca de los ovarios y aumentar el riesgo de cáncer ovárico.

COMBATA CON LA BESTIA DE LAS LEVADURAS

Afortunadamente para las mujeres que sufren de infecciones recurrentes por levaduras, éstas responden bien al tratamiento y también hay a su disposición muchos medios preventivos.

Evite el azúcar. El azúcar alimenta a las levaduras, así que suprima los alimentos altos en azúcares, aconseja la doctora Marjorie Crandall, microbióloga, investigadora y fundadora de los Servicios de Consulta sobre Levaduras en Torrance, California.

Vea lo que la C puede hacer. Tome 500 miligramos de vitamina C dos veces al día, recomienda la doctora Eva Arkin, jefa de ginecología en el Hospital

Escocés Rite y ginecobstetra de los Especialistas en Mujeres de Atlanta. La vitamina C aumenta la acidez en la vagina, creando una ambiente hostil a las levaduras, afirma.

Séquelas con aire. Después de tomar un baño, seque bien con aire el área vaginal, sugiere la doctora Arkin. Las levaduras requieren de humedad para sobrevivir. Coloque su secadora en temperatura fresca y aprοxímela de 15 a 20 cm del área vaginal.

Pruebe otra clase de baño. Otra clase de baño de asiento funciona bien para defenderse de las infecciones por levaduras, informa la doctora Arkin. Una vez al mes después de su ciclo menstrual, agregue tres cucharadas de ácido bórico a 15 cm de agua en una palangana lo suficientemente grande para sentarse. Mientras usted espera unos 5 ó 10 minutos, las levaduras van en retirada.

Apóyese en los lactobacilos. El hábito de consumir una taza al día de yogur con cultivos activos de *Lactobacillus acidophilus* reducirá la probabilidad de infecciones por levaduras, según muestra un estudio del Centro Médico Judío de Long Island. Las tiendas naturistas son las mejores para adquirir yogur "vivo" natural. (Por cierto, usted se *come* el yogur; no lo aplique.) También hay *lactobacillus* en polvo y en forma de cápsulas en las tiendas naturistas.

Realice el examen. Si persiste la infección por levaduras, quizá sea alérgica a la candida y las inyecciones para alergia con extracto de candida puede ayudarle a prevenir problemas futuros. Pida a su médico que le refiera con algún alergólogo certificado para realizarse pruebas en la piel, recomienda la doctora Crandall.

Retire levaduras de su dieta. Si su examen resulta positivo, la doctora Crandall sugiere evitar reacciones alérgicas a la candida al evitar alimentos y bebidas que contienen levaduras y mohos, al menos hasta que reciba las inyecciones contra la alergia durante seis meses. Cuídese de los siguientes buscadores de problemas con levaduras y mohos: pan, pizza, *muffins* ingleses, *bagels, croissants,* donas esponjosas, cerveza, vino, licor, sidra de manzana, quesos con moho, vinagre de vino o sidra, pepinillos, uvas, moras, melón, jugos de frutas, azúcar morena, germinados, champiñones, extracto de levaduras, vitaminas derivadas de las levaduras, carnes y pescados ahumados y sobras.

Prepare su prescripción. Si sabe que tiene infecciones por levaduras con frecuencia, entonces pida medicamentos antilevaduras cada vez que su médico le prescriba antibióticos, sugiere la doctora Crandall. (Los antibióticos que toma para otras infecciones matan las bacterias amistosas y no amistosas de la vagina, dejando el campo propicio para un desarrollo excesivo de levaduras.)

Planee su prevención. Cualquier irritación vaginal puede pavimentar el camino para la infección por levaduras, alerta la doctora Crandall. Por eso, evite cualquier contacto vaginal químico, incluyendo perfumes, papel sanitario coloreado, ropa interior de color o pantiprotectores con color, desodorantes o lubricantes comerciales sexuales. La doctora Crandall recomienda el aceite mineral sin esencia o el aceite vegetal como una alternativa lubricante que no irrita. (Sin embargo, éstos no pueden usarse con condones o con diafragma.)

Para prevenir el desarrollo de levaduras, sugiere lavar sus ropas con detergente sin aroma, evitar los suavizantes de tela y usar ropa floja hecha con algodón, ropa interior de algodón en blanco y sin pantimedias.

Vagina (Protuberancia en la)

CUÁNDO CONSULTAR A SU MÉDICO

- Siente una pesantez o presión extraña dentro de su vagina.
- Siente que algo sobresale por la abertura vaginal.

LO QUE SU SÍNTOMA LE DICE

*L*as oportunidades son, si tiene una protuberancia en la vagina, de que haya tenido un hijo o quizá varios, dice el doctor David Soper, ginecólogo en la Universidad Commonwealth Virginia/Colegio Médico de Virginia en Richmond. Con los años, los embarazos, los partos y el proceso de adelgazamiento de los tejidos durante la menopausia, pueden debilitar los soportes musculares y los ligamentos que sostienen los órganos pélvicos en su lugar. Y cuando los órganos empiezan a desplazarse hacia abajo, esa alteración se llama prolapso.

Es un proceso gradual y aunque sienta un bulto atemorizante en su vagina, no es peligroso. Es muy incómodo; puede interferir con la relación sexual y es difícil vivir con él, sostiene el doctor David Chapin, ginecólogo e instructor en ginecobstetricia y medicina reproductiva en la Escuela Médica de Harvard y director de ginecología en el Hospital Beth Israel, en Boston.

La vagina empieza a colgarse y, dependiendo de la ubicación y el grado del prolapso, también pueden acompañarla la vejiga, el recto y el útero. Generalmente, la protuberancia es la pared frontal de la vagina que ha cedido, explica el doctor Chapin. La sensación es como sentir un huevo en la entrada de la vagina, añade. La protuberancia puede ser tan grande como un puño, o aun del tamaño de una toronja.

En ocasiones un prolapso puede dificultar que retenga la orina al estornudar, reír o toser. Y si el recto está "caído", puede tener problemas con la salida de heces.

ALIVIO DEL SÍNTOMA

*E*xisten varias soluciones a los problemas del prolapso y su médico puede ayudarle a determinar la adecuada para usted.

Sea amigo de la fibra. Aunque no corregirá el prolapso, si come una dieta alta en fibras, conservará suaves las heces para mantener su intestino en movimiento con mayor facilidad, sugiere el doctor Roger Smith, profesor de obstetricia y ginecología en el Colegio Médico del Hospital y Clínica de Georgia, en Augusta. Recomienda mucha fruta y vegetales, con un suplemento de fibra como Metamucil, según lo necesite.

Haga muchos "altos" en los servicios. Es menos probable que su vejiga gotee por la presión del prolapso si la mantiene vacía, dice el doctor Smith. Recuerde orinar regularmente, aunque no sienta la urgencia.

Déjelo ser. Si su prolapso es lo suficientemente leve como para no causarle mayores problemas, podría ser adecuado dejarlo, aconseja el doctor Chapin. Platíquelo con su médico.

Repare las bases. Su médico puede aconsejarle una cirugía para tratar su prolapso. Podría involucrar la reparación de las paredes anterior y posterior de la vagina. Si el útero está involucrado, el médico puede recomendarle una histerectomía por vía vaginal, en la que se retira el útero sin una incisión abdominal.

Use un pesario. Si la cirugía no es opción para usted, su médico puede prescribirle un pesario, que es un aparato parecido al diafragma, de plástico o de goma, que se usa dentro de la vagina para sostener las estructuras que se colapsan. Los pesarios deben cambiarse cada dos meses y aunque pueden causar mal olor y pequeñas úlceras en el revestimiento vaginal, son seguros de usar, finaliza el doctor Chapin.

Vagina (Resequedad en la)

CUÁNDO CONSULTAR A SU MÉDICO

- Se acerca a la edad de la menopausia.
- La resequedad vaginal se acompaña de comezón.

LO QUE SU SÍNTOMA LE DICE

Muchas mujeres de todas las edades pasan por la resequedad vaginal de vez en cuando. Pero común o no, la vagina reseca es incómoda y puede hacer dolorosa la relación sexual.

La cantidad de lubricación vaginal varía de mujer a mujer, con un amplio margen de normalidad, ilustra la doctora Theresa Crenshaw, especialista en terapia sexual y autora de *Bedside Manners*. El líquido por sí mismo es transparente y relativamente inodoro. Aparte de que es una bendición cuando está estimulada sexualmente, quizá no note mucho líquido vaginal la mayor parte del tiempo. Pero si está *ausente*, puede empezar a sentirla tan seca como el desierto.

La resequedad vaginal tiene gran variedad de causas. Su química vaginal tan sensible puede estar reaccionando ante otro tipo de química, como por ejemplo, los jabones fuertes y alcalinos. O puede estar reseca como parte de una respuesta alérgica a perfumes o tintes. A medida que se acerca a los años de la menopausia, los niveles bajos de estrógenos pueden también causar resequedad en la vagina. Algunas enfermedades en la piel pueden interferir con la lubricación vaginal.

664

ALIVIO DEL SÍNTOMA

*A*quí está cómo poner a fluir nuevamente esa suave lubricación.

Revise su jabón. "La vagina no fue diseñada para estar estéril", asegura el doctor John Grossman, ginecólogo en el Hospital y Centro Médico de la Universidad George Washington, en Washington, D.C. "Tiene su propio método normal y natural de control bacteriano, principalmente al mantener un nivel natural de acidez (pH de 4 a 4.5)."

¿Un consejo? "Use un jabón muy graso, hipoalergénico, sin colorantes ni fragancias; uno que sea no alcalino y con pH balanceado."

Evite los alergenos. Si la resequedad es una reacción a alguna sustancia a la que sea alérgica (un alergeno), tendría que hacer una pequeña detección para señalar a los culpables. Los dos alergenos comunes son las fragancias y los tintes en el detergente para lavar ropa y en el papel sanitario, alerta el doctor Grossman.

Elimine el papel higiénico perfumado y con diseños, en favor de uno suave, blanco, sin aroma, sugiere. Si le parece que los detergentes son el problema, tal vez no necesite cambiar marcas. Sólo pase la ropa interior por un segundo ciclo de enjuague. Quizá también quiera intentar cambiar por pantaletas blancas de algodón.

Aprenda dónde lubrica. Es normal que algunas mujeres no lubriquen copiosamente cuando están estimuladas sexualmente. También es posible que estén lubricadas sin notarlo, dice la doctora Crenshaw. Si está acostada de espaldas, la humedad puede concentrarse en la parte posterior de la vagina, muy lejos para hacer cómoda la relación sexual. ¿La solución? Antes de la relación, trate de meter un dedo en la vagina y llevar algo del lubricante hacia la superficie seca, sugiere.

Pruebe con un sustituto saludable. Si la resequedad es ocasional, use un lubricante con base de agua durante el acto sexual, aconseja el doctor Roger Smith, profesor de obstetricia y ginecología en el Hospital y Clínica del Colegio Médico de Georgia, en Augusta.

"Evite la vaselina y los aceites (previene). Tienden a tapar los poros y si está usando un condón, los productos con base de aceite le harán agujeros."

Aunque los lubricantes con base de agua están bien para la resequedad ocasional, el doctor Smith recomienda Replens * para alivio seguro y continuo. Replens contiene una molécula especial que lleva agua hacia el tejido vaginal.

---

* Producto no comercializado en la mayor parte de los países latinoamericanos. (N. del T.)

Después de usarlo a diario, debería poder disminuir su uso a dos o tres veces por semana, según lo necesite, agrega.

Verifique con su médico. Su médico puede determinar que un problema dermatológico está causando la resequedad vaginal, opina el doctor Grossman. Un amplio margen de padecimientos de la piel puede causar resequedad vaginal. Su médico podría tomar una pequeña muestra de tejido y darle tratamiento con una crema o antibiótico por prescripción, dice.

Aproveche la ayuda de su miel. El mejor consejo puede ser éste: cuando tiene sexo regularmente, produce mayor lubricación en forma natural, establece la doctora Mary Beard, profesora asistente clínica en el Departamento de Obstetricia y Ginecología en el Hospital Latter Day Saints de la Universidad de Utah, en Salt Lake City. Continuar con la actividad sexual es una ayuda importante para evitar los efectos de adelgazamiento y resequedad de la menopausia sobre los tejidos vaginales, recomienda.

Pregunte por las hormonas. Si ya tiene la menopausia y la resequedad vaginal no cede, quizá quiera discutir la terapia de sustitución hormonal con su médico, opina el doctor Beard.

La resequedad, el adelgazamiento y la sensibilidad de los tejidos vaginales después de la menopausia pueden aliviarse con el estrógeno que se toma oralmente, por parche transdérmico o insertando una crema vaginal.

Vagina (Secreción en la)

CUÁNDO CONSULTAR A SU MÉDICO

- La secreción se acompaña de comezón intensa.
- La secreción es como queso, amarilla o verdosa.
- La secreción tiene un mal olor fuerte a pescado o a levadura.

LO QUE SU SÍNTOMA LE DICE

Una cantidad pequeña de secreción es la humedad normal que produce la vagina para mantenerla cómoda a usted. Aun una descarga abundante, causada por la producción de moco cervical, es normal en algunas mujeres e inofensiva, afirma la doctora Eva Arkin, jefa de ginecología en el Hospital Scottish Rite y ginecobstetra con los Especialistas en Mujeres de Atlanta.

Pero ¿qué pasa si su secreción *no se siente* normal? ¿Y si va acompañada por comezón? Probablemente tenga una infección vaginal y es una verdadera causa de preocupación.

Una de las infecciones vaginales más comunes es la *Candida albicans* o *monilia*, conocida comúnmente como infección por levaduras. La secreción clásica de una infección por levaduras tiene una textura similar a la del queso *cottage* y se relaciona con comezón intensa. A veces resulta una infección por levaduras, al haber tomado un tratamiento de antibióticos para otra infección en su cuerpo.

Las infecciones bacterianas (algunas de las cuales se transmiten sexualmente), son causadas por organismos como gardenela, clamidia o gonorrea, y generalmente tienen que ver con una secreción amarillenta con olor a pescado. Además de la secreción y la comezón, puede tener sensación de ardor.

La secreción acuosa, con espuma amarillo-verdosa puede ser síntoma de tricomoniasis, una infección que a menudo pasa de un compañero al otro. Aunque hace 35 años era la infección vaginal más común, en la actualidad es relativamente rara.

ALIVIO DEL SÍNTOMA

¿*S*e pregunta si debe jugar al detective con su propia secreción? Muchos médicos dicen que no. Las secreciones pueden ser engañosas y es posible tener una combinación de dos tipos de infección, cada una de las cuales requerirá del medicamento adecuado. Su médico puede tomar una muestra de la secreción y examinarla bajo el microscopio para emitir un diagnóstico específico.

Para conocer sobre tratamientos médicos y remedios caseros para las infecciones vaginales que causan la mayoría de las secreciones con comezón, vea Vagina con comezón, en la página 658. Y para evitar que regrese la secreción, he aquí hay algunos recordatorios básicos.

No se duche. La ducha vaginal puede ser una forma peligrosa para tratar la descarga vaginal, previene el doctor David Eschenbach, profesor y jefe de la División de Ginecología en la Escuela de Medicina de la Universidad de Washington, en Seattle. La ducha puede llevar material infeccioso o los antisépticos de la misma a través del cérvix, hacia el útero, o cambiar las bacterias de la vagina y causar una inflamación pélvica, agrega.

Deje que su polvo guarde polvo. Aunque pueda sentirse bien, el uso de polvo de talco o de fécula de maíz para secar la secreción no está recomendado, alerta el doctor Eschenbach. Con el tiempo, las pequeñas partículas se mueven por la vagina hacia el útero y terminan cerca de los ovarios. Eventualmente esos depósitos pueden ser un factor en el desarrollo de cáncer ovárico.

Cuente con los condones. Es difícil para los médicos señalar la causa de la mayor parte de las infecciones bacterianas, pero una posibilidad obvia es el acto sexual con compañeros múltiples. El uso de condones en forma consistente puede prevenir la transmisión de muchas de esas infecciones, aconseja la doctora Patti Jayne Ross, profesora asociada en el Departamento de Ginecología y Obstetricia en la Escuela de Medicina de la Universidad de Texas, en Houston. Pero debe evitar incluso los coitos protegidos hasta que la infección ceda.

Vello (Pilosidad)

CUÁNDO CONSULTAR A SU MÉDICO

- Está experimentando un aumento súbito de pelo oscuro y grueso en la cara, el cuello o el cuerpo.
- También experimenta omisión de periodos menstruales o tiene la voz más grave.

LO QUE SU SÍNTOMA LE DICE

Un joven se fascina cuando la pelusa en su labio superior se transforma en un bigote oscuro. Cuando esto pasa en una mujer, la reacción es justamente la opuesta.

Desde luego, algunas mujeres (y hombres también) simplemente tienen más vello corporal que otros, sobre todo si sus ancestros provienen de Italia, Grecia u otro país mediterráneo. Pero si usted es mujer y de pronto brota una pilosidad oscura donde antes sólo había vello suave, puede significar que tiene alguna especie de desequilibrio hormonal.

Puede presentarse un desequilibrio en forma natural, de acuerdo con la doctora Lois Jovanovic-Peterson, endocrinóloga de la Fundación Sansum para Investigación Médica, en Santa Bárbara, y coautora de *Hormones: The Woman's Answer Book*. "Cuando las mujeres llegan a la menopausia, pueden notar que el vello de su cara, cuello o abdomen, se está volviendo oscuro y grueso", dice.

En la menopausia, los ovarios disminuyen su producción de la hormona estrógeno, que normalmente bloquea los efectos de la testosterona, explica la doctora Jovanovic-Peterson. La testosterona es la hormona responsable de los cambios que tienen los hombres durante la pubertad, incluyendo la aparición del vello facial. Aunque la testosterona es conocida como la hormona masculina, las mujeres también producen un poco. Cuando los niveles de estrógeno empiezan a descender en la mujer, su testosterona natural empieza a predominar. La reacción más común: vello sobre el labio superior.

Además de la menopausia, otros factores pueden influir en los niveles de testosterona y causar el vello. Las mujeres con dietas intensivas pueden arruinar su balance hormonal al punto que cese la ovulación y se aumente la producción de testosterona. Estas mujeres también pueden tener vello en el labio superior o pilosidad más gruesa en cualquier parte del cuerpo, comenta la doctora Jovanovic-Peterson.

Además, los medicamentos como los esteroides y los que controlan la presión sanguínea alta pueden aumentar los niveles de testosterona.

Además del vello, generalmente hay otras claves que deberían alertarla sobre un problema hormonal que requiere de atención médica, establece la doctora Jovanovic-Peterson. "La omisión de un periodo menstrual, los músculos abultados si no aumentó usted su nivel de ejercicio o una voz más grave, son señales que deben enviarla directamente al doctor", dice.

ALIVIO DEL SÍNTOMA

*A*unque haya empezado con brotes de vello indeseables, es posible volver a tener un cuerpo terso otra vez. He aquí cómo.

Verifique sus medicamentos. Si está tomando esteroides o medicinas para controlar la presión sanguínea, pregunte a su médico si resulta adecuado modificar algo en sus medicinas.

Hable con el doctor sobre espironolactona. Si todavía está menstruando, el médico puede prescribir este medicamento, que previene el desarrollo de vello

669

nuevo al contener el exceso de testosterona, dice la doctora Leslie I. Rose, directora de la División de Endocrinología en el Hospital Hahnemann, en Filadelfia.

Siga con la píldora. Los anticonceptivos orales son otra opción, de acuerdo con la doctora Julianne Imperato-McGinley, profesora asociada de medicina en el Centro Médico de la Universidad de Cornell, en la ciudad de Nueva York. La píldora suprime la cantidad de testosterona liberada por los ovarios, limitando el desarrollo de vello nuevo, asegura.

Tome terapia de sustitución hormonal. Si ya pasó la menopausia, pregunte a su médico por la terapia de sustitución hormonal (TSH). La TSH corrige el desequilibrio estrógeno/testosterona y detiene el crecimiento de vello no deseado, de acuerdo con la doctora Lila Nachtigall, profesora asociada de obstetricia y ginecología en la Escuela de Medicina de la Universidad de Nueva York, en la ciudad de Nueva York.

Sáquelo. Los medicamentos y las hormonas evitarán que se desarrolle nuevo vello, pero usted necesitará quitarse el que no desea y que ya está ahí. Si sólo tiene unos cuantos sobre su barba, pezones o cejas, puede jalarlos. Sin embargo, este método puede ser contraproducente. "Al jalarlo puede irritar la base del folículo piloso y puede estimular que crezca de nuevo el vello", previene la doctora Rose.

Aclárelo. Las mujeres han usado decolorantes para la pelusa en el labio superior durante años. Debería probar un blanqueador comercial en una pequeña área del brazo antes de usarlo en su labio, sólo para asegurarse de que no le irritará la piel, recomienda el doctor Fredric Haberman, instructor clínico de dermatología en el Colegio de Medicina Albert Einstein en la ciudad de Nueva York y autor de *The Doctor's Beauty Hotline*. Y no lo use en las cejas.

Aféitese contra el crecimiento. Afeitarse no ocasiona que el vello crezca más pronto o más grueso, de acuerdo con el doctor Haberman. Aun así, algunas mujeres están renuentes a afeitar sus caras por miedo al vello grueso, comenta. Para mejores resultados y más tersos al rasurarse la cara, los brazos o las piernas, cúbralos antes con jabón, aceite para bebé o crema de afeitar para presuavizar el vello. Después, con la navaja afilada, rasure en sentido opuesto de la dirección en que crece el vello, enjuague y aplique humectante.

Depilación. Para depilar los brazos, piernas, áreas del bikini y dedos de los pies, la depilación con cera es más suave y duradera que afeitarse y puede producir vello más suave y delgado con depiladas repetidas, afirma el doctor Haberman. A medida que endurece la cera caliente, atrapa al vello y puede jalarse a medida que se retira la cera. La cera fría viene en tiras de papel y es mejor en áreas inferiores más pequeñas. Para aprender la forma indolora para depilar con cera, vaya con un especialista para la depilación inicial y recoja sugerencias y consejos, sugiere el doctor Haberman.

Quémelos. Puede usar una crema depilatoria para remover vello en cualquier parte del cuerpo, excepto alrededor de los pezones y los ojos. El crecimiento es menos erizado, pero los químicos pueden ser irritantes, advierte el doctor Haberman. Pruebe en un área pequeña primero. Si la piel no enrojece, aplique la crema y retire el vello con un paño suave. Después envuelva la piel en un lienzo frío para reducir la picazón.

Mátelos. "La electrólisis es la única forma para retirar el vello no deseado que tenga", asevera la doctora Jovanovic-Peterson. Se envía una corriente que destruye el folículo piloso. Puede necesitar varias sesiones de electrólisis para eliminar todo el vello indeseable. A menos que tenga un operador muy experimentado, la electrólisis puede causar temor o dolor innecesario. "Pregunte a su dermatólogo el nombre de un operador certificado, con un buen registro de resultados duraderos, buenas manos y una buena dosis de paciencia", concluye el doctor Haberman.

Venas varicosas

CUÁNDO CONSULTAR A SU MÉDICO

- También tiene dolores persistentes en las piernas, calambres o picazón.
- También tiene hinchazón del tobillo o está sangrando una vena.

LO QUE SU SÍNTOMA LE DICE

*E*sas líneas azules en sus muslos comienzan a verse como autopistas. Y las protuberancias horribles que las rodean hacen parecer como si estuvieran bajo construcción.

Si sus piernas son como un atlas de caminos en tercera dimensión, probablemente usted tenga venas varicosas.

"El 20% de los estadounidenses adultos tienen venas varicosas. La mayoría son mujeres cuyas madres las tuvieron también", informa el doctor John Hallett, profesor asociado de cirugía vascular en la Escuela Médica Mayo en Rochester, Minnesota.

Las venas varicosas se desarrollan cuando una pared venosa se debilita y ensancha. Ese debilitamiento afecta las pequeñas válvulas que hay en cada vena que mantienen el flujo de sangre hacia el corazón. Como resultado, la sangre queda atrapada en la vena y ésta se abulta. La sangre estancada también puede inundar los pequeños "vasos de araña" que se localizan cerca de la superficie de la piel.

Las venas varicosas no sólo se ven mal, se *sienten* mal. En casos graves la sangre estancada puede hacer que las piernas que han pasado mucho tiempo caminando en el centro comercial o de pie ante la estufa, se sientan como si fueran de plomo. También sus piernas pueden dar comezón o acalambrarse durante la noche.

Es cuatro veces más probable que una mujer tenga venas varicosas que un hombre, posiblemente porque las hormonas femeninas de estrógeno y progesterona debilitan las paredes venosas de algún modo, explica el doctor Hallett. Es típico que las protuberancias en las venas se inicien durante el embarazo, cuando el nivel hormonal aumenta el volumen sanguíneo, añade. Las venas se ensanchan, surgen y quizá nunca se vuelvan a encoger. Las píldoras anticonceptivas y la terapia de sustitución de estrógenos también pueden contribuir a las protuberancias en las venas.

El problema puede empeorar si usted permanece de pie o sentada por tiempo prolongado; exceso de peso, estreñimiento o ropa ajustada. Si no se controla, puede aumentar la hinchazón morada con la edad, a medida que las venas pierden elasticidad.

Las venas varicosas generalmente no son un problema de salud grave, sostiene el doctor Hallett. Una excepción es cuando las venas varicosas son el resultado del daño a las venas profundas en sus piernas debido a una lesión, un coágulo, inflamación o un problema circulatorio, como la flebitis.

ALIVIO DEL SÍNTOMA

Si tiene venas varicosas no puede hacerlas desaparecer, a menos que se las operen quirúrgicamente (que es una opción). Pero hay mucho que usted puede hacer para facilitar la incomodidad y el desconcierto.

Bombee, bombee, bombee sus piernas. Una caminata diaria de 20 minutos contrae los músculos de la pantorrilla y le ayudará a que la sangre de la vena circule, sugiere el doctor Robert A. Weiss, profesor asistente de dermatología en la Escuela de Medicina de la Universidad Johns Hopkins, en Baltimore. "Durante viajes largos en coche, deténgase brevemente cada dos horas y camine alrededor del coche", aconseja el doctor Weiss. Rodee su escritorio algunas veces en su trabajo o recorra el pasillo del avión durante vuelos largos. Si está sentado en un salón de lectura, contraiga y relaje los músculos de sus pantorrillas repetidamente. Esto vacía de inmediato la sangre estancada en sus venas.

Ponga sus pies en alto. Eleve las piernas por encima del nivel del corazón durante 15 minutos diariamente para ayudar a que la sangre regrese hacia el corazón, recomienda el doctor Weiss.

Cruce los tobillos, no las piernas. "La postura con las rodillas cruzadas establece un bloqueo para el flujo sanguíneo", observa el doctor Mitchel Goldman, profesor asistente clínico de dermatología en la Escuela de Medicina de la Universidad de California, en San Diego.

Use calcetines y medias con soporte graduado. "Si tiene venas inflamadas, el uso de medias y calcetines con el soporte normal puede empeorarlas (previene el doctor Goldman). El soporte que se distribuye uniformemente actúa a nivel básico como un torniquete, lo que agrava la vena." En su lugar, debería usar calcetines o medias de compresión graduada, que son más ajustados en el tobillo y se aflojan a medida que suben por la pierna.

"Si se los pone en la cama antes de levantarse, los calcetines le ayudarán a sujetar las venas y a que regrese la sangre al corazón", asegura el doctor Goldman. Lo que es más, si usa calcetines o medias de compresión graduada durante el embarazo, puede prevenir la formación de venas varicosas. Muchas tiendas de suministros médicos y algunas farmacias tienen a la venta medias y pantimedias de moda, así como calcetas que están graduados. Debe prescribirlos un médico.

Abandone la faja. Cualquier ropa que corte la circulación en los muslos o pantorrillas, como pantalones ajustados y calcetines a la rodilla, pueden empeorar el estancamiento de la sangre, alerta el doctor Goldman.

Evite los tacones altos. Los tacones altos mantienen contraídos los músculos de la pantorrilla y ponen mayor tensión sobre las venas de la pierna, afirma el doctor Weiss. "Si debe usarlos, quíteselos periódicamente y bombee las pantorrillas", añade.

Pierda unos kilos. Mientras más peso lleve, más presión hay sobre las venas de las piernas, dice el doctor Hallett.

Cambie los alimentos grasosos por fibra. Si quiere saber lo que está causando sus venas abultadas, mire lo que está poniendo en su abdomen, comenta el doctor Glenn Geelhoed, profesor de cirugía en la Universidad George Washington, en Washington, D.C. "Una dieta moderna que por lo general es baja en fibra y alta en grasas, azúcar y sal causa estreñimiento y aumenta la presión abdominal. Esto fuerza más sangre hacia las extremidades inferiores (explica). En los países donde las dietas altas en fibra son la norma, las venas varicosas son virtualmente desconocidas."

Consejo del doctor Geelhoed: Adopte una dieta alta en fibra complementada con frutas, vegetales y granos. Le ayudarán a formar y suavizar sus heces y pueden reducir la presión en las venas.

Inyecte sus venas. Las venas varicosas pequeñas pueden eliminarse con un procedimiento de consultorio llamado escleroterapia. Se inyecta una solución en la vena, que irrita el revestimiento, lo que ocasiona que se contraiga y se marchite. Eventualmente la vena se cierra por completo y el tejido de la cicatriz se reabsorbe en el cuerpo. Pero la escleroterapia no es una cura, aclara el doctor Hallett. Pueden empezar a hincharse otras venas, lo que podría requerir de inyecciones adicionales.

Considere la cirugía. En casos graves, puede necesitar cirugía para extirpar total o parcialmente una vena abultada. El tratamiento con láser puede ayudar a borrar las "arañas" más pequeñas. "Debería platicar con un dermatólogo o un cirujano vascular que se especializa en tratar venas varicosas, para discutir sus opciones", concluye el doctor Hallett.

Ver luces

CUÁNDO CONSULTAR A SU MÉDICO

- Ve luces, "flashes" o "estrellitas" después de que recibió un golpe en la cabeza o en el ojo y no se quita en unos cuantos segundos.
- Ve destellos de luz que prenden y apagan durante más de 20 minutos y también se siente desmayar.
- Tiene un padecimiento o enfermedad que le predispone a problemas con el ojo, por ejemplo, lesiones anteriores en el ojo, diabetes o presión sanguínea alta.
- También tiene un gran número de manchas, previamente inadvertidas en su campo de visión.

LO QUE SU SÍNTOMA LE DICE

Si alguna vez ha sido golpeado en la cabeza, probablemente sabrá lo que es ver estrellitas o luces que centellean.

Pero ¿qué pasa si ve luces que no deberían estar ahí y usted no ha estado cerca de algo que lo golpee ni de un objeto errante? Lo más probable es que la sustancia gelatinosa que está dentro de su ojo, que se llama humor vítreo, esté frotando literalmente su ojo en la forma equivocada.

El humor vítreo es lo que proporciona su forma al globo ocular. Si la sustancia gelatinosa frota o jala la retina (la membrana delgada y muy sensible que está en la parte posterior del ojo y le permite ver) puede distorsionar la imagen que usted enfoca, creando la ilusión de que ve luces o destellos luminosos frente a sus ojos durante un corto tiempo.

Una de las causas más obvias y serias es un desgarro en la retina, lo que puede suceder por muchas razones, desde un golpe en el ojo hasta un estornudo vigoroso. La otra posibilidad, realmente seria, es una oclusión de la arteria retinal: un coágulo pequeño en la arteria central retinal. Los síntomas del tipo

675

de los destellos deben ser verificados por un oftalmólogo para descartar esas serias posibilidades.

Las personas que sufren de jaquecas tipo migraña generalmente ven destellos de luz. De hecho, a menudo es *el* síntoma de que un ataque de migraña viene en camino.

Pero los destellos pueden ser un síntoma que casi todos experimentarán en algún momento de su vida. Ver destellos de luz puede ser una de las molestias que acompañan el envejecimiento del cuerpo, dice el doctor George L. White, investigador oftálmico en el Centro de Salud Comunitaria en la Universidad del Sur del Mississippi, en Hattiesburg. Estos síntomas pueden ocurrir en cualquier momento, pero generalmente se experimentan después de los 40 años. Debería preocuparse si los destellos empiezan a ser más frecuentes o empeoran en intensidad, o si están relacionados con otros síntomas, como pérdida de la visión, jaqueca o mareo, alerta el doctor White.

Alivio del síntoma

*A*quí está lo que los médicos dicen que usted debería (y no debería) hacer ante esos destellos.

Use su sentido común. Si se ha golpeado la cabeza o un ojo y ve estrellas que no desaparecen, debería ver al médico de inmediato. Podría tener una lesión en la retina que requiera de atención médica inmediata. La retina puede repararse con láser o criocirugía (cirugía con frío), generalmente sin necesidad de hospitalizarlo, afirma el doctor White.

Trate la jaqueca. Si sufre de migrañas, probablemente ya sabe que los destellos de luz son los síntomas que señalan que está por llegar un dolor de cabeza. Aunque lo que quizá no sepa, es que ese síntoma también puede ayudarle a evitar la jaqueca. Los médicos llaman a esos destellos el aura de la migraña. El aura dura como 20 minutos y no es dolorosa. Lo que funciona para detener una jaqueca varía entre las personas, pero hay quienes reportan éxito con técnicas de relajación y meditación. (Para otras formas de evitar la migraña, *véase* Jaquecas.)

Siéntese y disfrute el espectáculo. Si su médico le dice que sus destellos no son más que un síntoma de la edad, no hay mucho que pueda hacer al respecto, dice el doctor White. Tampoco debe preocuparse por ello.

Ver manchas

CUÁNDO CONSULTAR A SU MÉDICO

- De pronto ve una lluvia de manchas, luces centellantes o una mancha estacionaria, acompañada de visión borrosa o visión con sombra en un lado.
- Usted ve manchas después de recibir un golpe en la cabeza o en el ojo.

LO QUE SU SÍNTOMA LE INDICA

¿Su línea de visión se ha visto invadida por lo que parecen ser pequeños mosquitos negros en un enjambre a su alrededor? ¿Y usted es la única persona que los ve? Si ya rebasa la edad madura, esas manchas negras generalmente no representan motivo de preocupación. No son más que pedacitos inofensivos del líquido interior del globo ocular flotando en su campo de visión, su médico los llama flotadores.

Los flotadores son comunes después de los 50 años, de acuerdo con el doctor Jason Slakter, cirujano asistente en el Departamento de Oftalmología en el Hospital de Ojo, Oído y Garganta, en Manhattan.

A medida que envejece, la sustancia gelatinosa transparente dentro del globo ocular se encoje y separa en un líquido transparente y un residuo fibroso. Las fibras opacas pueden flotar detrás del lente y formar una sombra sobre la retina, la parte posterior del ojo, donde se recibe la imagen. Esto causa la sensación de manchas oscuras, círculos o líneas retorcidas. Las personas cortas de vista son particularmente propensas a tener flotadores, informa el doctor Slakter.

Con mayor frecuencia, asegura el doctor Slakter, las manchas desaparecen por sí solas o su cerebro suprime la imagen. Quizá ni siquiera las note, a menos que esté fatigado.

677

Aun así, si los flotadores persistentes podrían significar que usted tiene una inflamación o infección dentro del ojo o en otra parte del cuerpo que está causando el problema. Es más, si experimenta flotadores con frecuencia, su retina podría estar lastimada, eso puede amenazar su vista. Siempre debe avisar a su médico de la presencia de flotadores persistentes.

ALIVIO DEL SÍNTOMA

*S*in importar qué clase de manchas esté viendo, hay técnicas para aclarar su vista.

Ejercite sus ojos. Los flotadores se desvanecerán si mueve con rapidez los ojos de arriba hacia abajo. Esto agita el líquido del interior del ojo, ocasionando que los flotadores queden fuera del campo de su vista. "Es como sacudir un pisapapeles esférico con nieve que se agita y se van asentando los trocitos esponjosos", explica el doctor Mitchel H. Friedlaender, director de servicios de córnea en la División de Oftalmología en la Fundación Clínica y de Investigación Scripps en La Jolla, California, y coautor de *20/20: A Total Guide to Improving Your Vision and Preventing Eye Disease.*

Selle los desgarros. Si los desgarros en la retina están causando manchas (es un diagnóstico que debe ser hecho por un doctor), el médico puede sellar la rotura con una luz láser o por congelación. Los procedimientos pueden realizarse en el consultorio con anestesia local y ayudar a prevenir que la retina se despegue.

Verrugas

CUÁNDO CONSULTAR A SU MÉDICO

- Su verruga lo está desfigurando o evita su funcionamiento normal (como en la yema de los dedos).
- La verruga es dolorosa, sangra o cambia de forma o color.
- La verruga ha crecido más que la goma de un lápiz.
- No está totalmente seguro de que se trate de una verruga.

LO QUE SU SÍNTOMA LE DICE

*V*amos a tratar algunos aspectos y mitos sobre las verrugas. Mito número uno: puede contraerlas por tocar ranas. No. Pero las verrugas *pueden* transmitirse de una persona a otra.

¿Y qué hay con el famoso remedio de Tom Sawyer? Frote su verruga con papas o columpie un gato muerto sobre su cabeza y entiérrelo, tarde o temprano la verruga se desvanece. Algo así. El gato muerto no es exactamente una cura, pero funcionará tan bien como cualquier otro remedio del folklore, afirman los médicos. La respuesta a esos misteriosos tratamientos es que dos tercios de todas las verrugas se desvanecen por sí solas en el transcurso de un año.

¿Cómo la obtuvo?, para empezar.

Hay como 60 subtipos de virus de papiloma humano en la piel que pueden causar verrugas. Todos estamos expuestos a los virus de las verrugas a diario, al tocar a alguien que tenga una o que haya tocado algo que hayan tocado. No existe una explicación clara de por qué un individuo tiene verrugas o está libre de ellas. Algunos de nosotros simplemente somos más susceptibles que otros. Las verrugas son tan individuales como los virus que las producen, pero hay algunos tipos básicos.

Las verrugas *comunes*, que a menudo se ven en las manos de los niños, son gruesas y ásperas. Las verrugas *planas* generalmente son protuberancias tersas, del color de la piel, con la parte superior plana. Estas verrugas son las que encontramos con más frecuencia en las manos en la cara, o en la parte baja de las piernas de las mujeres que se rasuran. Las verrugas *plantares* se encuentran en la planta del pie y las verrugas *palmares* en la palma de la mano. Y las verrugas *filiformes* parecen pequeños grupos de dedos o cerdas que sobresalen de la piel.

Las verrugas genitales se llaman *condilomas* y pueden conducir a problemas de salud más serios si no se tratan.

ALIVIO DEL SÍNTOMA

*L*a mayor parte de los tratamientos contra las verrugas destruyen o irritan el tejido de la verruga hasta que su cuerpo inicia una respuesta inmunitaria al virus. Si sus verrugas son numerosas o lo suficientemente molestas, así es como su médico puede ayudarle.

Déles la prueba del ácido. Los ácidos se usan a menudo para destruir el tejido de las verrugas, dice la doctora Libby Edwards, jefa de dermatología en el Centro Médico Carolinas en Charlotte, Carolina del Norte. Su médico puede prescribir una solución para usted, para que ponga una gota sobre la verruga a diario, durante un mes o dos. Los ácidos a menudo combinan ácidos salicílico y láctico. También puede aplicarse a la verruga cubriéndola con una cinta adhesiva con medicina sobre el lado adherible.

Congélelas. Otra cura común para las verrugas es congelarlas con nitrógeno líquido. Este método tiene cerca de 80% de éxito, afirma el doctor Stephen Webster, dermatólogo en Lacrosse, Wisconsin. Este tratamiento es un poco doloroso, pero también es la forma más rápida de eliminar una verruga.

Otro químico que los doctores usan para combatir las verrugas, es un agente de quimioterapia llamado bleomicina. "Se inyecta justo en la verruga y hace que se vaya", sostiene el doctor Michael Maloney, dermatólogo con práctica privada en Denver. Esté prevenido de que en casos donde la verruga está en un dedo, la bleomicina puede causar una cicatriz que podría afectar el nacimiento de la uña, agrega.

Corte y queme. Si sus verrugas no se rinden ante otros tratamientos, pueden ser retiradas directamente. Después de aplicarle un anestésico local, su médico puede cauterizarlas con una aguja eléctrica, cortarlas con cirugía o evaporarlas con láser. La desventaja de esos tratamientos es la cicatriz potencial.

REMOVEDOR DE VERRUGAS "HÁGALO USTED MISMO"

Si no siente que sus verrugas sean lo suficientemente serias para un viaje al médico, o si sólo quiere tratar de curarse usted mismo, aquí hay unas cuantas cosas que puede intentar

Aplique el goteo. Puede usar los mismos ácidos que utilizaría su doctor, pero en concentraciones más ligeras, aclara el doctor Maloney. Los remedios que no requieren de receta médica pero que contienen ácidos para cubrir las verrugas funcionarán tan bien como las soluciones del médico. "Es lento, pero funciona", añade. (No use esos productos que no requieren de receta médica sobre verrugas genitales.)

Hipnotícelas. Puede sonar algo extraño, pero puede funcionar. Las investigaciones muestran que 20 a 50% de las personas que pueden relajarse profundamente y sugestionarse con hipnotismo pueden eliminar sus verrugas. "No importa si usted piensa que es hipnotizable", aclara el doctor Nicholas Spanos, profesor de psicología en la Universidad Carleton en Ottawa, Ontario. "Lo que hace funcionar la sugestión es la habilidad de usted de *imaginar vívidamente* que sus verrugas se desintegran y reducen, y que su piel se siente caliente y con picazón a medida que sana."

Los resultados de la investigación indican que la autohipnosis es aún más efectiva sobre verrugas que el ácido salicílico, sostiene el doctor Spanos.

Vértigo

CUÁNDO CONSULTAR A SU MÉDICO

- Su vértigo es inexplicable, intenso, recurrente o persistente.
- También tiene un zumbido en los oídos o la pérdida repentina de la audición.
- Su visión empeora de pronto o ve doble.
- Tiene una jaqueca grave.
- Tiene un historial familiar de vértigo.

LO QUE SU SÍNTOMA LE DICE

*E*l mundo parece surgir desde la punta del horizonte y después cae en cascada en un giro interminable. Esa sensación podría ser la correcta si está montado en la montaña rusa, pero es desconcertante, por decir lo menos, si está de pie en su patio.

En un momento u otro todos nos sentimos mareados, con la sensación de que usted o el mundo a su alrededor está girando. Muchas personas lo sienten cuando miran hacia abajo desde un edificio alto o después de subirse a un carrusel. Hasta los astronautas pueden tener momentos con vértigo mientras viajan a través del espacio.

El 70% de las veces, el vértigo es un signo de que sus oídos internos, que actúan como giroscopio para mantenerlo a usted en pie, no están trabajando

681

bien. Pero el vértigo también es un síntoma tan elusivo, que puede ser ocasionado por más de 350 padecimientos, incluyendo resfriados, gripe, alergias, malos hábitos dietéticos, estrés, algunos fármacos, infección viral, presión sanguínea alta, diabetes, hemorragia interna, ataque cardiaco o un infarto inminente.

ALIVIO DEL SÍNTOMA

"*H*ay cosas que las personas pueden realizar para tratar con su vértigo. Pero si usted empieza con vértigo inexplicable, acuda al médico, porque no puede estar seguro de si se trata de un problema trivial o de un síntoma de una enfermedad seria", previene el doctor Robert Slater, profesor asistente en neurología clínica en la Escuela de Medicina de la Universidad de Pennsylvania, en Filadelfia.

Aquí hay algunas sugerencias que podría usar en casa para detener los giros.

Desconecte sus oídos. Además del oído interno, sus pies y ojos le ayudan a conservar el equilibrio. Sólo al sentarse en una silla con los pies en el piso, sosteniendo la silla con los brazos y mirando a un objeto estacionario por unos cuantos minutos puede ayudarle a sobreponerse al vértigo. Esto es porque el cerebro aprenderá a ignorar los mensajes erróneos que provienen del oído interno, aconseja Jim Buskirk, terapista físico en el Centro sobre Vértigo y Equilibrio en Wilmette, Illinois. Sin embargo, advierte que esa técnica no debe usarse demasiado. Si tiene vértigo persistente, vea al médico.

Vaya lento, pero seguro. "El nombre del juego, cuando realmente tiene vértigo, es moverse tan lento como una tortuga", sugiere el doctor Diran Mikaelian, profesor de otolaringología en la Universidad Thomas Jefferson, en Filadelfia. Evite los cambios rápidos en la postura de la cabeza, sobre todo al ponerse de pie o acostarse. Mejor muévase en etapas. Por ejemplo, cuando vaya a levantarse de la cama, siéntese en la orilla del colchón al menos durante 30 segundos antes de ponerse en pie.

Verifique sus medicamentos. Muchas medicinas que no requieren de receta y las que necesitan prescripción, en particular las que se usan para controlar la presión sanguínea, pueden causar vértigo como efecto colateral. Pregunte a su médico si resultaría apropiado hacer cambios en cualquiera de ellas.

Sacuda el hábito de tomar sal. Demasiada sal en la dieta ocasiona que el cuerpo retenga líquidos, lo que puede interrumpir los trabajos en el oído interno. Evite el queso, el tocino y los alimentos enlatados y limite su consumo total de sal a menos de 2,000 miligramos al día (como una cucharadita), recomienda el doctor Ronald Amedee, profesor asociado de cirugía de cabeza y de cuello en el Centro Médico de la Universidad Tulane, en Nueva Orleans. Eso es como la cantidad de sodio en una hamburguesa con queso y una porción chica de ensalada del chef.

Diga *sayonara* a los estimulantes. Evite café y tabaco, porque elevan su sensibilidad corporal al movimiento, aconsejan los doctores. Si insiste en beber café, limite su consumo a una o dos tazas al día. Pero los tés de hierbas que no contienen cafeína son una mejor opción.

Desaparezca el alcohol. Aun las cantidades modestas de alcohol, en algunos casos hasta tres sorbos de cerveza, pueden desencadenar episodios de vértigo muy violentos en algunas personas, advierte el doctor Slater. Si nota que el alcohol lo marea, evítelo o suprímalo del todo.

Encuentre un relajante. Las personas que están bajo tensión o se sienten angustiadas, particularmente quienes tienen personalidades tipo A difíciles de manejar, son propensas a marearse, informa el doctor Amedee. Los ejercicios de relajamiento, como la respiración profunda, el yoga o la biorretroalimentación podrían ayudarle.

Vigile las alergias. El vértigo puede ser un síntoma de alergias causado por polen, mascotas o hasta alimentos. "Tuve un paciente que tenía vértigo cada vez que comía *hot dogs*", dice el doctor Peter Roland, otólogo en el Centro Médico de la Universidad del Suroeste de Texas, en Dallas. "Es raro, pero las alergias a los alimentos lo pueden causar." Si algo que come le deja girando, elimínelo de su dieta.

Tome una píldora. Algunos fármacos que no requieren de receta médica para el mareo por el movimiento, contienen dimenhidrinato o meclozina, que reducen la sensibilidad del oído interno al movimiento y pueden suprimir el vértigo. Pero en casos graves, puede ser necesario prescribir medicamentos más fuertes.

Los fármacos por lo general se reservan como último recurso para quienes tienen las formas más serias de vértigo, dice el doctor Slater. Esto es porque con el tiempo, el cerebro tiene una notable habilidad para compensar casi todos los tipos de vértigo.

EJERCITE Y ALEJE EL VÉRTIGO

"Mantenerse activo es uno de los mejores tratamientos para el vértigo causado por un problema del oído interno (asegura el doctor Slater). Cualquier

683

ejercicio que incluye mucho movimiento de cabeza y cuello como caminar, nadar, trotar, hasta el karate, ayudará al cerebro a superarlo. Si se mantiene girando y moviéndose, funcionará." Aquí hay un par de sugerencias para mantenerlo circulando.

Empiece lentamente si tiene que hacerlo. Para algunas personas que padecen de vértigo intenso, sólo al ponerse en pie y atravesar una habitación puede causarles vértigo. Pero usted puede superarlo gradualmente si se mueve hacia una posición donde sólo empiece a sentirse mareado, regresando después a la silla. Si eso significa que sólo puede dar tres pasos antes de marearse, no importa. Es un buen comienzo, dice el doctor Slater. "El ejercicio –moverse, marearse, sentarse– debe realizarse varias veces al día. Lo óptimo sería tres veces al día de 2 a 15 minutos por sesión (sugiere). Pero si al principio sólo lo puede hacer 20 segundos sin marearse, está bien; 20 segundos de ejercicio son mejores que nada."

Baile con una pareja. "Bailar es un ejercicio fantástico para personas con vértigo, porque involucra muchos giros y balanceos (asevera el doctor Slater). Si está realmente mareado, puede empezar dando vueltas lentas a 90 grados. Después, a medida que se adapte su cuerpo, puede empezar a dar giros."

Véase también Equilibrio, Problemas del; Caminar (Dificultad para).

Visión borrosa

CUÁNDO CONSULTAR A SU MÉDICO

- Su visión se nubla a cualquier distancia, ya sea que use o no anteojos o lentes de contacto.

LO QUE SU SÍNTOMA LE DICE

Sostiene el menú muy cerca, después a un brazo de distancia. Pero las palabras están tan borrosas, que no puede decir si la entrada es "pasta" o "tarta".

Alrededor de los 40 años, la mayoría de los adultos pierden su buena vista ante el avance desalentador de la vista cansada. Ocurre cuando la lente del ojo pierde algo de su flexibilidad y no puede enfocar con precisión los objetos cercanos, particularmente el periódico, mapas u otros impresos menudos.

Las personas de mediana edad tienden a desarrollar esta forma de vista lejana, llamada presbiopía, aun cuando estén usando ya lentes correctivos para otros problemas de visión, de acuerdo con el doctor Mitchell H. Friedlaender, director de los servicios de córnea en la División de Oftalmología en la Fundación Clínica y de Investigación Scripps, en La Jolla, California, y coautor de *20/20: A Total Guide to Improving Your Vision and Preventing Eye Disease*. "La presbiopía progresa hasta la edad de 65", agrega.

Pero ésa no es la única razón por la que pudiera no estar viendo con claridad. Puede tener visión 20/20 y todavía tener los ojos "nublados" si han estado pegados a una pantalla de computadora durante varias horas. El esmog, el polvo y el polen también pueden irritar sus ojos y borrar su vista. También los lentes de contacto, si no se les da el cuidado adecuado o están deteriorados, pueden distorsionar su visión. Lo mismo pasa con los ojos irritados por infecciones.

La visión borrosa también puede ser el primer signo de una enfermedad seria en los ojos, como cataratas, glaucoma o degeneración macular. A veces hay padecimientos que no están relacionados directamente con los ojos que pueden afectar la visión; éstos incluyen diabetes, embarazo, anemia y padecimientos del riñón y nerviosos.

ALIVIO DEL SÍNTOMA

Como la visión borrosa puede ser, en potencia el inicio de problemas serios en el ojo –incluso la ceguera–, debe hacer que un oftalmólogo revise sus ojos: un médico entrenado en el tratamiento de enfermedades de los ojos. Si su problema resulta estar relacionado con la edad (lo más probable), aquí está lo que puede hacer.

Pruebe con lentes para leer. Los anteojos que se venden en el exhibidor pueden ser lo que necesita, dice el doctor Friedlaender. Pruébese el par con la menor graduación, después párese como a 40 cm del exhibidor y lea los impresos. Si se le dificulta, pruébese anteojos con mayor graduación. Para verificar la distorsión, sostenga los anteojos a la distancia de su brazo y enfoque un objeto con líneas verticales y horizontales bien marcadas, como una puerta. Mueva los anteojos hacia arriba, abajo y a los lados. Si las líneas se ondulan, elija otro par. Si esto no funciona, tendrá que ver a su oftalmólogo para la prescripción de lentes para leer o bifocales.

Engañe al cerebro con dos lentes. Su oftalmólogo puede sugerirle ajustar dos lentes de contacto, con un ojo medido para visión de lejos y el otro para ver de cerca, comenta el doctor Friedlaender. Con estos lentes de "monovisión", el cerebro enfoca los ojos automáticamente. Los lentes de contacto funcionan sin anteojos para leer o bifocales.

Considere usar lentes para computadora. Los anteojos normales que enfocan como a 4 centímetros podrían no ayudarle cuando observa el monitor, que generalmente está más lejos, dice el doctor Friedlaender. Una prescripción más débil para esa distancia puede resolver la falta de nitidez al ver el monitor.

Pruebe con gotas lubricantes. Si su examen no revela alguna anomalía, a menudo la causa de la visión borrosa es tan mundana como el aire seco, o el exceso de uso de lentes de contacto sucios, explica el doctor Jason Slakter, cirujano asistente en el Departamento de Oftalmología en el Hospital de Ojo, Oído y Garganta de Manhattan. Si es el caso, hay varios lubricantes que no requieren de receta médica y que pueden aclarar el panorama. Si los lentes de contacto están causando el problema, agrega, asegúrese de remover, limpiar y desinfectar sus lentes cada noche, usando sólo los productos comerciales recomendados para sus lentes. Quitárselos y limpiarlos por la noche le ayudará a protegerse de la nebulosidad producida por los depósitos de proteína que se acumulan sobre los lentes.

Discuta sobre lentes para cataratas. Si su examen revela cataratas (zonas gruesas en el cristalino, a las que el médico llama opacidades, que a veces se presentan después de los 50), todo lo que podría necesitar es un ajuste en su prescripción de anteojos. "Una prescripción nueva puede brindarle la claridad que necesita para funcionar diariamente", asegura el doctor Slakter. Si con el tiempo las opacidades oscurecen su visión, podría hacer que le quiten quirúrgicamente los cristalinos y le implanten nuevos lentes agrega.

No deje pasar una sola gota. Cuando tiene glaucoma, la presión se acumula dentro del ojo, presión que puede explotar hasta la ceguera. Si se le ha diagnosticado este padecimiento, necesitará usar gotas para los ojos a diario para aliviar la presión, sugiere el doctor Slakter. ¡No se olvide! La presión aumenta cada día que usted falla en tomar su medicina.

Considere un trasplante. Puede parecer extraño, pero es uno de los tratamientos para la degeneración macular, un padecimiento en el que una de las partes más cruciales del ojo se separa lentamente, ocasionando la pérdida paulatina de la visión. Otra solución para la degeneración macular son las lupas. "Estas ayudas ante la baja visión pueden ser la diferencia entre ser capaz de leer y no poder leer", concluye el doctor Friedlaender.

Véase también Visión (Pérdida de la).

Visión (Pérdida de la)

CUÁNDO CONSULTAR A SU MÉDICO

● Cualquier grado de pérdida de la vista debe ser revisado por el médico.

LO QUE SU SÍNTOMA LE DICE

*P*ara muchos de nosotros el uso de anteojos o lentes de contacto para corregir una visión menos que perfecta es parte de nuestro guardarropa diario, como la ropa interior.

Sin embargo, más de 10 millones de estadounidenses tienen un cierto grado de discapacidad visual que no puede corregirse por completo con anteojos.

La lista de los que roban la vista es grande y variada, con el Padre Tiempo a la cabeza. A medida que pasan los años, los cristalinos de los ojos pueden hacerse más gruesos paulatinamente y opacarse, con cataratas, lo cual produce manchas nebulosas, visión borrosa, halos cegadores alrededor de las luces y mala visión nocturna.

El tiempo también puede cobrar víctimas sobre la mácula, que es la parte del ojo responsable de la visión recta. De hecho, la exposición al sol durante la vida y otros factores que rompen los vasos sanguíneos y los tejidos que nutren la mácula, son responsables de la mayor parte de los cambios en la visión que suceden después de los 60 años. Este proceso de desgaste, llamado degeneración macular, gradualmente marchita la mácula y afecta la visión en línea recta que permite ver el detalle. Las personas con degeneración macular

687

a menudo encuentran que las palabras se ven rotas y amontonadas. Hay agujeros negros en las señales de la calle y en las letras de etiquetas de alimentos. Los objetos con líneas rectas, como los marcos de las puertas, toman una apariencia ondulada y extraña.

Otras causas de pérdida de la visión incluyen roturas en la retina y padecimientos del ojo, como glaucoma y retinopatía diabética. En el glaucoma, el líquido se deposita dentro de los ojos y la presión que se incrementa daña el nervio óptico. La retinopatía diabética es una complicación de la diabetes que daña los vasos sanguíneos de la retina.

Una pérdida de la visión súbita y a menudo temporal puede presentarse ante una lesión del ojo, un infarto o hasta una jaqueca tipo migraña.

ALIVIO DEL SÍNTOMA

Una vez que su oftalmólogo ha diagnosticado su problema de visión y le ha prescrito un tratamiento, aquí está lo que puede hacer para aprovechar al máximo el resto de su vista.

Ponga suficiente luz sobre la materia. "La lámpara ideal para leer debería tener un foco de luz cubierto de 60 a 100 watts, para reducir el brillo en el interior reflejante para aumentar la luz", sugiere la doctora Amalia Miranda, directora de la Clínica de Baja Visión e instructora clínica de oftalmología en el Centro de Ciencias de la Salud de la Universidad de Oklahoma, en la ciudad de Oklahoma. Las luces de halógeno con alta intensidad son muy brillantes, pero también calientes. Es mejor usarlas haciendo algunos ajustes en la intensidad, agrega.

Acerque el mundo. Hay lupas en todas las formas, tamaños y graduaciones que pueden restaurar su capacidad para leer y disfrutar su entorno, de acuerdo con la doctora Eleanor Faye, cirujana oftalmóloga en el Hospital de Ojo, Oído y Garganta de Manhattan. Por ejemplo, una lupa de mano puede ayudarle a leer libros y etiquetas de alimentos. Y los anteojos con lentes interconstruidos de tipo telescópico pueden ayudarle a leer las señales de las calles o ver cómo su nieto mete un gol.

Aumente sus libros. Si puede afrontar la inversión, un circuito cerrado de televisión especial (máquina para leer/escribir) puede amplificar sus libros sobre la pantalla del televisor hasta 60 veces su tamaño normal. Las publicaciones con tipo de letra grande y los libros con cinta de audio son alternativas más baratas. Una hoja plástica en color amarillo sobre la página de un libro, puede hacer que resalten las palabras y le den contraste, de acuerdo con Lorraine

Marchi, fundadora y directora ejecutiva de la Asociación Nacional para los Discapacitados Visualmente, en la ciudad de Nueva York.

PARA CONSERVAR LA VISTA

Las siguientes medidas para fortalecer la vista pueden ayudarle a disminuir, revertir o hasta detener la pérdida de la vista.

Conviértase en un fanático de frutas y verduras. "Antes de que empezara a aconsejar a mis pacientes sobre la nutrición adecuada, sólo hacía la mitad de mi trabajo al ayudarles a mantener sanos sus ojos", comenta la doctora Faye. Su consejo: coma frutas, vegetales y otros alimentos ricos en zinc y vitaminas C, E y A y beta carotenos (se convierte en A en el cuerpo). "Hay amplia evidencia que muestra que estos llamados antioxidantes pueden contraatacar el daño del oxígeno relacionado con el sol a las células de los ojos y disminuir la pérdida de la vista relacionada con la edad", afirma la doctora Faye.

Considere suplementos para los ojos. Una buena medida es tomar un suplemento comercial para los ojos que contenga los antioxidantes primarios mencionados arriba. "Mis pacientes reportaron mejoría y bienestar después de tomar esos nutrientes y muchos demostraron haber mejorado su vista", informa la doctora Faye. Los estudios preliminares confirman sus hallazgos. Por ejemplo, en un estudio de la Universidad de Utah, los investigadores dieron dosis diarias de suplementos de antioxidantes a 192 personas con degeneración macular; otras 61 no recibieron tratamiento. Después de seis meses, un tercio del primer grupo calificó mejor en exámenes de la vista. Otros estudios también mostraron que el riesgo de cataratas se reduce en quienes usan multivitaminas.

Use sombrero y bloqueadores de luz azul. Los anteojos con color ámbar pueden ayudar a bloquear la luz azul, un componente de la luz solar que puede contribuir a la pérdida de la vista relacionada con la edad, por periodos prolongados, dice la doctora Miranda. Esos lentes para sol reducen el reflejo y mejoran el contraste, mientras que ofrecen protección contra los dañinos rayos ultravioleta del sol, añade. Cubra su cabeza con un sombrero de ala ancha y tendrá buena protección para el daño que el sol hace a sus ojos.

Deje de fumar. Los investigadores de la Escuela Médica Harvard encontraron que si comparaban a personas que nunca habían fumado con quienes fumaban 20 o más cigarrillos al día, éstos tenían el doble de riesgo de cataratas.

Vigile las ondulaciones en las puertas. Una forma para mantenerse alerta ante cualquier pérdida de la visión por degeneración macular, es examinarse

689

usted mismo con regularidad, observando objetos con líneas rectas, como marcos de puertas y ventanas, sugiere el doctor Matthew Farber, oftalmólogo con práctica privada en Fort Wayne, Indiana. Deje que su médico sepa si algunas líneas aparecen distorsionadas, onduladas, desvanecidas, faltantes o con destellos, como si las viera a través de ondas de calor en la carretera.

No se demore, retire la nube. Si las cataratas interfieren con su vista, un cirujano puede retirar el cristalino nublado. La visión clara es posible con la ayuda de un implante de lente o con lentes especiales o de contacto. Sin embargo, sus ojos permanecerán sensibles al sol. "Para las personas que han tenido cirugía de cataratas, se recomiendan lentes para el sol que bloqueen luz azul y un sombrero de ala ancha", aconseja la doctora Miranda. Los últimos implantes tienen una cubierta especial para proteger contra los rayos UV.

Vea la cirugía con láser. La luz del láser, ultrapoderosa, puede sellar o disolver tejidos oculares y detienen un poco de la pérdida de la vista causada por algunas enfermedades, asevera la doctora Faye. En el caso de degeneración macular, el láser a veces puede reparar áreas de la mácula que gotean. Esto permite a la retina sanar y hacer más lento el padecimiento, dice la doctora Faye. En algunos tipos de glaucoma, los láser pueden hacer pequeñas aberturas en el iris para aliviar la presión acumulada.

GANANDO CONTRA EL GLAUCOMA

Al principio el glaucoma no tiene síntomas, pero a medida que progresa el daño al nervio óptico, la visión periférica se bloquea, por lo que parece como si estuviera usted mirando por un tubo. Además de la cirugía con láser, aquí hay más municiones para controlar el glaucoma.

Vaya a una revisión anual de los ojos después de los 35. Esto es especialmente importante si hay antecedentes de glaucoma en su familia o si es corto de vista o tiene diabetes. También es importante para las personas de piel negra, pues son más susceptibles al glaucoma.

Haga de las gotas para ojos un hábito diario. Si tiene glaucoma, necesitará tomar medicina que controle la presión del ojo en forma confiable y correcta, aconseja el doctor James McGroarty, profesor clínico asociado de oftalmología en el Centro de Ciencias de la Salud de la Universidad Estatal de Nueva York, en Brooklyn. Cada vez que se aplique las gotas cierre los ojos durante 60 segundos. Así no perderá nada del medicamento.

Brinque en sus dos ruedas. Las gotas son el método tradicional para controlar glaucoma. Pero los estudios muestran que cuando las personas con presión elevada en el ojo usaron una bicicleta estacionaria durante 30 minutos tres veces por semana durante 10 semanas, redujeron su presión ocular. De hecho, el ejercicio funciona tan bien como los medicamentos antiglaucoma. "La presión ocular elevada en el glaucoma es similar a la presión sanguínea alta en enfermedades cardiacas", observa la doctora Linn Goldberg, profesora asociada de medicina en la Universidad de Oregon de Ciencias de la Salud, en Portland. "Si usted controla la presión, puede en muchas ocasiones ayudar a prevenir o controlar la enfermedad."

Los estudios subsecuentes mostraron que los efectos del ejercicio fueron duraderos, pero que la presión regresó a sus niveles originales una vez que se detuvo el ejercicio. *No* deje de tomar medicamentos antiglaucoma por su propia decisión, advierte la doctora Goldberg. Si desea intentar el ejercicio como alternativa, necesitará trabajar con su médico para crear un programa que se ajuste a usted y verificar la presión en sus ojos, finaliza.

Vómito

CUÁNDO CONSULTAR A SU MÉDICO

- Ha estado vomitando periódicamente durante más de 24 horas.

LO QUE SU SÍNTOMA LE DICE

¿Qué tienen en común cuatro litros de cerveza tibia y un viaje sobre la montaña rusa? Desafortunadamente mucho, para usted y el centro de control del vómito en su cerebro.

Aunque en forma primaria su centro de control del vómito supervisa su torrente sanguíneo y su sistema digestivo en busca de toxinas, también está conectado con algo llamado *zona de provocación de quimiorreceptores*. Esta

691

área en su cerebro mantiene una etiqueta sobre su equilibrio y los sentidos del olfato, el gusto y la vista.

El resultado no tan agradable de esta colaboración: la más pequeña gota de un veneno puede tener el mismo efecto sobre su sistema que observar una cirugía por televisión (en *technicolor*).

"Vomitar de hecho es un acto extremadamente complejo", dice el doctor Jorge Herrera, profesor asistente de medicina en el Colegio de Medicina de la Universidad del Sur de Alabama, en Mobile, y miembro de la Asociación Americana de Gastroenterología y el Colegio Americano de Gastroenterología. "Pero con el estímulo correcto, usted mismo casi es incapaz de evitar hacerlo."

Desde luego, hay otras causas del vómito además de la sobreindulgencia, envenenamiento y mareo ante el movimiento. Quizá la más común: un virus estomacal puede engañar su centro de vómito siempre vigilante, para hacerle pensar que necesita vomitar, asevera el doctor William B. Ruderman, consejero del Departamento de Gastroenterología en la Clínica Cleveland-Florida, en Fort Lauderdale. (El vómito no ayuda a eliminar el virus.)

Otras causas del vómito incluyen úlceras crónicas graves, cálculos biliares, las primeras fases del embarazo y la quimioterapia.

ALIVIO DEL SÍNTOMA

*S*i la náusea es persistente y el vómito parece inevitable, he aquí lo que puede hacer.

Vaya con el flujo. Aunque vomitar no es la experiencia más placentera en el mundo, usted puede *prolongar* su malestar si trata de evitarlo. "Lo mejor simplemente es quedarse en casa y tratar de pasar por ello y la mayoría de las veces dejará de sentirse mal a las 12 ó 24 horas (sugiere el doctor Herrera). Si el vómito no se ha terminado para entonces, es tiempo de buscar ayuda."

Aumente su ingesta de bebidas. Usted pierde muchos líquidos al vomitar y eso puede hacer que se deshidrate. Necesitará reponerlos en un corto tiempo después de vomitar, bebiendo a sorbitos un vaso o dos con agua, refresco sin gas o incluso bebidas para deportistas, recomienda el doctor Herrera.

Sin embargo, evite las bebidas de dieta que no contienen azúcar, que ayuda a la absorción del agua, advierte el doctor Ruderman. Si usted vomita de nuevo una vez que empezó a beber, dése un descanso por un par de horas e inténtelo otra vez, cuando la náusea ceda.

Evite comer. Considere que los alimentos sólidos están fuera de su alcance hasta que deje de vomitar durante al menos seis horas, alerta el doctor Herrera.

Y cuando regrese a la mesa, no trate de recuperar el tiempo perdido. "No creo que deba pedir una hamburguesa gigante ni algo parecido (opina). Debe regresar con lentitud a su dieta regular, pero empiece con cosas como arroz, pan tostado, plátanos y cosas blandas pero nutritivas. Para el segundo día probablemente podrá comer lo que quiera", añade.

Diga no a los lácteos. A menos que quiera sufrir de diarrea después de vomitar, probablemente lo mejor sea evitar los productos lácteos durante los próximos días, sugiere el doctor Herrera. El vómito, en particular si se debe a una enfermedad viral, puede disminuir temporalmente su capacidad para digerir el azúcar en la leche, dice.

Piense rosa. Si toma un remedio para el estómago que no requiere de receta médica, como Pepto-Bismol, podría ayudarle a asentar el estómago, aconseja el doctor Ruderman.

Consiga un antiácido. El vómito que se relaciona con úlceras en ocasiones se detendrá si toma un antiácido que no requiere de prescripción médica, dice el doctor Ruderman.

Mastíquelo. La goma de mascar, que es un remedio bien conocido para el dolor del oído medio durante vuelos en avión, también puede ayudar a reducir el mareo durante el viaje y prevenir el vómito, asegura el doctor Mark Babyatsky, gastroenterólogo especialista de la Escuela Médica de Harvard.

Cuando es serio. En casos severos de vómito, como el que causan algunos tratamientos contra el cáncer, su médico puede prescribirle un fármaco antináusea, concluye el doctor Babyatsky.

Véase también Náusea.

Voz (Pérdida de la)

CUÁNDO CONSULTAR A SU MÉDICO

- La pérdida de su voz persiste por más de dos semanas.
- Perdió la voz después de un accidente o lesión en la cabeza o cuello.
- Si de pronto perdió la voz, sin razón aparente, consulte al doctor de inmediato.

LO QUE SU SÍNTOMA LE DICE

*L*as buenas noticias son que si piensa que perdió la voz, las probabilidades son que *en realidad* no la perdió. Lo más probable es que tenga algún grado de ronquera y hay suficiente ayuda para eso.

¿Cómo puede decirlo? Intente toser o aclarar la garganta. Si puede hacerlo, en realidad está vocalizando. Aunque su voz puede ser poco confiable por el momento, aun con ronquera grave, no está perdida del todo.

Los médicos dicen que la afonía completa, la pérdida de la capacidad de hablar, es extremadamente rara. Cuando sucede, puede ser el resultado de estrés emocional o psicológico.

Es posible que su voz se agote por completo después de abusar de ella, como por ejemplo si gritó con fuerza durante un juego de futbol. También puede perder la voz por un tiempo después de un episodio prolongado de laringitis (inflamación de las cuerdas vocales). Si se esfuerza para hablar cuando tiene laringitis puede lesionar los músculos que usa para vocalizar, al punto de que decidan renunciar a trabajar durante un tiempo.

Aunque es raro, un tumor en el pecho o en los pulmones puede dañar los nervios que conducen a las cuerdas vocales, y causar la pérdida de la capacidad de hablar. Una lesión accidental en la cabeza o en el cuello también puede lesionar esos nervios. La pérdida de la capacidad de hablar puede ser una señal de infarto.

ALIVIO DEL SÍNTOMA

*S*i descansa su voz y bebe suficientes líquidos puede ayudar a aliviar la pérdida de la voz. Pero cualquier cosa que puede ayudar a una voz ronca, puede hacerlo con una que se ha desvanecido.

Véase también Ronquera.

Índice

A

Abdomen. *Véase* Estómago
Abdominal, hinchazón, 263
Abdominales, músculos, 161, 193
Abscesos, *véase* Pus, 546-547
    decoloración en los dientes por, 145
    drenar, 536,548
    tratamiento, 547-548
Accutane para acné, 255
Acedías (agruras, acidez), 3-6
    alivio de, 4-6, 467-468
    cuándo consultar al médico, 3
    dolor en el pecho por, 466
    hipo con, 269
    significado, 3-4
Aceite de olivo. *Véase* Olivo, aceite de
Aceite de pescado, para manos y pies
  fríos, 327
Aceite mineral, 390, 392
Acetaminofén
    coagulación y, 262
    dolor de dientes y, 149
    hemorragia por la nariz y, 378
    síntomas que se tratan con
        dolor articular, 34
        dolor de oído, 392
        dolor en la rodilla, 565
        espasmos musculares, 364
        fiebre y escalofríos, 179, 223
        golpes, 101
        herpes, 510
        hinchazón del tobillo, 637
        jaquecas, 297
        osteoartritis, 121
        piernas inquietas, 515
        sensibilidad en la piel, 510

sudoración nocturna y, 617
Ácido, reflujo. *Véase* Gástrico, reflujo
Ácido bórico, para infecciones por
  levaduras, baño con, 661
Ácido fólico, 333, 516
Ácido oxiacético (glucólico), 255
Ácidos frutales, para palidez, 508
Ácidos, para verrugas, 680-681
Acné. *Véase* Granos
Actinomisis, 237
Acumulación de cerumen, 53, 387-388,
  389
    tinnitus (ruidos en el oído) por, 402
Acupresión, para mareo por movimien-
  to, 384
ADHD, 267-269
Adie, síndrome de, 545
Afonía, 693-694
Aftas 1-3. *Véase también* Úlceras en la
  boca
Agotamiento por calor, 506-507, 579-580
Agruras (acidez). *Véase* Acedías.
Agua
    aclarar la garganta, 230
    apetito y, 31
    desmayos y, 137-138
    diarrea y, 140, 141
    enfermedades en las que ayuda el
        ardor al orinar, 448-449
        calambres estomacales, 198
        calambres musculares, 361-362
        deglución, problemas de, 129
        dificultad para el paso de las
          heces, 20
        dolor anal, 17
        dolor de oído, 392
        estreñimiento, 210, 213

M